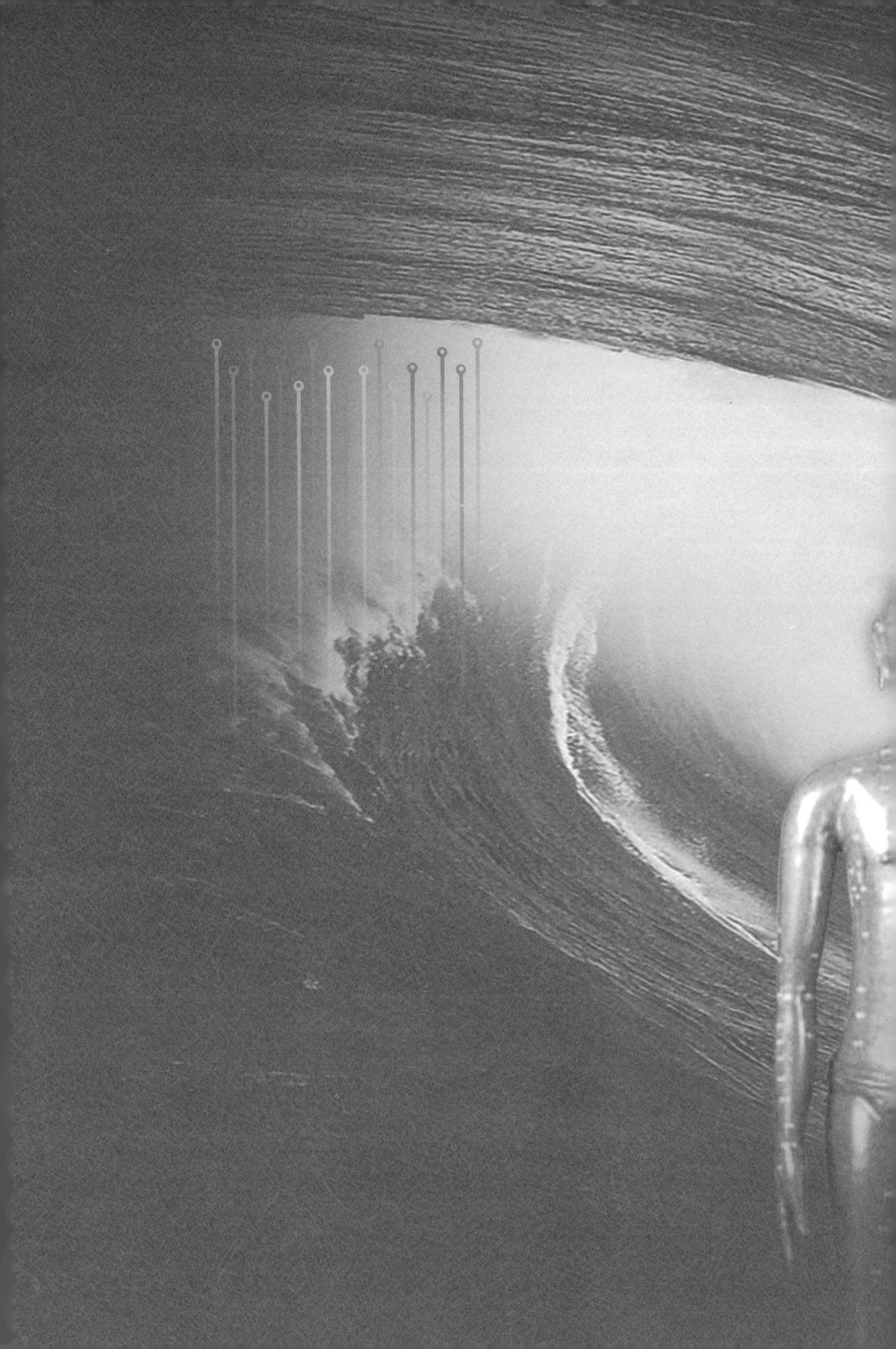

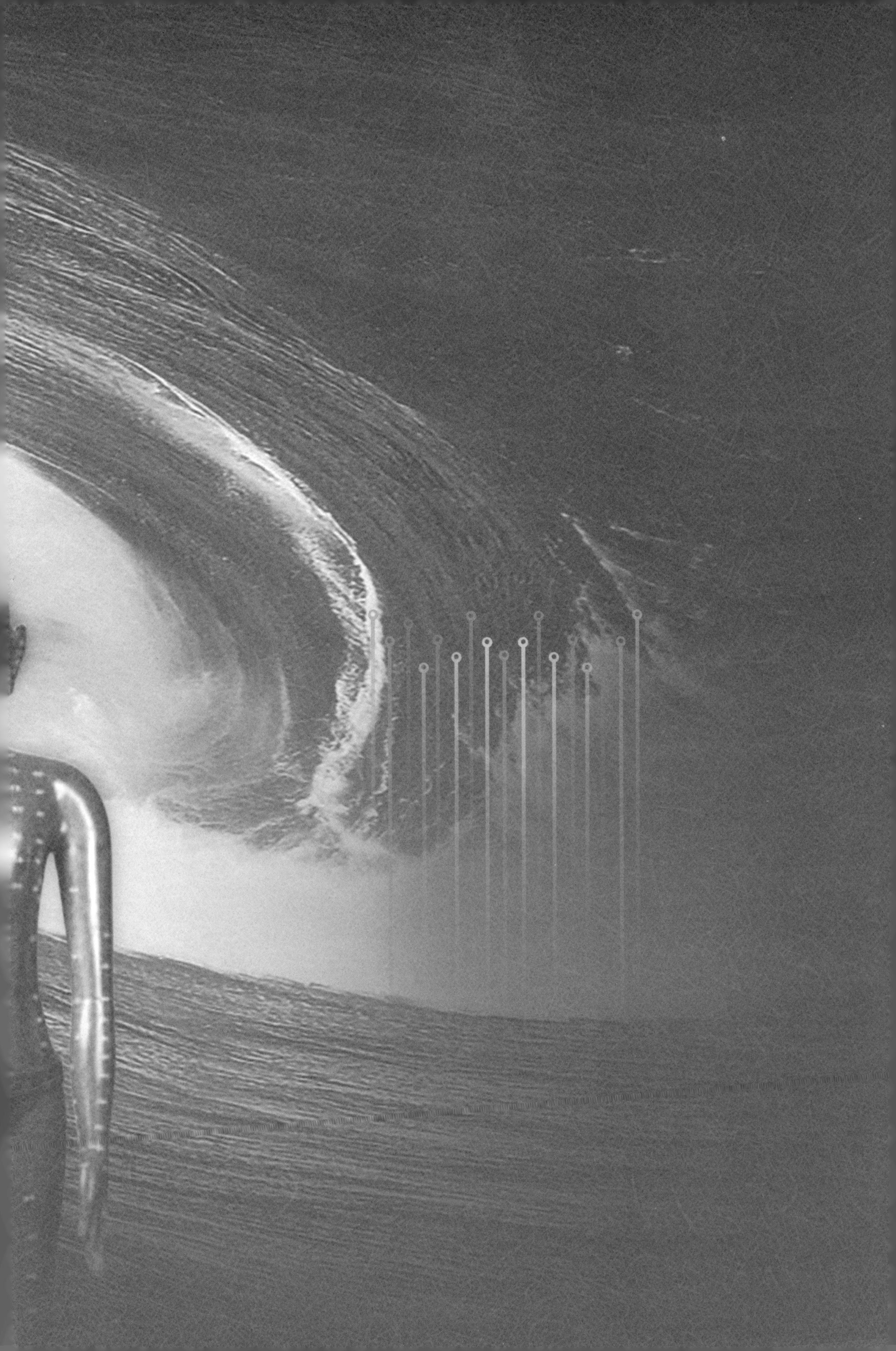

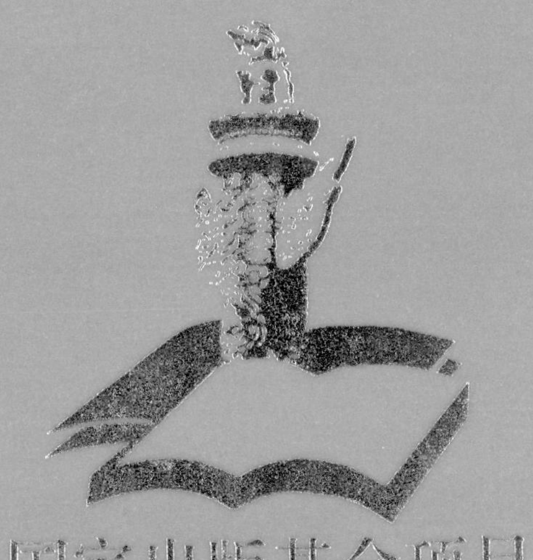
国家出版基金项目
NATIONAL PUBLICATION FOUNDATION

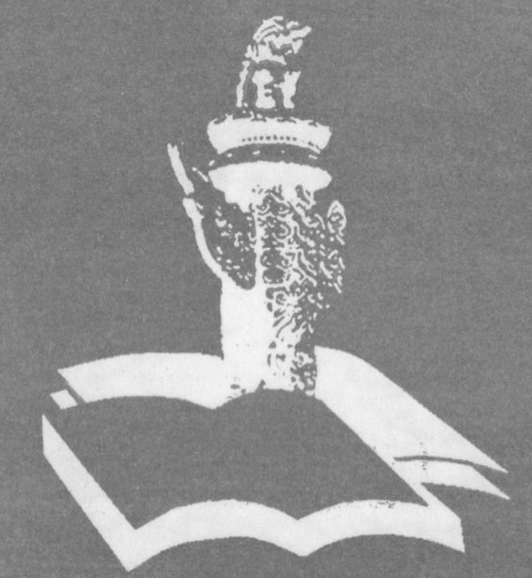
国家出版基金项目
NATIONAL PUBLICATION FOUNDATION

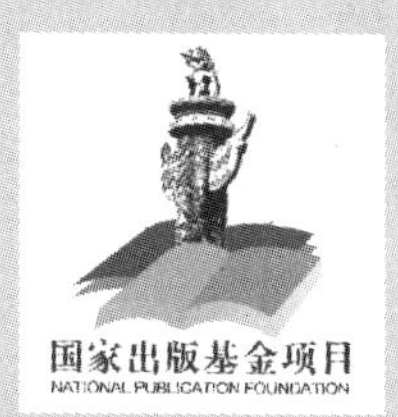

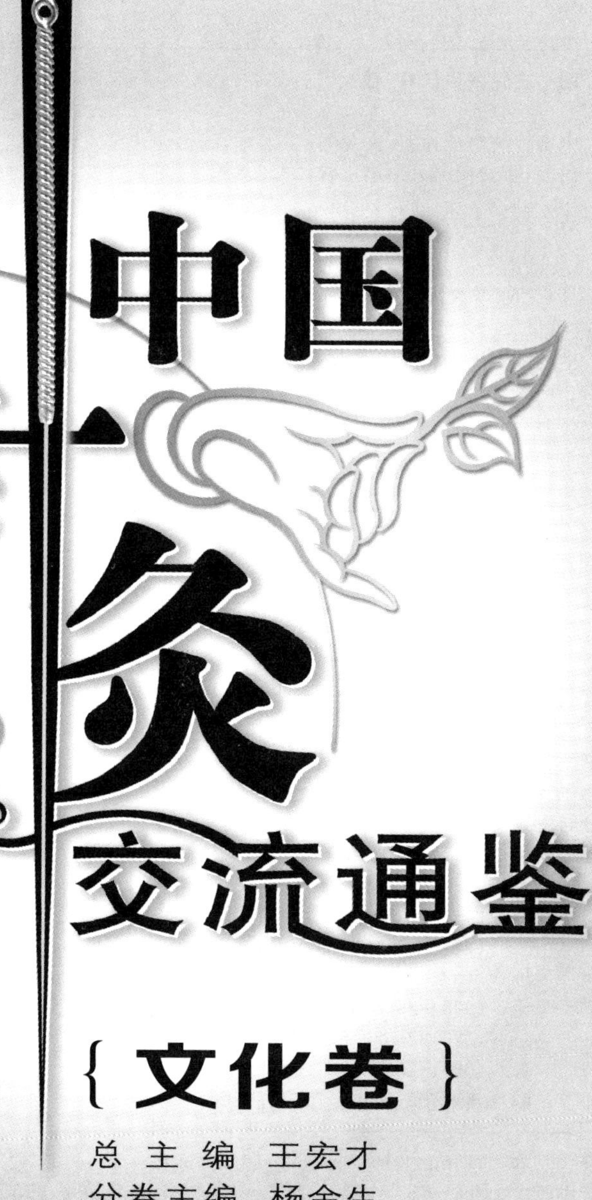

中国针灸交流通鉴

文化卷

总 主 编 王宏才
分卷主编 杨金生

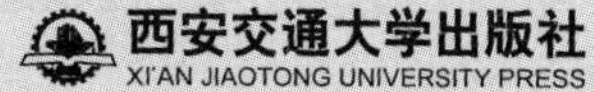
西安交通大学出版社
XI'AN JIAOTONG UNIVERSITY PRESS

图书在版编目(CIP)数据

中国针灸交流通鉴.文化卷/王宏才,杨金生主编.
—西安:西安交通大学出版社,2012.12
ISBN 978-7-5605-4598-1

Ⅰ.①中… Ⅱ.①王… ②杨… Ⅲ.①针灸学-文化-中国 Ⅳ.①R245

中国版本图书馆 CIP 数据核字(2012)第 242507 号

书　　名 中国针灸交流通鉴　文化卷
总 主 编 王宏才
分卷主编 杨金生
责任编辑 赵文娟　李　晶　郭泉泉

出版发行 西安交通大学出版社
(西安市兴庆南路 10 号　邮政编码 710049)
网　　址 http://www.xjtupress.com
电　　话 (029)82668357　82667874(发行中心)
(029)82668315　82669096(总编办)
传　　真 (029)82668280
印　　刷 西安建科印务有限责任公司

开　　本 787mm×1092mm　1/16　**印张** 20　**字数** 465 千字
版次印次 2012 年 12 月第 1 版　2012 年 12 月第 1 次印刷
书　　号 ISBN 978-7-5605-4598-1/R·259
定　　价 58.00 元

读者购书、书店添货、如发现印装质量问题,请与本社发行中心联系、调换。
订购热线:(029)82665248　(029)82665249
投稿热线:(029)82665546
读者信箱:xjtumpress@163.com

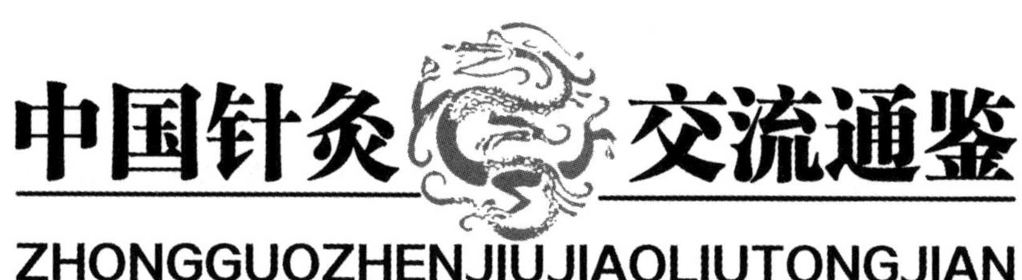

丛书编纂委员会

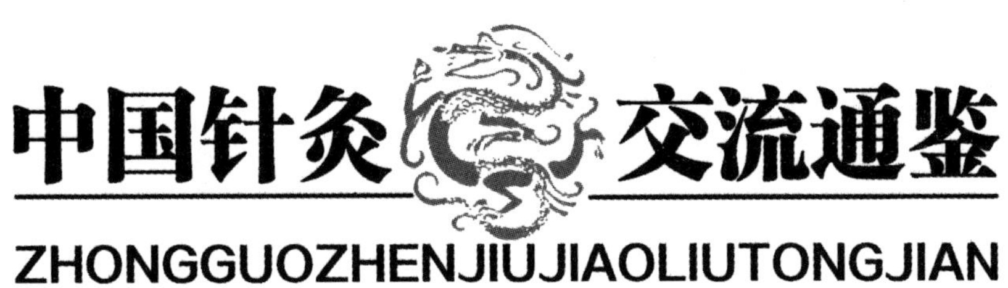

《文化卷》编纂委员会

主任委员 程莘农　石学敏　刘保延

副主任委员 林　全　王宏才　张　丽　杨金生　景向红
赵百孝　吴振斗　朱海东　王强虎

总　　审 邓良月　李维衡

主　　编 杨金生

副 主 编 刘　兵　范圣华　李素云　王莹莹　张　楠

编　　委 （以姓氏笔画为序）
王　栋　王宝华　王莹莹　方潮波　刘　兵
刘学莲　李素云　杨金生　吴墨政　张　楠
张明庆　陈　晟　范圣华　曹英夕

序

夫针灸之为道也，圣而神；其为艺也，方以智。何以故？盖其理则际会三才，顺阴燮阳，赞彼化育而尽体仁怀者也；其妙则存乎心手，随气用巧，纵横捭阖而卒与法会者焉。则针灸之意，大矣夫！《易》曰："后以裁成天地之道，辅相天地之宜，以左右民。"得非其意之谓乎！明杨济时曰："疾在肠胃，非药饵不能以济；在血脉，非针刺不能以及；在腠理，非熨焫不能以达。"景岳子曰："药饵不及，古有针砭。九法搜玄，道超凡矣。"由是言之，其之属意，自具而足，圣神方智，咸有以也。

晋玄晏先生曰："黄帝咨访岐伯、伯高、少俞之徒，内考五藏六府，外综经络、血气、色候，参之天地，验之人物，本性命，穷神极变，而针道生焉。"肇自轩岐之语，或涉依托，而古奥渊微，咸称遐远。则针灸攸自，其来尚矣！

《诗》曰："周虽旧邦，其命惟新。"方诸针灸，理法尤然。故自《灵枢》垂典，《甲乙》标格以降，宋则王惟一有《铜人腧穴针灸图经》以会于目，元则滑撄宁有《十四经发挥》以著其微，明则杨济时有《针灸大成》以绾其大系，清则廖润鸿有《针灸集成》以汇纂诸家。林林总总，无不日新圣道，厚其渊海。则斯道之新命霈泽，永锡噍类矣！

唯是针灸之新命霈泽也，故不特传之久，亦且播之远。盖于隋唐之间，即已东渐于朝鲜日本；逮于大明，更则西渐乎中东欧陆；近世以来，则已遍及世界百馀国矣。则其之焰焰，自可称焉。然吾国人以恒期惟新之念，未尝以此自足也，复参以诸国之学，尤夫科技之进，日居月诸，遂有合以声、光、电、磁之新用，而收十全为上之奇功。是其之为道，溥矣哉！

夫历久弥新者，其道高；泽被四海者，其德厚。故世于针灸，莫不相重；而求其道者，辐辏于途。然载祀悠远，卷帙浩繁，星缀夜天，顾盼无端。取舍则论甘忌苦，讨简则功倍力烦，不免检卷失卷，望洋而叹。

吾师程公莘农先生者，斯道之时贤也，乃当世院士，国医大师，道艺咸臻乎至善，天下共仰。夙怀济世之宏愿，追古圣之遗风，藉中华文化复兴之盛时，会同石学敏、刘保延、王宏才诸先生，循其源而讨其流，察其本而辨其用，综核究竟，拢其渊海，举纲张目，纂成巨帙，名之曰《中国针灸交流通鉴》。帙凡九卷，曰《历史卷》上，曰《历史卷》下，曰《文化卷》，曰《教育卷》，曰《科研卷》，曰《行业卷》，曰《针法卷》，曰《临床卷》上，曰《临床卷》下。于针灸之无论渊源流变，今古道术，教育传承，文化精神，拟或养生调理，病症治疗，新论技能，行业诸事，莫不胪列备述，举总析言，复附以图说，以知著见微，诚所谓博而不繁，详而有要者也。循其名而责其实，亦无不名至而实归。愚于是役也，亦尝夙有抗志而才疏以置，遂寄望明哲而久自鹄首。及得程公见赐斯帙也，何喜如之，又何庆如之，竟至于抱卷而不释，掩卷而兴怀！乃叹程公及夫诸君也，若水之德已润，传心之火尤炽，则方将必有如太极动生之应而踵事增华者，而程公及夫诸君之心有安，针灸之道有幸焉！

是为序。

樊代明

岁次壬辰年畅月初七日

于古都长安

丛书前言

针灸,被定义为一种传统医学。按照世界卫生组织对传统医学的观点:传统医学是在维护健康以及预防、诊断、改善或治疗身心疾病方面使用的种种以不同文化所特有的无论可解释与否的理论、信仰和经验为基础的知识、技能和实践的总和。在世界上,传统医学有数十种,但是,从来没有哪一个传统医学能像针灸一样完整地流传下来,并能穿透不同的文化背景在160多个国家不同程度地使用和传播。针灸的发展,以及对世界卫生、文化的影响,在过去的几十年里得到了充分的印证和强化。

两千多年前,扁鹊治疗虢太子尸厥,是有文献可见的第一例针灸医学的病案,从那时起,针灸便散发着"神奇"的魅力,也给人们留下了无尽的想象。从历史来看,公元6世纪,针灸作为先进的医学疗法在亚洲地区传播;17世纪后叶,伴随着东西方的贸易往来,艾灸(1675年)和针刺疗法(1683年)分别由印度尼西亚和日本首次传入欧洲;19世纪初,由于现代医学的兴起,针灸在欧洲经历了大约百年的沉寂,之后于20世纪30年代又开始复苏,这次复苏发生在法国,这与早期法国耶稣会传教士所奠定的中法交流的文化基础有关。1971年针灸作为政治、外交的载体,点燃了针灸走向世界之路。如今的针灸,不仅是一个独特的传统医学,也成为中国在跨文化交流中的一个符号。

我们一直认为,针灸是中国的,也是世界的,针灸只有放置在全球的大背景下,通过跨文化的比较和交流,才能看清她的模样;只有放弃种种偏见,才能凸显她的独特价值。当然,这里的偏见也包括针灸行业内的一些偏见。历史是一面镜子,可以知兴替,所以,我们以历史真实的细节来梳理中国针灸的来龙去脉。任何医学都不是万能的,针灸也需要被客观地评价和科学地使用,所以,我们希望以科学的原则展现针灸学的最新成果；任何医学也不可能完全摆脱文化的影响，所以，我们以针灸的社会历史积淀视角来讲述其文化风景。这正是《中国针灸交流通鉴》这套丛书的动意。

《中国针灸交流通鉴》分为9卷，由《历史卷·上》《历史卷·下》《临床卷·上》《临床卷·下》《针法卷》《科研卷》《教育卷》《行业卷》《文化卷》组成。这几卷囊括了针灸领域中最活跃的几个方面。

《历史卷·上》主要分析了针灸是如何诞生在中国这块独特的人文地理上的，又是如何被1500年的历史文献所丰富和发展的。《历史卷·下》是关于针灸在世界传播的历史轨迹，透过书中那些生动的故事和事件，勾勒出世界针灸的历史画卷和地图，也依稀可现针灸在不同时期传播的特点，以及针灸起源之争的历史渊源。

针灸最实用的价值是防治疾病。《临床卷·上》和《临床卷·下》主要介绍了针灸临床的治病特点，诊治规律，特色优势，处方类型、原则，以及针灸的疾病谱。同时，用较重的篇幅讲解了200余种疾病的针灸治疗。这些内容都是建立在细致的研究基础上的。

针灸是一门实践性很强的医学，针灸方法的选择和技术操作，直接影响到防治疾病的效果。《针法卷》以其系统、全面的特点介绍了从古到今各种针刺技术，以及伴随着科技的发展，声、光、电、磁等物理技术在针灸领域的运用。

针灸为什么能防治疾病，长期以来这是针灸在跨文化交流中遇到的最大挑战。文化可以相溶，但科学似乎很难兼容。针灸走向主流殿堂的路虽然仍十分漫长，然而，这并没有妨碍针灸在科学的语境中不断地进行表达，《科研卷》正是以此而为。该卷以近年来国家自然科学基金委员会、国家重大基础研究发展计划（“973”中医专项），以及国家科技成果针灸项目为主要内容，展示针灸科研取得的成就；并对国内外针灸科研发展及现状进行了系统分析和概述。

针灸的传承和传播，教育发挥了重要作用。针灸教育起源早，发展快，特别是是国外的针灸教育近年来本土化趋势明显。《教育卷》从先秦到当代，从国内到国外，以其详实的资料和分析，系统全面地展示了针灸的教育画面，提供了丰富的国内外针灸教育、传承及名家等咨询。

《行业卷》主要介绍了世界各国针灸行业的概况、学会和机构等对外交流情况，世界卫生组织关于传统医学指导性文件，以及世界针灸学会联合会的针灸行业标准等。

针灸不仅仅是一种医学，也是中国古人对自然界及自身认识和实践最具代表性的文化表现形式之一。针灸在文化层面的交流，主要反映于针灸在政治、宗教、军事、文物、影视、文体等方面的作用。《文化卷》在分析针灸本身的文化属性基础之后，展示了不同时期、不同方面、不同特点的针灸文化景观。

《中国针灸交流通鉴》历时两年的辛苦采编，由中国中医科学院针灸研究所、北京中医药大学、天津中医药大学、长春中医药大学、南京中医药大学、世界针灸学会联合会、首都医科大学及国外相关机构等的一线学者共同完成，是一次集体智慧和学术的展示。特别是从国外引进的一些珍贵的历史图片（在国内首次发表），以及一些作者的原创，为本套丛书增添了不少亮点。

《中国针灸交流通鉴》的问世，我们要感谢国家出版基金的资助，感谢中国工程院副院长樊代明院士为本丛书作序，感谢所有关心和帮助过本套丛书的同仁。同时要感谢西安交通大学出版社给予的重视和支持。西安交通大学出版社作为“全国百佳图书出版单位”、“国家一级出版社”，其医学分社作为中国西部最大的医学出版中心，近年来承担了大量的国家及省部级医学出版项目，取得了良好的社会效益和经济效益。他们在国际合作方面也取得了一定的成果，与麦格劳－希尔公司等其他国家出版社建立了良好的合作关系，为本丛书后期的国际推广奠定了基础。我们希望本套丛书能在国际合作方面取得一定的成就。

当然，要想展现好一幅中国针灸交流的波澜画卷，并不是一件容易的事，我们也注意到本套丛书留下的不足和遗憾，我们也意识到部分内容可能会引起争议，但这正是“交流”的目的。我们认为，冲淡针灸的神秘而不破坏对她的好奇和价值体验，只有在交流中才能实现，这正是我们要进一步努力的。

《中国针灸交流通鉴》编纂委员会

2012 年 9 月

前言

著名文化学者季羡林先生在《东方文化丛书》总序中写道："一部人类的历史，证明了一个事实：文化交流促进了人类文化的发展，推动了人类社会的前进。在整个人类历史上，国家不论大小，民族存在不论久暂，都或多或少、或前或后对人类文化宝库作出了自己的贡献。人类文化发展到今天这个程度，是全世界已经不存在的和现在仍然存在的民族和国家共同努力的结果，而文化交流则在其中起到了关键性的作用。"

韩国对本国传统文化的保护、传播与交流意识非常强烈，对传统的韩医药（尤其是针灸医学）也是十分重视的。无论是政府官员、国立医疗机构的职工，还是私立医疗机构的工作人员，乃至普通市民，都十分敬仰并不断传播着韩医药。《中国针灸》杂志主编刘炜宏说："2009 年有两件事，使我们对针灸知识普及的紧迫性有了更加清醒的认识。一是在公务员考试中，面对'针灸的灸是用针刺入人体'的选择题，很多年轻人都茫然不知所措；二是电影《风声》中，导演凭想象设计的一个最狠毒的酷刑竟然是针刺。如果说前者还仅仅是无知，后者则是偏见，偏见比无知对针灸的负面影响更大。因此，加强针灸知识的普及势在必行。"韩国在《大长今》等古装电视剧中时常借"韩医"角色普及针灸知识，与我国影视作品对针灸的"妖魔化"形成鲜明对比。日本民众对针灸也是十分重视与热爱的。日本的"针灸祭"活动于 1965 年至 1984 年在东京浅草的传法院举行了 20 届，中断 15 年后，1999 年由斯文会接管，每年 5 月的第三个周日在汤岛圣堂举办。"针灸祭"活动的目的是祭祀创立针灸之道的先贤，团结日本国内所有针灸团体，超越流派与学派界限，普及和发扬针灸。

中医针灸发展至今,不仅是一种保健和治病救人的医疗技术,也是人类对自然界和宇宙的认识与实践中最具代表性的文化表现形式之一,已成为中国具有世界影响的文化标志。中医针灸在西方的形态更是一个“跨文化”研究的理想标本,它可以反映出西方社会如何重组中国文化,以及后者在此中西“文化间际”所显示出的“间性特征”,因为它是既能与当今西方文化发生关联,又能引起对方兴趣的部分。2011 年,中国文化聚焦——“中医针灸讲座”在塞内加尔首都达喀尔成功举办。讲座受到了热烈欢迎,并产生了轰动效应。针灸、拔火罐和艾灸的医疗效果震撼了每位体验者,他们被中医针灸的悠久历史和神奇功效所折服,原计划 2 小时的讲座延长到 3.5 小时。援塞医疗队队长朱道斌感慨地说:“作为医疗队员,我们为能够给患者提供有效的治疗方法感到欣慰;作为炎黄子孙,我们为中华民族博大精深的传统文化感到骄傲。在传播中医文化的同时,医疗队员们也丰富了援非经历,更深刻地体会到‘医疗使者、外交使者、文化使者’是使命,也是光荣。”

即使针灸在世界各国已遍地开花,但它在外国人心中仍然具有“中国符号”的特征,那么,针灸在世界范围内的各种交流,其实都可以看作文化交流——是将针灸作为中国文化符号的交流。但针灸不仅仅是代表中国传统文化的符号,其本身亦具有文化的属性或特质。这种属性或特质使针灸医学内在富有的科学内涵与文化内涵密不可分。这种文化内涵又有着其理论与实践体系中的文化表象,如“烧山火”“透天凉”针法的命名与意象,以及中国传统文化内化于针灸各个层面的表现,它贯穿于针具、经络、腧穴、刺灸法、针灸治疗等每一个方面,甚至每一个细节。这种表现在科技高度发达的今天,可能并不为大多数人所理解与接受,但古人创制针灸医学体系时有着古代文化的思考这个事实,是毋庸置疑的。

针灸文化层面的交流自古有之,主要反映于针灸在中国与世界各国政治、宗教、军事、文物、影视、文体等很多方面交流中的历史事件及其作用。特别是政治方面的交流,针灸曾经或正在发挥着重大的作用,甚至可以有“针灸外交”的提法。世界各国人民对中国传统文化的热爱很多是来自于对针灸的热爱。针灸甚至被西方国家渲染成具有神秘主义色彩的“东方魔术”。针灸的魅力,是中国的魅力,也是东方文明的魅力。当然,本书所探讨的针灸在文化层面的交流,并不妨碍我们将它作为一门医学科学来研究。而且以中国人的胸怀,我们无论将针灸作为“替代疗法”,还是“自然疗法”,在世界范围的交流和推广,其实都是试图将针灸造福于全人类,为全世界人民的健康服务——这本身,就是“四海之内皆兄弟”的中国传统文化、文明的体现。

当中医针灸被选为世界非物质文化遗产名录的时候，世界为之瞩目，国人也当更加清醒——是需要重视中国传统针灸医学的时候了，是需要重视针灸医学传统文化属性的时候了，是需要重视将针灸作为文化载体向世界人民弘扬整个中华传统文化的时候了，是需要将针灸医学服务于全人类健康以展现我泱泱中华文化胸怀的时候了！

《文化卷》编纂委员会

2012 年 9 月

目录

第一章

中国针灸的文化属性

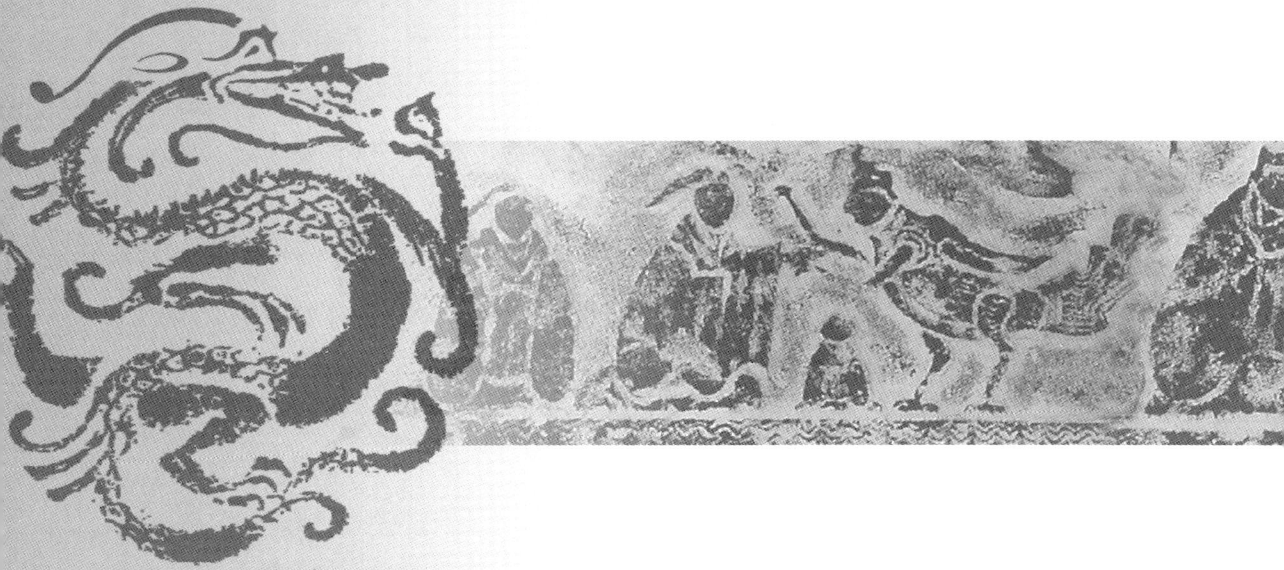

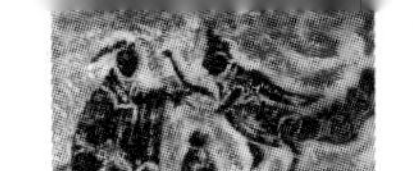

针灸学流传至今，久盛不衰的根本原因在于针灸文化与中国传统文化的同源同根性，针灸治疗病证的有效性和确切性，无毒副作用等。透过针灸治疗病证的现象，就会发现针具针法、灸具灸法、经络腧穴、针灸治疗等处处闪现着中国文化智慧的本质。让我们一起追寻针灸发展的足迹，缅怀针灸文化的厚重，启迪针灸疗法的智慧，憧憬针灸美好的未来。

第一节　中华文化中的针灸定位

一、古代传统文化中的针灸定位

（一）针灸疗法的历史价值

中华民族在几千年的生产、生活实践中逐渐形成了中国传统文化，而针灸学则是传统文化中的一朵奇葩。从开始使用骨针和火的远古时代，一直到21世纪繁荣发展的今天，中国针灸经历了风风雨雨却屹立不倒，其根本原因在于针灸学扎根于传统文化的肥沃土壤，能够为人们的健康提供有力的保障。

1. 针灸疗法为人们的健康作出了极大的贡献

针灸疗法一产生就广为人们喜爱和接受，并逐渐成为治病和保健

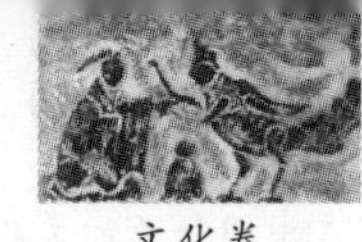

的重要方法。在古代医籍中有许多针灸治病的记载。

早期我们的祖先是用砭石治病，如《山海经·东山经》载："高氏之山，其上多玉，其下多箴石。""箴"即"针"字。晋·郭璞在对《山海经》的注释中说："可以为砥针，治痈脓者。"

扁鹊又名秦越人，相传为战国时期渤海郡人，精通内科、妇科、儿科多科疾病。据《史记》记载，扁鹊用针配合药治疗了虢国太子的厥证。相传《难经》也为扁鹊所著。

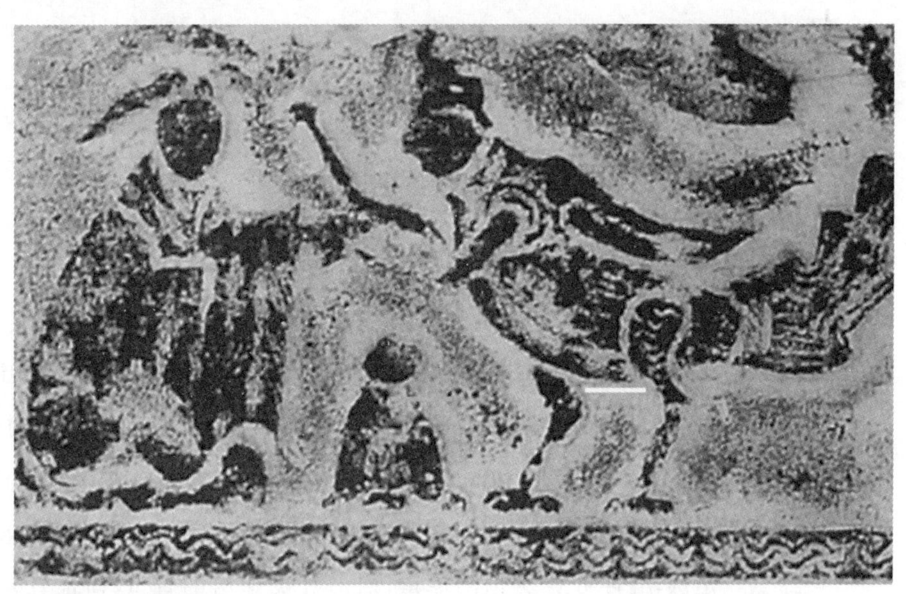

汉·画像石扁鹊针刺图

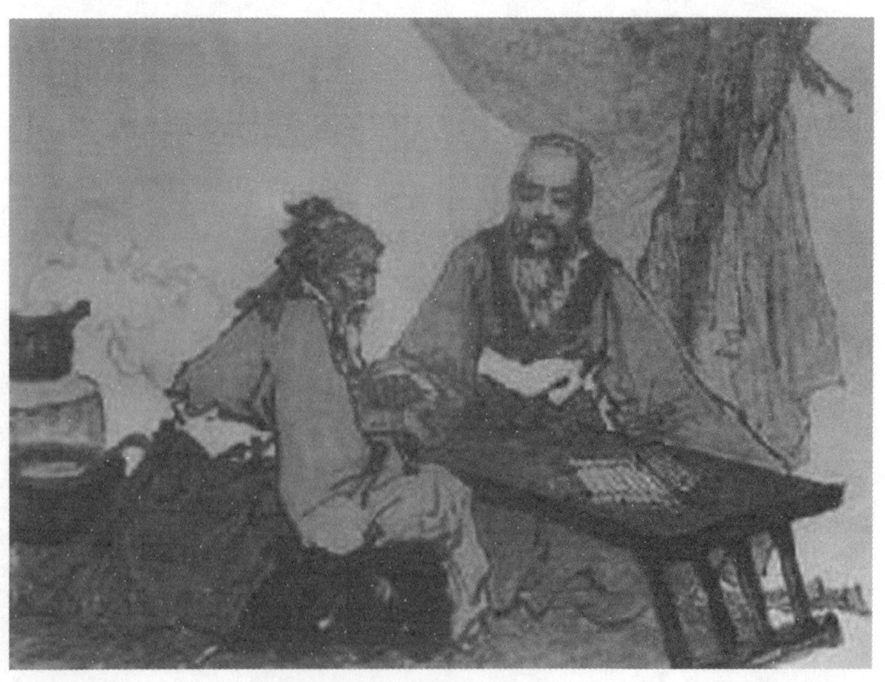

扁鹊行医图

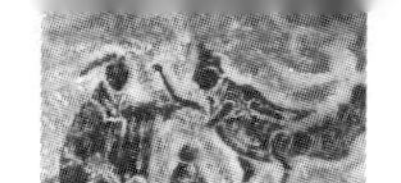

华佗(约公元145—208年),字元化,沛国谯县人,为三国时期名医。据《三国志·华佗传》记载,华佗精通针灸、方药、外科手术等,创立了华佗夹脊穴,并通晓养生之术。华佗对针灸的运用有独到之处,取穴多一两个穴位,《三国志·华佗传》记载了华佗的十八医案。相传为曹操治疗头风病是典型的针灸案例,华佗只给曹操扎了一针,头痛立止。

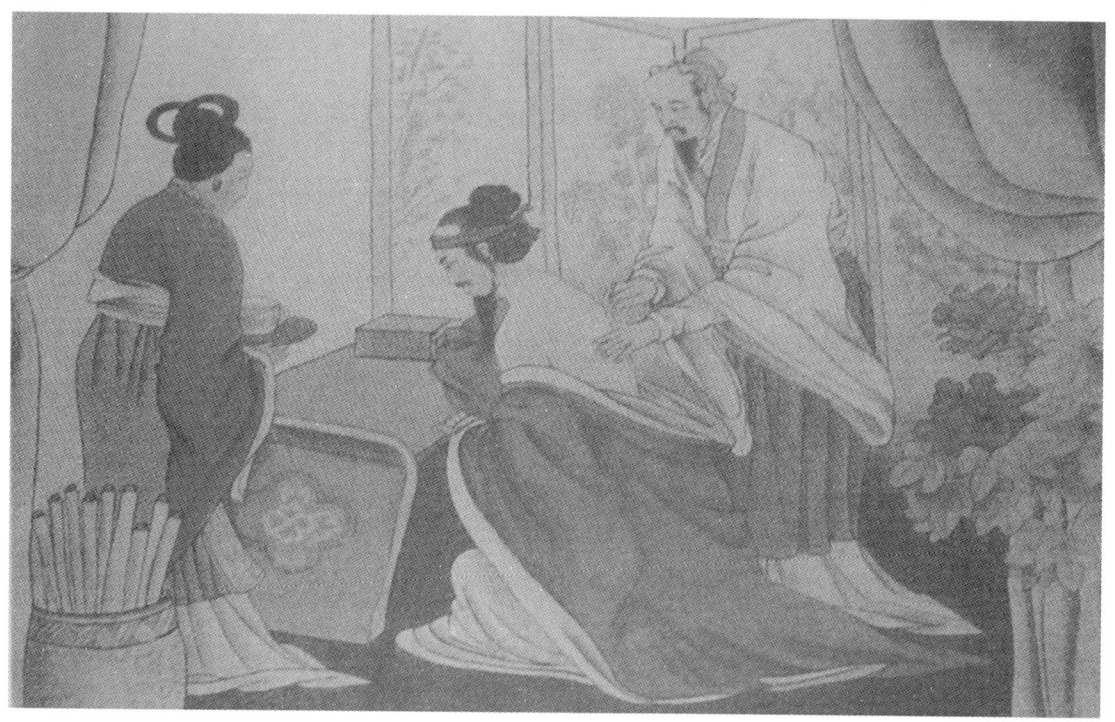

华佗为曹操针刺治疗头风病图

随着历史的发展,针灸也在不断发展,治疗方法多样,治病范围扩大,应用范围也越来越广,同时为人们的健康也发挥了越来越大的作用。

(1)诊断病情

有诸内者,必形诸外。《灵枢·海论》指出:"夫十二经脉者,内属于脏腑,外络于肢节。"即人体脏腑与四肢百骸通过经络连接成一个完整的整体,人体通过经络的传导作用,帮助临床诊断,确定脏腑病位和虚实状况,以便针灸治疗。南宋·窦材在《扁鹊心书》中说:"昔人望而知病者,不过熟其经络故也。"

首先,脏腑有疾患可以通过经络反映在体表。《灵枢·九针十二原》云:"五脏有疾也,应出十二原,而原各有所出,明知其原,睹其应,而知五脏之害矣。"疏经通络在《内经》中也称为解结。《灵枢·刺节真邪》载:"一经上实下虚而不通者,此必有横络盛加于大经,令之不通,视而泻之,此所谓解结也。"

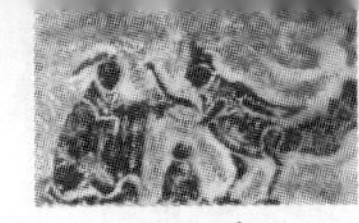

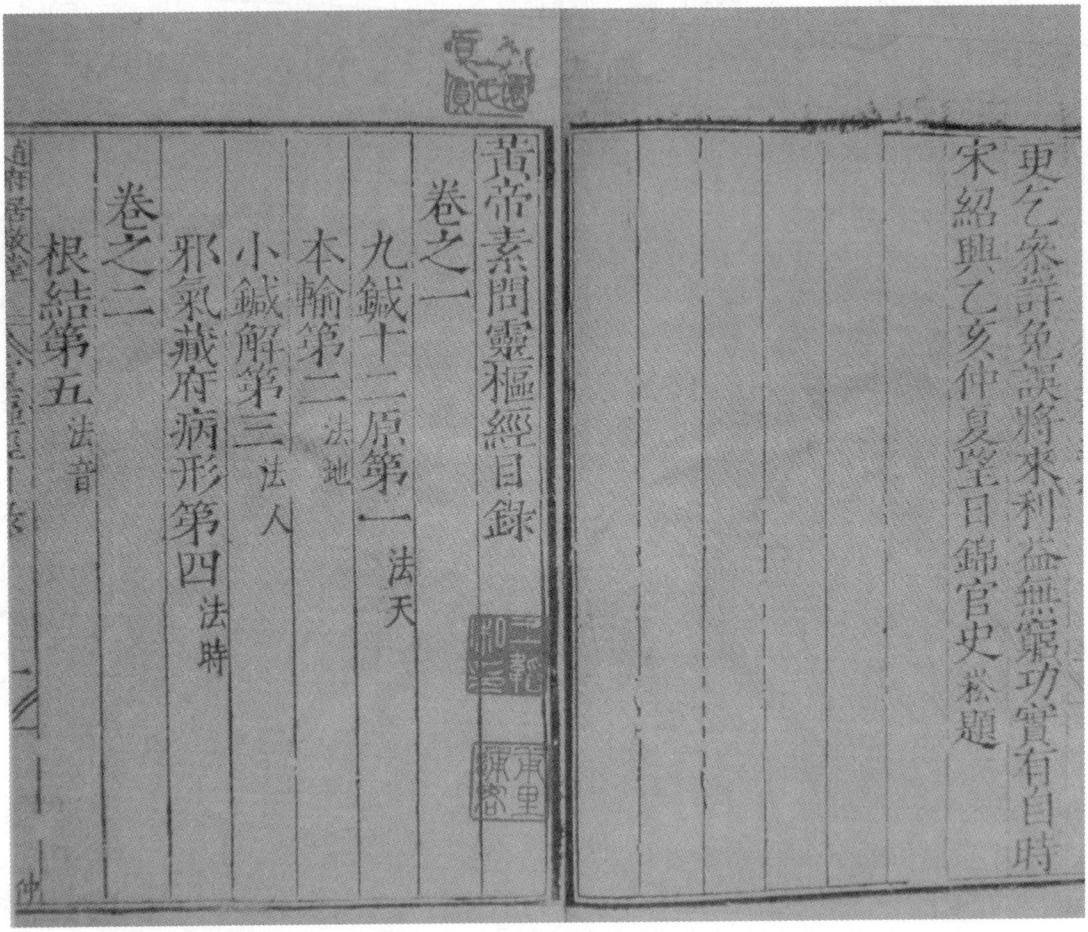

更乞參詳免誤將來利益無窮功實有自時
宋紹興乙亥仲夏望日錦官史崧題

黃帝素問靈樞經目錄
卷之一
九鍼十二原第一 法天
本輸第二 法地
小鍼解第三 法人
邪氣藏府病形第四 法時
卷之二
根結第五 法音

《黄帝内经》书影

肝阳上亢常常在肝俞穴上见到隆起；元气亏虚常常在关元穴上见到凹陷；脾胃亏虚时足三里处可触摸到虚软；脚踝内侧出现红点，表明为肾经火热。

其次，体表的病变可以反映脏腑的病变。我们在体表会经常看到一些病理反应，如凹陷、皮下的结节、隆起等都是身体内脏的外在反应。肌肉经筋的病证常常见到各种硬结和条索状物。

而今，皮肤温度的经络穴位测定、经络的电测定、知热感度测定等许多针灸诊疗方法的出现，对病证的诊断均有一定的帮助。

(2)预防保健，延年益寿

预防保健是人类永恒的话题。《金匮要略》云：“四肢才觉重滞，即导引吐纳，针灸膏摩，无令九窍闭塞。”

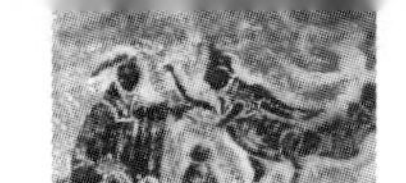

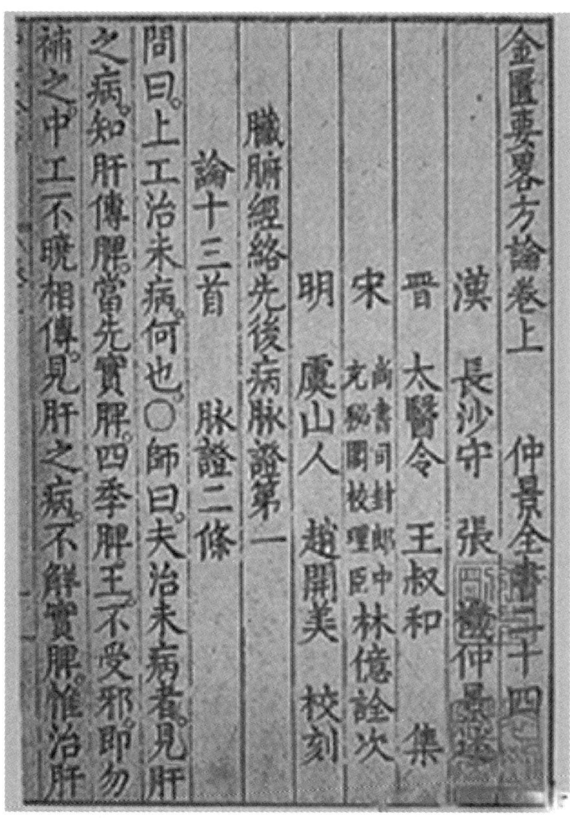

金匱要畧方論卷上　仲景全書二十四
漢　長沙守　張機仲景述
晋　太醫令　王叔和　集
宋　尚書司封郎中充秘閣校理臣林億詮次
明　虞山人　趙開美　校刻

臟腑經絡先後病脉證第一
論十三首　脉證二條
問曰。上工治未病何也○師曰。夫治未病者。見肝之病。知肝傳脾。當先實脾。四季脾王。不受邪。即勿補之。中工不曉相傳。見肝之病。不解實脾。惟治肝

《金匮要略》书影

艾灸能够强身健体。艾灸常用的灸材是艾草。将艾草制作成艾炷、艾条等形状，在人体特定的保健强身穴位比如足三里、神阙等艾灸，人即可健康无病。唐代的《千金方》提倡用灸法，如“若要安，三里常不干”。

经穴用于治病保健。如对咳喘患者，常揉太渊、中府、肺俞等穴位可以治疗咳嗽、咳喘等病证。揉天枢、足三里、上下巨虚可以防止腹泻、便秘、腹胀、腹痛等病证。内关穴对心脏有特异性作用，故经常揉按内关穴可以防治冠心病。脑为髓海，髓海上输穴为百会，下输穴为风府，故揉一揉百会、风府可使头目清醒，精力旺盛。《针灸资生经》中记载有用足三里和绝骨穴防治中风。

(3)针灸刺激经络腧穴可治疗多种疾病

针刺和艾灸有不同的适应证。艾灸适合于寒证和虚证，针刺治疗各种痛证和脏腑病证。广义的针灸还包括刮痧、拔罐、头皮针、电针等。在相应经络穴位上也可以选择合适的保健方法。现代发展出来的腹针、耳针、眼针、头针等，都有各自的适应证，如头皮针用于中风、偏瘫病证的治疗。

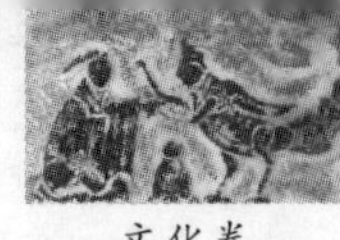

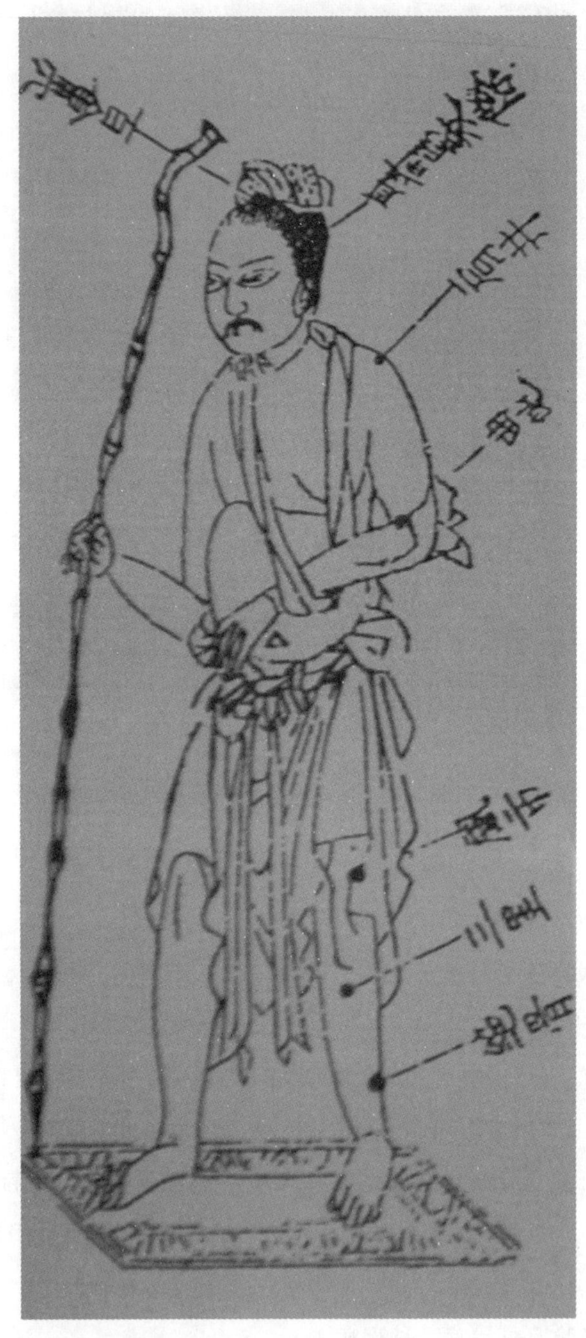

宋·预防中风灸方

针灸治疗的适应证很多，广泛应用于内、外、妇、儿等各科疾病。1979 年，世界卫生组织提出 43 种疾病，建议各国采用针灸治疗，这是国际上对针灸腧穴防治疾病具有重要意义的推广和运用。

内科疾病包括心系病证、脾胃病证、肝系病证、肺系病证、肾系病证等。心系病证包括心

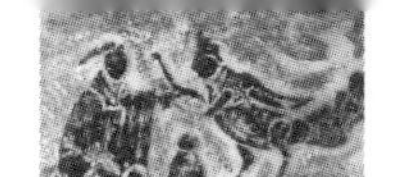

悸、失眠、痴呆、癫狂、真心痛等病证。脾胃系病证包括腹泻、便秘、腹痛、腹胀、呃逆等病证。肝系病证包括眩晕、头痛、中风、胸胁胀痛等病证。肺系病证包括咳嗽、咳喘、哮喘等病证。肾系病证包括癃闭、淋证、男性不育症等。对内科病证的治疗往往选用相应经脉及其穴位。例如脾胃病证常常选取足阳明胃经和足太阴脾经的穴位，如针刺中脘、梁丘、足三里缓解胃痛，艾灸神阙、百会、足三里等治疗腹泻。在急性心梗发作时针刺双内关，可很好地缓解心肌缺血，解除心肌痉挛。胸胁胀痛可以选择胆经的穴位阳陵泉、足临泣和肝经的穴位太冲、期门。

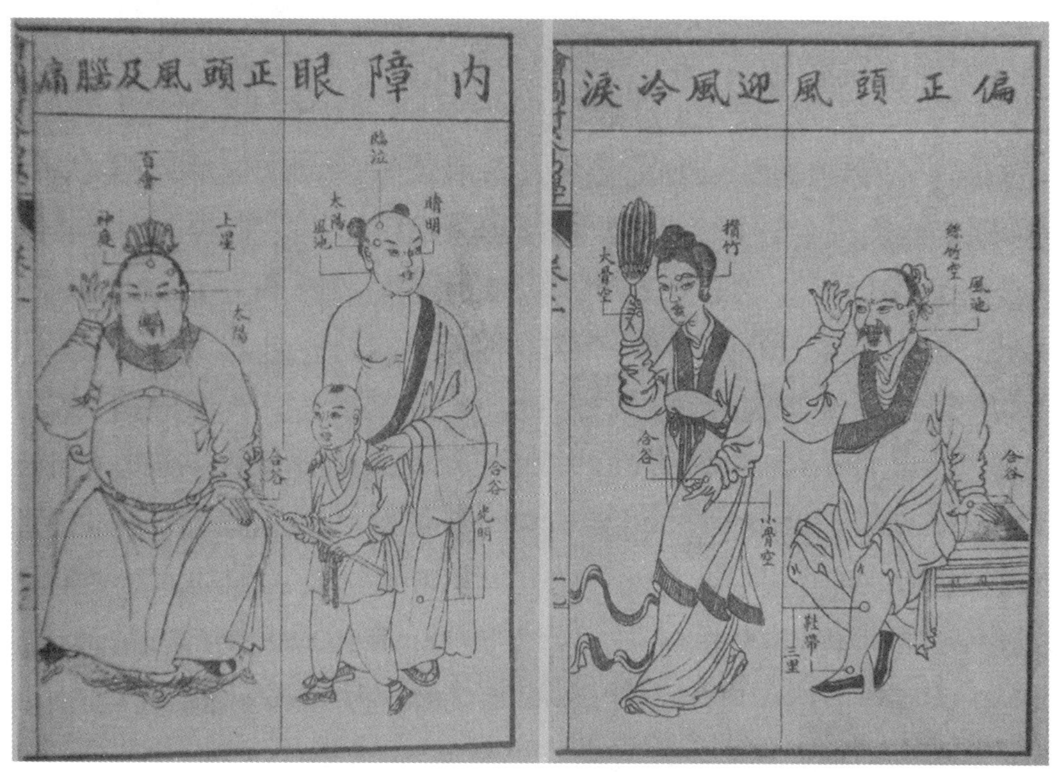

病证治疗图

伤科病证，针灸亦能治疗，可以治疗扭挫伤、落枕、颈椎病、腰椎病、腰椎间盘突出症、足跟痛等诸多病证。如对普通的腰椎间盘突出症患者，针刺夹脊、肾俞、委中等穴位，可以很快地减轻疼痛。落枕可以选用落枕穴、后溪、天柱、天宗等穴位治疗。再如肩周炎初期以疼痛为主，可选用肩部的肩髃、肩髎、肩贞、天宗等穴位治疗。

妇科病证，如原发性痛经、闭经、月经不调、崩漏、胎位不正、不孕症等，针灸治疗具有良好的疗效。例如选用地机、三阴交、太冲、十七椎穴可治疗急性痛经发作，艾灸至阴穴可以治疗胎位不正。

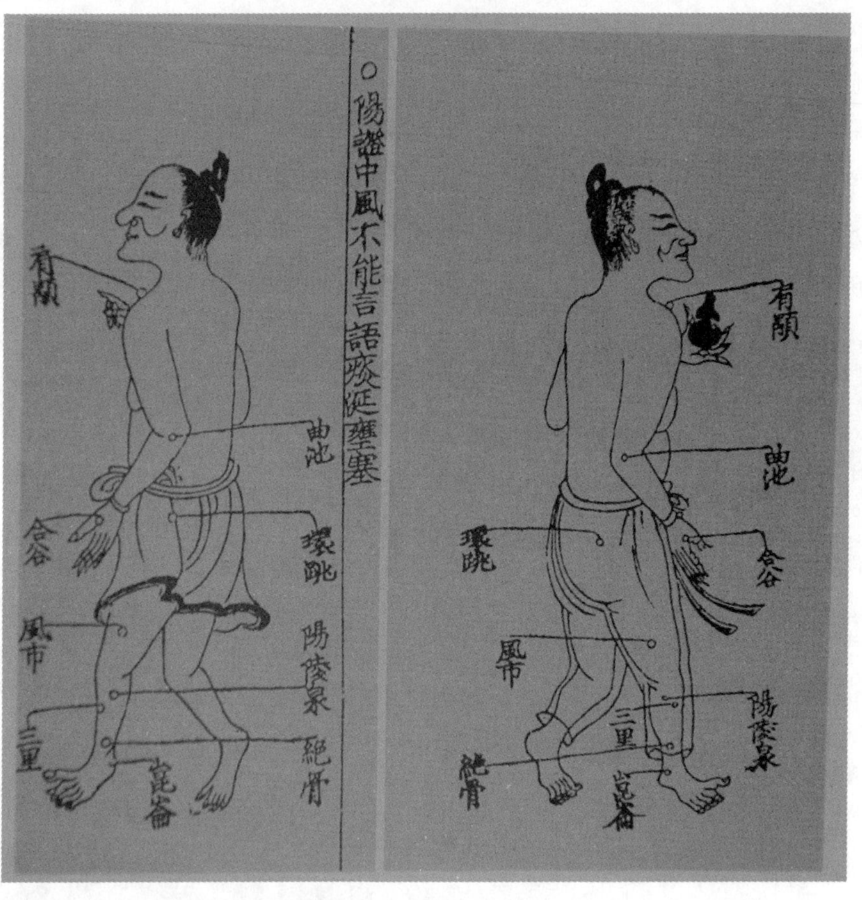

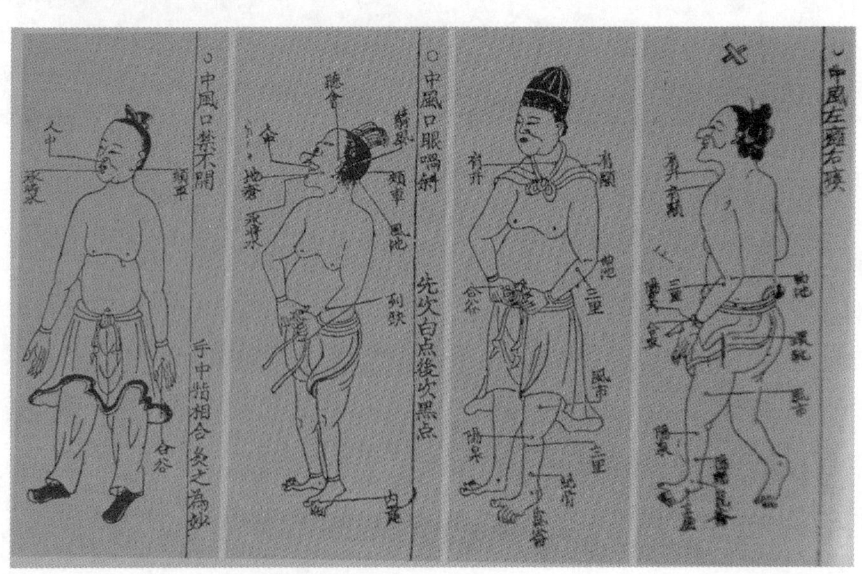

明·《针灸捷径》中风针灸方

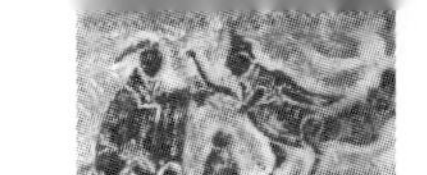

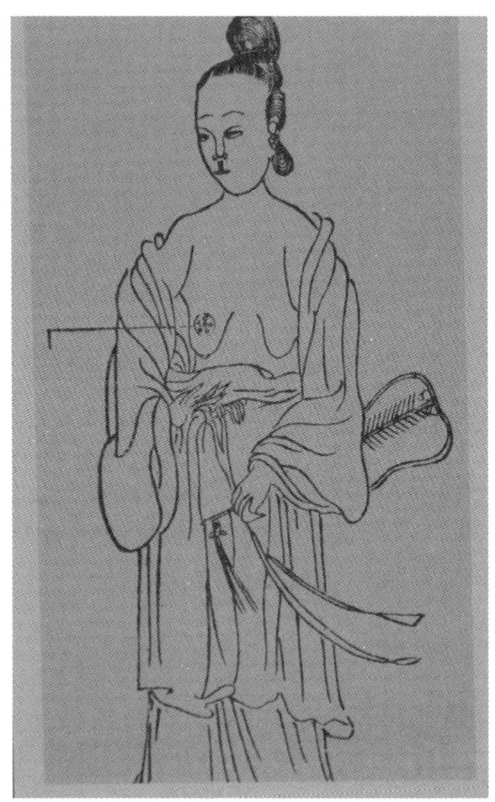

宋 ·《卫济宝书》针乳痈图

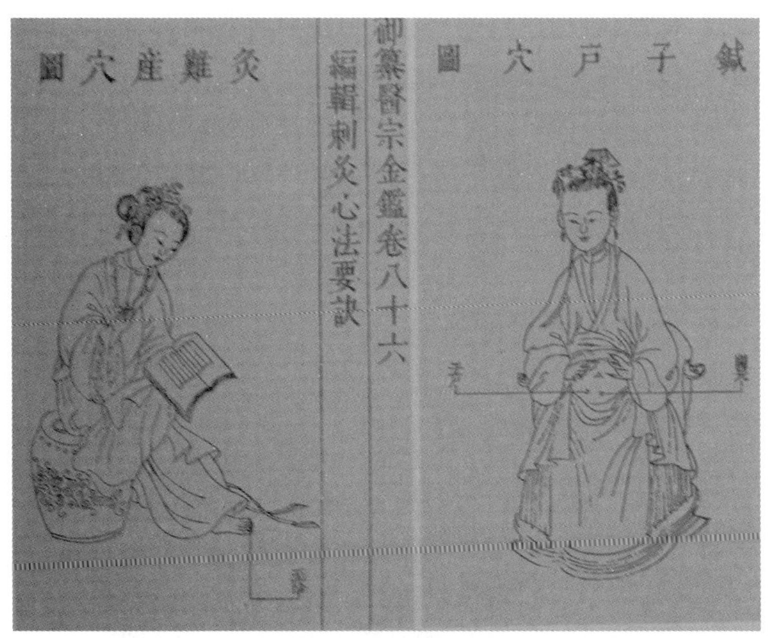

清 ·《医宗金鉴》针子户穴图与灸难产穴图

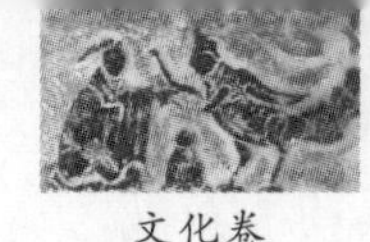

清·《医宗金鉴》小儿痘疔图以及小儿挑痘疔图

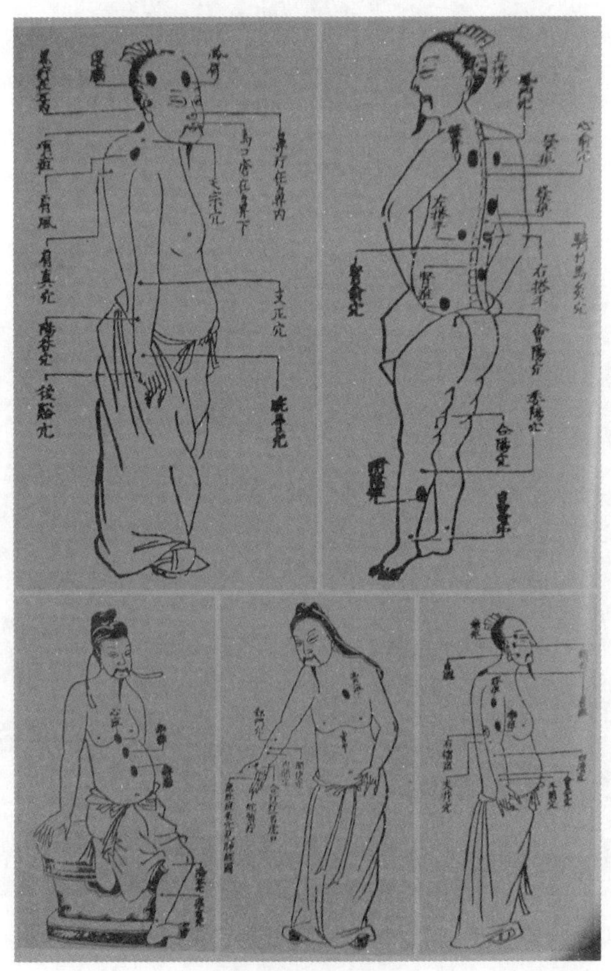

《痈疽神妙灸经》分经灸痈穴图

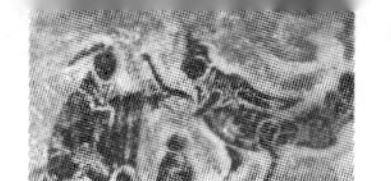

儿科病证也可以用针灸治疗，包括急惊风、百日咳、厌食、疳证、遗尿、脑瘫等。例如小儿多动症可以采用神门、内关、三阴交、太溪、太冲、四神聪等穴位，能够起到安神定志、滋阴潜阳、平肝熄风、健脑益智的作用。对于喂养不当、脾胃受损导致的小儿疳积，可在四缝穴点刺放血治疗。四缝穴是治疗疳积的经验效穴。对由于高热引起的小儿急惊风可以采用针刺水沟、太冲、合谷、太冲穴以熄风镇惊，泻热开窍。

某些外科疾病亦可以应用针灸治疗。常见的外科疾病有乳腺增生、阑尾炎、血栓闭塞性脉管炎、痔疮、脱肛、各种结石症等。例如，针刺肩井、膻中、期门等穴可治疗乳腺增生；针刺足三里、阑尾穴、上下巨虚等可治疗急性阑尾炎；针刺期门、阳陵泉、胆俞、日月等穴位可治疗胆石

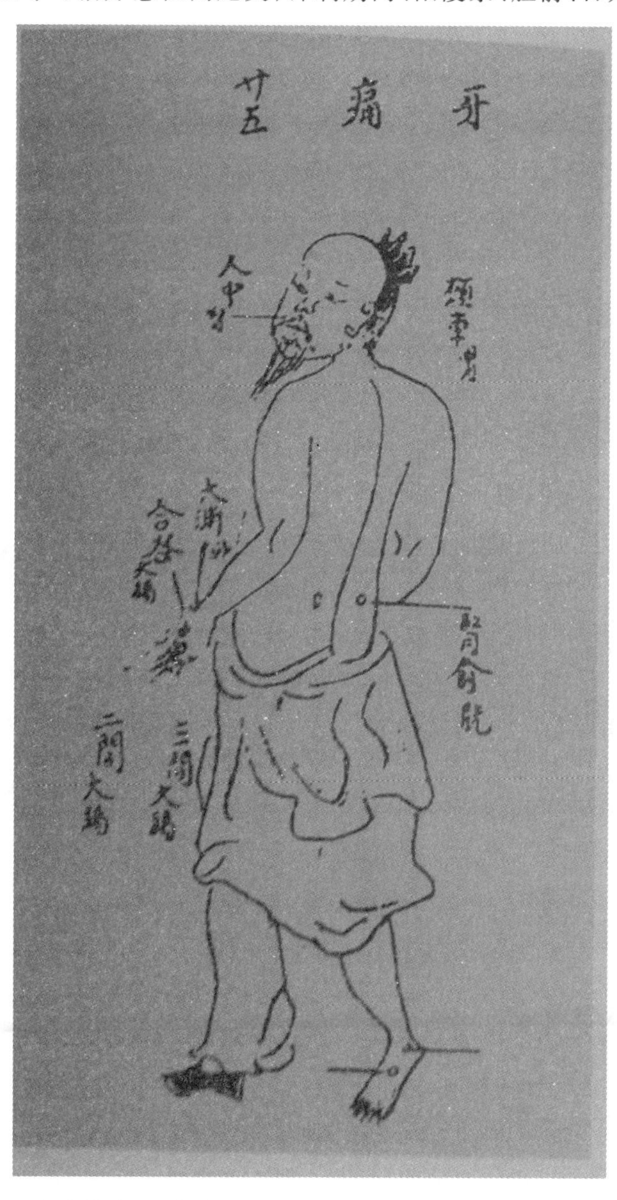

《针灸集成》牙疼针灸方

症；针刺承山、二白、百会、长强等穴位可治疗痔疮。

五官科疾病用针灸也具有较好的疗效，包括面瘫、麦粒肿、近视、斜视、中耳炎、耳鸣、耳聋、鼻炎、鼻窦炎、牙痛、咽喉肿痛等病证。例如，头疼针刺印堂、太阳、百会等穴位；面瘫急性期及早用针灸治疗，绝大多数都可以治愈；牙痛取合谷、颊车、下关、外关、内庭等穴基本上可立即止痛。

目赤肿痛可在太阳穴、耳尖、印堂等穴位用三棱针点刺放血，很快就可消除肿痛。

鼻出血可以采用吴茱萸贴敷脚心的涌泉穴治疗。鼻炎或鼻窦炎可以通过针灸迎香、口禾髎、龈交、上星、百会、风府、风池、哑门等穴位治疗。

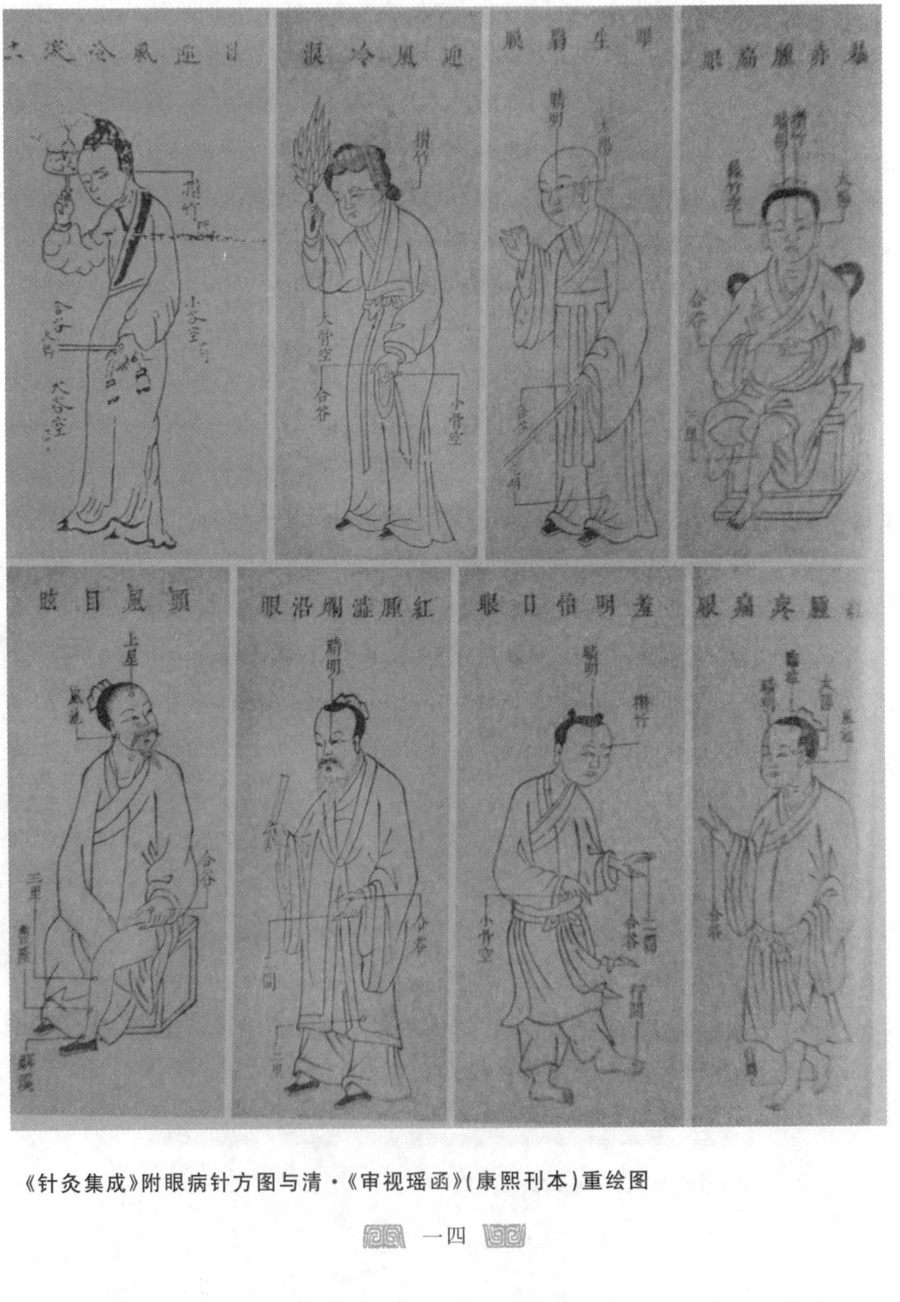

《针灸集成》附眼病针方图与清·《审视瑶函》(康熙刊本)重绘图

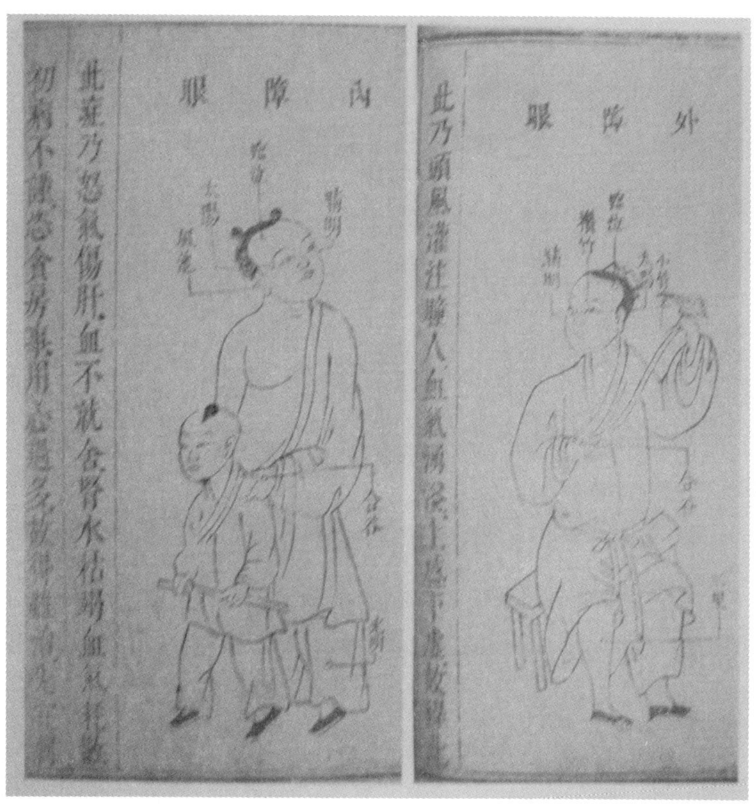

《针灸集成》目内障、目外障针方

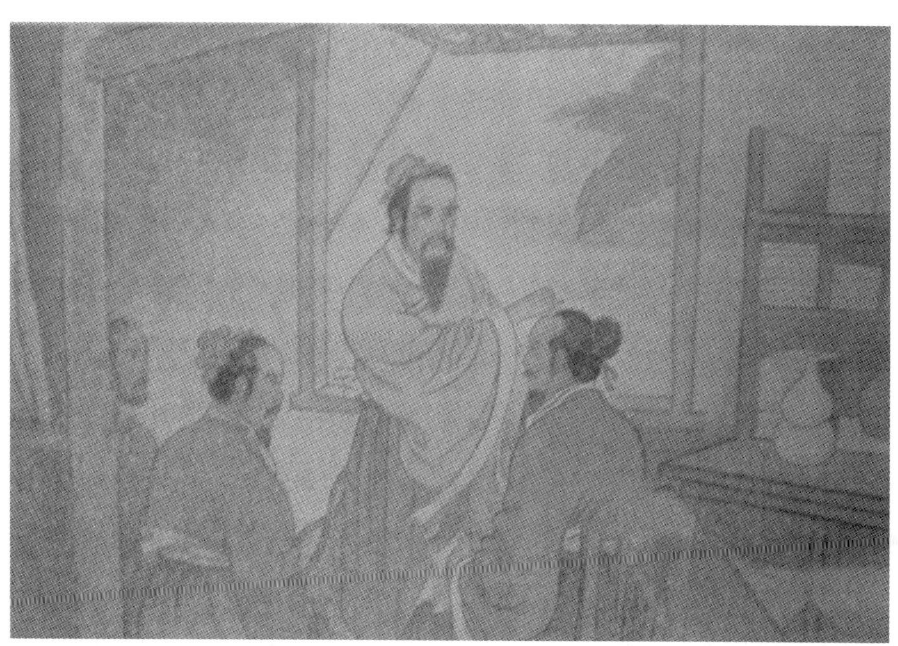

王执中灸上星穴治疗鼻衄

急性病证，如高热、中暑、抽搐、昏厥、心绞痛、胆绞痛、胃肠痉挛等，针灸都有较好疗效。例如，高热可以选择大椎、曲池、合谷泄热，还可选择十宣泄热开窍。

其他病证如戒断综合征、疟疾、衰老等，针灸也有较好的疗效。

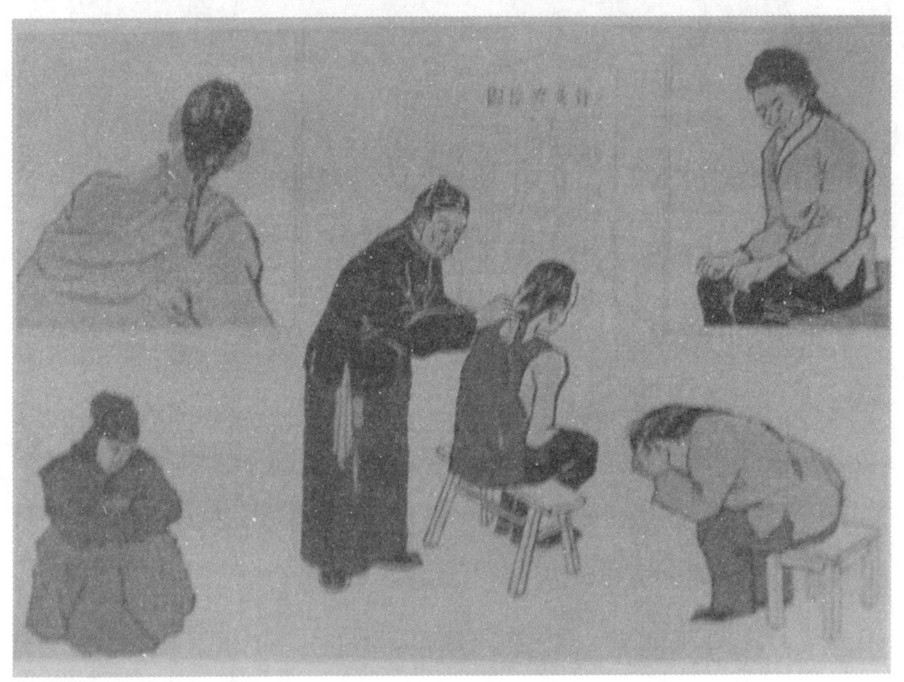

李守先用针灸治疗疟疾

2. 历史的进步与倒退

在中国漫长的历史进程中，针灸逐渐起源、形成、发展、壮大，其进程有快有慢，甚至有短暂的倒退。春秋战国到西汉时期是针灸理论发展的奠基时期，主要成就体现在《黄帝内经》(以下简称《内经》)的成书、九针的提出、灸材的应用。随后历代对针灸都有发展，涌现了一大批针灸学家，出现了许多针灸著作，针灸医学也如雨后春笋般蓬勃发展。直到清代后期清政府的禁针令以及民国时期废除中医提案，歧视针灸时，针灸的发展才出现了短暂的倒退。不过可以说，针灸的发展基本上是不断上升的。

(1)针灸学的萌芽与起源时期

春秋以前是针灸学理论的起源与萌芽时期。根据已经出土的文献和文物，可将针灸起源的历史追溯到十几万年前的旧石器时代，其中的砭石就是针灸针具最早的模型，火的利用可能是人们使用艾灸的最早雏形。有了火，才能有灸法的产生，才能制作金属“九针”。对针刺法的产生古书记载较多。

一般认为针法的产生是从黄帝开始的。如《针灸甲乙经》载：“黄帝咨访岐伯、伯高、少俞之

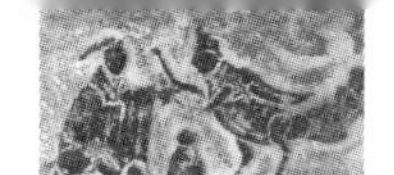

徒……而针道生焉。”《内经》也记载砭石的出处，如《素问·异法方宜论》载：“东方之域，天地之所始生也……其病皆为痈疡。其治宜砭石，故砭石者，亦从东方来。”也有人认为，针法是伏羲所创制。如《帝王世纪》记载：“伏羲氏……尝百草而制九针”。

黃帝內經靈樞卷第五
經脈第十
雷公問於黃帝曰禁脉之言凡刺之理經脉爲始營
其所行制其度量內次五藏外别六府願盡聞其道
黃帝曰人始生先成精精成而腦髓生骨爲榦脉爲
營筋爲剛肉爲墻皮膚堅而毛髮長穀入于胃脉道
以通血氣乃行雷公曰願卒聞經脉之始生黃帝曰
經脉者所以能决死生處百病調虛實不可不通
肺手太陰之脉起于中焦下絡大腸還循胃口上膈
屬肺從肺系橫出腋下下循臑內行少陰心主之前
下肘中循臂內上骨下廉入寸口上魚循魚際出大
指之端其支者從腕後直出次指內廉出其端是動
則病肺脹滿膨膨而喘咳缺盆中痛甚則交兩手而
瞀此爲臂厥是主肺所生病者欬上氣喘渴煩心胸
滿臑臂內前廉痛厥掌中熱氣盛有餘則肩背痛風
寒汗出中風小便數而欠氣虛則肩背痛寒少氣不
足以息溺色變爲此諸病盛則寫之虛則補之熱則
疾之寒則留之陷下則灸之不盛不虛以經取之盛
者寸口大三倍于人迎虛者則寸口反小于人迎也
大腸手陽明之脉起于大指次指之端循指上廉

《黄帝内经》书影

灸法的起源在《内经》中也有介绍。《素问·异法方宜论》载：“北方者，天地所闭藏之域也，其地高陵居，风寒冰冽。其民乐野处而乳食，脏寒生满病。其治宜灸焫，故灸焫者，亦从北方来。”灸法的主要原料是艾叶，是经过历代无数先民和医家的临床实践认识而确定的。随着冶金术的进步，针灸工具也有了飞跃式的更新。在春秋时期已经可以制作金属针，即古代九针。

(2)针灸学理论的奠基和建立时期

春秋战国后期到西汉年间形成了针灸理论的奠基之作《内经》，以及《难经》《足臂十一脉灸经》《阴阳十一脉灸经》《脉书》《黄帝明堂经》等。

《内经》形成于公元前2世纪，对针灸医学具有杰出的贡献。《内经》分为《素问》和《灵枢》两部分。《灵枢》又称为《针经》《九卷》。《灵枢》对经络、腧穴、刺法、灸法、针灸器具、疾病的治疗等各个方面进行论述，创立了针灸的一整套辨证理论体系。例如，认为人体有十二经脉，奇经八脉，十五别络，以及经筋、皮部等，在腧穴方面论述了循经取穴，以痛为腧，特定穴的主治和作用等；在刺法灸法方面，阐述了针刺深浅、针刺禁忌、针刺补泻、守气候气、守神得神等重要内容。《灵枢》对针具的论述也是相当详尽。《灵枢》着重论述了九针，包括九针的形状、大小、长短、功能以及主治的病证。

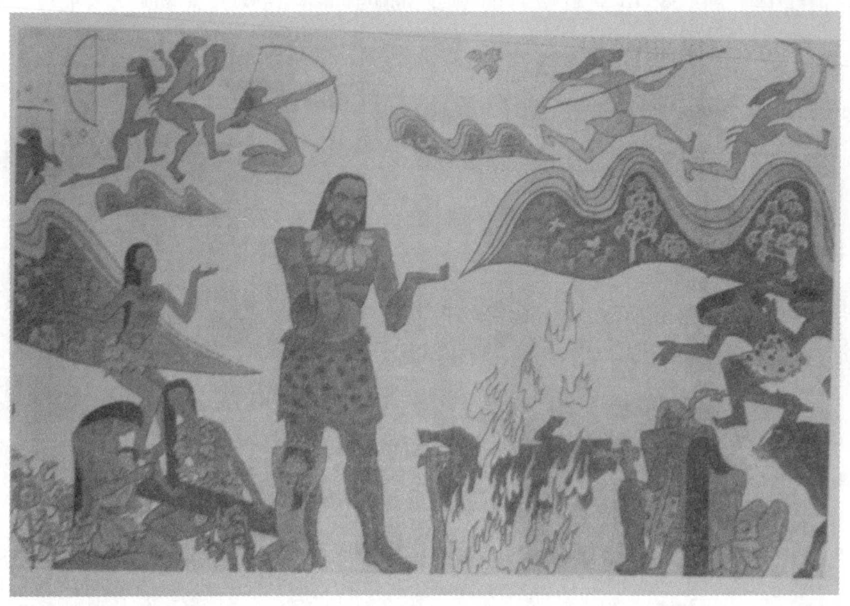

伏羲庙壁画

《难经》在经络理论、刺法灸法上，对《内经》都有进一步的阐发，尤其突出的是关于五输穴和八会穴的论述。

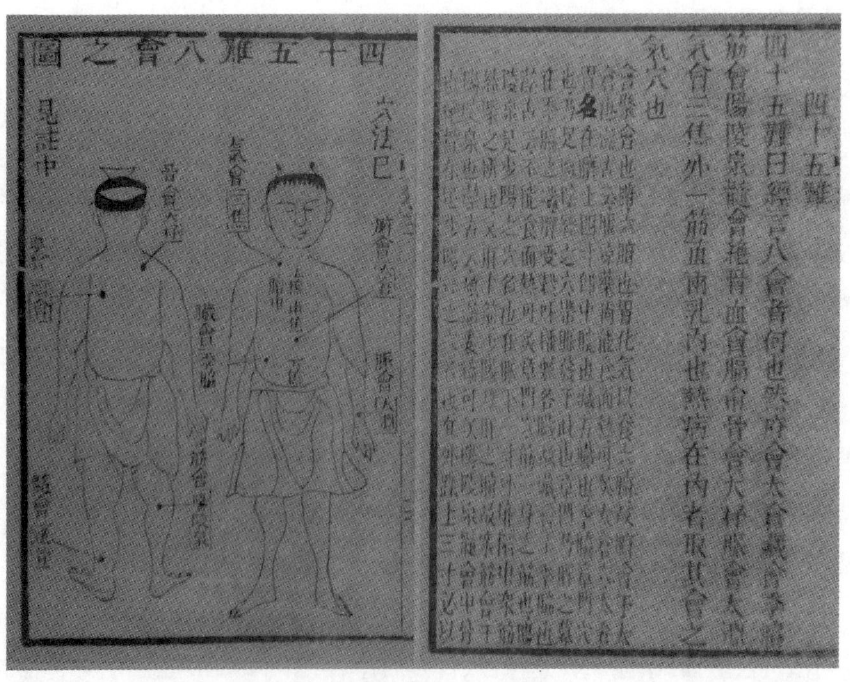

四十五難八會之圖

四十五難

四十五難曰經言八會者何也然府會太倉藏會季脇筋會陽陵泉髓會絕骨血會膈俞骨會大杼脈會太淵氣會三焦外一筋直兩乳內也熱病在內者取其會之氣穴也

《图注八十一难经》书影

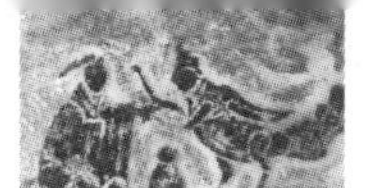

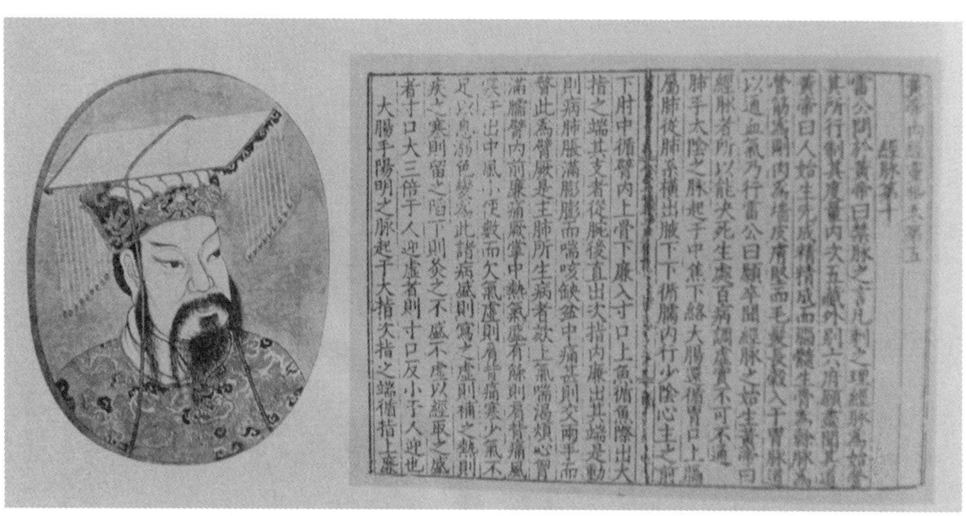

黃帝內經靈樞卷第五

經脈第十

雷公問於黃帝曰禁脈之言凡刺之理經脈為始營
其所行制其度量內次五藏外別六府願盡聞其道
黃帝曰人始生先成精精成而腦髓生骨為幹脈為
營筋為剛肉為牆皮膚堅而毛髮長穀入于胃脈道
以通血氣乃行雷公曰願卒聞經脈之始生黃帝曰
經脈者所以能決死生處百病調虛實不可不通
肺手太陰之脈起于中焦下絡大腸還循胃口上膈
屬肺從肺系橫出腋下下循臑內行少陰心主之前
下肘中循臂內上骨下廉入寸口上魚循魚際出大
指之端其支者從腕後直出次指內廉出其端是動
則病肺脹滿膨膨而喘咳缺盆中痛甚則交兩手而
瞀此為臂厥是主肺所生病者咳上氣喘渴煩心胸
滿臑臂內前廉痛厥掌中熱氣盛有餘則肩背痛風
寒汗出中風小便數而欠氣虛則肩背痛寒少氣不
足以息溺色變為此諸病盛則寫之虛則補之熱則
疾之寒則留之陷下則灸之不盛不虛以經取之盛
者寸口大三倍于人迎虛者則寸口反小于人迎也
大腸手陽明之脈起于大指次指之端循指上廉

黄帝像以及《黄帝内经》

马王堆出土的《五十二病方》

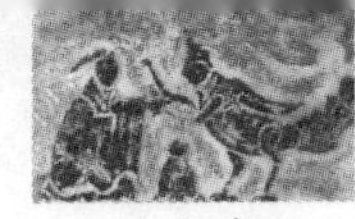

针具和灸材出现。《内经》出现了九针的记载："九针之名，各不同形者。"随着冶金术的进步，针具的制造进一步多样化。1978 年，在内蒙古达拉特旗发现了一枚青铜砭针。此时期曾有"八木之火"一说，即使用松、柏、竹、橘、榆、枳、桑、枣等作为灸材，并且出现了隔物灸、加药物灸。如《五十二病方》载："一，灸梓叶，温之。"此时期艾叶也逐渐成为了施灸的主要原料。

此时期也出现了重视针灸的医家，如扁鹊、淳于意等。扁鹊对针灸的贡献较大，治病时常常针灸、按摩、熨帖、方药等并用。他是针灸学史上扁鹊学派的创始人，扁鹊的弟子有子阳、子豹、子同、子明等九人。

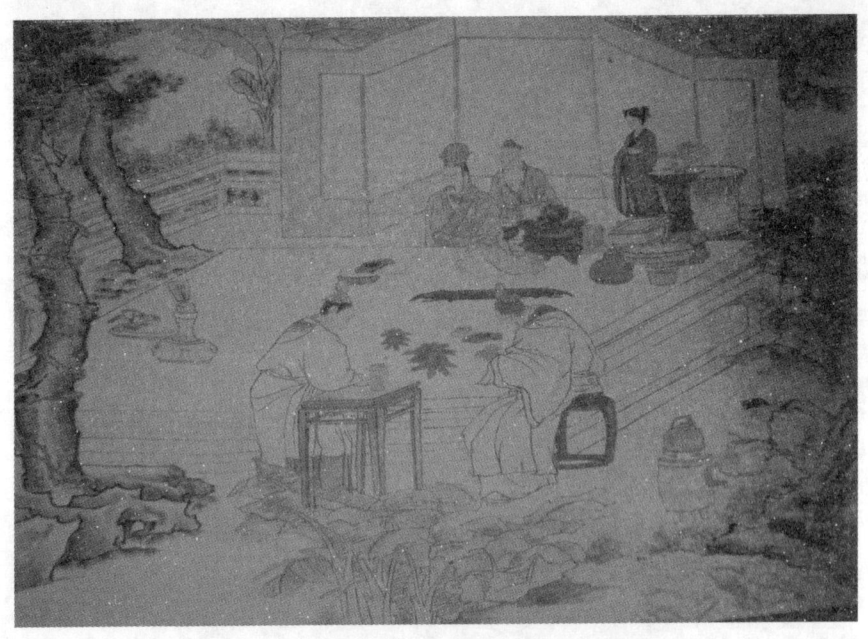

扁鹊行医图

图片来源：河北扁鹊祠

最早的针灸医案出现。淳于意是西汉初期著名医家，因为曾任齐国太仓长，又称"太仓公"，简称"仓公"。淳于意的《诊籍》二十五个病案中，有两个使用针刺治疗，两个使用灸法治疗。从治疗部位来看，有三个为具体的经脉名称，一个为相应的体表部位。此外，《诊籍》对针灸的基本理论、针灸治疗都有论述，如用针刺足少阴、涌泉穴等治愈热厥："故济北王阿母自言足热而懑，臣意告曰：热厥也。则刺其足心各三所，案之无出血，病旋已。"

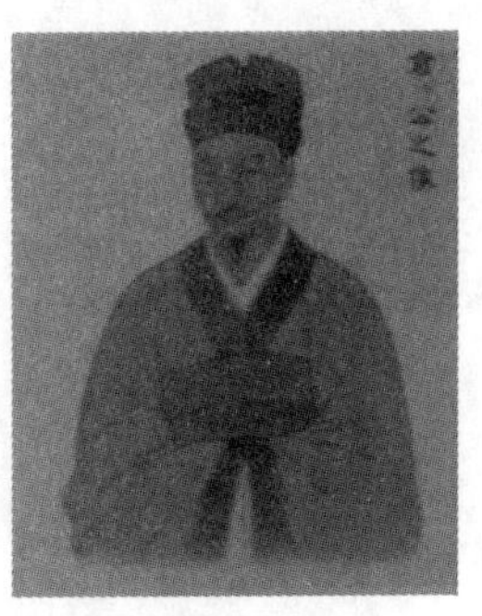

仓公画像

(3)针灸学的发展时期

第一阶段：两晋、南北朝时期，针灸学的第一次总结时期，针法灸法

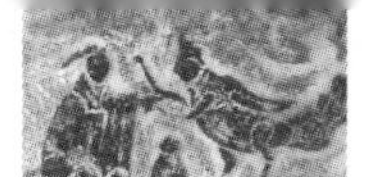

得到一定发展。

东汉到三国时期，战乱频仍，各类图书损失严重，医书也不例外。据《隋志》载："董卓之乱，献帝西迁，图书缣帛，军人皆取为帷囊。"此段时期，针灸学史上出现了第一部总结性著作《针灸甲乙经》，这是现存最早的针灸学专著，标志着针灸学的发展进入了新的历史时期。

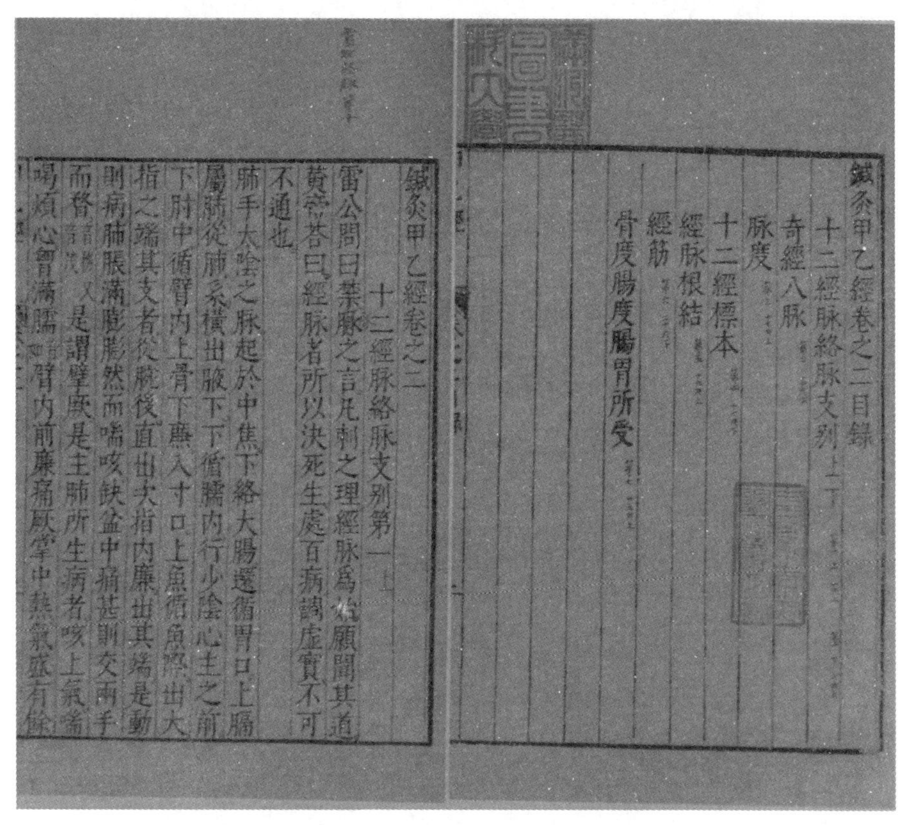

鍼灸甲乙經卷之二目錄
十二經脈絡脈支別上下
奇經八脈
脈度
十二經標本
經脈根結
經筋
骨度腸度腸胃所受

鍼灸甲乙經卷之二
十二經脈絡脈支別第一上
雷公問曰禁脈之言凡刺之理經脈爲始願聞其道
黄帝荅曰經脈者所以決死生處百病調虛實不可不通也
肺手太陰之脈起於中焦下絡大腸還循胃口上膈屬肺從肺系橫出腋下下循臑內行少陰心主之前下肘中循臂內上骨下廉入寸口上魚循魚際出大指之端其支者從腕後直出次指內廉出其端是動則病肺脹滿膨膨然而喘咳缺盆中痛甚則交兩手而瞀是謂臂厥是主肺所生病者咳上氣喘喝煩心胸滿臑臂內前廉痛厥掌中熱氣盛有餘

《针灸甲乙经》书影

《针灸甲乙经》的问世确立了黄帝明堂针灸学派（简称"黄帝派"）的主导地位。《汉书·艺文志》言西汉以前有医经十家，大致分为三大流派：黄帝派，扁鹊派，白氏派。黄帝明堂针灸派以黄帝为代表，主要学说理论基础在《黄帝内经》，到《针灸甲乙经》的问世，成为了理论性强并切合临床实际的针灸学派。此时期有几位著名的医家，主要是华佗、皇甫谧、张仲景、涪翁、程高、郭玉、曹翕、吕广，他们对针灸的发展具有一定的促进作用。

皇甫谧（公元 215—282 年），字士安，幼名静，安定郡朝那镇人。在魏国甘露四年（公元 259 年）完成《针灸甲乙经》。全书分为 12 卷，128 篇，约 14 万字，总结了《灵枢》和《明堂孔穴针灸治要》的内容，保存了后者的部分内容。《针灸甲乙经》系统地整理和归纳了腧穴，将穴位数目由 160 多个增加到 349 个，提出了明确的取穴方法、交会穴，并对针法、灸法、针灸禁忌等进行了论述。

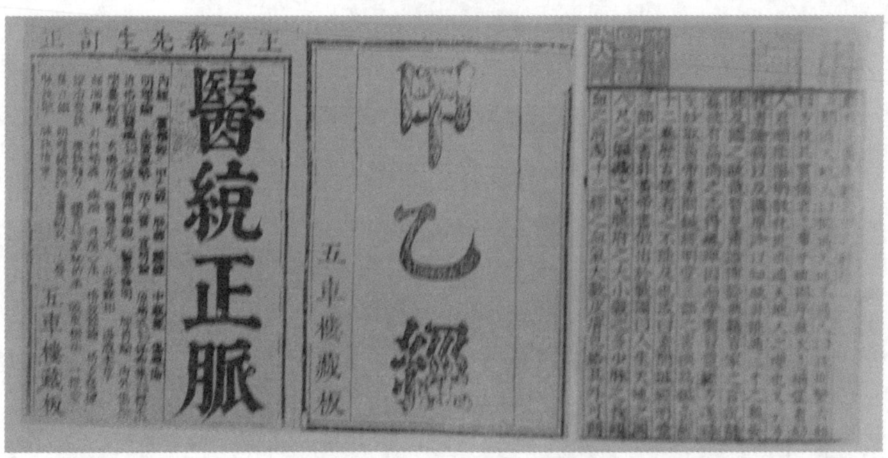

《针灸甲乙经》

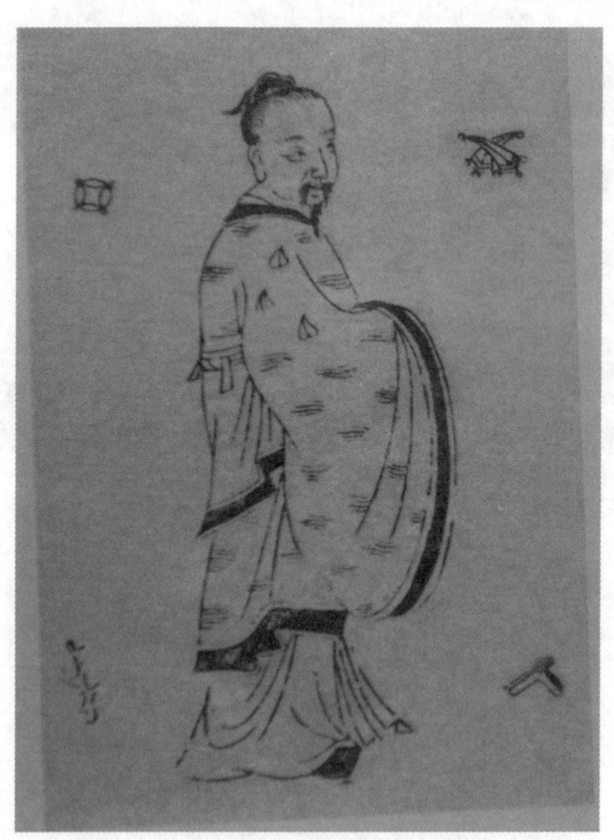

皇甫谧画像

本时期许多医家自觉不自觉地都结合针灸来治疗各科疾病，期间出现了一些对针灸学比较有影响的医著，针灸也得到了进一步的发展。其中著名的医家主要有鲍姑、秦承祖、范汪、陶

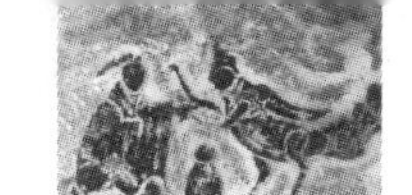

弘景、释深师、师道兴、徐文伯、徐之才等。

针法有所发展。例如，王叔和的《脉经》强调针灸务先诊脉，循经取穴，以及针灸与药结合应用，并补充了俞募穴及其与五输穴配合使用的理论；葛洪用针刺治疗各种急症；刘涓子的《刘涓子鬼遗方》提出痈疽初发宜灸，脓成宜针。

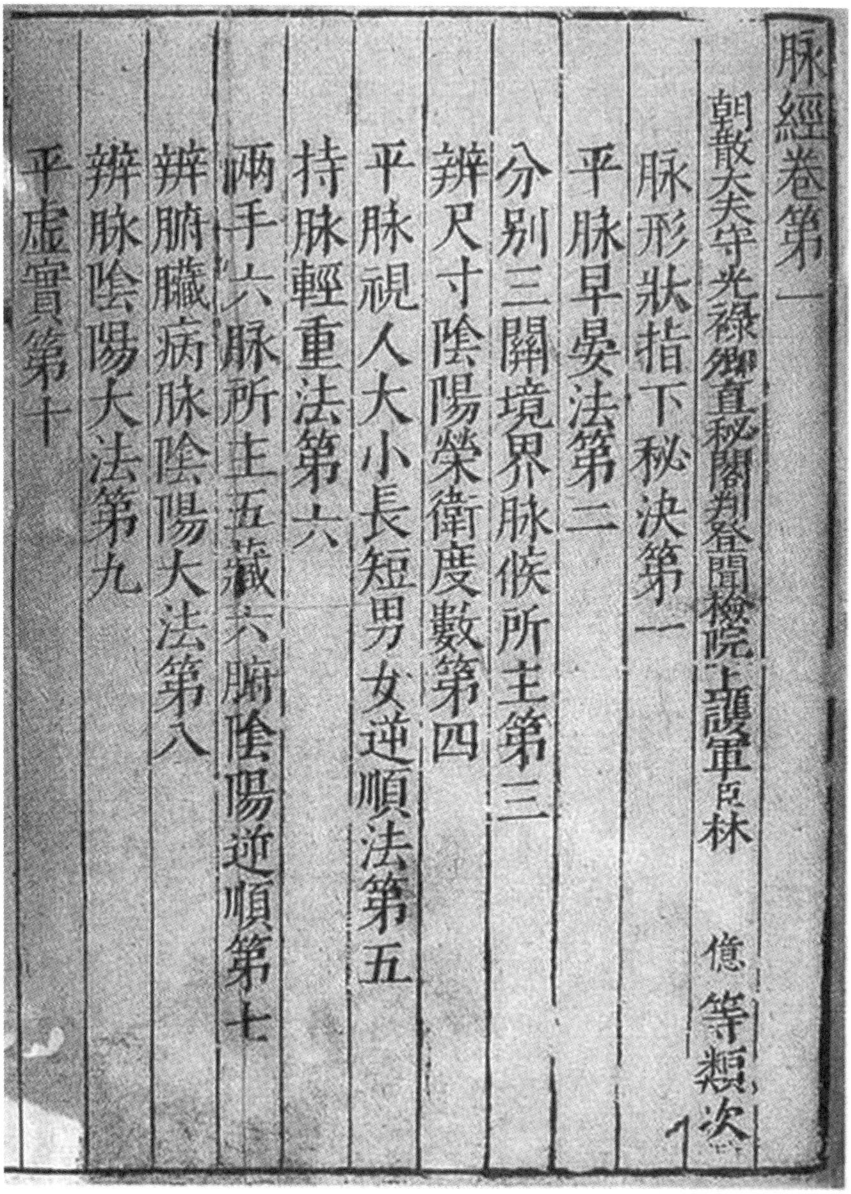

脉經卷第一

朝散大夫守光禄卿直秘閣判登聞檢院上護軍臣林　億　等類次

脉形狀指下秘決第一

平脉早晏法第二

分別三關境界脉候所主第三

辨尺寸陰陽榮衛度數第四

平脉視人大小長短男女逆順法第五

持脉輕重法第六

兩手六脉所主五藏六腑陰陽逆順第七

辨臟腑病脉陰陽大法第八

辨脉陰陽大法第九

平虛實第十

《脉经》书影

灸法得到重视。例如，《刘涓子鬼遗方》涉及针灸治疗的病证中，较多地使用了灸法治疗；葛洪的《肘后备急方》亦倡导灸法，重视温通阳气，灸材的选取也多样化，并用各种工具辅助选穴。

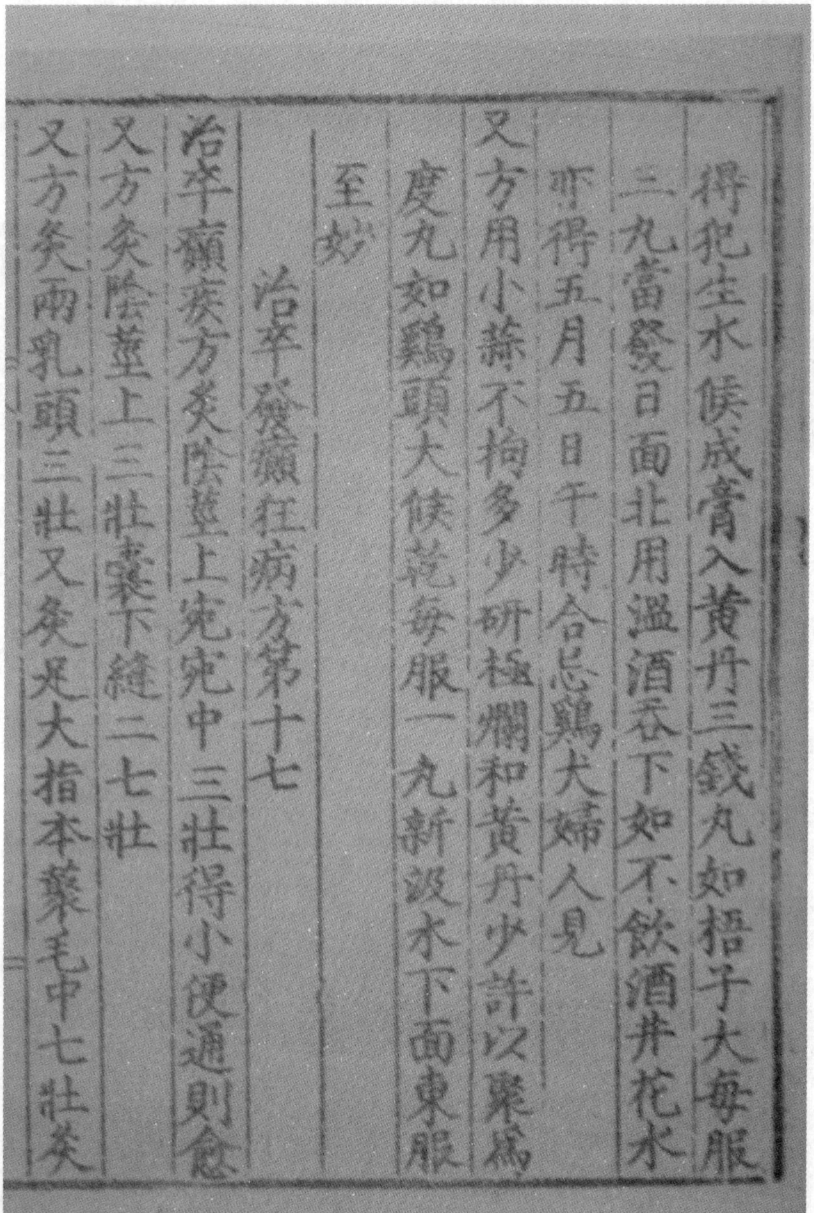

得犯生水候成膏入黄丹三錢丸如梧子大每服
三丸當發日面北用溫酒吞下如不飲酒井花水
亦得五月五日午時合忌鷄犬婦人見
又方用小蒜不拘多少研極爛和黄丹少許以聚爲
度丸如鷄頭大候乾每服一丸新汲水下面東服
至妙
治卒發癲狂病方第十七
治卒癲疾方灸陰莖上宛宛中三壯得小便通則愈
又方灸陰莖上三壯囊下縫二七壯
又方灸兩乳頭三壯又灸足大指本藂毛中七壯灸

《肘后备急方》书影

葛洪（约公元 281—341 年），字雅川，号抱朴子，道号葛仙翁，丹阳句容人。葛洪精通医术，所撰写的《肘后备急方》中的各种急症治疗方法，采用针灸疗法的有很多，特别是将灸法用于各种疾病的治疗，对灸法治病的效用、操作、宜忌等有较为全面的论述。

鲍姑（约公元 309—363 年），葛洪之妻，名潜光，山西长治人，是针灸历史上很有影响的第一位女灸疗家。鲍姑善用灸法，以艾线治疗赘瘤和赘疣而闻名于世。鲍姑本人没有著作流传

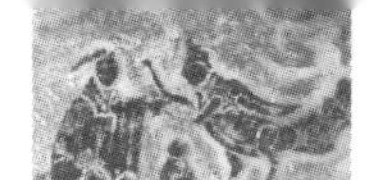

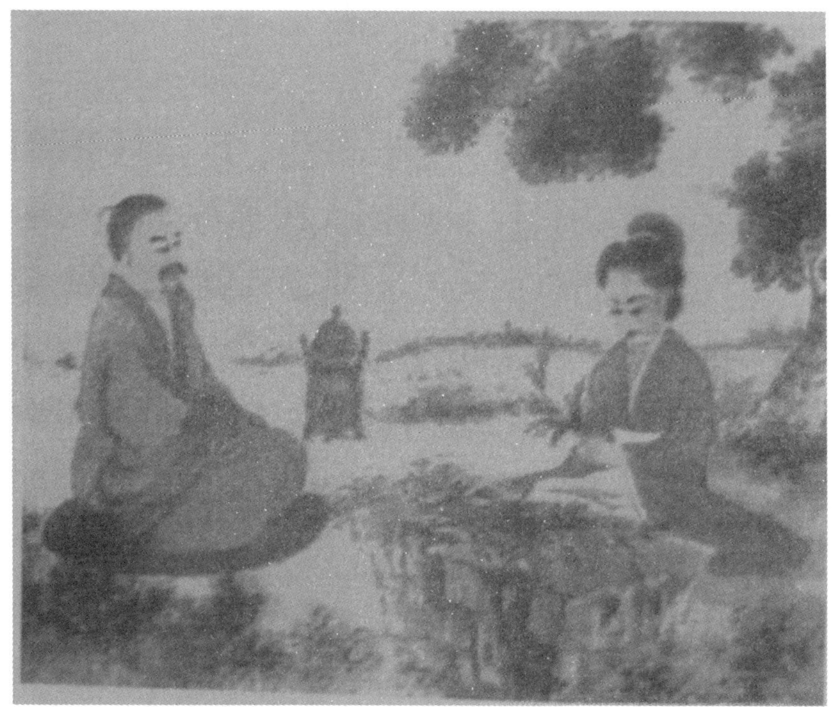

葛洪与鲍姑

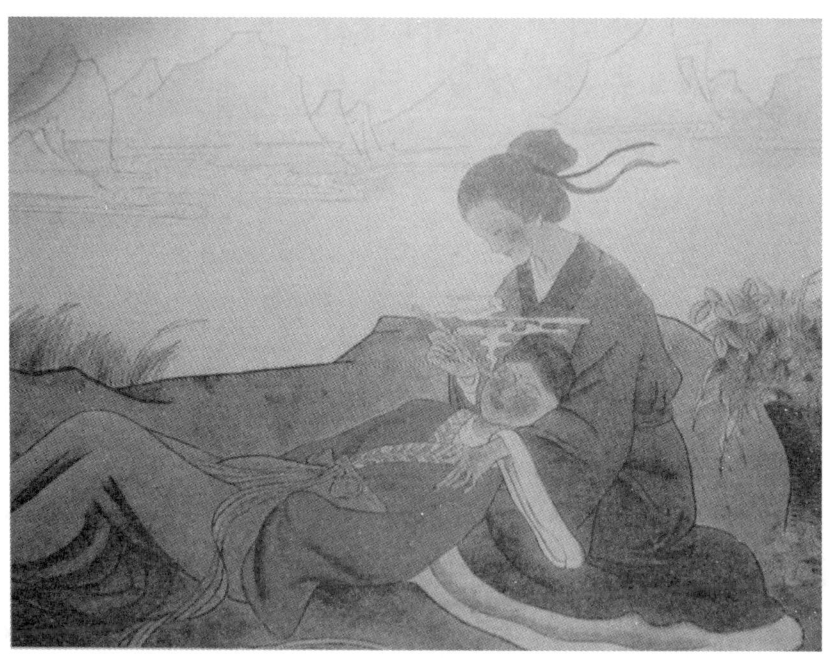

鲍姑灸疗

于世，后人认为其治疗经验可能记载在《肘后备急方》中。

自葛洪以后，灸法日渐完善，如出现了宋代闻人耆年的《备急灸法》等灸法著作。陈延之的《小品方》探讨了艾灸取穴、配穴的多样化，如近取、远取、左右取等，用穴要少而精，并补充了禁灸理论。

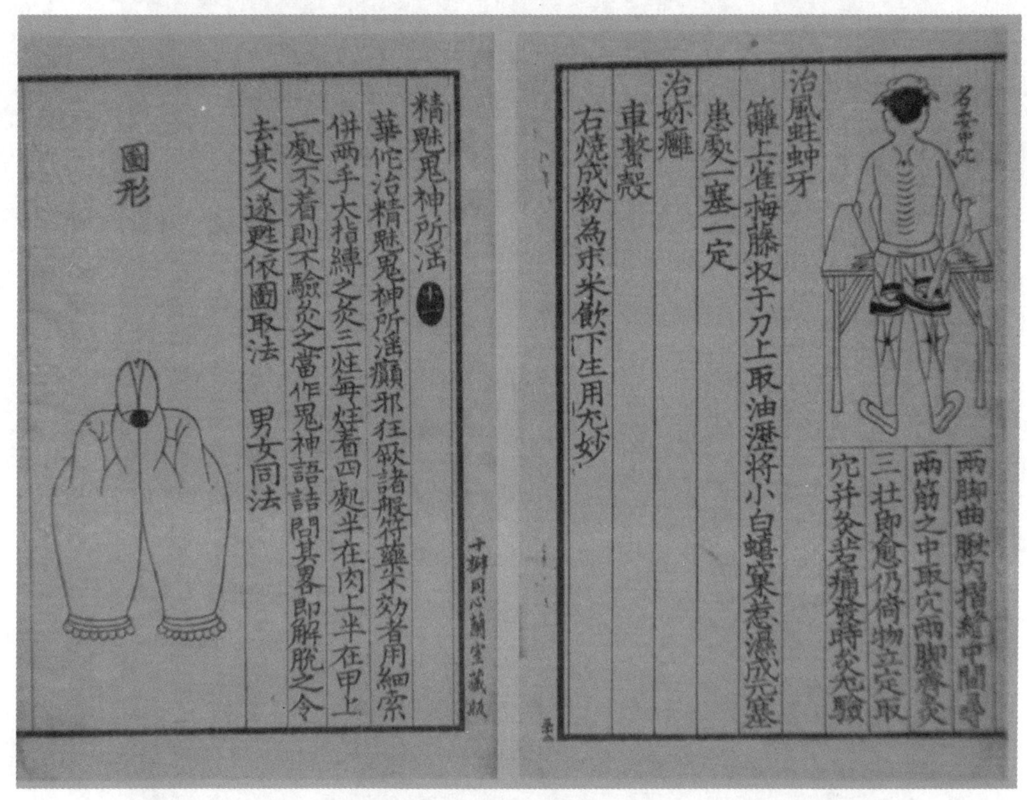
名委中穴
兩脚曲脷内横紋中間尋
兩筋之中取穴兩脚齊灸
三壯即愈仍倚物立定取
穴并灸若痛發時灸尤驗
治風蛀蚛牙
籬上雀梅藤收于刀上取油瀝將小白蠟窠惹濕成窠塞
患處一塞一定
治妳癰
車鼇殼
右燒成粉爲末米飲下生用尤妙

精魅鬼神所淫
華佗治精魅鬼神所淫癲邪狂厥諸般符藥不効者用細索
併兩手大指縛之灸三炷每炷着四處半在肉上半在甲上
一處不着則不驗灸之當作鬼神語詰問其畧即解脫之令
去其人遂甦依圖取法　男女同法
圖形
千頃同心蘭堂藏版

《备急灸法》书影

隔物灸法开始应用。葛洪的《肘后备急方》首先记载了隔物灸法之后，在两晋南北朝时期，隔物灸法相当盛行。《刘涓子鬼遗方》也记载了许多隔物灸法，如在治疗“寒热瘰疬”时，用葶苈、豆豉二药“合捣令极热，作饼大如钱，厚二分许，取一枚当疮孔上，做艾炷如小指大，灸饼上三壮，一日易三饼九炷”。

经络图谱出现。由于针灸医籍多是文本材料，没有图片，导致腧穴定位混乱，对针灸的传播造成了影响。此时由于造纸术的进步，在纸上画图成为现实，因此针灸经络穴位图谱便应运而生。针灸明堂图是对经络穴位的具体位置的定位，是对经络腧穴文字资料的有益补充，使得经络腧穴理论更加完善。在此时期有《偃侧图》《明堂孔穴图》《明堂图》《神农明堂图》等。上述大部分均已散佚，实为可惜，但是为后世明堂图的绘制奠定了基础。

随着经济、文化的对外交流，针灸学逐渐向国外传播，此时期已传播到日本、朝鲜、波斯、丹

則減大駕之半皇太后皇后出則如小駕之例皇太子鼓吹亦有
前後二部親王已下各有差凡駕行幸有夜警晨嚴之制
凡合朔之變則率工人設五鼓於太社大儺則帥
鼓角以助侲子唱之
太醫署令二人從七品下丞二人從八品下府二人史四人主藥八人藥童二十四
人醫監四人從八品下醫正八人從九品下藥園師二人藥園生八人掌固四人
太醫令掌醫療之法丞為之貳其屬有四曰醫師鍼師按摩師禁
呪師皆有博士以教之其考試登用如國子之法凡醫師醫工醫正
療人疾病以其全多少而書之以為考課藥園師以時種蒔收采
諸藥醫博士一人正八品上助教一人從九品下醫師二十人醫工一百人醫生四
十人典藥二人　博士掌以醫術教授諸生
鍼博士一人從八品下鍼助教一人從九品下鍼師十人鍼工二十人鍼生二十人
鍼博士掌教鍼生以經脈孔穴使識浮沉澀滑之候又以九針為

唐太医署分科

引自《唐书·职官志》

丹国、印度等国。据史料记载，公元500年，南齐东昏侯永元二年《肘后方》的一部分流传到日本，同时关于针灸学的部分内容也流传到日本。南梁元帝承圣元年（公元552年）日本天皇得到我国赠送的《针经》一套。南梁武帝大同七年（公元541年），梁武帝应百济王朝请求，派人将中国的传统医疗技术传到了朝鲜。

第二阶段：隋唐、五代十国时期，针灸学独立分科和教育发展时期。

政府重视针灸学的教育。唐朝重视针灸，因此针灸兴盛，用针灸治病者甚多。唐朝建立了较为完善的针灸机构（设立针科、灸科）和教育体系，并由政府出面举办针灸科教育，在课程上确定《素问》《灵枢》《难经》《甲乙经》为必修课。

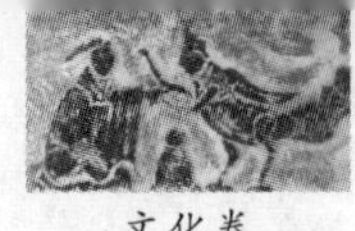

黄帝内経太素卷第二 攝生之二

通直郎守太子文學臣楊上善奉 勑撰注

順養

六氣

調食

壽限

《黄帝内经太素》书影

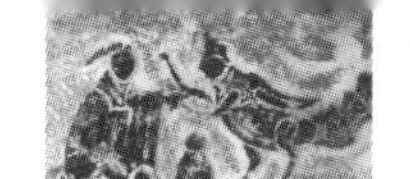

理论发展快，并涌现出了大批针灸专著。隋唐时期，涌现了大批医学鸿篇巨著以及针灸学专著。医著如孙思邈的《千金要方》和《千金翼方》、巢元方的《诸病源候论》、王焘的《外台秘要》、杨上善的《黄帝内经太素》等，都对针灸学的理论作出了很大贡献。例如杨上善从病理角度分析刺法；王冰强调“同身寸”；孙思邈特别重视灸法，发现了阿是穴，并提出了“一夫法”取穴等。《隋志》记载的针灸专著有三十余种，《旧唐书·艺文志》中记载有十余种，《新唐书》记载针灸学专著有三四十种。毫无疑问，针灸学也得到了快速发展。主要针灸学著作有甄权的《明堂图》、孙思邈的《明堂三人图》、崔知悌的《骨蒸病灸方》和《点烙三十六黄经》、苏敬的《脚气灸方》和《灸法图残卷》等。

甄权与孙思邈都是唐代著名医家。甄权（约公元 540—643 年），许州扶沟（今河南扶沟）人，精于针灸临床。初因母亲体弱多病，遂一直潜心医道，广阅群书，行医济世，在针术和脉理方面造诣很深，曾著有《明堂图》等医著。《明堂图》是现存文献中最早记载的经络腧穴图（亡佚）。后来唐政府组织修订的《明堂图》据考证是以甄权的《明堂图》为基础的。

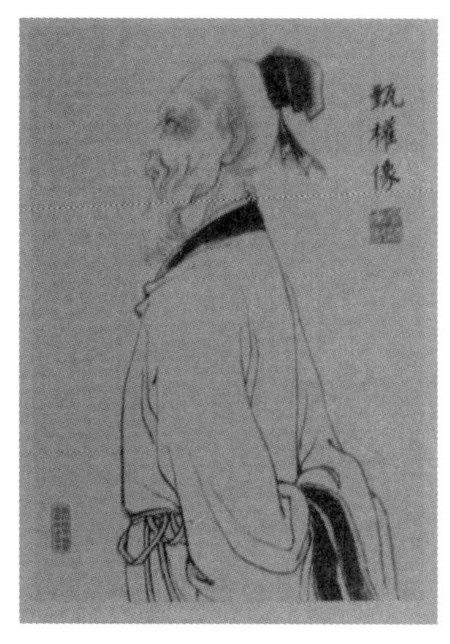

甄权像

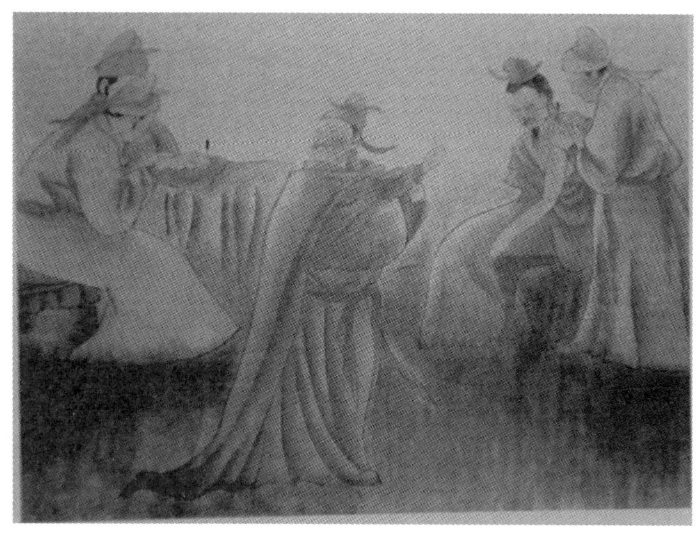

甄权针刺疗疾

重视绘制经络图谱。由于战乱及文字记载的局限性，各医家对经络腧穴的位置描述很混乱。著名针灸医家甄权作《明堂图》重新厘定腧穴图谱。其内容大部分被收入孙思邈《千金方》中。孙思邈根据《明堂图》，结合个人见解绘制出《明堂三人图》。这是有史以来第一套彩色经络腧穴图谱。该图分为仰人图、背人图、侧人图，记载腧穴双穴 301 个，单穴 48 个，合计 349 个，并别具匠心地将经脉按分类不同着以不同颜色，“十二经脉，五色作之，奇经八脉，以绿色为之”，可惜此图亡佚。

灸法发展迅速。继承发展了两晋南北朝时期重视灸法的传统，出现了王焘的“不取针经，

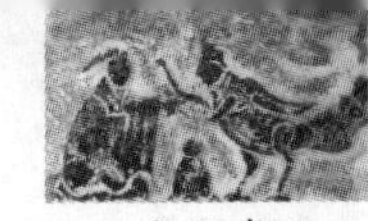

唯取灸法”为代表的灸法专著。例如《明堂灸经》《新集备急灸经》《灸法图残卷》《点烙三十六黄经》《脚气灸方》《骨蒸病灸方》等。同时灸材本身也朝着多样化的方向发展。当时流行隔物灸，灸材有姜、蒜、附子、商路、葶苈子、豆豉等。取火工具也多样化，完全使用艾火，废除了“八木之火”。

针灸学对外交流频繁，传播速度加快。这一时期，随着中外经济和文化的交流，针灸学对外传播的速度逐渐加快。这一时期，中日文化交流频繁。公元754年，鉴真和尚历尽磨难东渡日本，带去了中医著作，其中不乏针灸医著。公元607—838年，日本派遣留学生十余批来中国学习，每批人数多达数百人，并将学习到的针灸学知识带回日本。

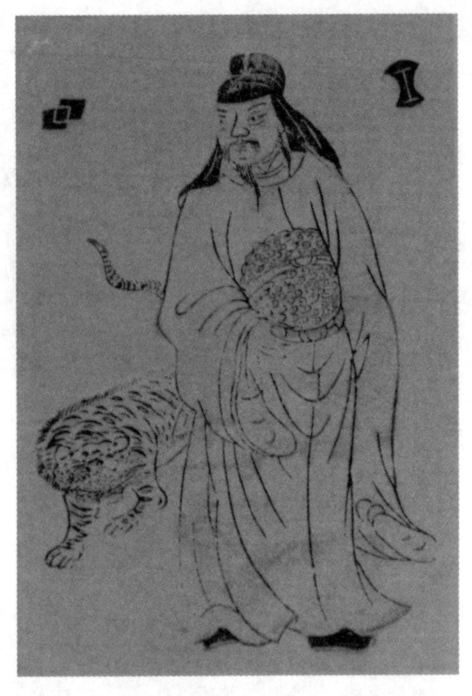

孙思邈画像(《本草蒙荃》明万历刻本)

第三阶段：宋、金、元时期，针灸学大发展时期。

宋、金、元时期是中医学乃至针灸学发展史上一个重要时期，此时期出现了“金元四大家”和子午流注针法，涌现出了何若愚、窦汉卿等许多针灸名家，出现了诸多针灸医籍，针灸学理论得到发展，针灸发展空前繁荣。

出现了针灸铜人。王惟一(约公元987—1067年)，宋代著名针灸医家，对针灸发展有非常重要的贡献。他撰写了《铜人腧穴针灸图经》，规范了当时比较混乱的腧穴的定位、归经、主治等，并将《铜人腧穴针灸图经》刻于石碑上，流传后世，他还铸造了两具针灸铜人——宋·天圣针灸铜人。针灸铜人的出现使经络腧穴更加准确、形象、生动，也统一了穴位的位置、名称，是较早对经络腧穴的标准化、规范化。可惜两具针灸铜人下落不明。

针灸医著增多，针灸歌赋流行。宋、金、元时期是针灸学术发展的重要时期，针灸学出现了一大批重要的针灸医家以及针灸医著。例如，元代忽泰必烈撰写的《金兰循经取穴图解》(简称《金兰循经》)，为临床取穴提供了统一的标准。

窦默(1196—1280年)，字汉卿，金元时期针灸医家，擅长针法，官至昭文馆大学士，死后赠太师，封魏国公，谥号“文正”。窦默自幼喜欢读书，胸怀大志。20岁时被元兵俘虏，家境衰败。出逃后，遇上了河南医者王翁，从此以医为业。后遇河南蔡州名医李浩，并随其学习针法。返乡后以针术闻名于世。窦默素性耿直，不谋权利，不分贫富贵贱，一视同仁，著有《针经指南》《窦太师针法》等。《针经指南》载有《针经标幽赋》《六十六穴流注秘诀》《流注通玄指要赋》等名赋。

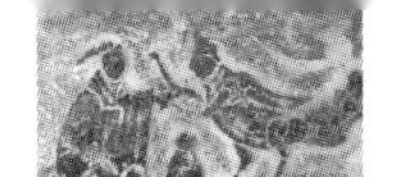

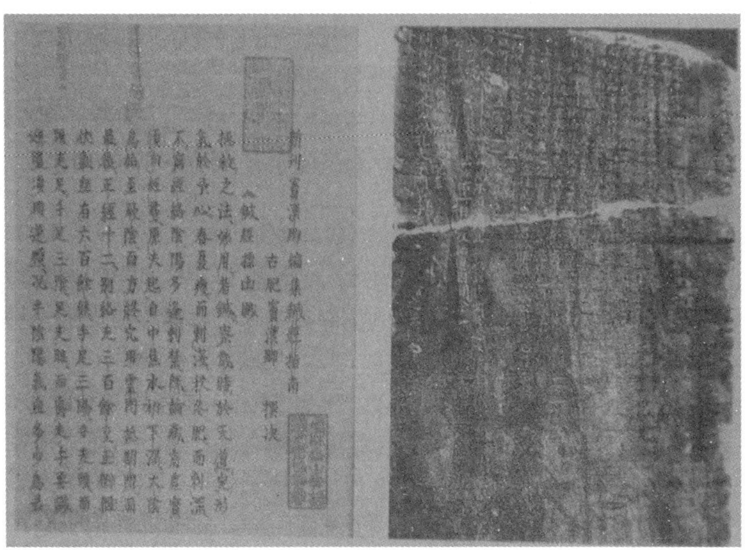

《针经指南》与窦汉卿墓碑

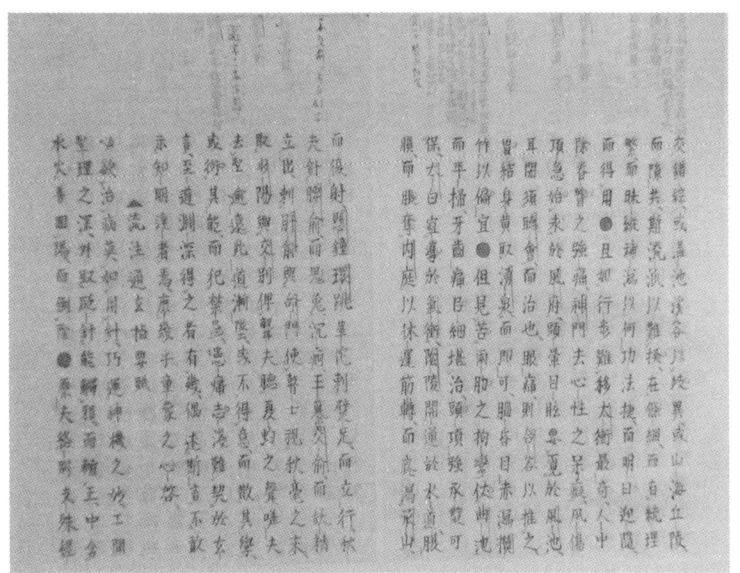

《针经指南》之《流注通玄指要赋》

滑寿(约 1304—1386 年)，字伯仁，元末明初著名针灸医家。从小机敏好学，曾参加科举未中。又因为性喜活人之术，遂立志于习医，潜心研究经络学说，著有《十四经发挥》一书。在该书中他首次将任督二脉与十二正经合称为“十四经”，并考证相应的腧穴，使之分归于十四经中。

《针灸四书》标志着针灸系列丛书的出现。同时根据临床实际需要，出现了一批简单易诵、朗朗上口的针灸歌赋。例如，杨继洲的《玉龙歌》、王国瑞的《扁鹊神应针灸玉龙经》、何若愚的《流注

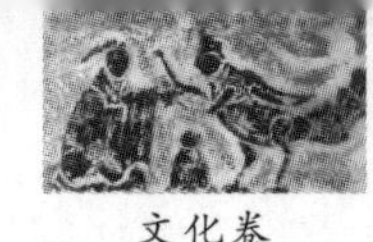

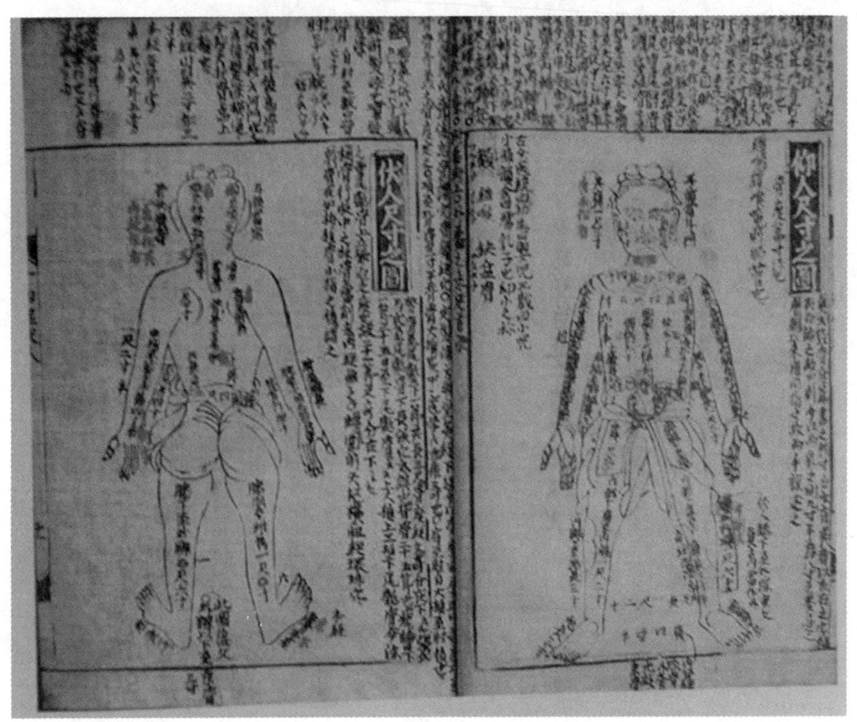

元·《十四经发挥》骨度折量图

指微针赋》等诸多歌诀丰富了针灸理论。其中,何若愚创立的子午流注纳甲法可谓独树一帜。

针灸学派交互辉映。主要有善用灸疗的温补派、刺络放血的攻邪派、针灸药兼施的综合派。温补派重视灸法,使得灸法得到极大发展。庄绰著有《灸膏肓俞穴法》,胡庆元著有《痈疽神秘灸经》《西方子明堂灸经》,闻人耆年著有《备急灸法》。《备急灸法》载有骑竹马灸法。刺络放血的攻邪派以金元四大家的张从正为代表。刺络放血主要是利用毫针、蜂针等刺破血络或者体表一定部位放血以治疗疾病的方法。

南宋窦材著有《扁鹊心书》,提倡对人体病证大多数采用灸法,并提出"灼艾第一,丹药第二,附子第三",把灸扶阳气摆在首位。

针灸与药兼施的综合派以王执中为代表,他著有《针灸资生经》,提倡针刺、艾灸、中药合用,不可缺一。

这个时期对外交流不断扩大。主要有中越交流、中朝交流、中日交流,以及与阿拉伯国家的交流等。

第四阶段:明朝时期的针灸学。

明代针灸学发展活跃,对前代针灸文献进行了整理和研究。针灸名家辈出,针灸医著频多。代表性的有高武的《针灸聚英》、杨继洲的《针灸大成》、陈会的《神应经》、吴昆的《针方六

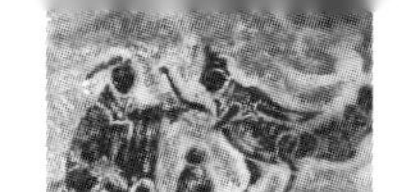

集》、汪机的《针灸问对》、张介宾的《类经图翼》、李时珍的《奇经八脉考》等。

徐凤，学承窦默，结合自身的经验，著成《针灸大全》一书。概述以歌赋的辑录居多，便于理解和习诵以及运用。徐凤重视针刺手法，并对按时取穴理论左右诠释、补充和发展，后世所论按时取穴法多以《针灸大全》为依据。

凌云，字汉章，与徐凤为同一时期人，明代归安（今浙江省湖州）人，以针灸医术精湛著称于世，擅长取穴和刺法，有“长桑”“越人之流”美誉。《明史》载其“针术神灵，擅名吴浙”。现存《经学会宗》《步学歌》系凌氏家传秘本。

杨继洲，明代著名针灸医家，医术精湛，在医学上有很深的造诣，擅长针灸治疗内、外、妇等各科疾病。杨继洲以家传《卫生针灸玄机秘要》一书为基础，参合各家撰写成《针灸大成》（1601年）一书。该书是对过去针灸学的第三次总结。

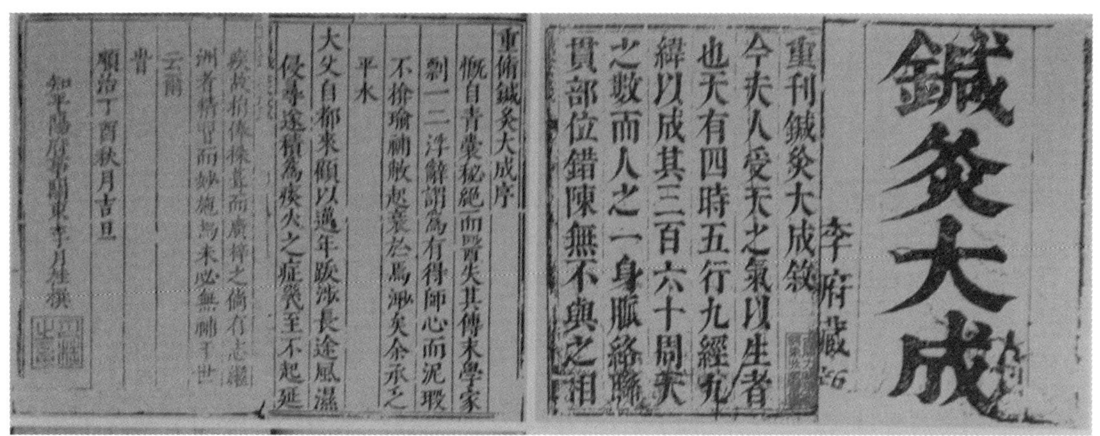

鍼灸大成

李府藏板

重刊鍼灸大成敘

今夫人受天之氣以生者

也天有四時五行九經九

緯以成其三百六十周天

之數而人之一身脈絡繫

貫部位錯陳無不與之相

重脩鍼灸大成序

慨自青囊秘絕而世失其傳末學家

剽一二浮辭謬為有得師心而泥瑕

不揜瑜補敝起衰於焉渺矣余承之

平木

大父自都來顧以邁年跋涉長途風濕

侵尋遂積為疾火之症幾至不起延

[illegible]

[illegible]

云爾

昔

順治丁酉秋月吉旦

知平陽府事關東李月桂撰

《针灸大成》书影

(4)针灸学的历史衰退时期

针灸在清代、民国时期没有得到应有的发展，此时期针灸医学逐渐走向衰落。在清代，公元1882年道光皇帝下诏：“针刺火灸，袒胸露臂，有失大雅，终非奉君之所宜，太医院针灸一科着永远停止。”故针灸学的发展一直停滞不前。但也出现了一些针灸医家，如李学川等。在民国时期，中医学的处境十分艰难。北洋政府和国民政府歧视、排斥中医，任中医自生自灭，甚至数次取缔中医，包括针灸。这一时期，随着西医传入中国，中医、西医并存，中医整体上受到巨大冲击。在中医整体衰退的形势下针灸学在夹缝中生存，处于停滞不前的状态。

这一时期，针灸著作主要有吴谦的《医宗金鉴·刺灸心法要诀》、廖润鸿的《针灸集成》、李学川的《针灸逢源》；民国时期有黄石屏的《针灸诠述》、承淡安的《中国针灸治疗学》、黄竹斋的《针灸经穴图考》等。

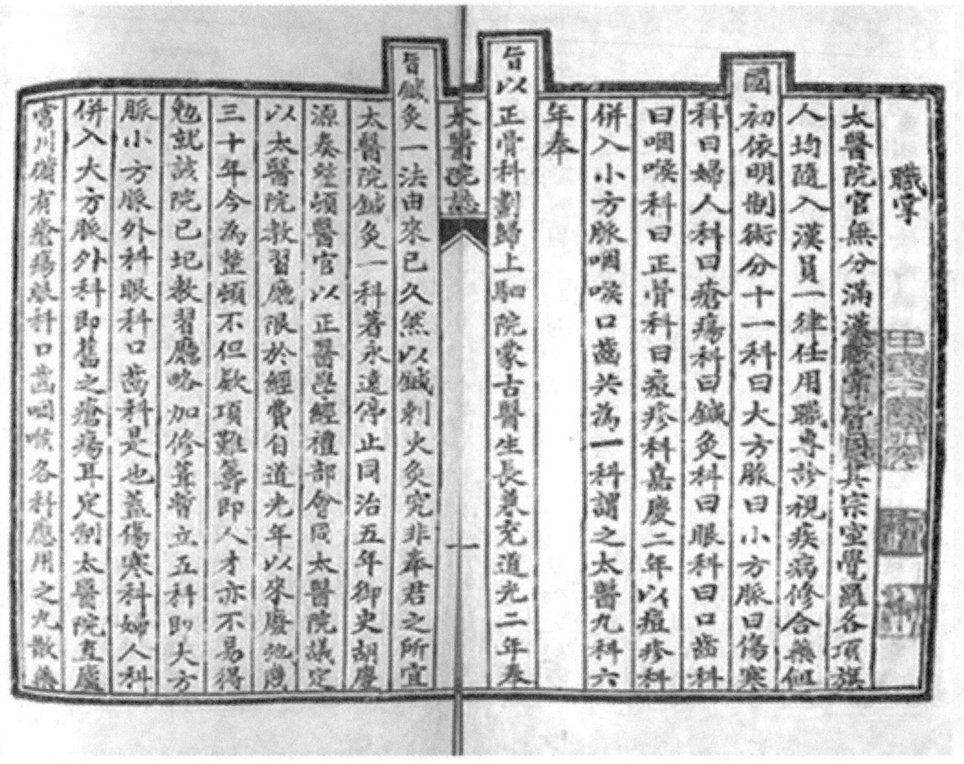
職掌
太醫院官無分滿漢除宗室覺羅各項旗
人均隨入漢員一律任用職專診視疾病修合藥餌
國
初依明制術分十一科曰大方脈曰小方脈曰傷寒
科曰婦人科曰瘡瘍科曰鍼灸科曰眼科曰口齒科
曰咽喉科曰正骨科曰痘疹科嘉慶二年以痘疹科
併入小方脈咽喉口齒共為一科謂之太醫九科六
年奉
旨以正骨科劃歸上駟院蒙古醫生長兼充道光二年奉
旨鍼灸一法由來已久然以鍼刺火灸究非奉君之所宜
太醫院鍼灸一科著永遠停止同治五年御史胡慶
源奏陞請醫官以正醫學經禮部會同太醫院議定
以太醫院教習應限於經費自道光年以來廢弛應
三十年今為整頓不但缺項難籌即人才亦不易得
勉就該院已圯教習應略加修葺暫立五科即大方
脈小方脈外科眼科口齒科是也蓋傷寒科婦人科
併入大方脈外科即舊之瘡瘍耳定制太醫院直應
當川備有瘡瘍眼科口齒咽喉各科應用之丸散藥

道光皇帝“禁针诏”

(5)针灸学的繁荣和快速发展时期

新中国成立后,由于党和政府十分重视针灸学,针灸学得到了飞速发展。

针灸技术得到提高,针刺麻醉获得成功。1960 年,科研人员在上海用针麻做肺切除手术获得成功,并随后开展针麻机理的研究。20 世纪 70 年代,针麻获得推广。

经络现象的现代研究增多。科研人员对经络循行路线的客观检测以及经络形态学的改变,循经感传现象以及循经病理现象,经穴与脏腑的相关性,经络的实质等方面进行了研究。

实验针灸学兴起。实验针灸学研究的范围较广,目的大体可以分为三个大的方面,即针灸的作用、针灸作用规律,以及针灸作用途径。

现代针灸器材多种多样。经络穴位定位器具有先进的针灸经络腧穴挂图、经络腧穴模型等。现代针具常用的有金属毫针、粗针、梅花针、腹针、头针、耳针、面针、小针刀、电针、火针,以及子午流注开穴仪、微波针灸仪、电磁疗机、经络导平治疗仪、经气测评仪、穴位离子透入仪、痛域测定仪、针刺手法针疗仪等,数量众多,种类繁多。现代灸具以及仪器有温灸器、温灸筒、温灸盒、艾条、艾炷、太乙神针、温灸膏、温灸杯、温针灸仪、电热药灸器、远红外灸疗器等。现代罐具有陶罐、竹罐、玻璃罐等。

建立各级教育,各种期刊如雨后春笋般创立。开展针灸学的正规教育和高层次人才教育,

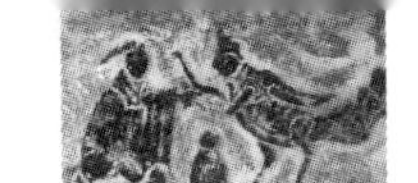

如硕士研究生和博士生教育。各种期刊如《中国针灸》《针灸临床杂志》《针刺研究》等学术专刊。

针灸名家辈出。如王雪苔、张登部、彭静山、石学敏、陆瘦燕、朱汝功、刘冠军、程莘农、贺普仁、李鼎、郭诚杰、张缙等。

针灸著作甚丰。主要包括综合性的针灸著作，如承淡安的《中国针灸治疗学》、李鼎的《针灸学释难》等；针灸经络腧穴论述，如全国高校通用教材《经络学》《腧穴学》，黄竹斋的《针灸经穴图考》等；针灸原理研究，如《针灸研究进展》等；针灸临床著作，如全国高校通用教材《针灸治疗学》等；针灸图谱著作，如蔺云桂的《经络图解》等；古文献研究，如河北中医学院的《灵枢经校释》等；工具书，如安徽中医学院编辑的《针灸词典》、高忻洙和胡玲主编的《中国针灸学词典》等几个方面的著作。

针灸在国外迅速传播。1979 年 12 月世界卫生组织向全世界推荐 43 种病应用针灸治疗。同时为适应国际化的发展要求，我国成立了多个针灸国际培训中心，为许多国家培养了针灸人才。目前全世界有 160 多个国家和地区应用针灸治病，尤其是在日本、朝鲜、加拿大、美国、德国等国家成立了中医学院或针灸学术研究机构。1997 年，美国国立卫生院举行了针刺疗法听证会并明确指出，起源于中国的针刺疗法对许多疾病具有显著疗效，作用确切而副作用极小，可以广泛应用，这对于针灸学在世界范围内的普及和推广具有重要的意义。

(二)针灸文物的文化价值

据考古发现，针灸文物逐渐增多。针灸文物包括针灸文献、针具灸具、针灸模型、经络腧穴图谱等。这些文物的存在反映了针灸发展的历史过程。在针灸的发展历史中，针灸文物起着重要的作用。针灸文物为我们提供了了解历史真相的丰富的史料，为我们考察针灸理论的起源、形成、发展等提供了重要的参考依据。其中，比较重要的针灸文物之一就是针灸模型。我们也能从这些模型中追溯古圣先贤的智慧，以及针灸历史的光辉足迹。

1. 新石器时期的砭石

早期针灸的针具是砭石，其他还有骨针、竹针、陶针等。砭石、骨针、陶针等源于古代农耕器具和兵器。这可以反映出针灸器具与当时的人们同自然和疾病抗争的状况，同时也反映了当时的社会生产力不高。1963 年内蒙古多伦县头道洼新石器时代遗址出土了砭石。一般认为，在针灸疗法前期，金属针具出现之前，医者是用石器进行针刺治疗的。

1963 年内蒙古多伦旗出土了一枚砭石，长 4.5cm，一端扁平犹如半圆形刀刃，一端呈圆锥形，中间是针柄。1972 年河南新郑出土了一枚春秋战国的石针，一端呈卵圆形，一端为三棱形。山东莒县也出土了五千年前的 5 枚砭石，其中有 2 只石针，3 只玉质石针。在各地的出土文物中还可以见到骨针和陶针。

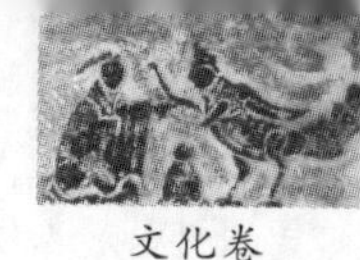

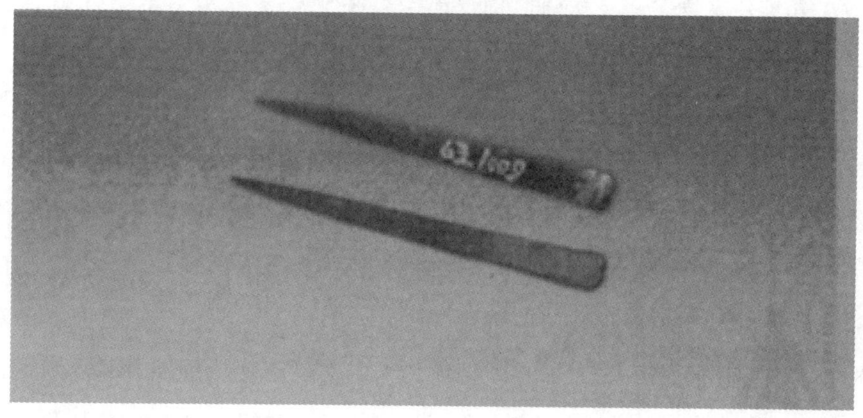

新石器时期的砭石

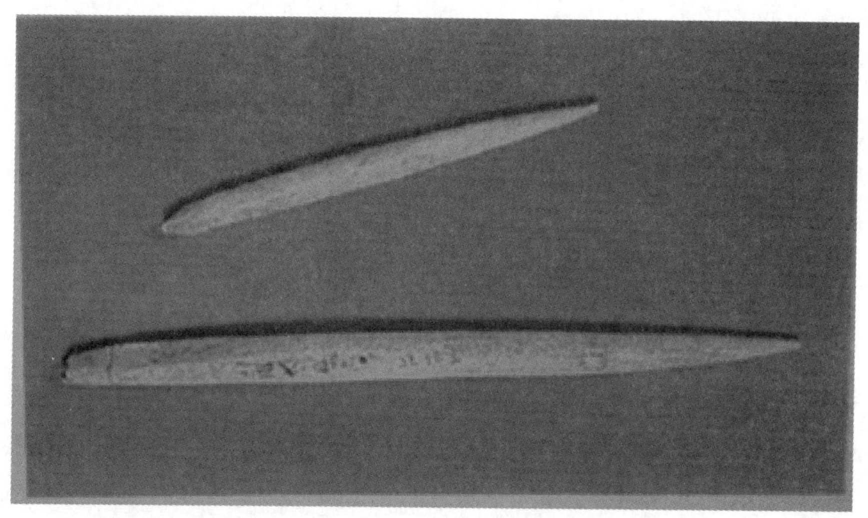

新石器时期骨针

2. 金属针具与灸具

1978 年内蒙古达拉特旗发现一枚战国至西汉年间的青铜砭针，长 4.6cm，为战国至西汉年间的青铜砭针。此枚青铜砭针可以说明在金属冶炼技术提高后，古人开始使用金属针具。

金属针具的出现预示着社会工艺的进步和变革，是人类文化发展历史上的一大进步。金属针具逐渐代替了过去的骨针、陶针、砭石等针具。金属针具有铜针、铁针、金针、银针等。1968 年在西汉刘胜墓中出土了 4 根金针和 5 根银针。这些文物的出现反映了社会的进步，同时也反映了针灸治疗水平的提高。

我国考古学家曾于河南陕县发现了取火用的阳燧，与此同时还出土了一件扁圆形铜罐，则是用来装艾绒，以供阳燧取火。这是一组珍贵的古代灸法专用器具。

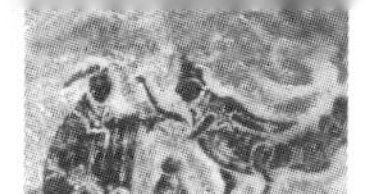

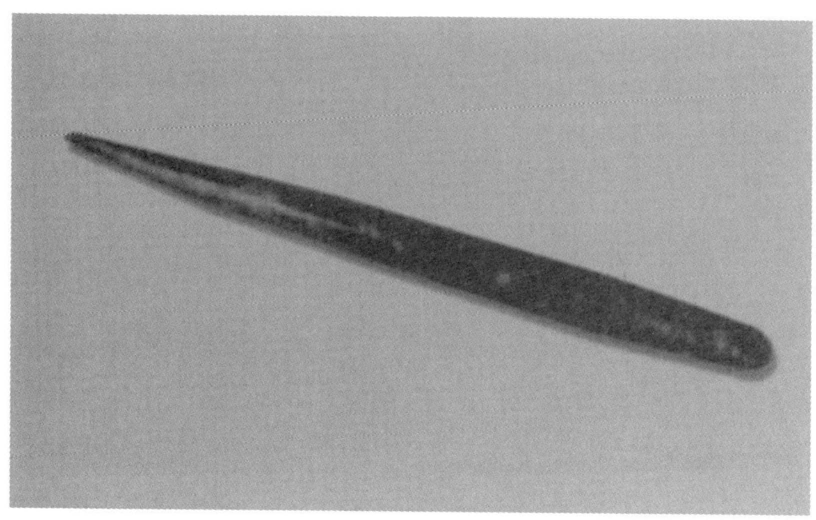

战国至西汉年间的青铜砭针

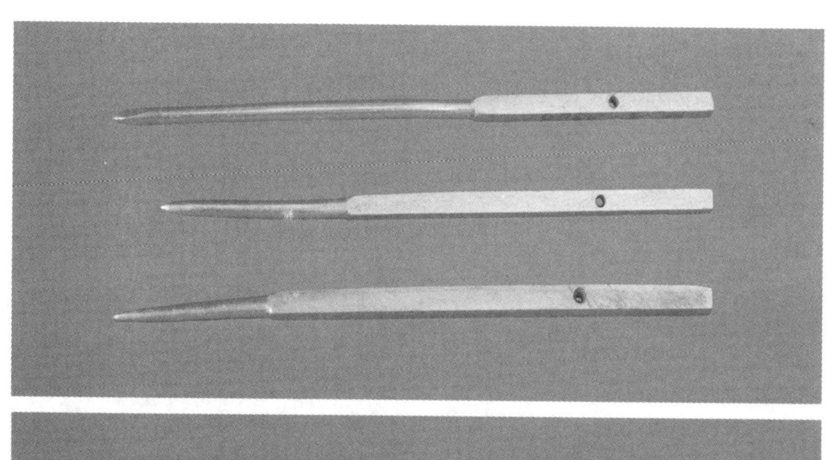

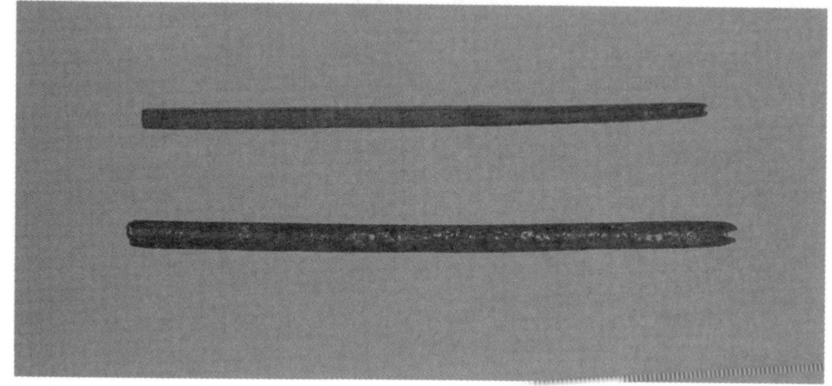

汉墓金银医针

图片来源：河北省博物馆

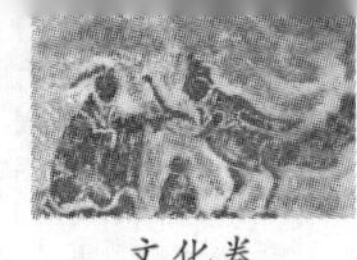

3. 马王堆帛书与脉书

经脉的发现是一个漫长的过程。1973 年出土了一批针灸文献资料，命名为《足臂十一脉灸经》《阴阳十一脉灸经》。在 1983 年湖北江陵张家山出土竹简《脉书》中也有基本相同的内容。这些文献展现了早期的经脉理论风貌，为学习和了解经脉的起源与理论提供了宝贵的资料。

马王堆帛书《足臂十一脉灸经》

4. 扁鹊行医画像石

在山东微山县出土了四块汉代画像石，其中一块是有一半人半鸟之神物手握粗针(砭石)，刺向患者身体。此为汉代扁鹊行医画像石，突出地展示了扁鹊用针给人针灸。虽然扁鹊被画作人首鸟身，但是从类似的神话艺术中体现出当时已经应用针灸。同时也从侧面反映了针灸与巫文化有关系。

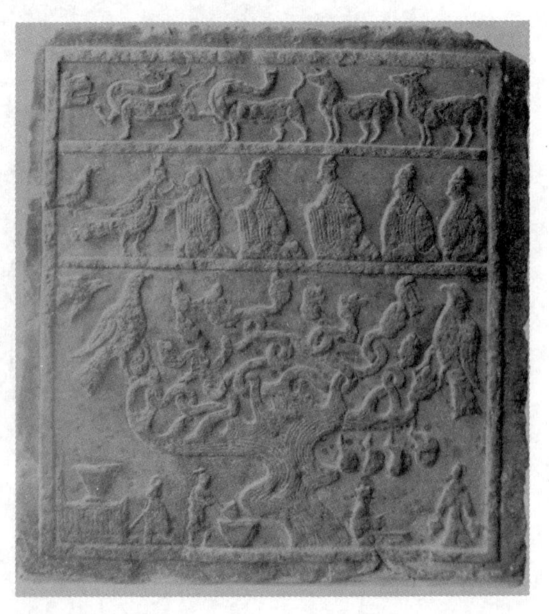

东汉扁鹊行医画像石

5. 最早的腧穴专著《黄帝明堂经》

《黄帝明堂经》是第一部针灸腧穴专著，约成书于东汉初，汇集了汉代以及汉代以前的针灸文献，主要内容包括腧穴名称、定位、主治、刺灸法等。今在俄罗斯艾尔米塔什博

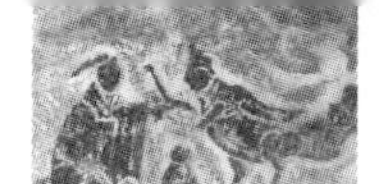

物馆藏有三片中国和田出土的古代腧穴文献，据考证为《黄帝明堂经》残页。

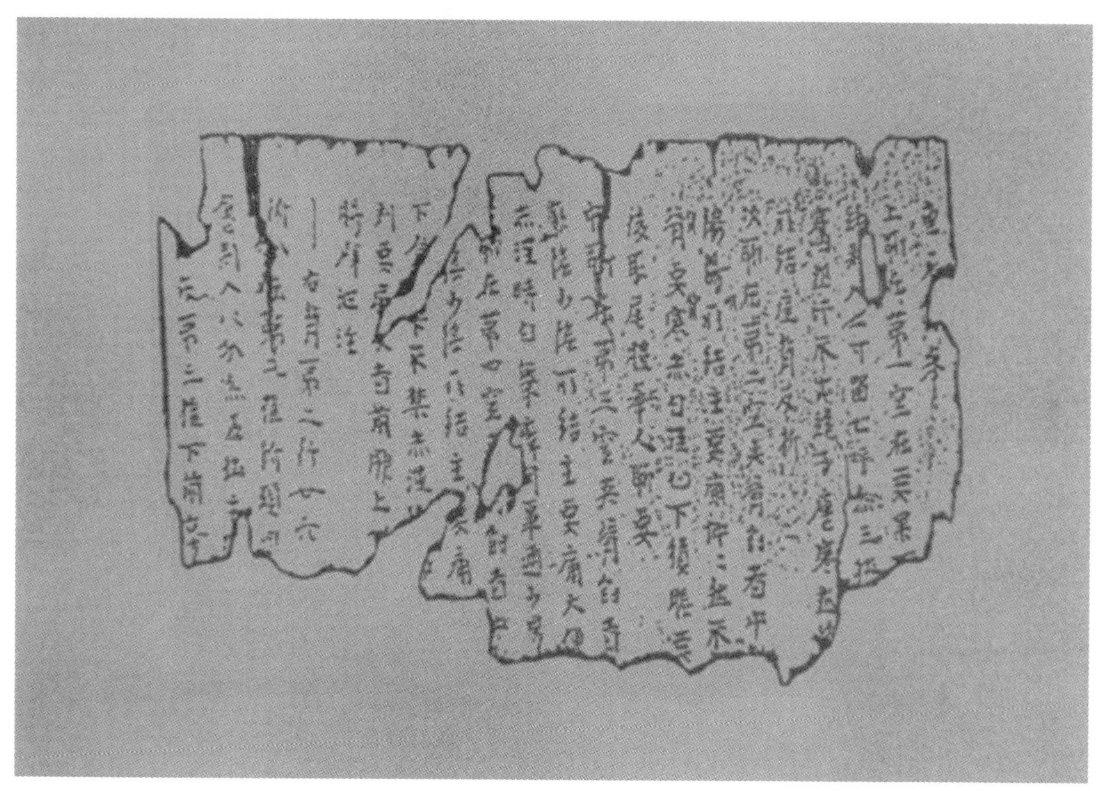

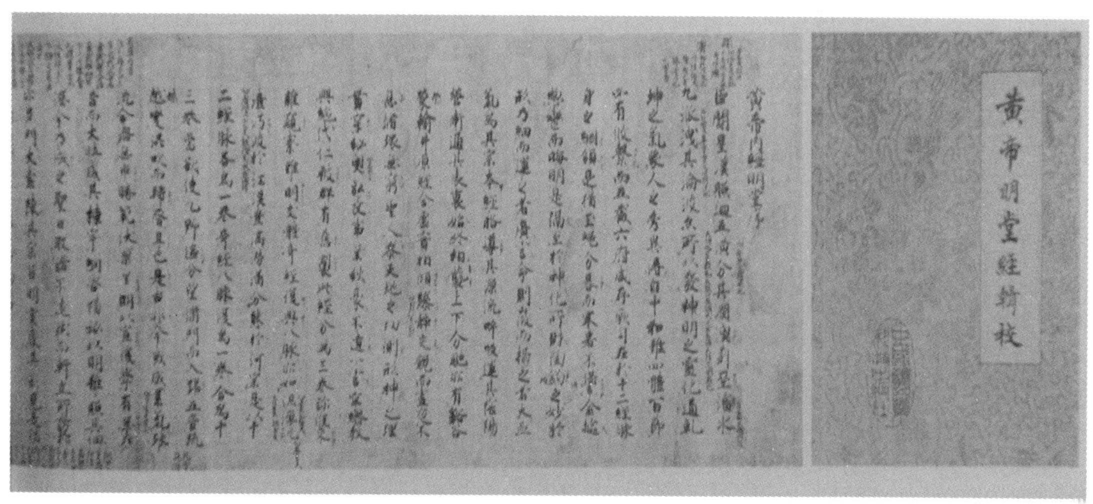

《黄帝明堂经》残卷以及辑校本

6. 武威汉代医简中的针灸内容

1972 年在甘肃省武威东汉墓出土了一批医药医简，其中有九枚医简涉及针灸，记载了针刺深浅、针刺取穴、针灸治疗、针灸禁忌等内容。

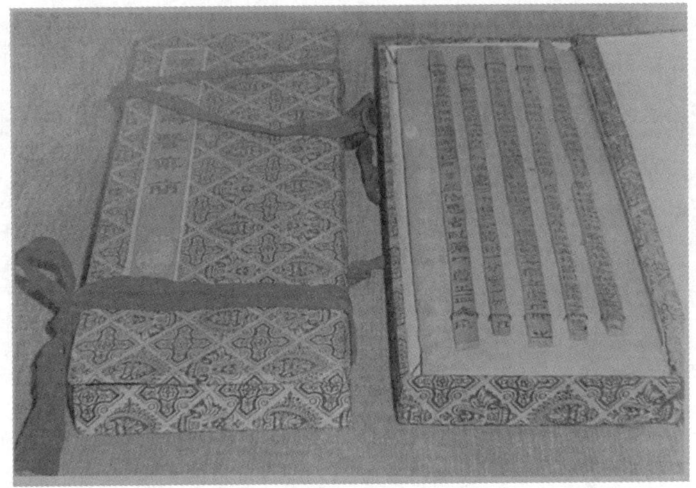

武威汉代医简

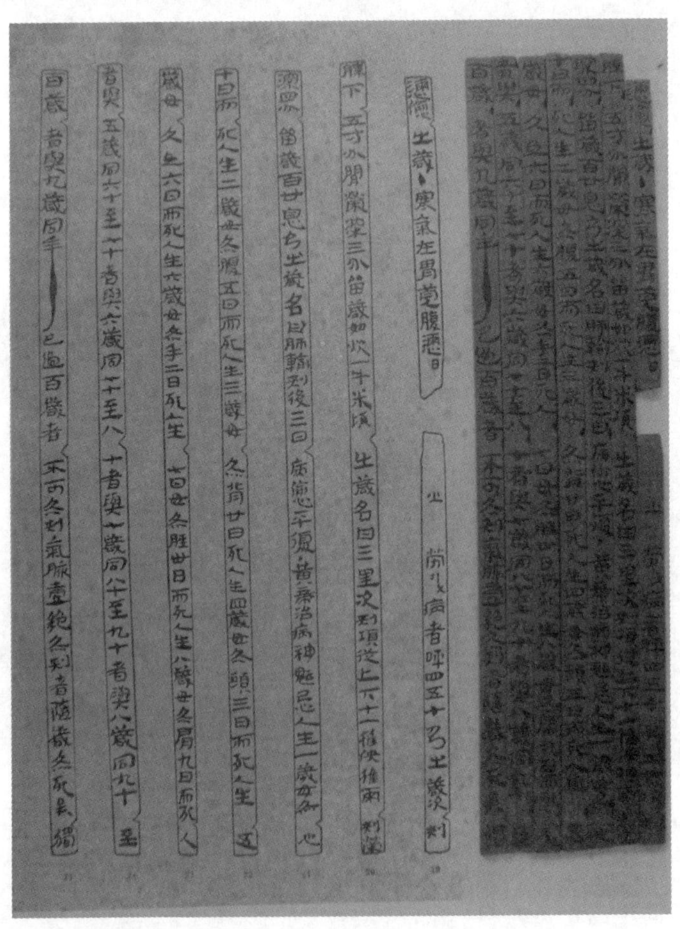

武威汉代医简针灸内容

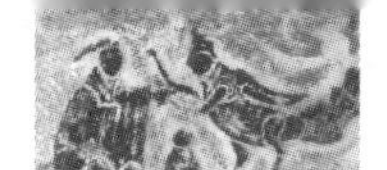

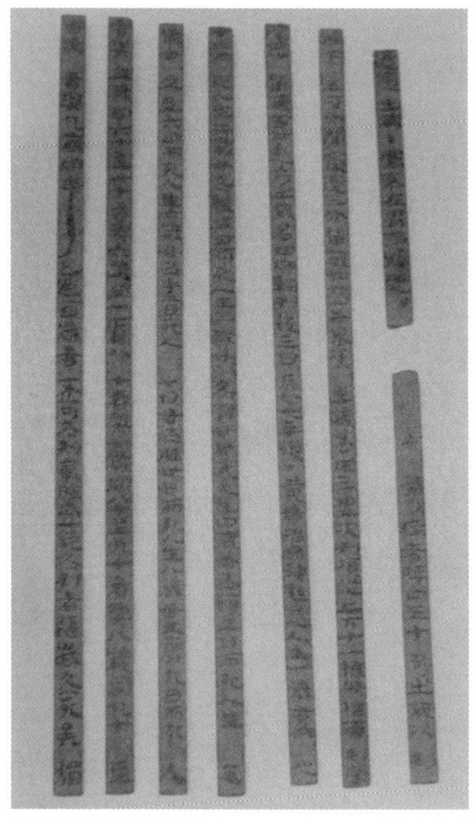

《武威汉代医简》针灸方(复制品)

7. 东汉陶人

河南省南阳市医圣祠出土了一具东汉陶人，身高 24cm，造型质朴，全身遍布排列成行的小孔，据研究是针灸穴位，具有极高的文化价值。

8. 西汉漆雕

1993 年四川沔阳县双包山二号西汉墓出土了一西汉木人经脉漆雕模型，高 28.1cm。该模型体表有纵行的红色 19 条线，与经脉循行相类似，被命名为“人体经脉漆雕”。这是现存最早的经脉模型，比宋朝王惟一的针灸铜人模型要早一千余年，对我们探索早期经脉的循行具有重大的意义。该模型所绘图线的路线与《足臂十一脉灸经》《阴阳十一脉灸经》《黄帝内经》等对经脉循行路线的描述基本相似，但是也略有差别，对支脉的分布也不尽相同。漆雕中缺少足三阴脉，而在背部多出督脉。并且漆雕中所绘的经脉分布之间多有交会联系，与《内经》相似。

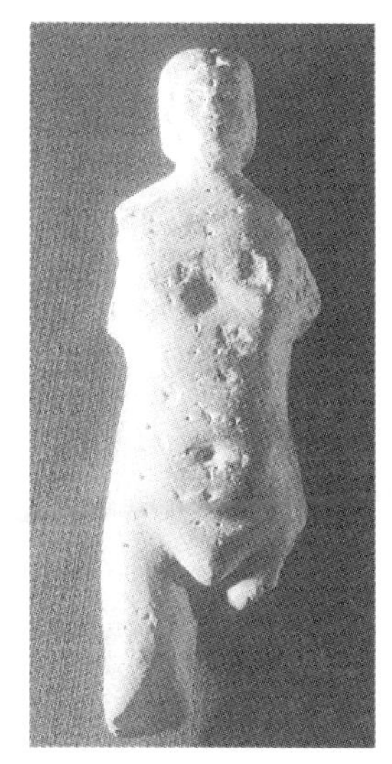

东汉陶人

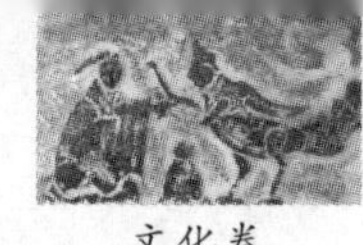

从文化的层面上讲，漆雕模型的出土也与当时的历史文化相关，符合西汉时期墓葬文化的特点，反映了当时的社会现象，也与当时的针灸、巫术等有一定的联系。可以说西汉人体经脉漆雕针灸铜人做了中国历史上早期的经络标准化。

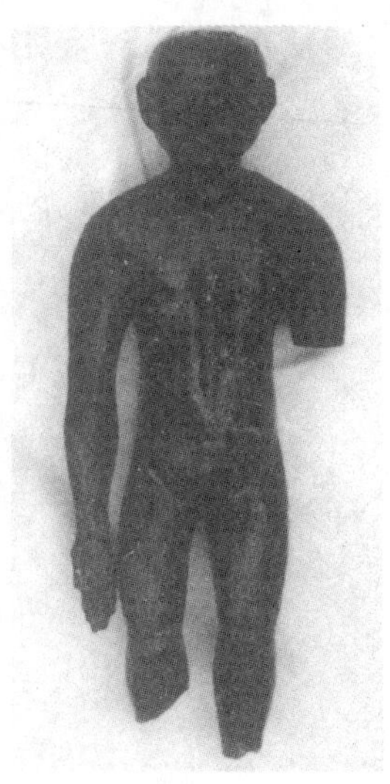

西汉人体经脉漆雕

从中分析可知，在早期的经脉理论的认识中，存在着多种分布模式。也从侧面证明《内经》非一人一时之作，而是经过长期的历史过程形成的。

9. 敦煌《灸法图残卷》

1900 年，在中国甘肃省敦煌县莫高窟出土了唐代写绘的《灸法图残卷》，现存于英国大不列颠博物馆内。此

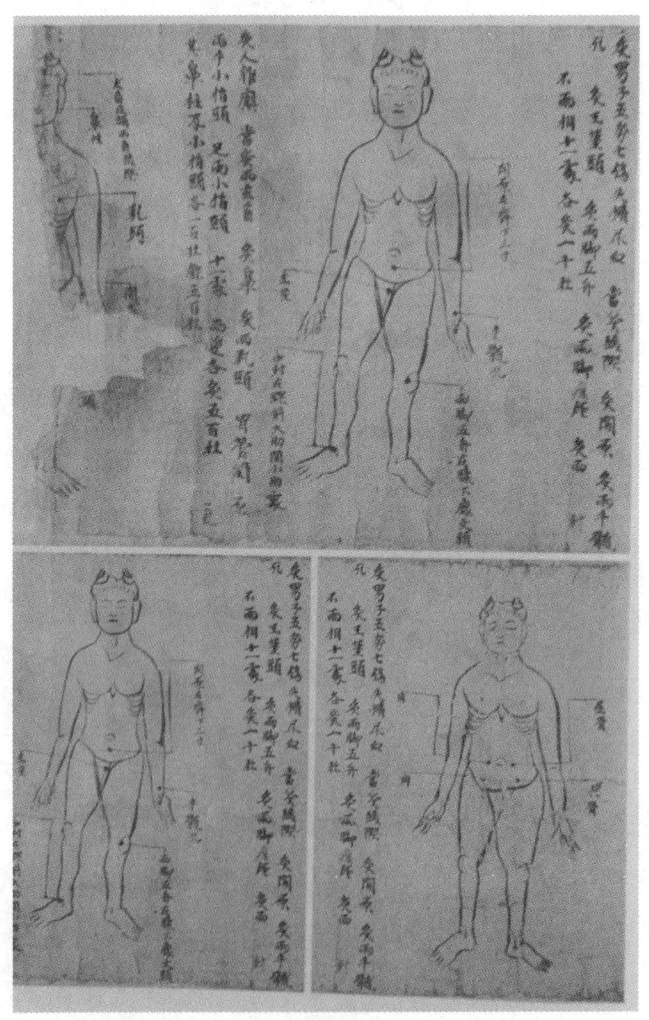

敦煌《灸法图残卷》

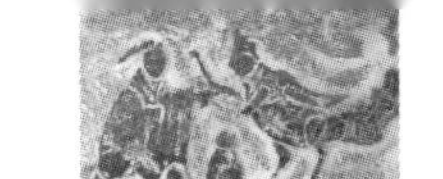

残卷因为首尾俱缺，亦无书目、图名、作者，故称为残卷。该图是对灸法的总结，所绘全身人形图，包括经络、腧穴、治疗等，反映出隋唐前后灸疗法的兴盛。

10. 火罐

拔罐疗法有悠久历史，古代也称为角法。在马王堆出土的帛书《五十二病方》中就有记载。拔罐疗法最初是用来治疗疮疡，用来吸血排脓。随着历史的进步，拔罐治疗的病证逐渐增多，涉及内、外、妇、儿各科疾病。同时拔罐用具也进一步发展，由兽角过渡为竹罐、陶罐等。唐代耀瓷火罐以及元代钧瓷火罐的产生标志着拔罐用具的进步。

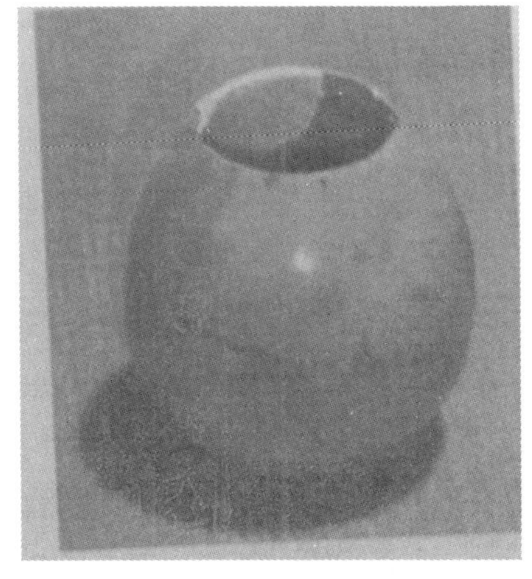

唐代火罐

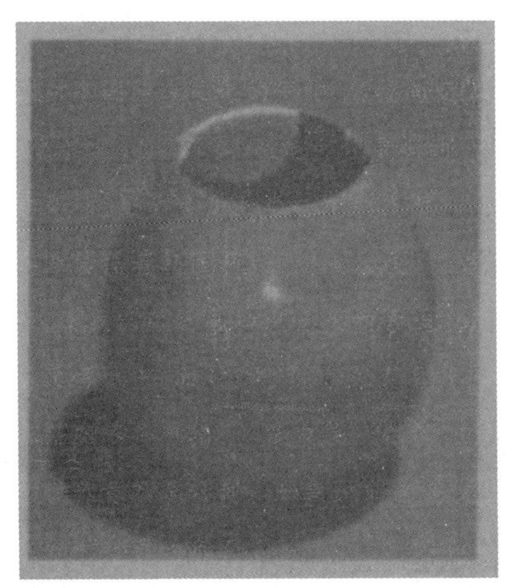

唐代耀瓷火罐

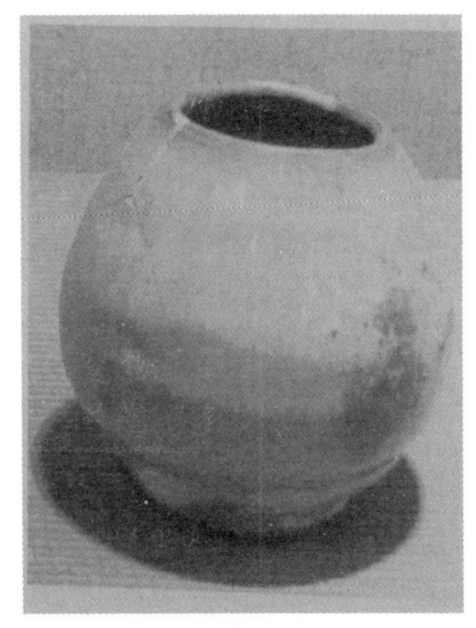

元代钧瓷拔火罐

图片来源：陕西医史博物馆

11.《铜人腧穴针灸图经》

王惟一在北宋天圣四年(1026 年)奉旨撰成《铜人腧穴针灸图经》三卷，同时将之刻于石碑上，并于天圣五年铸造两具针灸铜人。针灸铜人以及《铜人腧穴针灸图经》对经脉的循行路线，腧穴的定位、主治、归经等都做了规范，对经络腧穴传承过程中的腧穴名称、部位、定位的混乱进行了整理，对针灸的传承、教育和发展起到了重要的作用，对针灸学的发展产生了极大的影响。

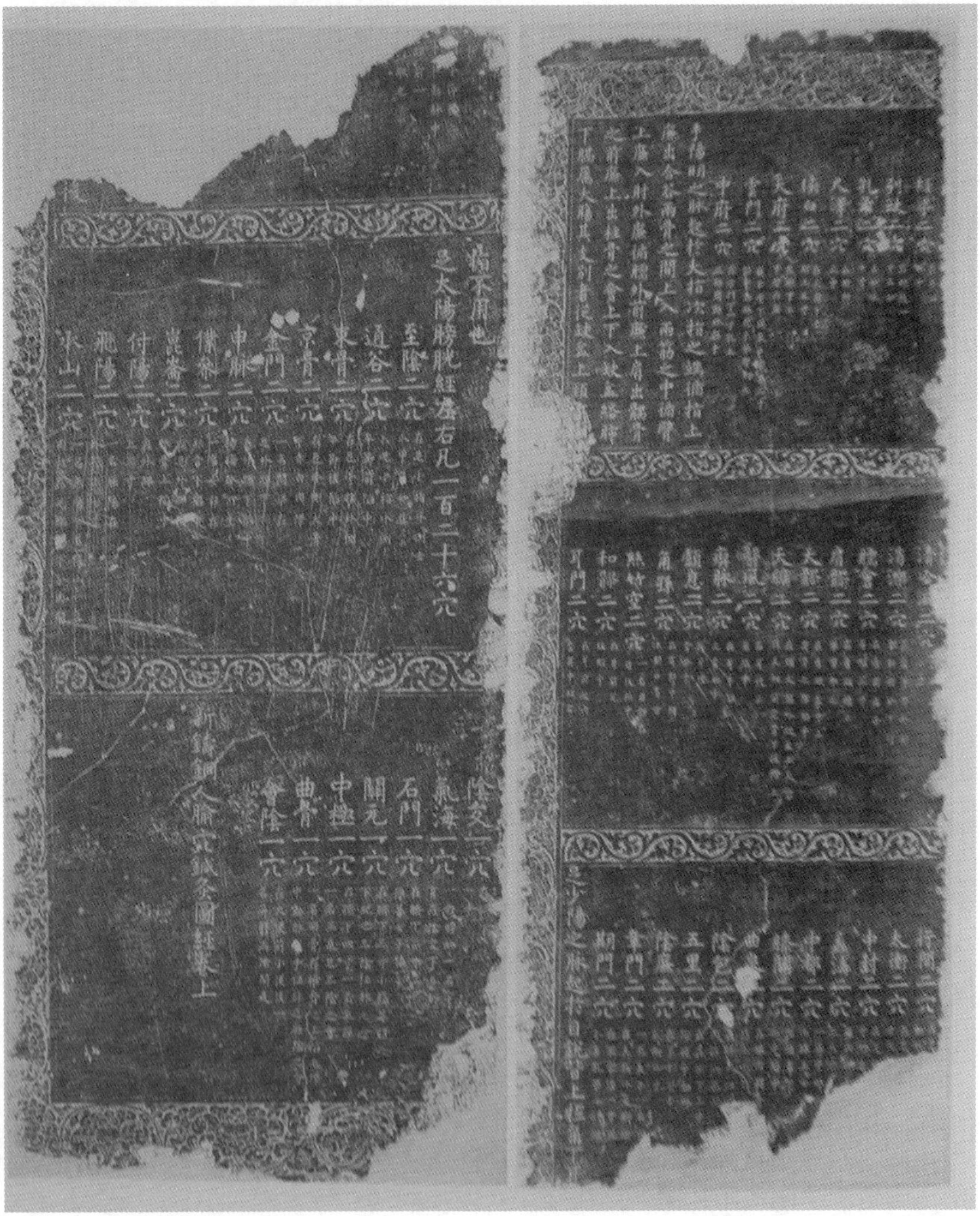

宋・天圣《铜人腧穴针灸图经》残碑

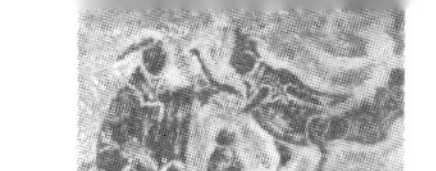

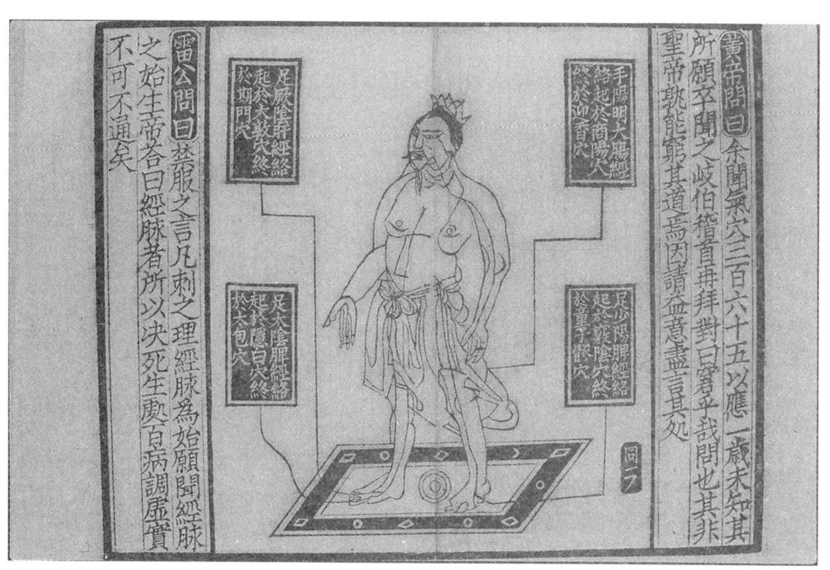

黄帝問曰 余聞氣穴三百六十五以應一歲未知其所願卒聞之岐伯稽首再拜對曰窘乎哉問也其非聖帝孰能窮其道焉因請溢意盡言其處

手陽明大腸經絡起於商陽穴終於迎香穴

足少陽膽經絡起於竅陰穴終於瞳子髎穴

足厥陰肝經絡起於大敦穴終於期門穴

足太陰脾經絡起於隱白穴終於大包穴

同一

雷公問曰 禁服之言凡刺之理經脉為始願聞經脉之始生帝荅曰經脉者所以決死生處百病調虛實不可不通矣

《铜人腧穴针灸图经》经脉图

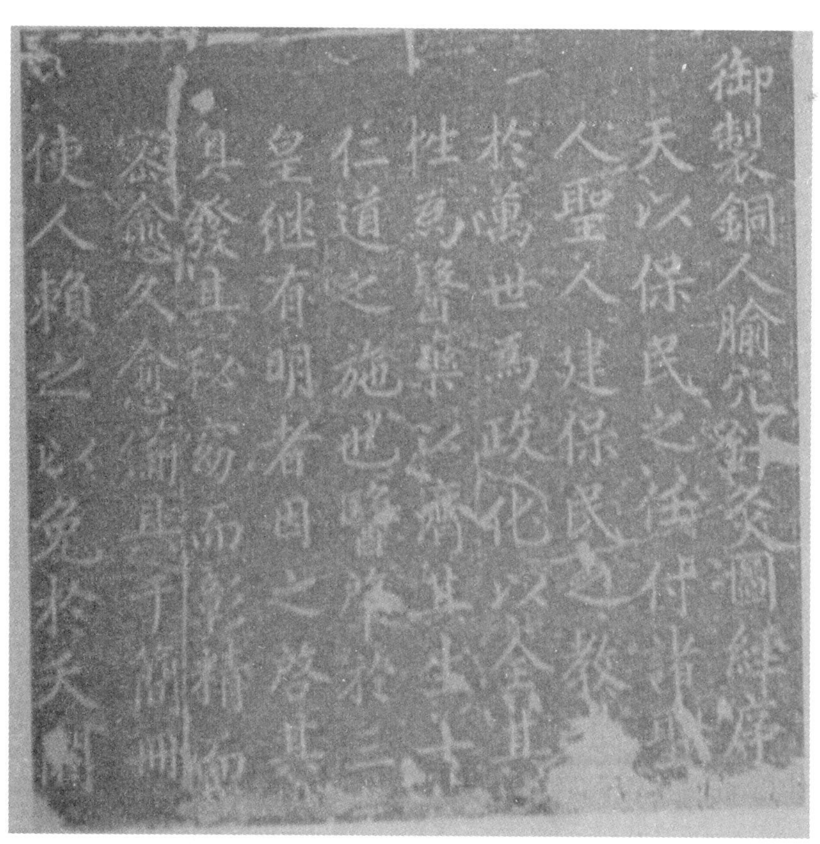

御製銅人腧穴鍼灸圖經序

天以保民之任付

人聖人建保民之教

於萬世為政化以全其

性為醫藥以濟其生

仁道之施也暨於三

皇繼有明者因之

其發其秘蘊而彰精

愈久愈新其于簡冊

使人賴之以免於夭

明·正统《铜人腧穴针灸图经》石刻拓片

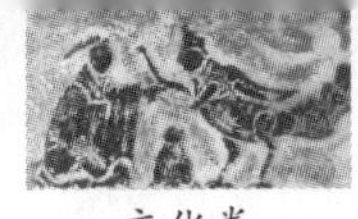

12. 针灸铜人

天圣针灸铜人没有流传下来，至今下落不明。现今存世的最早的针灸模型是在明朝的时候复制的明正统针灸铜人，也是文物价值和学术价值最高的铜人。此外还有嘉靖铜人、乾隆铜人、光绪铜人、民国铜人、蒙医铜人、日本东京国立博物馆铜人以及韩国德寿宫铜人。王惟一所铸针灸铜人是针灸模型中最具有研究价值的文物模型。

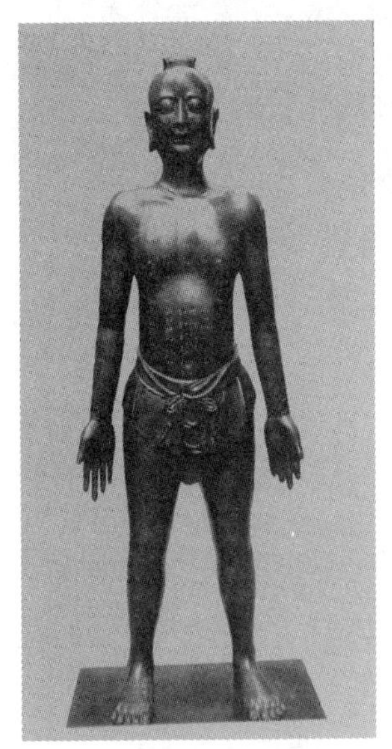

明·正统仿宋针灸铜人

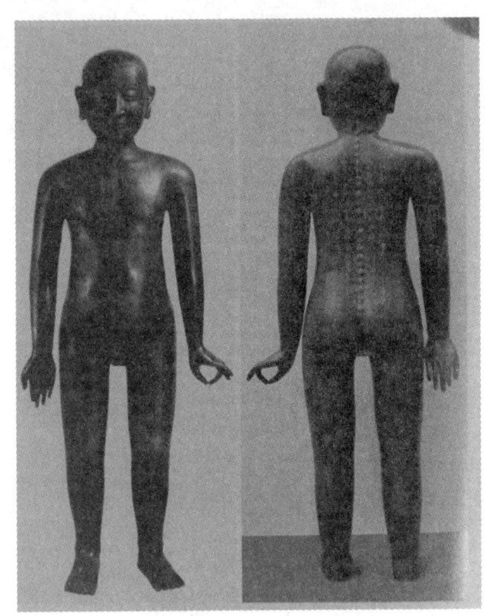

明·嘉靖针灸铜人

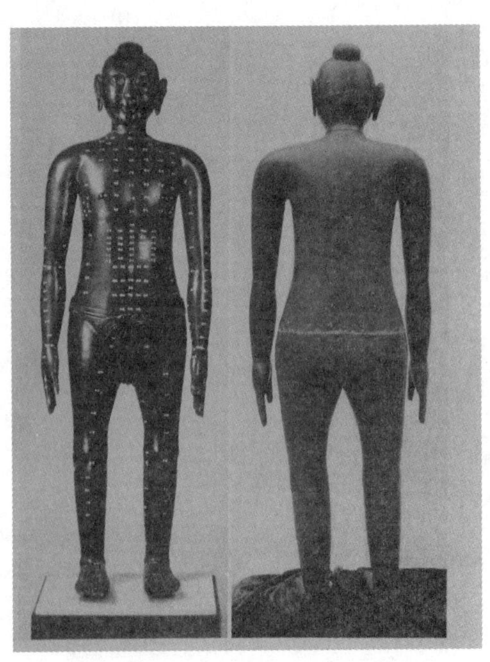

清·光绪针灸铜人

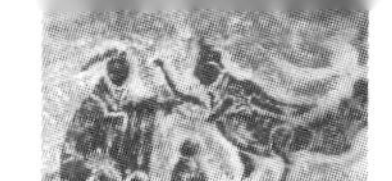

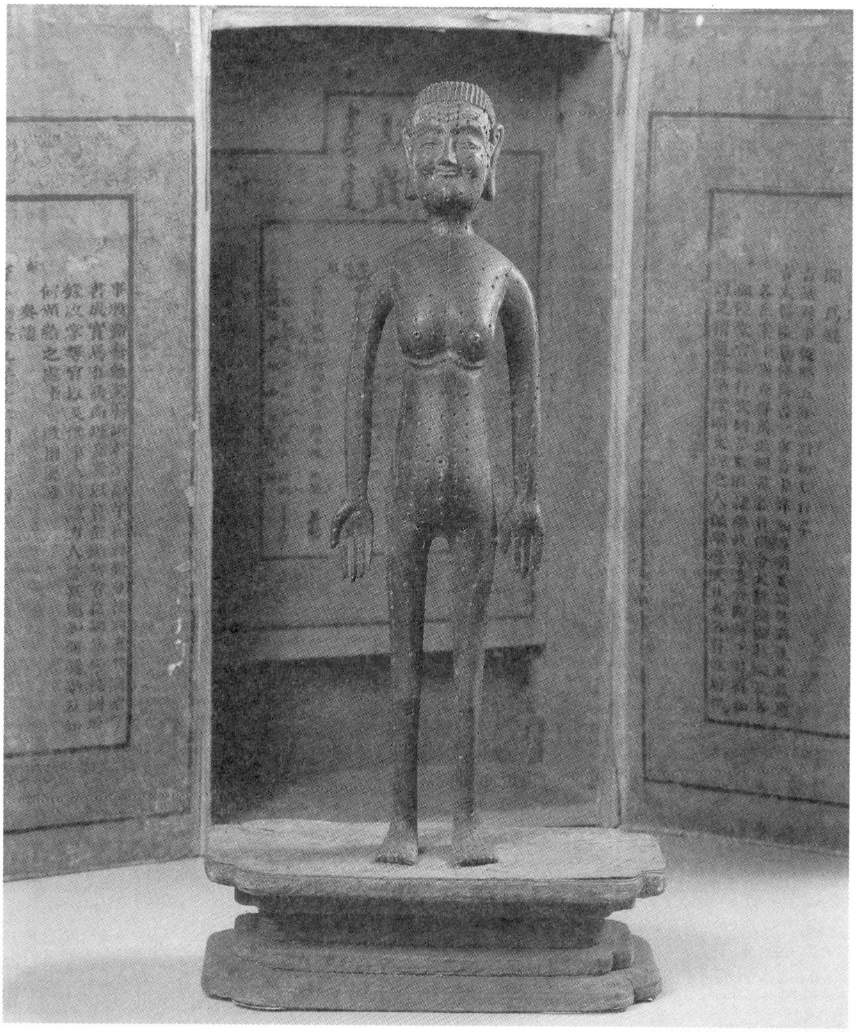

清·《医宗金鉴》所载针灸铜人

13. 环中图

随着历史的发展，经络图也逐渐得到广泛的发展。后世许多医家著书都带有经络循行简图。

杨介（约 1068—1140 年），字吉老，南宋著名医家。北宋政和二年（1112 年），杨介著成《存真图》一卷，并于公元 1113 年刊行。《存真图》后又增添了十二经脉图文合为《存真环中图》（该书遗失，在日本医籍《万安方》转载而保存）。其中“存真”即脏腑图，“环中”即是指十二经脉图，是宋代较为完整和典型的经脉图，也是具有极高学术价值的一幅图。对当时的解剖学和针灸学的发展产生了重要的影响。

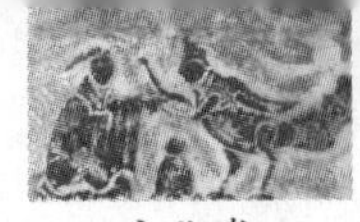

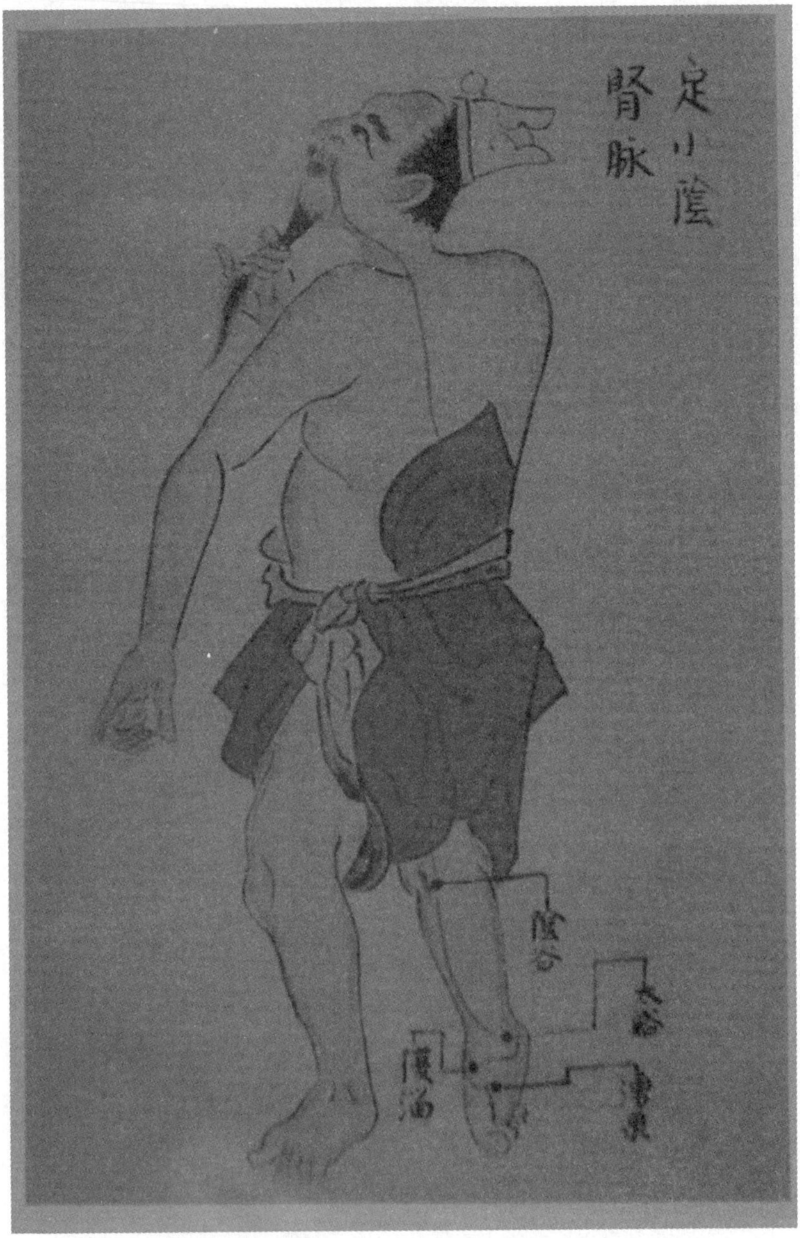

宋·杨介《存真环中图》肾脉图

后来针灸经络腧穴图更是大量出现，在《子午流注针经》《十四经发挥》《经络考》《神应经》《针灸聚英》《奇经八脉考》等书中可以找到。这类书中均有十二经脉和穴位的图谱。这些图谱的出现为学习针灸提供了便利，有利于对针灸经络穴位的定位、循行、学习掌握、传播等，对针灸的发展作出了贡献。

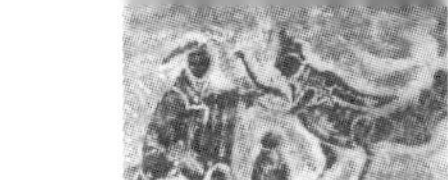

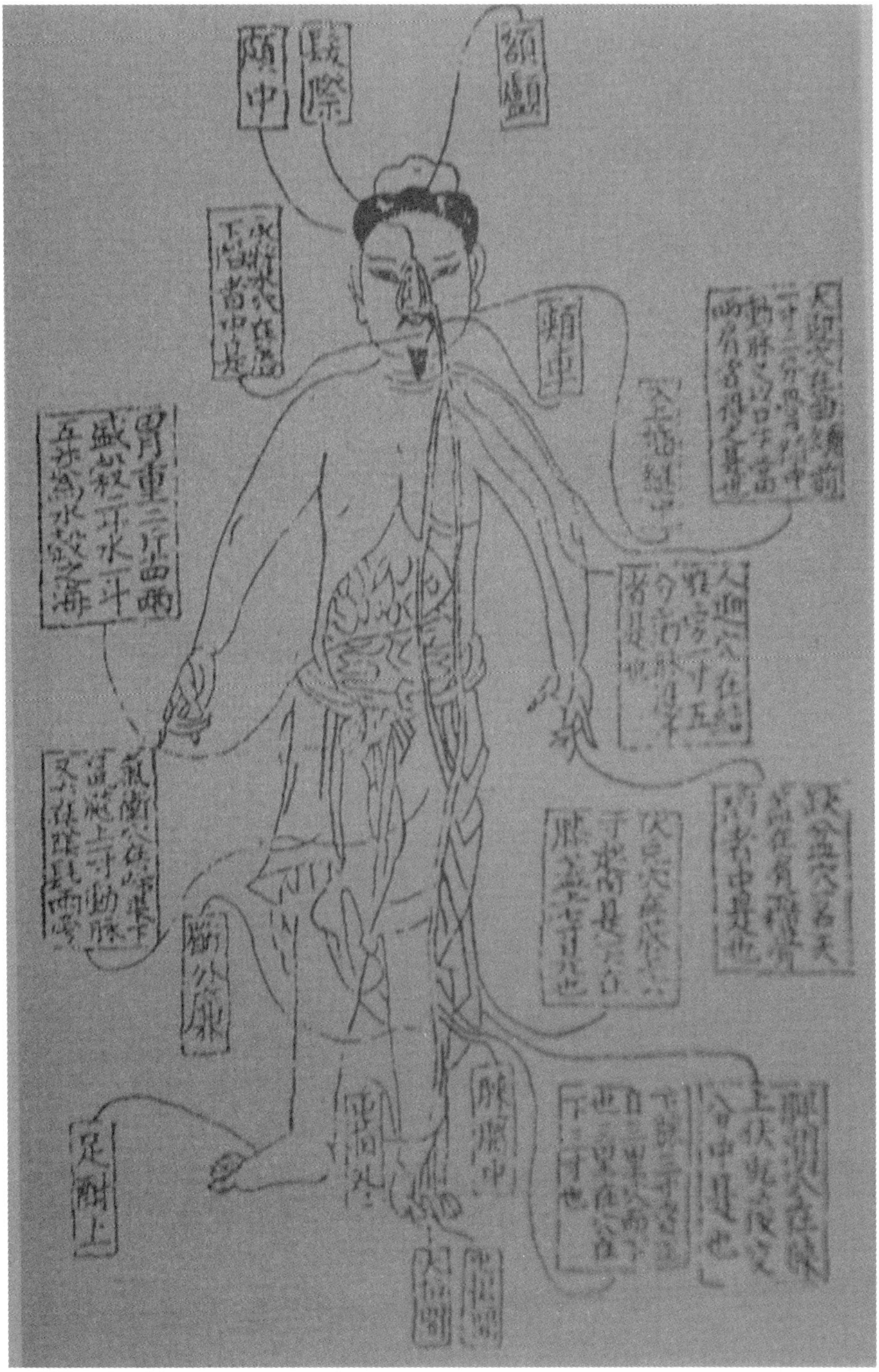

宋·刊本《重校正活人书》经络图

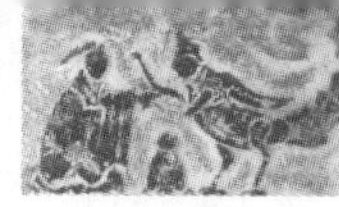

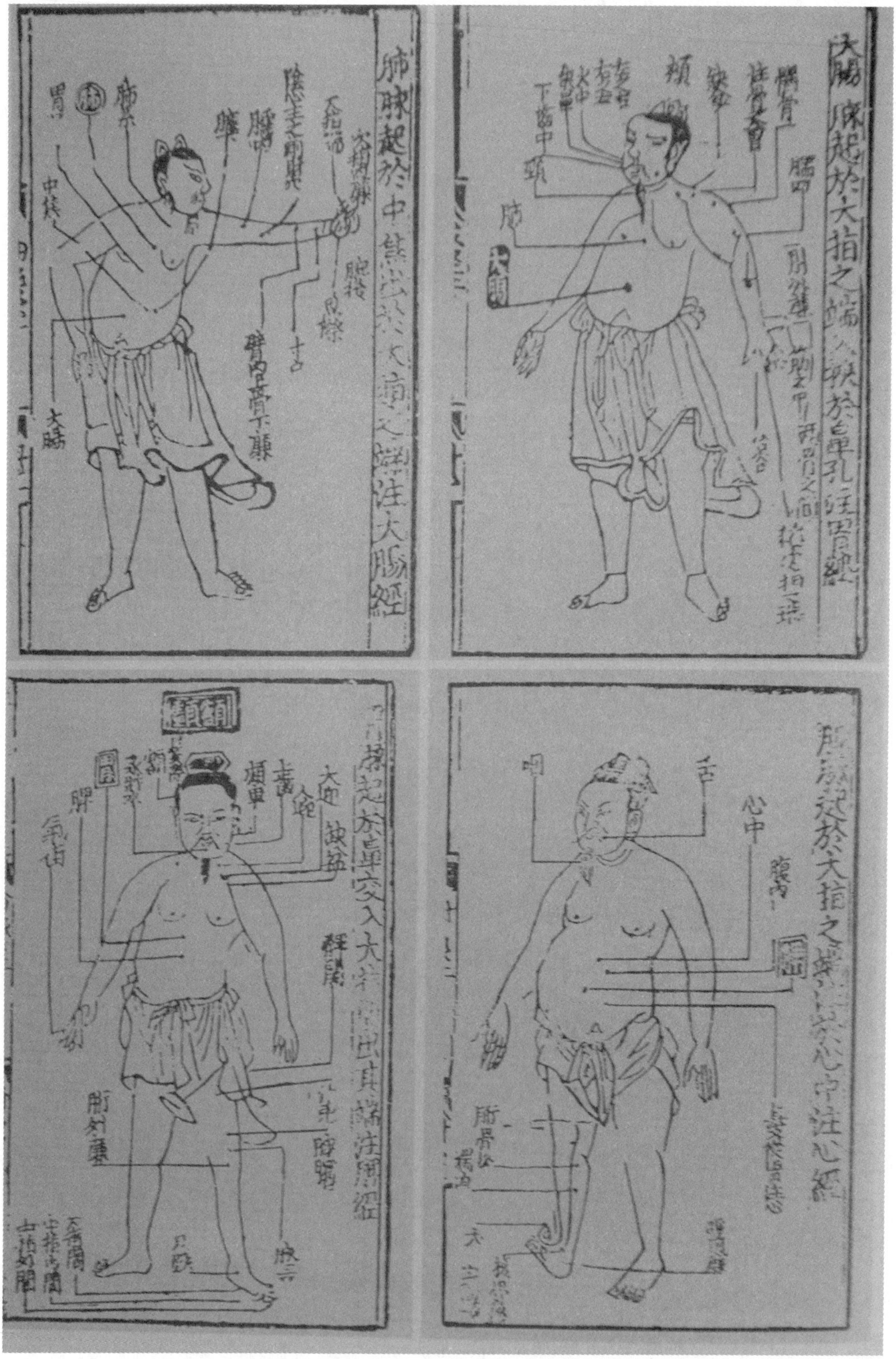

金·《子午流注针经》经脉图

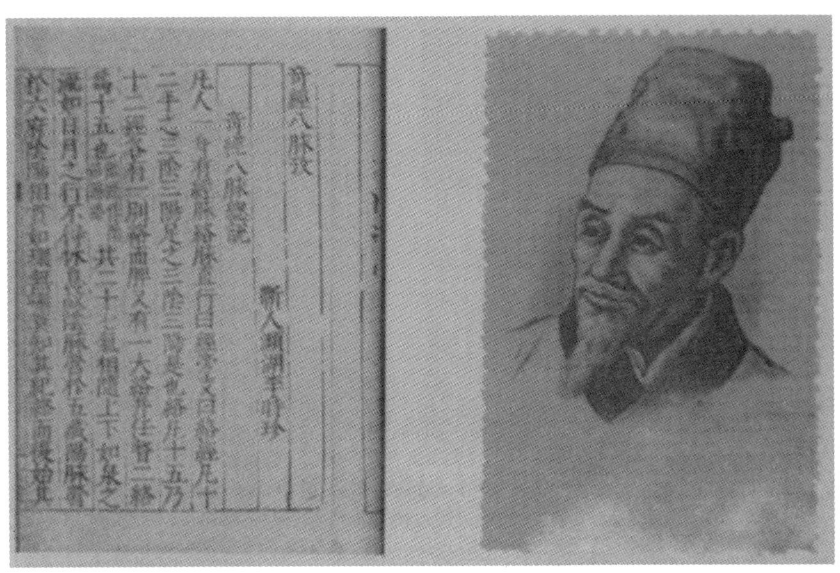

奇經八脈攷

蘄人瀕湖李時珍

奇經八脈總說

凡人一身有經脈絡脈直行曰經旁支曰絡經凡十
二手之三陰三陽足之三陰三陽是也絡凡十五乃
十二經各有一別絡而脾又有一大絡并任督二絡
為十五也 共二十七氣相隨上下如泉之
流如日月之行不得休息故陰脈營於五藏陽脈營
於六府陰陽相貫如環無端莫知其紀終而復始

李时珍与《奇经八脉考》

14.《村医灸背图》

南宋画家李唐画有一幅风俗题材的《村医灸背图》，描绘了一位村医为背痈患者艾灸，并用膏药贴敷，又称为《灸背图》，反映了艾灸疗法在唐宋时期流行的情况。

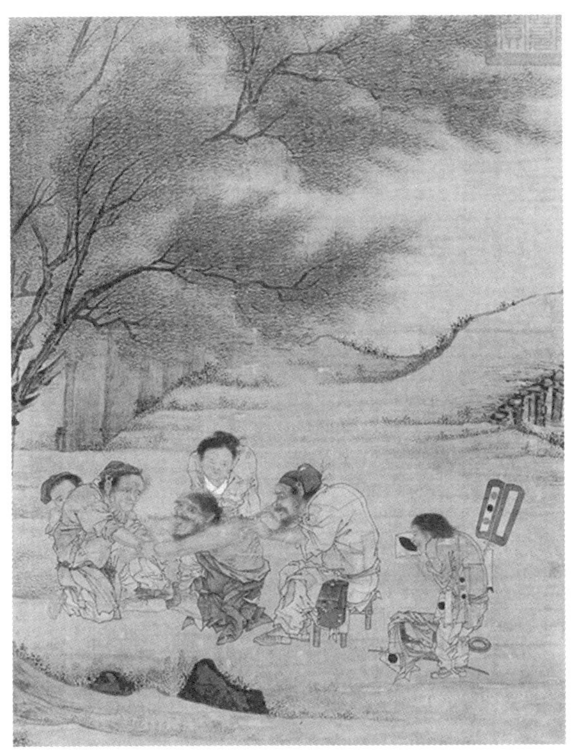

宋 · 李唐《村医灸背图》

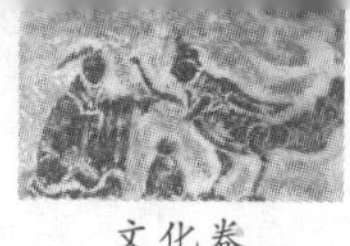

15. 艾灸用具

清朝出现了专用的艾灸用具“灸盏”，是晚清最完善的灸具。此图出现于《灸法秘传》。此灸具与现代针灸灸具相近。此外，《外科图说》中也出现了灸板、灸罩等艾灸用具。

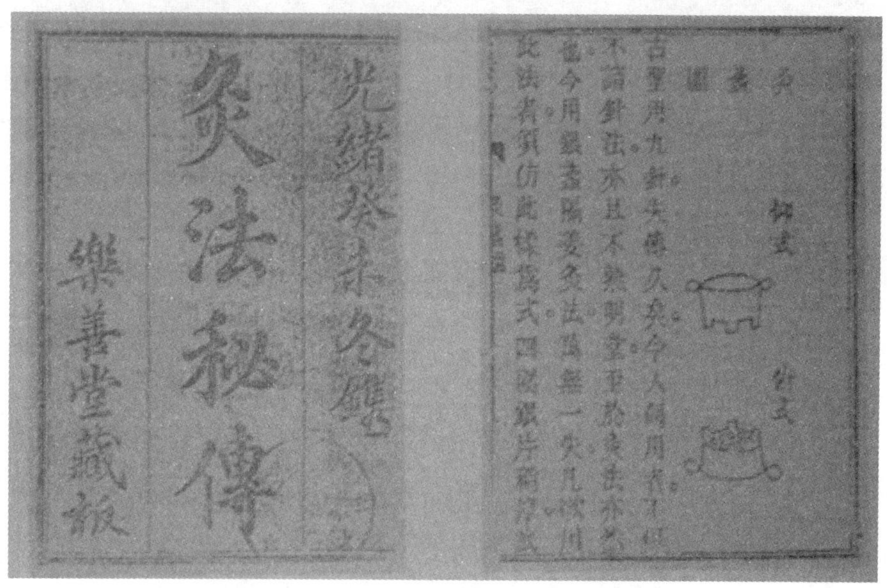

灸盏图与《灸法秘传》书影

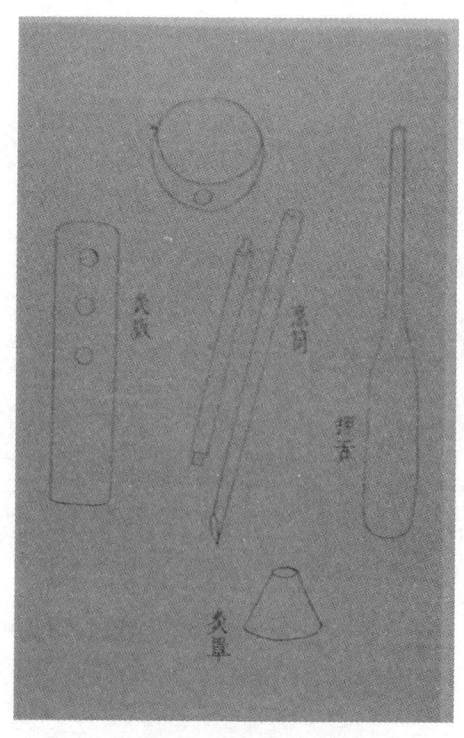

清·《外科图说》中所载灸板、灸罩

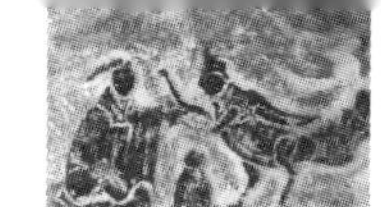

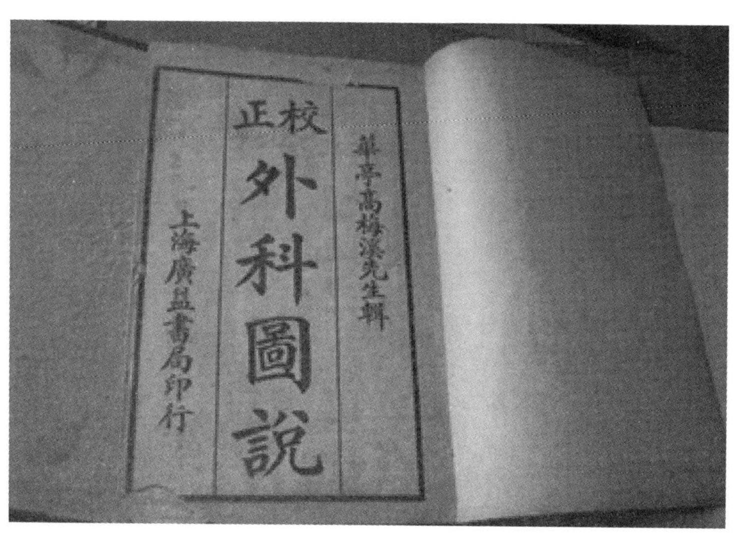

校正

外科圖說

華亭高梅溪先生輯

上海廣益書局印行

《外科图说》书影

16. 清道光皇帝禁针诏

公元 1822 年，道光皇帝颁布禁针诏，“针灸一法，由来已久，然以针刺火灸，究非奉君之所宜，太医院针灸一科，着永远停止。”针灸科在太医院被禁止。

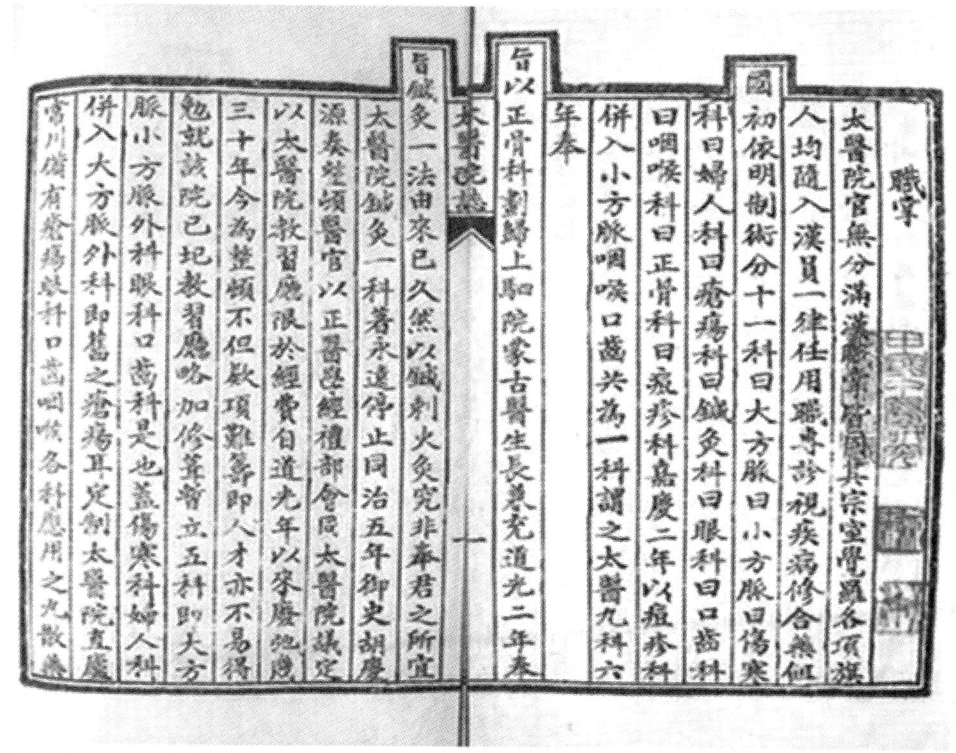

職掌

太醫院官無分滿漢[illegible]其宗室覺羅各項旗
人均隨入漢員一律任用職專診視疾病修合藥餌
國初依明制術分十一科曰大方脈曰小方脈曰傷寒
科曰婦人科曰瘡瘍科曰鍼灸科曰眼科曰口齒科
曰咽喉科曰正骨科曰痘疹科嘉慶二年以痘疹科
併入小方脈咽喉口齒共為一科謂之太醫九科六
年奉
旨以正骨科劃歸上駟院蒙古醫生長兼充道光二年奉
旨鍼灸一法由來已久然以鍼刺火灸究非奉君之所宜
太醫院鍼灸一科著永遠停止同治五年御史胡慶
源奏整頓醫官以正醫學經禮部會同太醫院議定
以太醫院教習廳限於經費自道光年以來廢弛垂
三十年今為整頓不但款項難籌即人才亦不易得
勉就該院已圯教習廳略加修葺暫立五科即大方
脈小方脈外科眼科口齒科是也蓋傷寒科婦人科
併入大方脈外科即舊之瘡瘍耳定制太醫院直隸
省川廣有瘡瘍眼科口齒咽喉各科應用之丸散藥

太醫院志

清道光皇帝“禁针诏”

17. 针刺麻醉

1958 年 8 月 30 日，上海市第一人民医院耳鼻喉科与中医科合作，第一次以针刺麻醉代替药物麻醉，成功实施第一例针麻手术。1971 年 7 月 18 日，新华社以“我国医务工作者和科学工作者创造成功针刺麻醉”为题，首次向全世界宣布这一消息，引起国内外医学界强烈反响和关注。

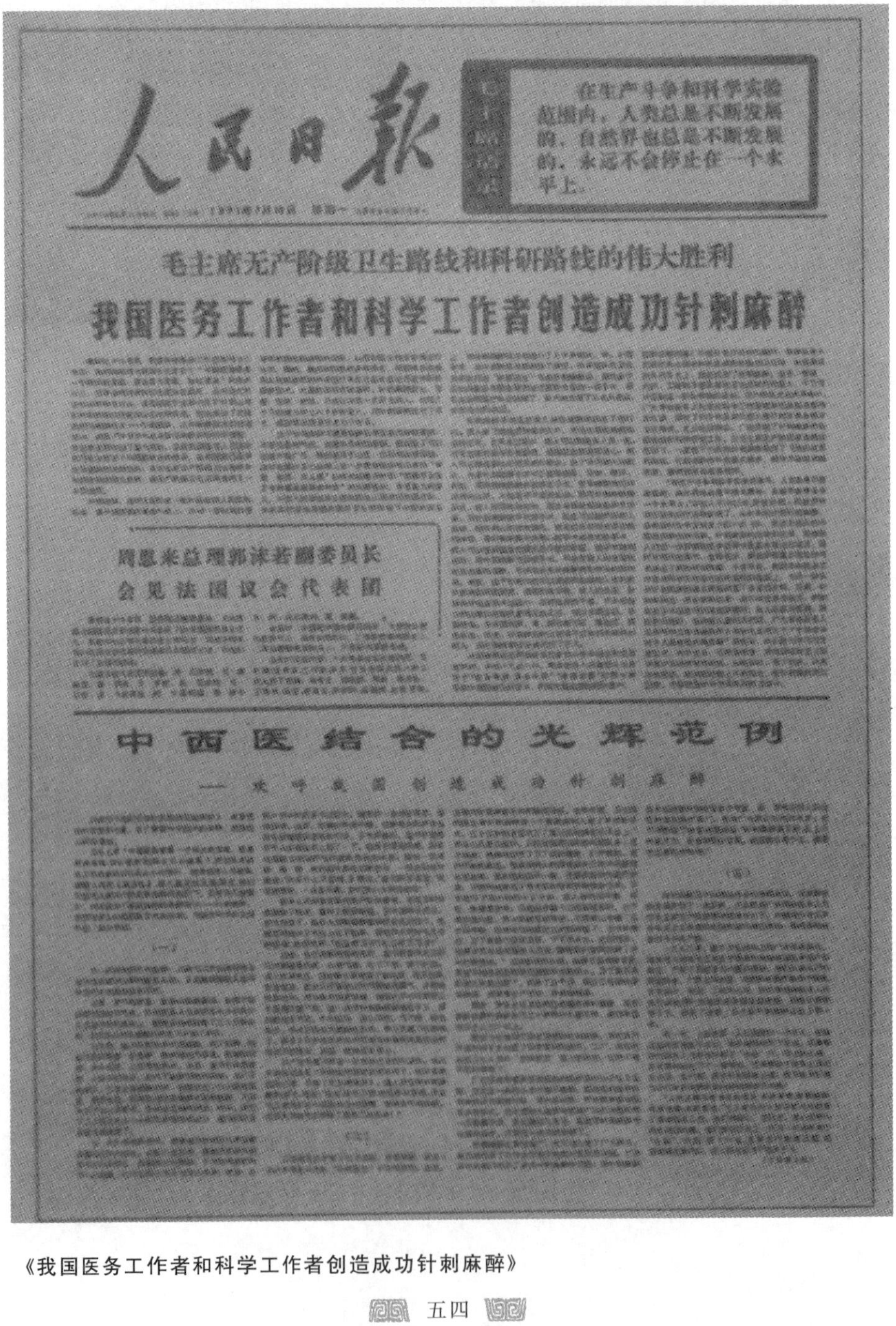

人民日报

毛主席语录

在生产斗争和科学实验范围内，人类总是不断发展的，自然界也总是不断发展的，永远不会停止在一个水平上。

毛主席无产阶级卫生路线和科研路线的伟大胜利

我国医务工作者和科学工作者创造成功针刺麻醉

周恩来总理郭沫若副委员长会见法国议会代表团

中西医结合的光辉范例

——欢呼我国创造成功针刺麻醉

《我国医务工作者和科学工作者创造成功针刺麻醉》

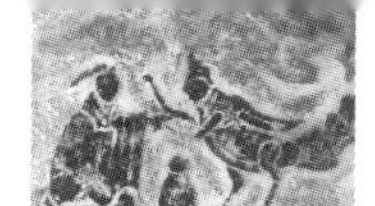

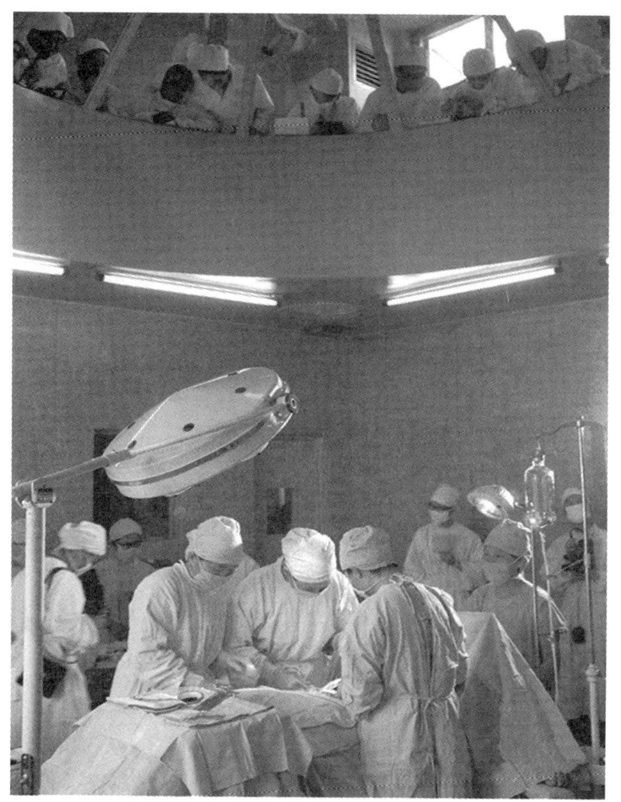

外国专家参观针刺麻醉剖腹产术(1976年6月)

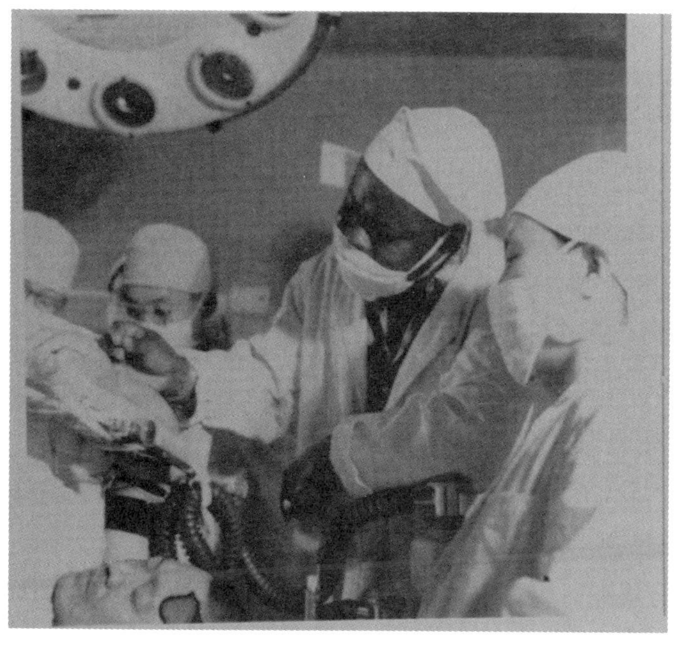

尼日利亚麻醉师体验针刺麻醉操作(1979年6月)

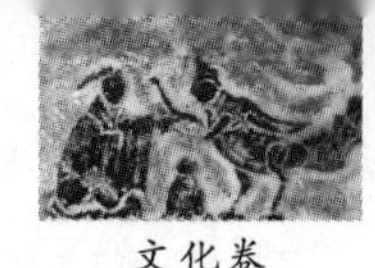

二、现代多元化文化中的针灸定位

(一)文化符号与针灸

针灸学产生的背景是中国多元文化。中国文化具有独特的形成方式,大致可以分为天人文化、人文文化、大一统文化。道以医显,文以载道。在科技发达的今天,我们需要循着文化的踪迹来体悟针灸的魅力,从文化符号的角度审视针灸。

1. 天人相应文化

天人合一、天人相应思想是针灸的核心思想。在遥远的古代,中国先人通过观察斗转星移、日夜晨昏、四季、草木盛衰等体悟到宇宙自然阴阳、五行、气的运行规律,进而观察并应用于自身,体悟生命的奥秘,从而确立了中医学中天人合一这一中国文化的最高范畴。《灵枢·经别》云:"余闻人之合于天道也,内有五脏,以应五音、五色、五时、五味、五位也;外有六腑,以应六律,六律建阴阳诸经而合之十二月、十二辰、十二节、十二经水、十二时,十二经脉者,此五脏六腑之所以应天道也。"

(1)人与天人相应

人是天地自然的产物,受天地自然的影响。《素问·宝命全形论》:"天复地载,万物悉备,莫贵于人。人以天地之气生,四时之法成。"故人要和自然万物保持和谐才能使身体保全。

经脉合于经水。同时人体的经脉也是与天地相应,十二经脉合于十二经水。如在《灵枢·经脉》说:"经脉十二者,外合于十二经水,而内属于五脏六腑。"奇经八脉则如人体的湖泊,调节十二经脉的气血。十二经脉气血充盛,则气血流入奇经八脉。反之,奇经八脉的气血又流向十二经脉,以维持人体的气血平衡。《素问·离合真邪论》:"夫圣人之起度数,必应于天地,故天有宿度,地有经水,人有经脉。天地温和,则经水安静;天寒地冻,则经水凝泣。"

(2)经络与天人相应

经脉的气血受四季阴阳变化而产生盛衰变化。《素问·八正神明论》指出:"先知日之寒温,月之虚盛,以候气之浮沉,而调之于身。"说明了人的生命活动与自然环境的变化息息相关,如外界环境的寒热温凉都可以导致人体的气血变化。人与天地相应,经脉内气血的运行和时间也有密切的联系。故《灵枢·本神》也说:"故智者之养生也,必顺四时而适寒暑,和喜怒而安居处,节阴阳而调刚柔,如是则僻邪不至,长生久视。"

古代医家十分重视时间和气候变化对经络的影响。例如《灵枢·四时气》指出"四时之气,各有所在,刺灸之道,得气穴为定",就是说明针灸操作时要择时而行。同时,这也是针灸治疗中"天人相应"思想的具体体现。

金元时期兴起子午流注针法以及灵龟八法,主要是根据时间变化定时开穴、取穴以治疗疾

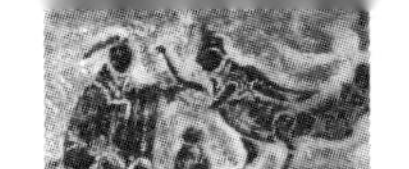

病。子午流注针法与灵龟八法是从时间的角度认识人体的生命现象与规律。故人体内部的气血变化和天地四时的变化是保持一致的，若一旦不相一致，则会导致疾病。

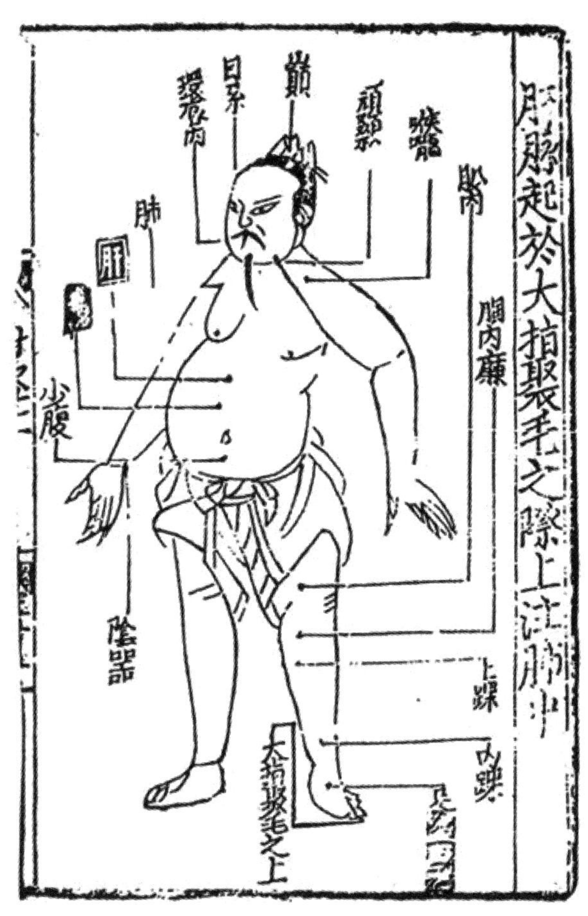

《子午流注针经》书影

调节经络可以调节阴阳，调精气神。人的疾病有多种，包括身体的健康和情志的健康，即人有三宝：精、气、神。精、气、神三者关系密切，可分不可离。三者调和则身体健康而无病。经络的功能是"行血气而营阴阳，濡筋骨，利关节者也。"故疏通经络即可调节阴阳。调节阴阳即可调节精、气、神，并使之恢复正常。如《灵枢·根结》亦云："故曰用针之要，在于知调，调阴与阳，精气乃光，合形与气，使神内藏。"

2. 人文文化

从三皇五帝到诸子百家，然后再到释道儒三家鼎立，中国文化的主流思想是强调人与人、社会、国家之间的和谐。如《管子·霸言》说："夫霸王之所始也，以人为本。本理则国固，本乱则国危。"道家强调思想崇尚自然，如《道德经》云："道生一，一生二，二生三，三生万物，万物负

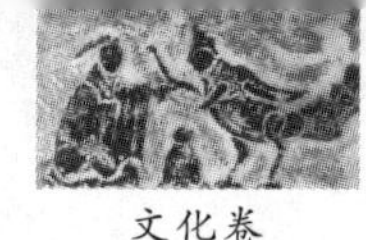

阴而抱阳，冲气以为和。”儒家奉行“中庸之道”，强调修身、齐家、治国、平天下。如《论语》曰：“有朋自远方来，不亦说乎？”针灸学也不可避免地受其影响而强调“和”。针灸学中的“和”体现在对身体健康与疾病的认识等方面。

(1)经脉气血调和是健康的表现

经络畅通，气血调和，阴阳平衡则百病不生。若经络不通，气血不调，阴阳失衡则变生百病。所以疏通经络是针灸治疗的最直接的作用。所谓经络不通，不通则痛。经络不通则会导致气血不畅，气滞血瘀，从而产生肢体筋脉和脏腑的肿胀疼痛等病证。对此，可以用针灸“以微针通其经脉，调其血气”。用针灸疏通经络也称为“解结”。解结就是使经脉气血畅通无阻。如《灵枢·刺节真邪篇》：“用针者……一经上实下虚而不通者，此必有横络盛加于大经，令之不通，视而泻之，此所谓解结也。”对于虚寒证或者是风寒湿证等患者则应选择灸法。如《千金方》说：“凡病皆由血气壅滞不得宣通，针以开导之，灸以温暖之。”

(2)调和阴阳是针灸的重要治疗法则

调和阴阳是针灸治疗的最终目的。疾病的产生在于阴阳不平衡，不能阴平阳秘。所谓“阴平阳秘，精神乃治；阴阳离决，精气乃绝”。针灸治疗同样也要重视调节阴阳。“解惑者，尽知调阴阳，补泻有余不足，相倾移也。”

《灵枢·根结》说：“用针至要，在于知调阴与阳。”《素问·阴阳应象大论》说：“故善用针者，从阴引阳，从阳引阴。”两者都指出针灸调节阴阳的方法是从阴阳互根的角度考虑。例如肝阳上亢证导致的头目昏痛，取太溪、照海以滋阴清热止痛；对亡阳出现的肢体逆冷，采用任脉的穴位气海和关元艾灸，以阴中求阳。

针灸调和阴阳的作用与针刺补泻手法密切相关。针灸的具体补泻方法如开合补泻，热补法，凉泻法，《金针赋》中提出的烧山火、透天凉、阳中隐阴，阴中隐阳等各种复式针刺手法，都具有良好的调和阴阳的作用。《素问·至真要大论》也说：“阴盛而阳虚，先补其阳，后泻其阴而和之；阴虚而阳盛，先补其阴，后泻其阳而和之。”例如阴盛阳虚的嗜睡可以采用先泻阴跷脉的照海穴，然后补阳跷脉的申脉穴；对由于阴虚而阳盛导致的失眠可以采用先补阴跷脉的照海穴，然后泻阳跷脉的申脉穴。比如阳热多汗症可以先补复溜，然后泻合谷；而对于寒证少汗，可以先泻复溜，后补合谷。

3. 大一统文化

中国几千年的历史，从夏朝开始历经商、周、秦、汉、两晋、隋唐、宋、元、明、清至今，大多数是处于全国统一的时期。在全国统一思想的影响下，出现了大一统思想。大一统思想强调君主尊贵，君主与人民的整体和谐。

《汉书·董仲舒传》曰：“《春秋》大一统者，天地之常经，古今之通谊也……”董仲舒也言：

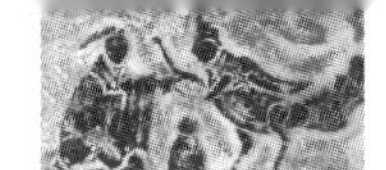

“天者，百神之君也，王者之所最尊也。”《春秋繁露》载：“受命之君，天意之所予”。故这种思想体现在《内经》中则为：对守神的重视，对针药的使用。如《素问·至真要大论》曰：“主病谓之君，佐君之谓臣，应臣之为使。”有君臣佐使之分，体现了君主的唯一性以及等级分明的社会制度。

针灸守神和治神是尊君思想的体现。针刺前医者要全神贯注，心平气和，同时将精神集中于患者身上，时刻注意患者的精神状态。如《标幽赋》言：“凡刺者，使本神朝而后入，既刺也，使本神定，而气随。神不朝而勿刺，神已定而可施。”即患者神志安定才能施针，未安而勿刺，对“大惊大恐者，必定其气乃刺之”。针灸治疗后患者要守神。针灸后精神安定，心境平静有利于气血流通，病情恢复，避免为七情所伤。《金针梅花诗抄》说：“病者之精神治，则思虑蠲，气血定，使之信针不疑，信医不惑，则取效必宏，事半功倍也。”

针灸补泻时要使志意和。如《灵枢·本脏》明言：“志意者，所以御精神，收魂魄，适寒温，和喜怒者也……志意和则精神专直，魂魄不散，悔怒不起，五脏不受邪矣。”

针灸补泻要与天地和，要使气血和。如《素问·八正神明论》：“凡刺之法，必候日月星辰四时八正之气，气定乃刺之。是故天温日明，则人血淖液而卫气浮，故血易泻，气易行；天寒日阴，则人血凝泣而卫气沉。”针灸补泻要注意调和阴阳。如《灵枢·行针》：“阴阳和调而血气淖泽滑利，故针入而气出，疾而相逢也。”如此，才能够阴平阳秘，精神乃治。如《灵枢·终始第九》：“凡刺之道，毕于终始……故泻者迎之，补者随之，知迎知随，气可令和。和气之方，必通阴阳，五脏为阴，六腑为阳。”

(二)针灸技术与艺术

针灸艺术就是基于提高针灸临床效果上，注意针灸方式方法的美观并能够促进疗效，使整个针灸过程轻松自然，赏心悦目，无论医者还是患者内心均可获得美感、愉悦，甚至思想境界获得提升。艺术是一种文化现象，能够反映某一事物在满足一般的需求外，人们对高层次精神需求的意识形态。所以针灸艺术的出现和发展，也是针灸发展和进步的必然。针灸技术的艺术主要体现在刺法灸法上。

1. 刺法艺术

针灸手法中蕴藏了数字的美。《灵枢·官针》中早有艺术针刺手法(三刺法、五刺、九刺、十二刺、导气法等)的记载，讨论了运用九针来治疗不同的病证。

(1)三刺法

三刺法，是将腧穴分为浅、中、深三层的刺法，目的在于祛除外邪，保留正气。《灵枢·官针》曰：“所谓三刺则谷气出者，先浅刺绝皮，以出阳邪；再刺则阴邪出者，少益深，绝皮致肌肉，未入分肉间也；已入分肉之间，则谷气出。故《刺法》曰：始刺浅之，以逐邪气，而来血气；后刺深

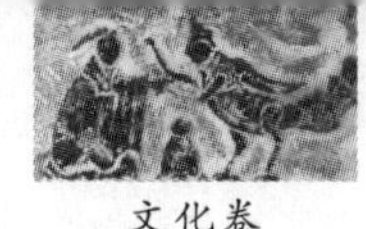

之，以致阴气之邪；最后刺极深之，以下谷气。此之谓也。”

（2）五刺法

五刺即半刺、豹文刺、关刺、合谷刺、输刺，是从五脏与五体对应的角度分成五种刺法，故又名五脏刺。《灵枢・官针》曰：“凡刺有五，以应五脏。”半刺是浅刺皮肤，主要作用是宣泄浅表部的邪气，多用来治疗表证，咳嗽喘息等肺病以及皮肤病等。因肺主皮毛，故与肺相应。豹文刺是以穴位为中心进行散刺出血的刺法，多用来治疗红肿热痛病证。因为心主血脉，故与心相应。关刺是在关节附近肌腱上针刺，故名关刺，多用来治疗筋痹证。因肝主筋，故与肝相应。合谷刺是在肌肉丰厚处针刺，并再向两旁针刺，形如鸡足，故名合谷刺。因为脾主肌肉，故与脾相应。输刺是直入直出针刺法，深入至骨，故名输刺。多用于治疗骨病，故与肾相应。

（3）九刺法

九刺即以九针以应九变的刺法，即输刺、远道刺、经刺、络刺、分刺、大写刺、毛刺、巨刺和焠刺。输刺法主要突出针刺本输穴和背俞穴，故称为输刺。远道刺是上病下取，下病上取，远道取穴的一种方法。比如头痛取太冲、合谷等穴。经刺是刺经脉所过部位中气血瘀滞不痛而又结聚地方的刺法。络刺是浅刺跳线瘀血细小络脉使其出血的一种方法，又称为刺络、络刺，多用于实证和热证。分刺是针刺直达肌肉的一种刺法，用于治疗肌肉的病证。大写刺是切开引流、排脓放血、泻水的刺法。毛刺是浅刺在皮毛的一种刺法。巨刺是左病取右，右病取左，左右交叉取穴治病的一种方法。焠刺是将针烧红后刺入体内的一种刺法，用来治疗痈疽、瘰疬等病证。

（4）十二刺法

十二刺即用于十二经病变的刺法，包括偶刺、报刺、恢刺、齐刺、扬刺、直刺、输刺、短刺、浮刺、阴刺、傍针刺及赞刺。偶刺是一前一后，一阴一阳，阴阳对偶的刺法，又名阴阳刺。临床常用的俞募配穴法即属于本法。报刺是治疗游走性疼痛的方法。恢刺是在旁针刺，后让患者活动肢节并不断更改针刺方向，以疏通经气治疗病证的方法。齐刺是三针齐用，治疗病变部位较深的疼痛痹证。扬刺是在穴位正中刺一针，然后在上下左右各浅刺一针，刺的部位较为分散的一种刺法。直针刺是捏皮平刺法，又称沿皮刺或横刺。输刺是垂直刺较深处候气，得气后慢慢将针退出，从阴引阳，泻除邪热的刺法。短刺是进针至骨，治骨病等深部病痛的刺法。浮刺是斜针浅刺的刺法。阴刺是左右两穴位同时进针的刺法，治疗阴寒证。傍针刺是先刺一针，再在旁边加刺一针的刺法。赞刺是直入直出，连续分散，浅刺出血的刺法，治疗痈肿、丹毒等病证。

（5）飞经走气四法与治病八法

明代徐凤在《金针赋》中提出飞经走气四法以及治病八法。飞经走气四法即：青龙摆尾、白虎摇头、苍龟探穴、赤凤迎源。适用于经络气血壅滞证或用于在关节附近针刺而不得气者。治

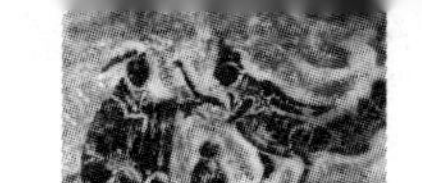

病八法即烧山火、透天凉、阳中隐阴、阴中隐阳、子午捣臼、进气与龙虎交战、留气、抽添。八法中对针刺动作对规范，定出了一定的操作次数，即分别以九或者六作为基数，一般补法用九阳数，泻法用六阴数。如《金针赋》说："烧山火……先浅后深，用九阳而三进三退，慢提紧按，热至，紧闭插针，除寒气有准……透天凉，先深后浅，约入一寸，用六阴三出三入，紧提慢按，徐徐举针，退热可凭。"

2. 灸法艺术

灸法的多样也反映灸疗的艺术。灸法的应用离不开火。艾灸的历史也非常久远，可能自从人类会使用火以来，就和灸分不开关系了。艾灸治病，古书中也有记载，如《孟子》载："今之欲王者，尤七年之疾，而寻三年之艾。"《孟子》中还提到："欲求三年之病，必求七年之艾。"

(1)灸材之"八木之火"

春秋战国时期使用的八种灸材即：松、柏、竹、橘、榆、枳、桑、枣。

(2)艾灸的分类

主要分为：艾炷灸、艾条灸、温针灸、温灸器灸。艾炷灸又分为直接灸和间接灸。直接灸分为瘢痕灸和无瘢痕灸。间接灸即隔物灸，分为隔蒜灸、隔姜灸、隔盐灸等。艾卷灸分为艾条灸、雷火针灸、太乙针灸。艾条灸有温和灸、雀啄灸等。

雷火针法，又称雷火神针法。李时珍《本草纲目》记载曰："雷火神针法用熟蕲艾末一两，乳香、没药、穿山甲、硫黄、雄黄草乌头、川乌头、桃树皮末各一钱，麝香五分为末，拌艾。以厚纸裁成条，铺药艾于内，紧卷如指大，长三四寸，收贮瓶内，埋地中七七日，取出。用时于灯上点着，吹灭，隔纸十层，乘热针于患处，热气直入病处。"本法是一种艾灸法，之所以称为"针"，是因为操作时，实按于穴位之上，类似针法之故。雷火针法，在其他明清医藉诸如《针灸大成》《外科正宗》《种福堂公选良方》等都有记载。

太乙针灸又称太乙神针，是在雷火针基础上改变处方而产生的一种药艾条实按灸疗法。清代韩贻丰所撰的《太乙神针心法》(1717 年)是最早问世的关于太乙神针的著作。之后，众多医家对药方成分有所改进，治疗范围更进一步扩大。

(3)特定灸法

主要有：四花灸、骑竹马灸法、灸膏肓腧穴法、四花患门灸、三角灸、脐灸、长蛇灸、铺灸、督灸等。

四花灸法载于唐代王焘的《外台秘要》。用绳量度，在背部取穴四个，称为"四花"，肠俞、胆俞穴以艾炷直接灸。四个穴位同时点燃艾炷艾灸，犹如四朵火花，故命名"四花灸法"。四花灸法具有温经通络、活血祛瘀、补益气血、健脾补肾、除痰止喘等功效。《针灸大成》中载有崔知悌运用此法治疗男妇五劳七伤，气虚血弱，骨蒸潮热，咳嗽痰喘，危羸痛疾等病证。

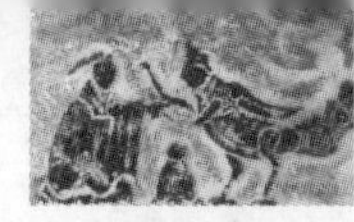

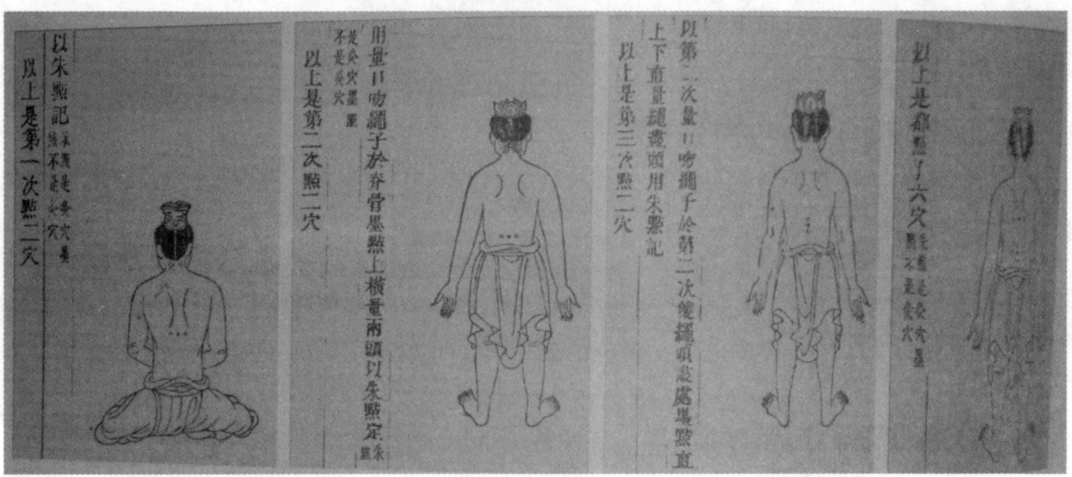

四花穴灸法

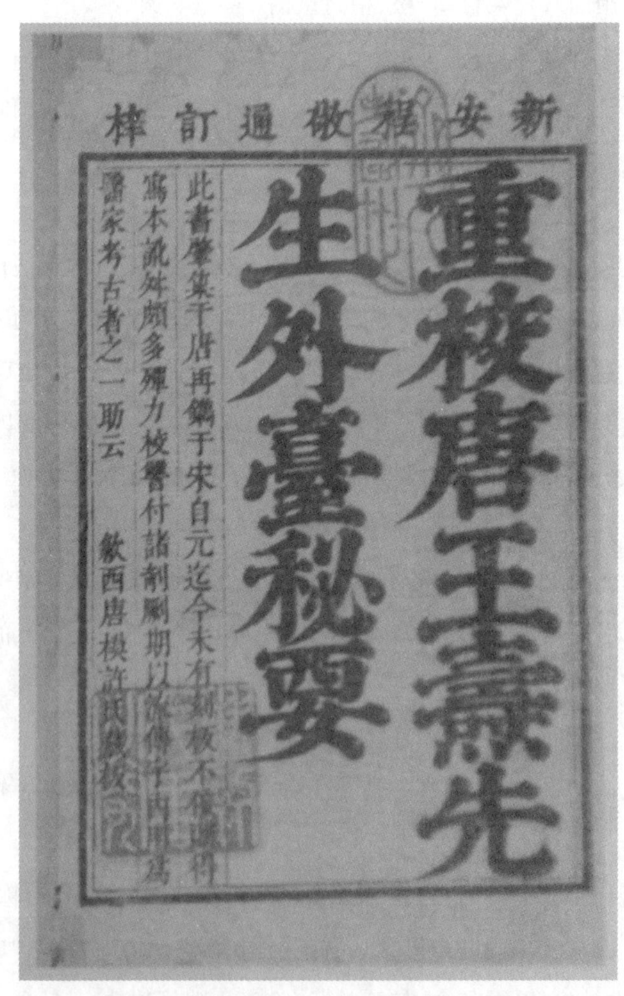

新安程敬通訂梓

重校唐王燾先生外臺秘要

此書肇集于唐再鐫于宋自元迄今未有翻梓不復得寫本訛舛頗多殫力校讐付諸剞劂期以流傳海内用為醫家考古者之一助云

歙西唐模許氏校

《外台秘要》书影

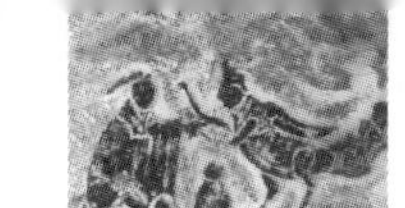

骑竹马灸法是一种特定腧穴的灸法，施灸时令患者骑在竹竿上，两脚悬空不要着地，在两个膈俞穴上艾灸。此方法首先见于南宋的《卫生宝鉴》，之后载于《备急灸法》和《外科精要》中。此法在古代用于治疗痈疽、发背等病证。

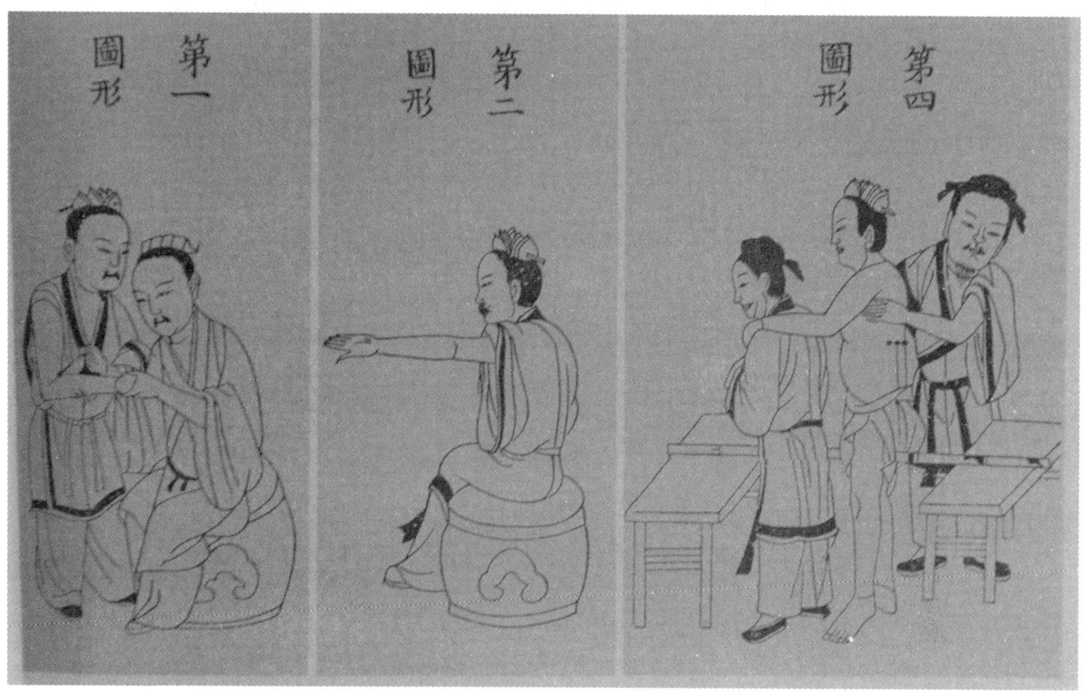

宋·《备急灸法》骑竹马灸取穴图

灸膏肓腧穴法，又名《膏肓腧穴灸法》，本身就是针灸著作，为宋代庄绰于建炎二年（1128年）编写。本法是指专门用灸膏肓腧穴来治疗全身各种病证的一种灸法，以膏肓穴于人体关系重要，专门介绍膏肓穴的主治、部位及不同流派的取穴法等，并对灸膏肓穴后补养法等进行论述，同时附有插图。

长蛇灸法，又称铺灸、蒜泥铺灸，是我国浙江地区的针灸工作者从民间艾灸方法中挖掘和总结出来的一种灸疗方法。取穴多用大椎至腰俞间督脉段，可灸全段或分段。此灸法是目前灸疗中施灸范围最大、一次灸疗时间最长的灸法。现代有医家将蒜泥用姜末代替而称为督灸。

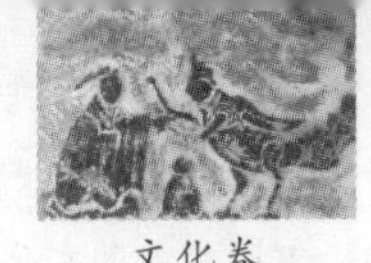

灸膏肓腧穴法

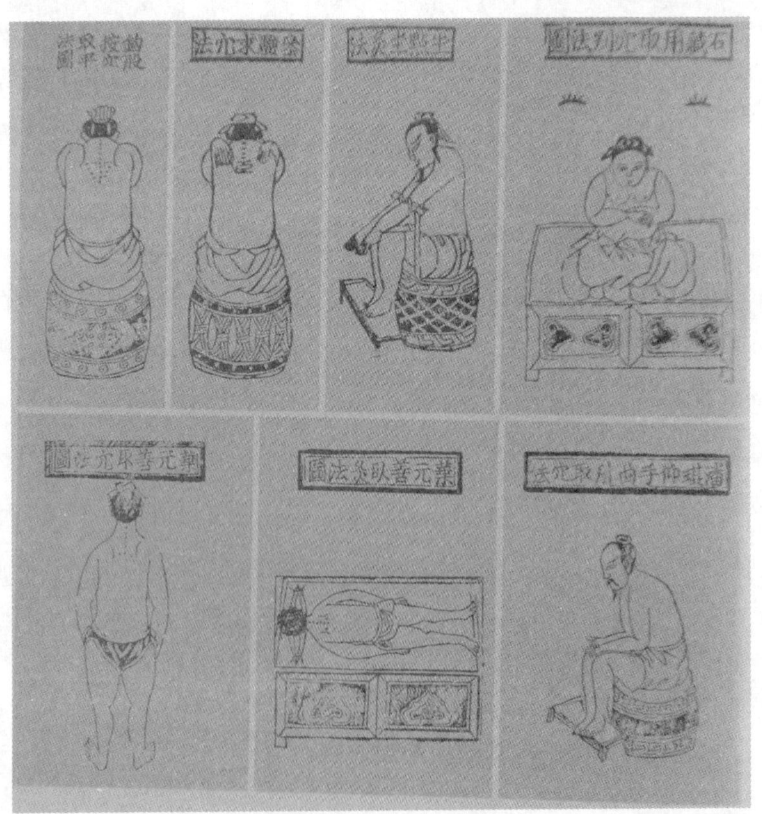

灸膏肓腧穴法不同取穴法

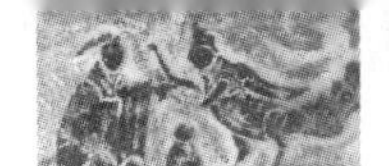

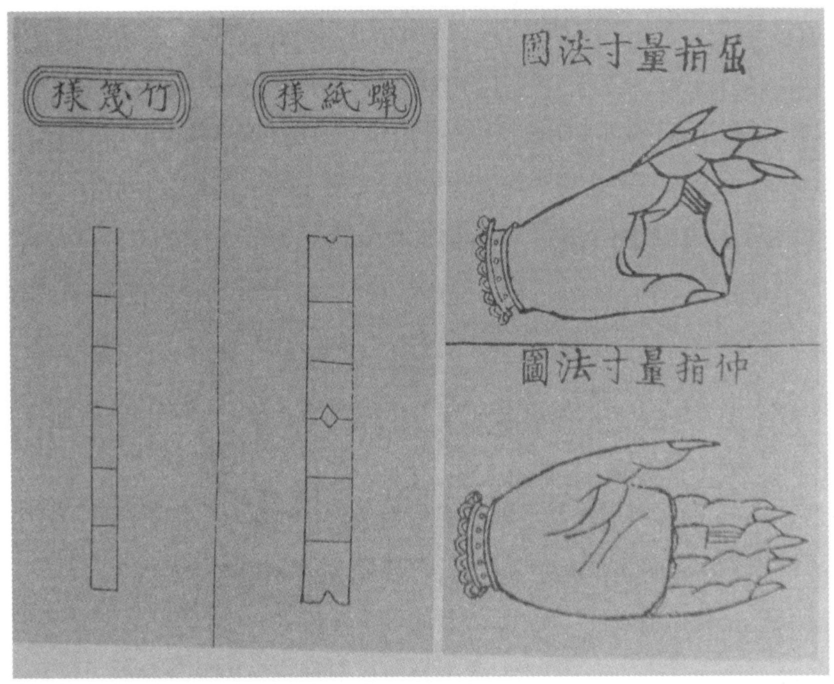

金·《灸膏肓腧穴法》蜡纸和竹同身寸图

第二节　中国针灸中的文化特点

一、针灸器具与文化

（一）针具与文化

人类发展的历史是人类与自然相抗争和与疾病相斗争的过程。从大量的文献以及各种考古出土的文物之中，我们知道针刺术可以追溯到十万年前的新石器时期。最初的针灸器具与当时的天文、地理、农业、兵器等有关。

1. 针具材质的变化反映科学技术的进步

在旧石器时期，我国古代人最初使用的针具是砭石。新石器时期开始使用骨针、砭针作为针灸器具。金属针具大约始于青铜器的使用。到春秋战国时期，铁器得到普及，炼钢术也取得了发展，铁针开始得到广泛应用，并逐渐达到精细阶段。九针的应用很可能就是在青铜器时期开始萌芽，到铁器时代才制作成功的。故针灸针具的变化反映了当时科学技术的进步。及至现代，由于医疗技术的进步，更是制作了大量各式各样的针具，为临床应用提供了方便。

2. 针具可能来源于古代农具

九针即镵针、员针、鍉针、锋针、铍针、员利针、毫针、长针、大针，都是以形制命名，而其功能也可从其形制中推测出来。针具的由来有多种假说，农具、兵器、缝纫器具、宰膳用具等都可能是针具的来源。比如镵针有可能来源于古代农具。

镵针与镵、镵石联系紧密。《说文·金部》曰："镵，锐也，从金，毚声"。《玉篇·金部》曰："镵，刺也。"由上可知，镵是一种尖锐的金属器具，同时亦可用作动词，作刺解。其在医学上的重要用途，即为"镵血脉"，被称为"镵石"，《鹖冠子·世贤》载："若扁鹊者，镵血脉，投毒药，副肌肤，间而名出，闻于诸侯。"经过推敲，镵最早是刺脉的石制工具，后来随着金属的使用而应用于医疗用具，就改为《灵枢·九针十二原》中的"镵针"。如此看来，镵针应该是联系砭石与后世针灸工具的重要桥梁，在一定时期是外治针具的统称，或者至少应该是当时的主要外治工具。

镵针有可能来源于农具。镵针的"镵"是古代犁头的形状，比象于天，在人体对应的脏腑是肺，主要用于刺破皮肤。故农具作为镵针肇始的可能性较大。不仅仅是因为形制的相似，更重要的是因为经脉与地脉观念的互通，才促使镵针的形制与功能由农具导源。镵是刺的意思，也是早期农耕时代用以刺土开掘的尖锐的工具。古者太史观测地表，发现阳气蒸腾，土膏其动，便令农耕者疏通地脉，认为这样才会令谷物蕃熟。由于地脉与人体经脉形态上的相似性，促使掘土疏泄阳气这一理念影响到功能领域，仿制类似于刺土之镵的工具制作刺脉之镵，以疏泄人体的阳气，令脉气通达，当是最为直接的思维。这一思维方向渐成为后世针灸医学的重要治疗理念。

查考文献，农具的"镵"与针具的"镵"，镵的另一重要用途是镵土，用作农具。《广韵·衔韵》载："镵，吴人云犁铁。"《广韵·鉴韵》载："镵，镵土具。"元代王祯《农书》卷十三载："长镵，踏田器也。比之犁镵颇狭。制为长柄……柄长三尺余，后偃而曲，上有横木如拐。以两手按之，用足踏其镵，柄后跟，其锋入土，乃捩柄以起墢也……古谓之踉桦，今谓之踏犁，亦耒耜之遗制也。"清代郝懿行《证俗文》卷三载："今东齐呼梠下铁叶为犁，犁下刺土者为镵。"

农耕者居然与医家所用工具名称相同，其间是否存在着内在的互相影响的因素呢？农具的镵的形制如何呢？农业科技史家徐中舒先生考证了古农具耒耜的形制，认为传世古钱币圆足布、方足布、尖足布者，即古农具的仿制品，其形见《考工记· 匠人》郑玄注："古者耜一金，两人并发之……今之耜，岐(歧)头两金，象古之耦也。"亦即古农具在早期并非歧头，而是只有一个扁阔的用以掘地的头。这样的形制，与"头大末锐"的镵针就很相似了。如果查考后世对镵针的绘图，镵针的形制与未歧头的耒耜可能只有大小的不同了。笔者曾询问胶东半岛一带的农人，当地直呼犁地的铁制犁头为"镵(chán)头"，其形亦是"头大末锐"。

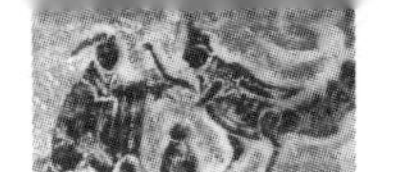

又《灵枢·九针论》中载:“镵针者,取法于巾针,去末寸半,卒锐之,长一寸六分。”巾针是什么,古今未详其义。《灵枢·九针论》中九针有取法于“絮针”“綦针”者,两者当与织物有关。巾为束发之物,《玉篇·巾部》中载:“巾,佩巾也,本以拭物,后人著之于头。”“巾针”是否即是束巾持冠的器物,证据不足,存考。

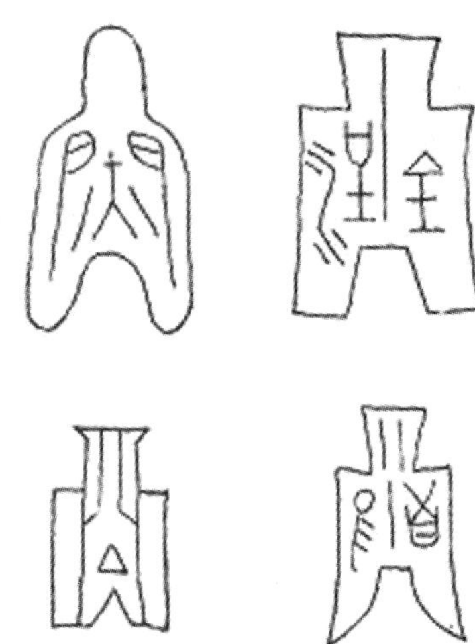

古钱币(左上圆足币;右上,左下方足币;右下尖足币)

又《说文》载:“布,从巾,父声。”上图刀布之形制与古农具相似,则“巾针”是否是一种形制类似于刀布的工具?《医心方·针例第五》中有一丝线索:“镵针者,取法布针”,将《灵枢》中的“巾针”写作“布针”,但仅此一例,无其他文献足证,俟后人考证。

由此,从形制上看,镵针当与农具耒耜十分相似。

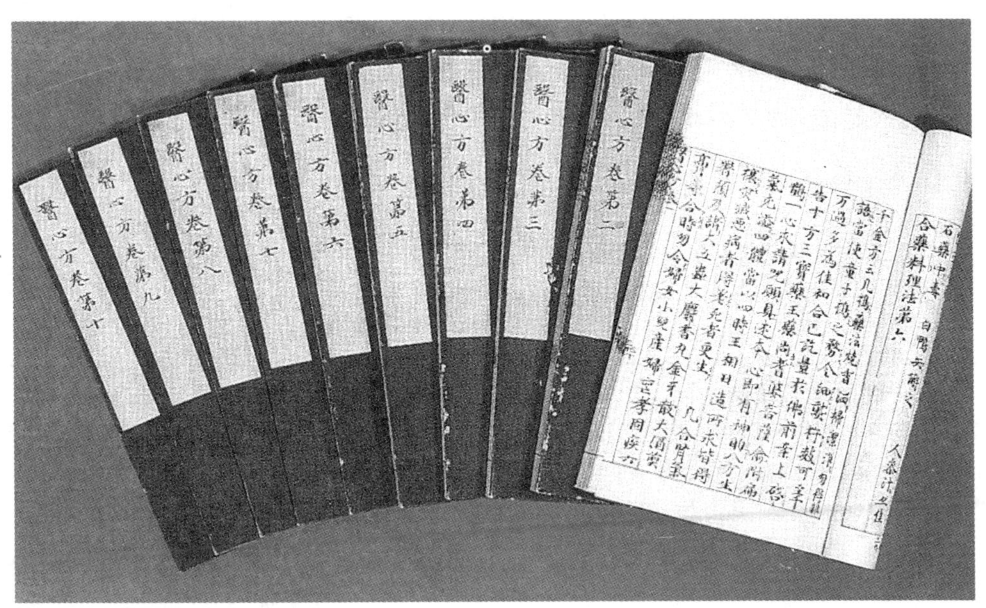

《医心方》书影

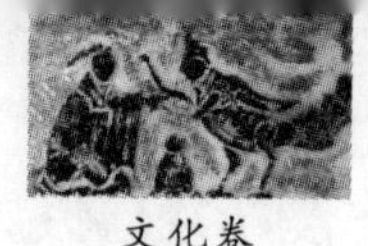

3. 针具有可能来源于古代兵器

随着人类历史的变化，文字也发生了变化。现在所用的“针”字是由“砭”到“箴”，再到“鍼”字而逐渐演化过来的。“砭”反映了古代所用的针是用石头做的，到了“箴”，我们可以猜测是竹子或者是木制的针，而到了“鍼”，反映了针是用金属做的。从文字符号转变的过程可以看出人类社会的发展过程。早期的医疗器具来源于多方面，兵器可能是针具的来源之一。对此，已有学者研究。

针刺时机以兵器为比喻。《灵枢·九针十二原》曰：“粗守关，上守机，机之动，不离其空。空中之机，清静而微。其来不可逢，其往不可追。知机之道者，不可挂以发。不知机道，扣之不发。”后世对此的解释选录如下。《灵枢集注·九针十二原》：上守机者，守其空而当刺之时，如发弩机之速也。现代针灸专业教材《针灸医籍选》：上守机，此以弓弩之机比喻守气之机。无独有偶，《素问·宝命全形论》中也用弩机比喻针刺的时机：“凡刺之真，必先治神……静意视义，观适之变，是谓冥冥，莫知其形。见其乌乌，见其稷稷，从见其飞，不知其谁。伏如横弩，起如发机。”

刺法以兵法为依据。兵法曰：无迎逢逢之气，无击堂堂之阵。刺法曰：无刺熇熇之热，无刺漉漉之汗，无刺浑浑之脉，无刺病与脉相逆者。

故针刺工具与兵器之间是否也有一定渊源？《灵枢·玉版》透露出这一信息：“黄帝曰：余以小针为细物也，夫子乃言上合之于天，下合之于地，中合之于人，余以为过针之意矣，愿闻其故。岐伯曰：何物大于天乎？夫大于针者，惟五兵者焉，死之备也，非生之具。且夫人者，天地之镇也，其不可不参乎？夫治民者，亦唯针焉。夫针之与五兵，其孰小乎？”

针具与兵器在文字字型和形制上也有共同点。

其一，从字形上看，针早期写作咸，它在《易经》上已有多次用作治病，甲骨文作 ，是一种斧形的武器，与砭相类，有砍破、决破的作用。

《内经》中的铍针、锋针、鍉针

	取法	形制	尺寸	用途
铍针	剑锋	末如剑锋	广二分半，长四寸	①以取大脓 ②主大痈脓，两热相争也
锋针	絮针	①筩其身，锋其末 ②刃三隅	长一寸六分	①以发痼疾 ②主痈热出血
鍉针	黍粟之锐		长三寸半	①主按脉勿陷，以致其气 ②主按脉取气，令邪出

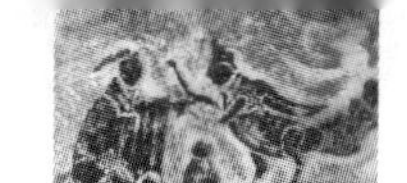

其二，从形制上看，《灵枢·九针十二原》及《灵枢·九针论》之九针中，铍针、锋针和鍉针是与兵器有一定关系的，锋针与铍针的形制与先秦兵器相类，鍉针与箭镞相类。

鍉针有可能来源于兵器。鍉针，如黍粟，比象于人，在人体主要用于按摩经脉，针刺脉络。据《汉书·项籍传》载："收天下之兵聚之咸阳，销锋鍉，铸以为金人十二，以弱天下之民。"颜师古注："鍉与镝同，即箭镞也。"由此看来，鍉针的形制当是与箭镞相类。

锋针，三面有棱，比象于四时，主要用于针刺筋的病证。

铍针有可能来源于古代的武器。针尖形如剑锋，比象于五音，主要用于切开排脓。

4. 九针犹如五兵

《灵枢·玉版》明言："夫大于针者，唯五兵者焉……夫治民者，亦唯针焉。夫针之与五兵，其孰小乎？"很显然将九针比作五兵（兵器），故针刺犹如带兵打仗。我们从文字上讲，对于针灸的起源，其中之一就是各种骨针、石针。《内经》给出了各种形状的九针，虽然没有著作图流传，

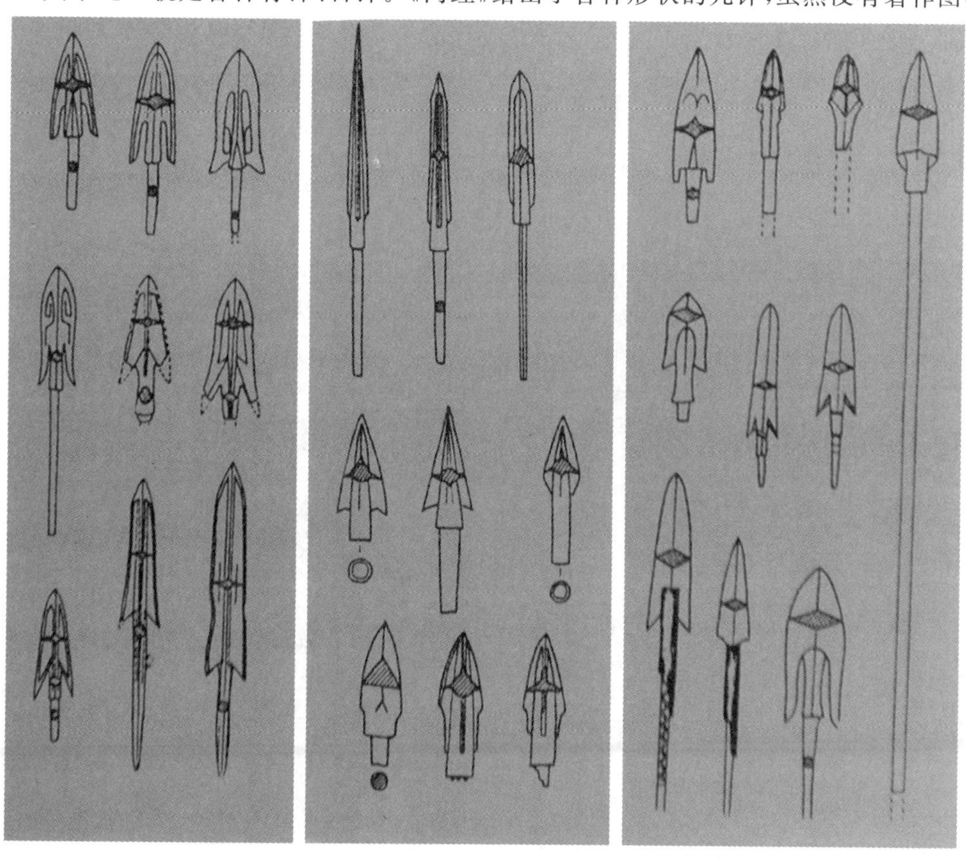

左：春秋时双翼式铜簇；中：春秋时菱形铜簇；右：战国时三棱式铜簇

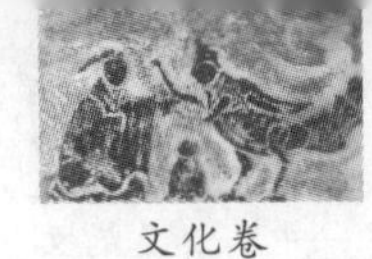

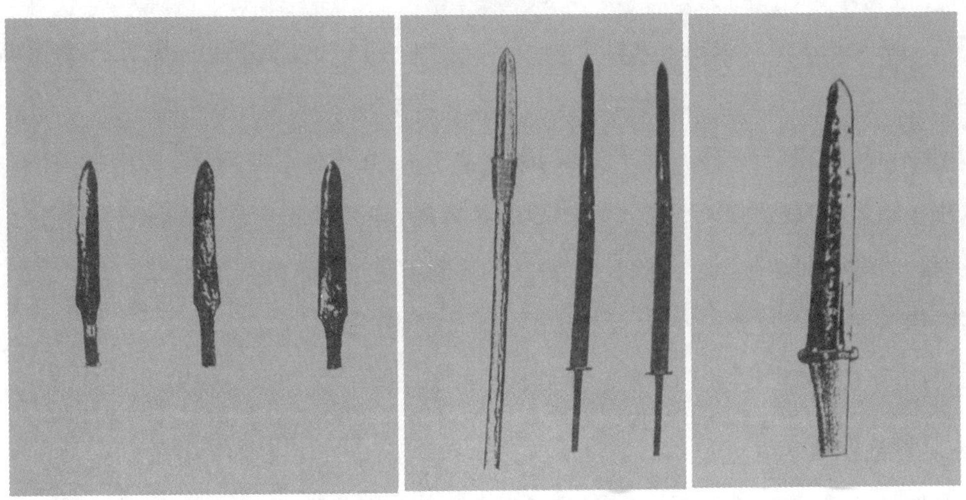

左:战国铜铍;中:秦代铜剑;右:秦代铜铍

但是后人还是根据种种证据推断出了九针和五兵的相关性,也就是九针很可能是从五兵中得到的启发,进而发展成为治病的工具。后世诸多医家为九针绘制了九针图。

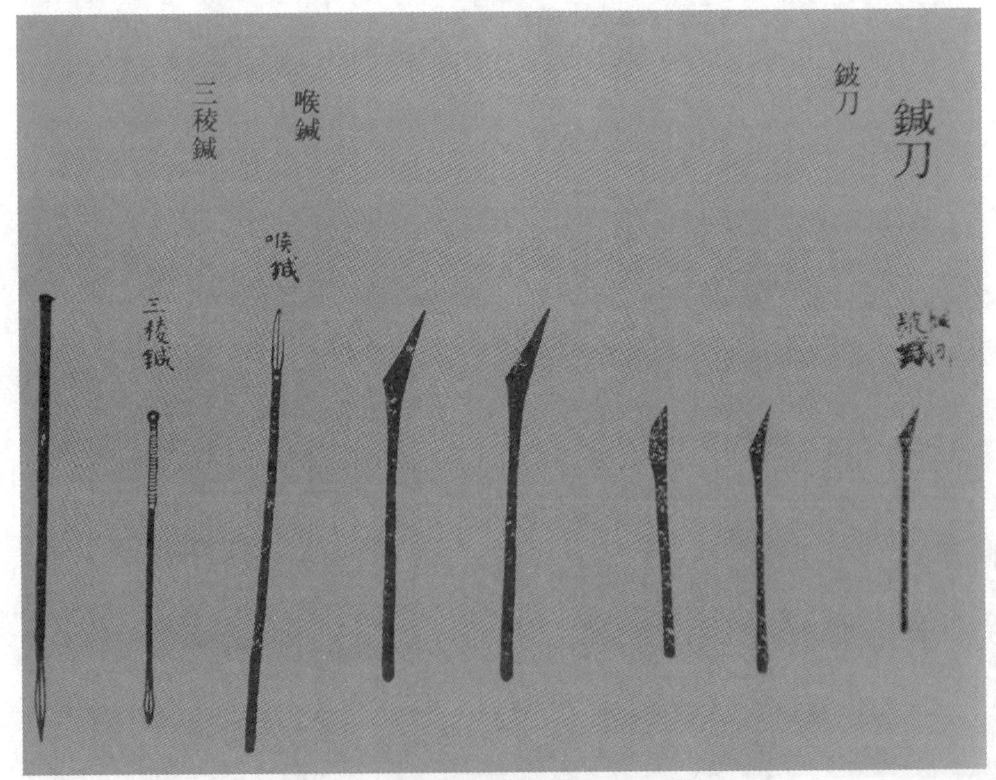

清·《外科荟萃》外科针具图

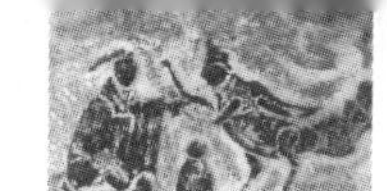

(二)艾草与文化

1. 艾草是艾灸的主要原料

艾草遍产于中国各地,易于采获,方便易燃,价格低廉。艾草是人们保健强身的一味重要的中药。谚语有云:“家有三年艾,郎中不用来。”中国古代文献中,有许多关于艾灸治病的记载。比如《庄子·盗跖》:“丘所谓无病而自灸也。”艾草性味苦、辛、温,入脾、肝、肾。《本草纲目》记载:“艾以叶入药。性温,味苦,无毒,纯阳之性,通十二经,具有回阳、理气血、逐湿寒、止血安胎等功效,亦常用于针灸。”故又被称为“冰台”“医草”。现代实验研究证明,艾叶具有抗菌、抗病毒、平喘、镇咳、祛痰、止血、抗凝血、镇静、抗过敏及护肝利胆等作用。

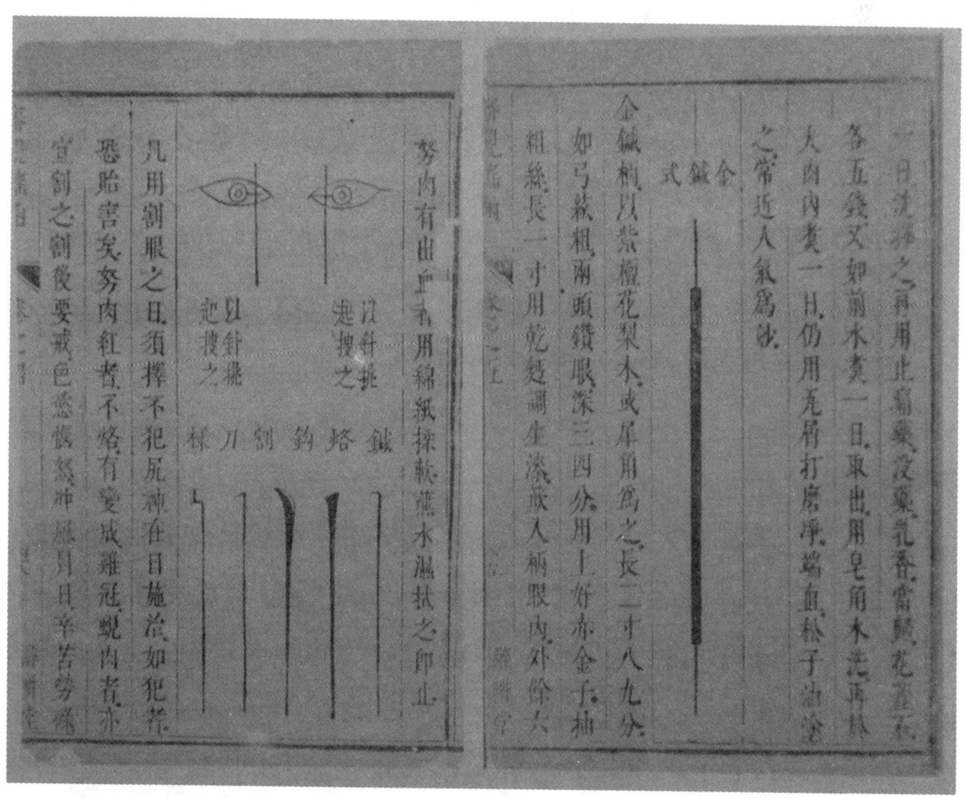

一日洗搽之再用止痛藥沒藥乳香當歸花蕊石各五錢又如前水煮一日取出用皂角水洗再於人肉內煮一日仍用瓦屑打磨淨端直松子油塗之常近人氣為妙

金鍼式

金鍼柄以紫檀花梨木或犀角為之長二寸八九分如弓弦粗兩頭鑽眼深三四分用上好赤金子抽粗絲長一寸用乾麵調生漆嵌入柄眼內外餘六

胬肉有由□者用綿紙揉軟蘸水濕拭之即止

以針挑起搜之

以針挑起搜之

鍼烙鈎割刀樣

凡用割眼之日須擇不犯尻神在日施治如犯恐貽害矣胬肉紅者不烙有變成雞冠蜆肉者亦宜割之割後要戒色慾惱怒并勞目日辛苦勞碌

《审视瑶函》中的眼科金针与针烙割刀样

2. 艾草的使用源于巫文化

巫文化是人类历史上最早的文化形态。在古代往往巫与医不分,而灸法源于古代巫文化。上古巫医的手段之一就是祝由,此方法在《内经》时代仍然在用。如《素问·移精变气论篇第十三》曰:“余闻古之治病,唯其移精变气,可祝由而已”。祝由主要是通过歌舞、占卜、祭祀、祈祷等方式降伏鬼神,治疗疾病。中国巫医盛行时,曾流行过一种占卜,就是把艾蒿一类的植物用

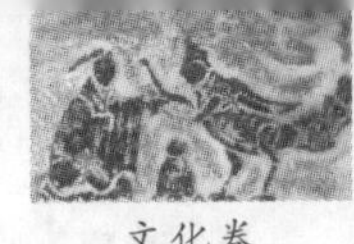

九鍼圖

一曰鑱鍼

二曰員鍼

三曰鍉鍼

四曰鋒鍼

五曰鈹鍼

六曰員利鍼

七曰毫鍼

八曰長鍼

九曰大鍼

明・《类经图翼》九针图

鍼經摘英集

九鍼式

鑱鍼平半寸長一寸六分其頭大末銳其病熱在頭身宜此

員鍼其身員鋒如卵形長一寸六分肉分氣滿宜此

鍉鍼鋒如黍粟之銳長三寸五分脉氣虛少宜此

鋒鍼刃三隅長一寸六分瀉熱出血發泄痼病宜此

鈹鍼一名破針末如劍鋒廣二分半長四寸破癰腫出膿血

員利鍼尖如氂且員且利中身微大長一寸六分調陰陽去暴痹

毫鍼法象毫尖如蚊虻喙長三寸六分調經絡去疾病

長鍼鋒如利長七寸痹深居骨解腰脊節腠之間者

燔鍼一名焠針長四寸風虛合於骨解皮膚之間者

清・《针经摘英集》九针图

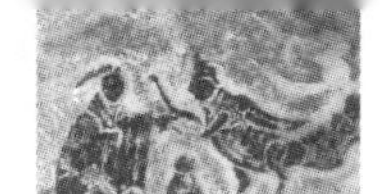

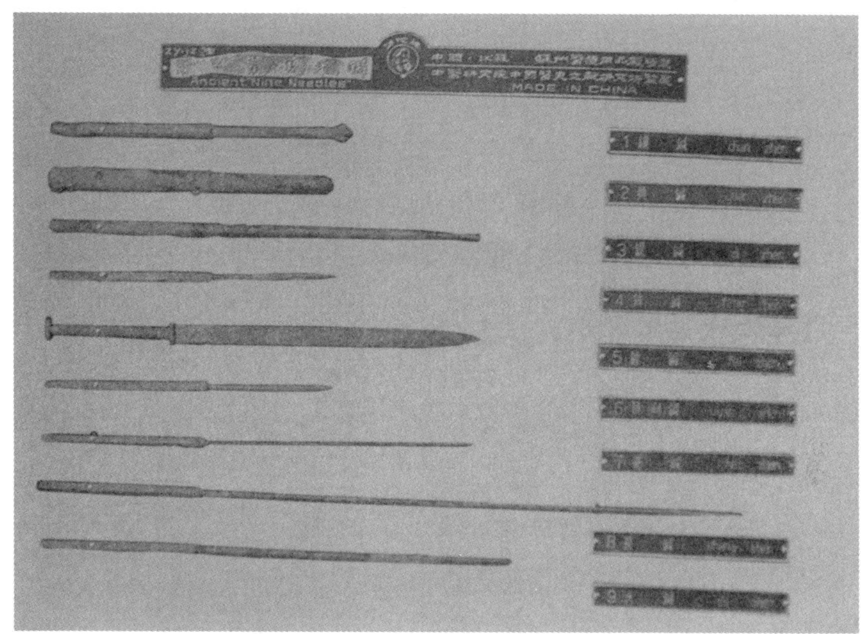

仿古九针模型

火点燃，放置在动物的肩胛骨上或者龟甲上，烧灼成一些斑点，通过观察其裂纹进行占卜。这种占卜法，与艾灸颇相类似，且与艾灸所用的燃料相同。

3. 艾草辟群邪

在中国许多地区，每年的五月五日端午节，仍有家家户户门上“悬艾人”“插菖蒲”以避鬼驱邪、防疫禳毒的风俗。如《红楼梦》也有这样的记载：“这日正是端阳佳节，蒲艾簪门，虎符系臂。”

艾灸治病和驱邪之间有什么样的联系呢？中国古代乃至世界其他地区的古代都是巫医不分的。中国古代也认为很多种疾病是由各种鬼邪导致的，所以一直有驱邪避鬼的说法，《内经》将之称为祝由。如《素问·移精变气论》载：“余闻古之治病，唯其移精变气，可祝由而已。”同时将致病因素风雨和邪气联系起来。如《内经》中有“故邪风之至，疾如风雨”，“故君子避风如避矢石”等说法，表明具有朴素自然意义的邪风致病观念仍然无法摆脱早期鬼祟致病的干系。孙思邈有“十三鬼穴”，将身体的许多疾病归结为“鬼邪致病”，并通过在十三鬼穴上针刺、放血等治疗疾病，疗效亦可。

故治病与驱鬼的观念存在一定联系。周代傩礼（傩礼是一种流传广泛的巫术活动，多于岁末举行，为驱逐疫鬼的仪式，做法各地不一，常见的有巫师击鼓吹长笛，一人化装成疫鬼状，众人以兵器或棍棒设法驱逐之，此仪式后演化为节日演戏等民间活动）有军人参与，带有某种军事性质。例如古人身上往往佩戴一些饰物，如宝剑之类以避鬼驱邪。汉代大傩中宫门卫士与

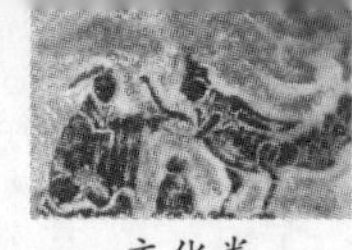

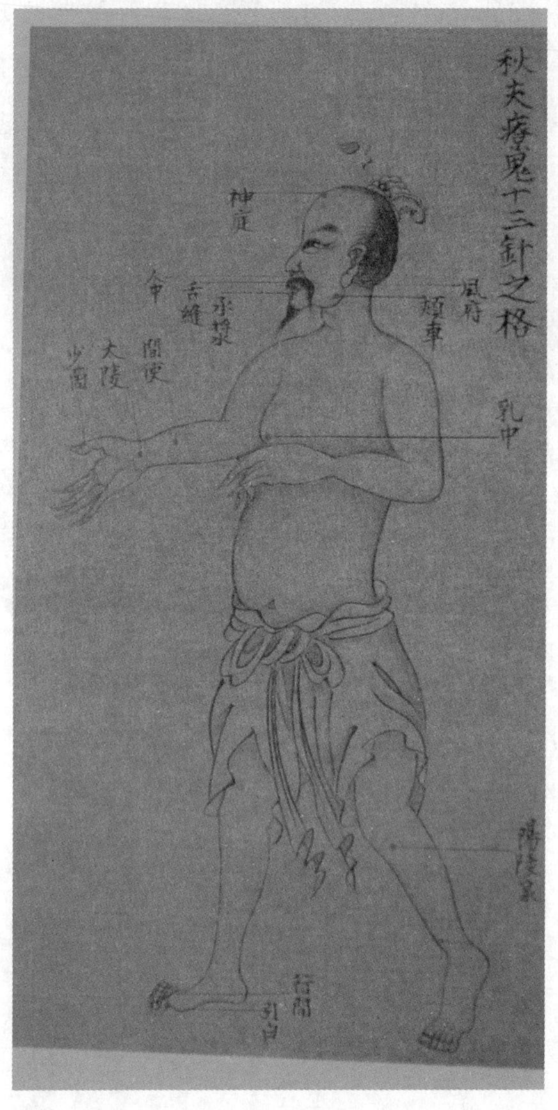

清·《十三鬼穴图》

五营骑士依次传递火炬遣送疫鬼的仪式就是继承了军人驱疫的传统。

现在中国民间还常常用艾草驱邪，并且有“艾虎辟群邪”的说法。如在端午节除了传统的包粽子、赛龙舟等活动外，民间亦会插艾草与菖蒲、佩戴香包及饮雄黄酒等，并且习惯于在这个时候清理庭院，在室内室外采用中药烟熏。

千百年来这些传统办法，证实艾草有助于“避恶、除邪”。艾草因能够祛除邪秽，故在临床上也和针刺疗法一样得到广泛应用。

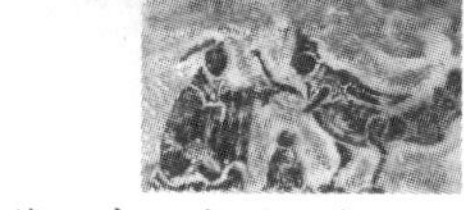

二、经络腧穴与文化

(一)经络与文化

1. 经络形成与水有关

脉的本义是指血管。《说文解字》中解释为:"血理分衺行体者。"所谓"血理"是指血管显现于外的纹路、纹理,分衺是指向外散开,行体者则是指斜行分布于体表。合起来是说脉的意思是指人体的血如同水流,并有分支。"脉"又写为"脈",从字形上去看,"脉"字由"月"与"永"两部分构成。"永"表义。"月"在古代有两层意思,一是指血肉,二是指水,而水属于阴。合起来我们可以理解为脉是身体血肉的一部分,与水流有关系。

在《内经》中,将脉进一步分化为经脉和络脉。例如"经脉为里,支而横者为络,络之别者为孙"。经和络都是偏旁从"糸"的形声字。"糸"原意是指各种纺织物品。所以我们可以知道经络呈现网状结构,如同各种丝织品的相互交织。经字的半边是"巠",而"巠"《说文》解释为:"水脉也,从巛在一下;一,地也"。所以"经"字是指低下的水脉,从其字源上我们也可以推测出来。经是指大的纵行的主干。所以经脉是指比较大的脉,主要运行的是气血。例如"经脉者,所以行血气而行阴阳,濡筋骨而利关节也"。络有网络的意思,所以络脉又分为十五大络、浮络、孙络、血络等,均是指比较细小的网络一样的脉。

由以上文字看,经络的概念形成与水以及网络是联系在一起的,并且通过"血"或"肉"与人体联系起来。古人也常常将人体之经脉比作水之沟渠和网络。这一观念贯穿于经络的生理病理认识与治疗方式的思维过程中。例如在《难经·二十七难》中有:"圣人图设沟渠,通利水道,以备不虞。天雨降下,沟渠溢满,当此之时,雱霈妄行,圣人不能复图也。此络脉满溢,诸经不能复拘也。"

2. 经脉与经水

(1)比附自然的经水观念

天人相应观念即人体、社会与天地自然相应。取类比象则是古人常用的方法,如用山川河流,江海湖泊来形容人的经脉,用月亮的盈亏来观察人体气血的盛衰。经脉的结构特点与自然界的河流相似,两者自然地被联系在一起。在古代文化中,常常将经脉与河流联系在一起,如:

> 水者,地之血气,如筋脉之通流者也。
>
> ——《管子·水地》

> 夫地之有百川也,犹人之有血脉也。
>
> ——《论衡·书虚》

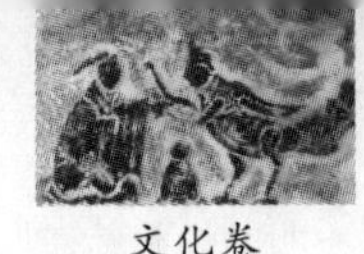

血脉之藏于身也，犹江河之流地。

——《论衡·书虚》

水之在沟，气之在躯，其实一也。

——《论衡·寒温》

故圣人之处国者，必于不倾之地，而择地形之肥饶者，乡山左右，经水若泽。内为落渠之写，因大川而注焉。

——《管子·度地》

尤其值得注意的是这里的经和落(络)之词，与人体的经络用词相同。经水是纵贯流通到海之川；落渠是横着与经水联络的沟渠。由此看来，人体中的经脉和络脉的概念可能受到水利思想的影响。

(2)经脉喻为经水

《内经》自然而然地将经络比喻为经水，如《灵枢·邪客》说："地有十二经水，人有十二经脉。"将经脉取象于经水，将所有的形形色色的经脉看成类似于管渠状或条系状的结构，同时这些经脉具有"行血气而营阴阳"的功能。

在《内经》中经水是自然界的十二条大的河流，《内经》将人体的十二经脉与之对应。

"黄帝问于岐伯曰：经脉十二者，外合于十二经水，而内属于五藏六府。夫经水者，受水而行之；五藏者，合神气魂魄而藏之；六府者，受谷而行之，受气而扬之；经脉者，受血而营之。

此人之所以参天地而应阴阳也，不可不察。足太阳外合清水，内属膀胱，而通水道焉。足少阳外合干[于]渭水，内属于胆。足阳明外合于海水，内属于胃。足太阴外合于湖水，内属于脾。足少阴外合于汝水，内属于肾。足厥阴外合于渑水，内属于肝。手太阳外合淮水，内属小肠，而水道出焉。手少阳外合于漯水，内属于三焦。手阳明外合于江水，内属于大肠。手太阴外合于河水，内属于肺。手少阴外合于济水，内属于心。手心主外合于漳水，内属于心包。凡此五藏六府十二经水者，外有源泉而内有所禀，此皆内外相贯，如环无端，人经亦然。

——《灵枢·经水》

(3)经脉气血如同经水一样调节

在人体十二经脉犹如十二经水，奇经八脉则如湖泊。《素问·离合真邪论》也说："夫圣人之起度数，必应于天地，故天有宿度，地有经水，人有经脉。天地温和，则经水安静；天寒地冻，则经水凝泣。"自然界中湖泊起着调节水流的作用。奇经八脉也可以调节十二经脉的气血。十二经脉气血充盛，则气血流入奇经八脉。反之，奇经八脉的气血又流向十二经脉，从而维持人

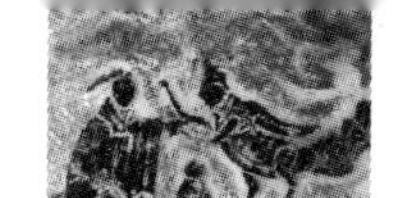

体的气血平衡。

(二)腧穴与文化

腧穴在《内经》中有多种称呼,“孙络三百六十五穴会”“溪谷三百六十五穴会”“节之交,三百六十五会”、“气穴”、“骨空”等。人以天地之气生,四时之法成。腧穴也受天人相应思想的影响,其形成也体现着中国古代文化,包括腧穴的阴阳五行配属,腧穴的个数,腧穴的命名等。

腧穴个数计有365穴。由于古代星象家为测定天体星辰的运行,将天空分为365等分距离,称为365度。显然腧穴数目受到了古人术数思想的影响,故《内经》也称穴位个数为365个。《素问·六节藏象论》说:“黄帝问曰:余闻天以六六之节,以成一岁。人以九九制会,计人亦有三百六十五节,以为天地,久矣。不知其所谓也?岐伯对曰:昭乎哉问也,请遂言之。夫六六之节,九九制会者,所以正天之度,气之数也。天度者,所以制日月之行也,气数者,所以纪化生之用也。”这里所说的三百六十五节即是指腧穴。

腧穴分属阴阳。阴阳五行是中医基础理论的重要部分,用于说明人体的脏腑、筋脉等组织结构、功能,并用于诊断和治疗等。同时腧穴也随着经脉分属阴阳。在阳经的穴位属阳,在阴经的穴位属阴。腧穴的阴阳在五输穴中表现的最为明显。据《内经》所载:阴经和阳经的井、荥、输、经、合各有不同的阴阳和五行属性,如阴井木,阳井金;阴荥火,阳荥水等。穴位的深浅也可以分阴阳,浅层属阳,深层属阴,并体现在刺法上。如《难经·七十难》:“春夏各致一阴,秋冬各致一阳”刺法。

腧穴命名取象天地。古人对于穴位的命名几乎是上察天文,下知地理,中通人事,远取诸物,近取诸身。腧穴的命名均有其含义,即“气血所发,各有处名”。孙思邈《千金翼方》中说:

> 凡诸孔穴,名不徒设,皆有深意。”腧穴中有大量穴位名称取象于天文、地理以及各种物象。比如以日月星辰命名的腧穴有日月、上星、璇玑、华盖、太乙等。以地理命名的腧穴有承山、商丘、丘墟、大陵等。以物象命名的腧穴有鹤顶、鱼际、紫宫、地仓等。以人体来命名的如完骨、大椎、十七椎、心俞、气海、水分、通天、阴陵泉、阳陵泉、三阴交等。大多数腧穴处于骨节缝隙、身体的凹陷、隆起等部位。对腧穴命名的意义,清代《医经理解》做了如下概括:“经曰:肉之大会为谷,小会为溪,谓经气会于孔穴,如水流之行而会于溪谷也。渊、泉,言其深也……天以言乎其上,地以言乎其下也……

人中穴常常用于急救。清代陈修园解释为:“人之鼻下口上……名人中,取居身乎天地中之义也。天气通于鼻、地气通于口,天食人以五气,鼻受之。地食人以五味,口受之。”昏迷常用人中穴,其机理在于人中能够交通天地之气,阴阳调和。

腧穴形态改变用于诊断和治疗。腧穴附近的骨节、肌肉、皮肤、血管等组织器官称为腧穴的形态。经络不通时，相应的腧穴就会出现异常，并且在身体的肌肉、皮肤、骨节等出现形态学的改变，并且常常作为我们临床取穴的标准，也称之为揣穴。比如《灵枢・九针十二原》："审视血脉，刺之无殆……血脉者，在腧横居，视之独澄，切之独坚。"将血脉作为针刺部位，此部位即可以视为穴位。再如《灵枢・刺节真邪》："一经上实下虚而不通者，此必有横络盛加于大经，令之不通，视而泻之，此所谓解结也。"而《灵枢・根结》则言："六经根结……枢折则脉有所结而不通，不通者，取之少阴，视有余不足，有结者皆取之。……此所谓十二经者，盛络皆当取之。"从这里我们可以看出腧穴的形态是多种多样的，甚至包括各种细小的络脉。这很可能也是《内经》中许多穴位没有固定部位的原因之一。

三、刺法灸法与文化

(一)刺灸如兵法

1. 守机如发弩机

《内经》对调气守气特别重视针刺时机。如《灵枢・九针十二原》："粗守关，上守机，机之动，不离其空。空中之机，清静而微。其来不可逢，其往不可追。知机之道者，不可挂以发。不知机道，扣之不发。"《灵枢集注・九针十二原》：上守机者，守其空而当刺之时，如发弩机之速也。现代针灸专业教材《针灸医籍选》：上守机，此以弓弩之机比喻守气之机。无独有偶，《素问・宝命全形论》中也用弩机比喻针刺的时机："凡刺之真，必先治神……静意视义，观适之变，是谓冥冥，莫知其形。见其乌乌，见其稷稷，从见其飞，不知其谁。伏如横弩，起如发机。"

相似的比喻出现在兵家书中，如《孙子・兵势》中载："激水之疾，至于漂石者，势也；鸷鸟之疾，至于毁折者，节也。故善战者，其势险，其节短。势如扩弩，节如发机。"

弩是一种兵器，攻击力比较强，弩机是兵器的关键构件。孙诒让《周礼正义》卷六一中载："车战野战，进退弛骤，非强弩则矢不及远。"原始木弩在远古时已经出现，但其杀伤力较小，只有装备金属弩机后，它才成为一件强有力的武器。

再看兵家书中另一段与医学著作相似的语句："《鬼谷子・飞箝》：用之于人，则量智能、权财力、料气势，为之枢机，以迎之、随之，以箝和之，以意宣之，此飞箝之缀也。用之于人，则空往而实来，缀而不失，以究其辞，可箝可横，可引而东，可引而西，可引而南，可引而北，可引而反，可引而覆，虽覆能复，不失其度。"

2. 用针如用兵

《灵枢・九针十二原》："往者为逆，来者为顺，明知逆顺，正行无问。迎而夺之，恶得无虚，追而济之，恶得无实，迎之随之，以意和之，针道毕矣。"口气与用语与以上并发著作非常相似，思维方式也有相通之处。《鬼谷子》《隋书・经籍志》始列为纵横家，后世兵家以为兵书。以上似乎提示,《内经》刺法理论中与兵家有一定的关系。实际上也的确如此。故《灵枢·逆顺》直接援引兵法比喻刺法。

《灵枢·逆顺》曰:"《兵法》曰:无迎逢逢之气,无击堂堂之阵。《刺法》曰:无刺熇熇之热,无刺漉漉之汗,无刺浑浑之脉,无刺病与脉相逆者。"从这里可以看出刺法和兵法的相通之处。

(二)刺灸应天地

1. 针刺时刻与时令

人体经脉气血的变化随天时变化而变化。如《灵枢·八正神明论》:"凡刺之法,必候日月星辰,四时八正之气,气定乃刺之。"故"是以因天时而调气血也。是以天寒无刺,天温无疑,月生无泻,月满无补,月郭空无治,是谓得时而调之。"比如后世发展的子午流注针法和灵龟八法就是候时而针刺的代表。

2. 针刺深度与四季

灸刺之道,各取所在,无伤其余。对每一个病证针刺的深度达到皮肤、肌肉、血脉、筋脉、骨骼都有要求,同时对所要取的穴位也有要求。如《灵枢·四时气》中载:"四时之气,各有所在,灸刺之道,得气穴为定。故春取经、血脉、分肉之间,甚者深刺之,间者浅刺之。夏取盛经,孙络,取分间绝皮肤。秋取经腧,邪在腑,取之合。冬取井荥,必深以留之。"

(三)刺灸须守神

针灸需要守神、守气。精、气、神为人之三宝,必须要守。对于守神,强调在诊察时需要"察神",在针刺时需"守神",针刺以后需让患者养神。如《灵枢·本神》说:"是故用针者,察观病人之态,以知精神魂魄之存亡得失之意。"《标幽赋》也说:"凡刺者,使本神朝而后入,既刺也,使本神定,而气随。神不朝而勿刺,神已定而可施"。神志安定才能施针,未安而勿刺。对"大惊大恐者,必定其气乃刺之。"《素问·八正神明论》亦云:"故养神者,必知形之肥瘦,荣卫血气之盛衰。血气者,人之神,不可不谨养。"

(四)刺灸明宜忌

1. 刺灸部位宜忌

"脏有要害,不可不察"。故选择腧穴刺灸时必须明白腧穴局部解剖特点,避开要害部位,以免刺伤内脏或重要血管等处。《素问·诊要经终论》曰:"凡刺胸腹者,必避五脏"。故在针刺腧穴时要注意针刺深浅,进针角度,灸壮多少。如《素问·刺禁论》:"刺跗上中大脉,血出不止死。"对皮薄肌肉少处,妊娠期妇女腰骶部和下腹部等也要禁灸。关节处不可用瘢痕灸。

2. 刺灸体质宜忌

人的体质有强弱、老少、男女的不同,刺灸时也需要区别对待。《灵枢·逆顺肥瘦》中载:

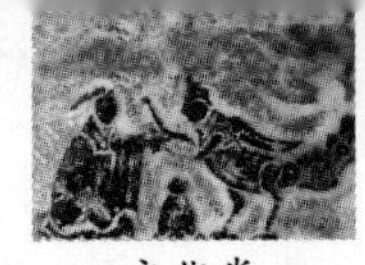

年质壮大，血气充盈，肤革坚固，因加以邪，刺此者，深而留之。此肥人也，广肩腋，项肉薄，厚皮而黑色，唇临临然……刺此者，深而留之，多益其数也。……瘦人者，皮薄色少，肉廉廉然，薄唇轻言，其血清气滑，易脱于气，易损于血，刺此者，浅而疾之……视其白黑，各为调之，其端正敦厚者，其血气和调，刺此者，无失常数也。……刺壮士真骨，坚肉缓节监监然，此人重则气涩血浊，刺此者，深而留之，多益其数。劲则气滑血清，刺此者，浅而疾之。……婴儿者，其肉脆，血少气弱，刺此者，以毫针，浅刺而疾发针，日再可也。"此外，对于施灸也要结合体质。如《外台秘要》中载："凡灸有生熟，候人盛衰及老小也。衰老者少灸，盛壮实者多灸。

3. 刺灸病情宜忌

刺灸时还需要详察病情，宜针宜灸，宜补宜泻，辨识清楚。如对危重病证不宜针刺。《灵枢·五禁》："形肉已夺，是一夺也；大夺血之后，是二夺也；大汗出之后，是三夺也；大泄之后，是四夺也；新产及大血之后，是五夺也。此皆不可泻。"此外还要根据病情深浅，表里寒热等治疗。表证宜浅刺，里证宜深刺。

四、针灸治疗与文化

（一）针灸治疗如治国

1. 气血逆乱如国乱

"顺而治，逆则乱"，故治乱多用来表达社会的状态。政治清明，社会稳定为治，反则为乱。治世是古代明主、良臣与知识分子的一致追求。先秦时代，诸子争鸣，大家对治国方略的主张有别，但是对治国的目的并无二致：

君子曰德，德成而教尊，教尊而官正，官正而国治，君之谓也。

——《礼记·文王世子第八》

教不善则政不治。

——《国语·齐语》

始乎治，常卒乎乱。

——《庄子·人间世》

政荒曰乱。

——《尚书·仲虺之诰》

今用义为政于国家，人民必众，刑政必治，社稷必安。

——《墨子·大取第四十四》

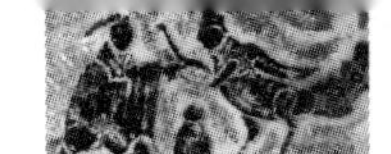

君实欲天下之治而恶其乱也，当为宫室不可不节。

——《墨子·辞过第六》

对应于人体，疾病产生可由于气血逆乱。《素问·宣明五气篇》提出了“五邪所乱”：“邪入于阳则狂，邪入于阴则痹，搏阳则为巅疾，搏阴则为喑，阳入之阴则静，阴出之阳则怒，是谓五乱。”再如《灵枢·五乱》中提出了“五乱”的病证，其病机“非有余不足”，而是气机的逆乱于心、肺、肠、胃、臂胫、头等处。对于五乱《内经》也设了“导气”针法。如：“黄帝曰：补泻奈何？岐伯曰：徐入徐出，谓之导气。补泻无形，谓之同精，是非有余不足也，乱气之相逆也。黄帝曰：允乎哉道，明乎哉论，请着之玉版，命曰治乱也。”

何为治乱？有学者作了精辟的分析。一般而言，治乱多指社会的状态，为古代明君良臣、贤达之士所特别关心。气血逆乱的治乱思维与社会的治乱也有联系。

故治乱是一组对举的范畴，表示事物的顺达与混乱。如：

治，谓理而织之也。

——《诗·邶风·绿衣》“女所治兮”朱熹集注

百事失纪曰乱。

——《逸周书·武称》“并小夺乱”朱右曾集训校释/孔子家语·执辔

五行有序，四时有分，相顺则治，相逆则乱。

——《灵枢·五乱》

故《内经》所提到的疾病气血逆乱的治乱与国家治乱有一定的联系。进一步说，导气治乱受到了国家治乱思想的启发。

2. 治身如治国

国家机构与人体结构均与天相参，天作为国家与人体的参照对象，其地位在互相联系与感应的天、国、人三端之中，是作为解释原点的，政事与人体都要遵循天道。所以无论是医者还是一般知识分子，均将治身与治国视为一理之术：

凡人主必审分，然后治可以至，奸伪邪辟之涂可以息，恶气苛疾无自至。凡治身与治国，一理之术也。

——《吕氏春秋·审分》高诱注：身治则国治，故曰一理之术也

以身为家，以家为国，以国为天下。此四者，异位同本。

——《吕氏春秋·执一》

所以，董仲舒又在一篇《通国身》中阐述了治国与治身的道理，可以为《吕氏春秋》的“一理之术”张本：

气之清者为精，人之清者为贤，治身者以积精为宝，治国者以积贤为道。身

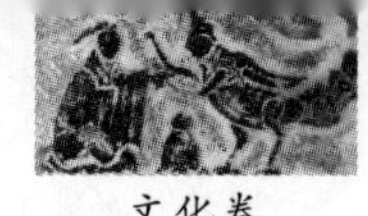

以心为本，国以君为主；精积于其本，则血气相承受；贤积于其主，则上下相制使；血气相承受，则形体无所苦；上下相制使，则百官各得其所；形体无所苦，然后身可得而安也；百官各得其所，然后国可得而守也。夫欲致精者，必虚静其形；欲致贤者，必卑谦其身，形静志虚者，精气之所趣也；谦尊自卑者，仁贤之所事也。故治身者，务执虚静以致精；治国者，务尽卑谦以致贤；能致精，则合明而寿；能致贤，则德泽洽而国太平。

——《春秋繁露·通国身》

医家著作中同样体现这种思想：

夫九针者，始于一而终于九，然未得其要道也。夫九针者，小之则无内，大之则无外，深不可为下，高不可为盖，恍惚无穷，流溢无极，余知其合于天道人事四时之变也，然余愿杂之毫毛，浑束为一，可乎？岐伯曰：明乎哉问也，非独针道焉，夫治国亦然。黄帝曰：余愿闻针道，非国事也。岐伯曰：夫治国者，夫惟道焉，非道，何可小大深浅，杂合而为一乎？

——《灵枢·外揣》

3. 上医医国

古人身国同治，不仅仅互相借喻，对于古代医家而言，治身确是能够影响到国的，这也是班固所言方技为“王官之一守”的意义：

方技者，皆生生之具，王官之一守也。太古有岐伯、俞拊，中世有扁鹊、秦和，盖论病以及国，原诊以知政。汉兴有仓公。今其技术晻昧，故论其书，以序方技为四种。

——《汉书·艺文志》

“上医医国”同时出现在汉代《潜夫论》中，这里的“上医医国”的原理比较明显，指的是治国与养寿的道理相类似：

是故养寿之士，先病服药；养世之君，先乱任贤，是以身常安而国脉永也。上医医国，其次下医医疾。夫人治国，国治身之象。疾者身之病，乱者国之病也。身之病得医而愈，国之乱得贤而治。治身有黄帝之术，治世有孔子之经。

——《潜夫论·思贤》

4. 导气治乱

医理可以用来表达治国方略，反之对于“疾者身之病”（《潜夫论·思贤》），医者也能够自然地运用国家治乱思想来思考，认为是其病为“乱”，身之治乱的思想与国之治乱理念相通。对于“身之乱”，医者是如何察知并治理的呢？

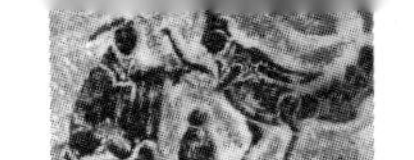

察知“身乱”主要有两个途径:诊察症状与脉。《灵枢·五乱》中判断“逆之则乱”主要依据是症状:“故气乱于心,则烦心密嘿,俯首静伏;乱于肺,则俯仰喘喝,接手以呼;乱于肠胃,则为霍乱;乱于臂胫,则为四厥;乱于头,则为厥逆,头重眩仆。”

据《史记·扁鹊传》记载,扁鹊判断赵简子的病情的良好预后则是通过脉诊,扁鹊对脉的判断是“治”,也就是非乱。简子疾,五日不知人,大夫皆惧,於是召扁鹊。扁鹊入视病,出,董安于问扁鹊,扁鹊曰:“血脉治也,而何怪!昔秦穆公尝如此,七日而寤。寤之日,告公孙支与子舆曰:‘我之帝所甚乐。吾所以久者,适有所学也。帝告我:晋国且大乱,五世不安。其后将霸,未老而死。霸者之子且令而国男女无别。’公孙支书而藏之,秦策於是出。夫献公之乱,文公之霸,而襄公败秦师於殽而归纵淫,此子之所闻。今主君之病与之同,不出三日必间,间必有言也。”

扁鹊此案说明,在对脉的诊察过程中,除了判断脉气的虚实,即“守人之血气有余不足,可补泻也”(《灵枢·小针解》),还在体会一种乱或治的状态。《灵枢·五乱》中对气乱描述为“清气在阴,浊气在阳,营气顺脉,卫气逆行,清浊相干”。因为气乱非有余不足,所以本文设了导气针法,“徐入徐出,谓之导气;补泻无形,谓之同精”。“顺而治,逆则乱”,所谓治乱,就是将逆的状态调整到顺的状态,这是治乱的目的,也是导气针法的基本立意。

《灵枢·师传》有一段关于治民治身的讨论:“黄帝曰:‘余闻先师,有所心藏,弗著于方。余愿闻而藏之,则而行之,上以治民,下以治身,使百姓无病,上下和亲,德泽下流,子孙无忧,传于后世,无有终时,可得闻乎?’岐伯曰:‘远乎哉问也。夫治民与自治,治彼与治此,治小与治大,治国与治家,未有逆而能治之也,夫惟顺而已矣。顺者,非独阴阳脉论气之逆顺也,百姓人民皆欲顺其志也。’”

本段很能说明古代医者的抱负,治国的本质是顺达民意,而医患的本质是令气顺,最终的目的是一致的:惟顺而已矣。

(二)针灸治疗内蕴象数

中医针灸离不开象、数与道。所谓一物有其道,必生其物;有其物,必有其象;有其象,必有其数;有其数,必有其理。象是外在的征象,即事物内部机理的外在征象。数是数理,即事物产生以后必然能够被测量,这种测量和计算就是数。理是事物内部蕴含的道理。中医通过象数理之间的关系来判断诊治疾病。司外揣内也是中医的一大诊治原则。《灵枢·本脏》言:“视其外应,以知其内脏,则知所病矣。”这一理论和近代控制论的黑箱理论非常相似。这一理论的根本在于中医的象文化。我们通过外在的微小变化来推测内部脏腑经络所发生的种种变化,这种过程就是司外揣内。

1. 象比较熟知的就是藏象

经络之象表现的部位主要是十二经脉循行部位的十二经筋、十二皮部、各种络脉，浮络等。所出现的现象主要有循经感传现象，循经出现的皮疹，经筋病证，皮部病证等。在舌脉上也可以有所表现。比如阳明头痛，那么就会在阳明经循行的前额部发生头痛。身体部位与天地的联系，也即是象。《灵枢・岁露论》曰："人与天地相参也，与日月相应也。"人体的部位也与天地四时相应。例如《灵枢・九针论》："黄帝曰：'愿闻身形应九野奈何？'岐伯曰：'请言身形之应九野也，左足应立春，其日戊寅己丑。左胁应春分，其日乙卯。左手应立夏，其日戊辰己巳。膺喉首头应夏至，其日丙午。右手应立秋，其中戊申己未。右胁应秋分，其日辛酉。右足应立冬，其日戊戌己亥。腰尻下窍应冬至，其日壬子。六府膈下三藏应中州，其大禁，大禁太一所在之日及诸戊己。凡此九者，善候八正所在之处。所主左右上下身体有痈肿者，欲治之，无以其所直之日溃治之，是谓天忌日也'"。所以判断为阳明头痛。在针灸临床中，对寒热病之象，判断属于哪条经脉，做出相应治则和治法。

2. 数是针灸治疗不可缺少的一环

针灸中蕴含着诸多的数字。三百六十一：人身的正经穴位是三百六十一个。十六：十六络穴。十五：十五络脉。十二：十二经脉、十二募穴、十二经筋、十二皮部、十二经别、十二原穴、十二郄穴等。十二经脉包括手三阳经、手三阴经、足三阴经、足三阳经。九：是指九针，即鑱针、圆针、鍉针、锋针、铍针、圆利针、毫针、长针、大针，体现与天地相应的关系。八：灵龟八法、八脉八会穴、奇经八脉。将八脉八会穴与九宫八卦相对应。公孙通冲脉，与乾卦相应，其数是六；申脉通阳跷，与坎卦相应，其数一。内关通阴维，与艮卦相应，其数八。外关通阳维，与震卦相应，其数三。足临泣通带脉，与巽卦相应，其数四。列缺通任脉，与离卦相应，其数九。照海通阴跷，与坤卦相应，其数二五。后溪通督脉，与兑卦相应，其数七。五：五输穴。四：四海。脑为髓海，膻中为气海，冲脉为血海，胃为水谷之海。

再如《灵枢・九宫八风》："太一常以冬至之日，居叶蛰之宫四十六日，明日居天留四十六日，明日居仓门四十六日，明日居阴洛四十五日，明日居天宫四十六日，明日居玄委四十六日，明日居仓果四十六日，明日居新洛四十五日，明日复居叶蛰之宫，曰冬至矣。太一日游，以冬至之日，居叶蛰之宫，数所在，日从一处，至九日，复反于一。常如是无已，终而复始。"

（三）针灸治疗的中道

道文化强调中道。针灸治疗要掌握分寸，把握好度。这个最适当的程度也叫做执中，也就是儒家常讲的"执中而用两"。把执中的方法从实践经验升华为理论时，就叫做中道。所以坚持"中"，戒其"过"，免其"不及"，乃是中医学发展变化的基本原则。人体处处离不开中道。生理功能上"阴平阳秘"，中者生化无穷；病理上六淫、七情致病，偏盛偏衰，离中成患；诊断上辨阴

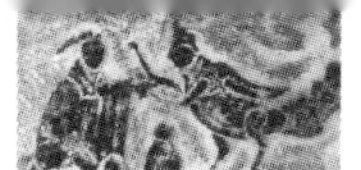

阳的偏盛偏衰，执其中而驭繁就简；治疗上用以调节经络气血，阴阳盛衰，以期阴平阳秘，精神乃治。如《灵枢·根结》所记载的“用针之要，在于知调阴与阳，调阴与阳，精气乃光，合形与气，使神内藏”与和是一样的。刺法灸法必使人达到阴阳调和的状态，也就是平人。“凡刺之道，气调而止，补阴泻阳，音气益彰，耳目聪明，凡此者，血气不行。”

（四）针灸治疗疏通经水

针刺治疗的根本在于疏通经水，调阴和阳，达到“阴平阳秘”的状态。《灵枢·九针十二原》篇首言：“勿使被毒药，无用砭石，欲以微针通其经脉，调其血气，营其逆顺出入之会。”具体在针刺治疗病证时，就是疏通经脉中的经水。“补泻勿失，与天地如一”，“凡刺之道，气调而止”等。再如《灵枢·九针十二原》提到：“往者为逆，来者为顺，明知逆顺，正行无问……迎之随之，以意和之，针道毕矣。”

（五）灸法主以疗寒

灸法的产生有地域特点。灸法古代称为灸焫。《说文解字》说：“灸，灼也，从火音‘久’灸乃治病之法，以艾燃火，按而灼也”，又言：“刺以石针曰砭，灼以艾火曰灸”。说明灸疗就是烧灼的意

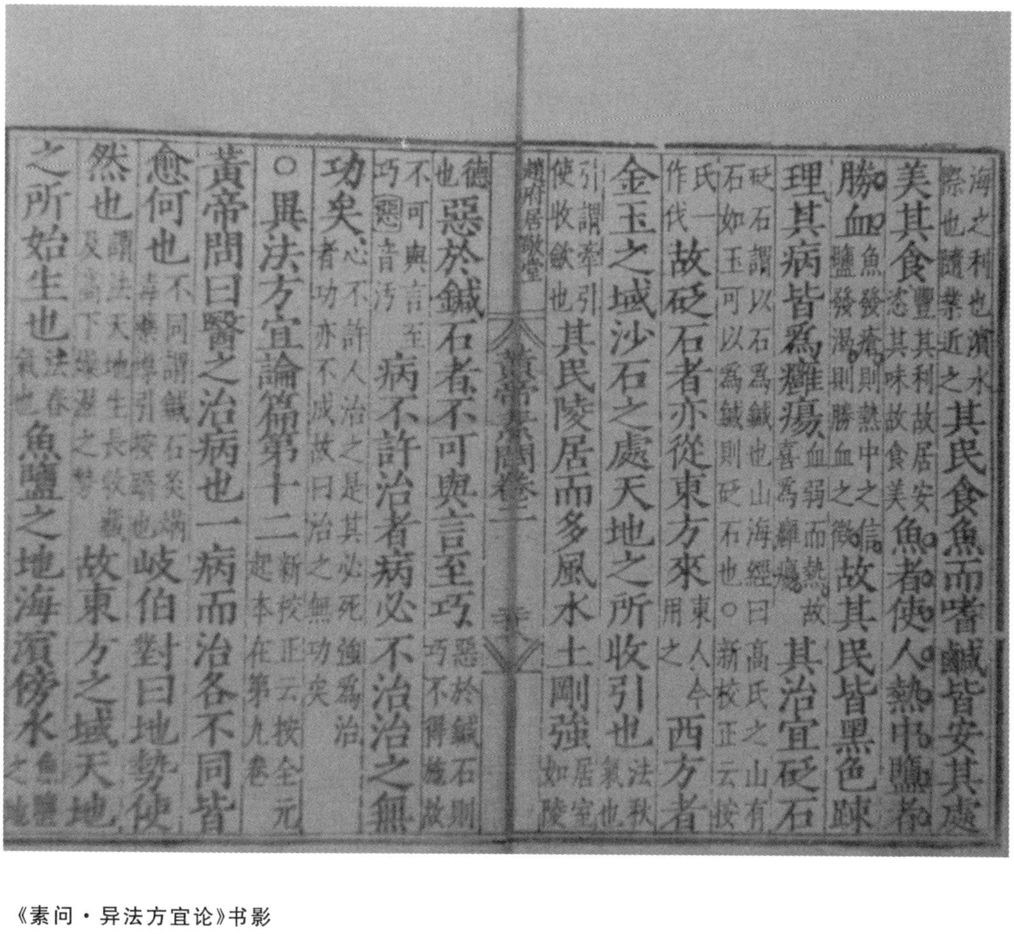

海之利也濱水際也隨業近之其民食魚而嗜鹹皆安其處
美其食豐其利故居安恣其味故食美魚者使人熱中鹽者
勝血魚發瘡則熱中之信鹽發渴則勝血之徵故其民皆黑色踈
理其病皆爲癰瘍血弱而熱故喜爲癰瘍其治宜砭石
砭石謂以石爲鍼也山海經曰高氏之山有石如玉可以爲鍼則砭石也○新校正云按
氏一作伐故砭石者亦從東方來東人今用之西方者
金玉之域沙石之處天地之所收引也法秋氣也
引謂斂引使收斂也其民陵居而多風水土剛強居室如陵
黄帝素問卷二
德也惡於鍼石者不可與言至巧惡於鍼石則巧不得施故
不可與言至巧惡音汚病不許治者病必不治治之無
功矣心不許人治之是其必死強爲治者功亦不成故曰治之無功矣
○異法方宜論篇第十二新校正云按全元起本在第九卷
黄帝問曰醫之治病也一病而治各不同皆
愈何也不同謂鍼石灸焫毒藥導引按蹻也岐伯對曰地勢使
然也謂法天地生長收藏及高下燥濕之勢故東方之域天地
之所始生也法春氣也魚鹽之地海濱傍水

《素问·异法方宜论》书影

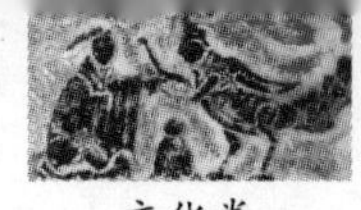

思。灸法的产生与我国北方人们的生活习惯和发病特点有关。《素问·异法方宜论》:“北方者,天地所闭藏之域也,其地高陵居,风寒冰冽。其民乐野处而乳食,脏寒生满病。其治宜灸焫,故灸焫者,亦从北方来。”因此灸法多用于治疗各种寒证和虚证。如《灵枢·经脉》:“陷下则灸之”。

艾灸以疗寒。艾灸疗法主要来自于北方。艾性属温,具有强大的温补作用。《千金方》载:“若要安,三里永不干。”所说的药,就是指的艾绒。艾其味芳香,善能通十二经脉,具有理气血、逐寒湿、温经、止血、安胎的作用。《本草纲目》谓之:“艾叶,生则微苦太辛,熟则微辛太苦,生温熟热,纯阳也……灸之则透诸经而治百种病邪,起沉苛之人为康泰,其功亦大矣”。《本草正》也认为:“艾叶,能通十二经脉,而尤为肝脾肾之药,善于温中、逐冷、除湿,行血中之气,气中之滞……或生用捣汁,或熟用煎汤,或用灸百病,或炒热熨敷可通经络,或袋盛包裹可温脐膝,表里生熟,俱有所宜”。艾叶燃烧,药性尤存,其药性可通过体表穴位进入体内,渗透诸经,起到治疗作用;又可通过呼吸进入机体,起到扶正祛邪、通经活络、醒脑安神的作用。

第二章

文化遗产中的针灸处境

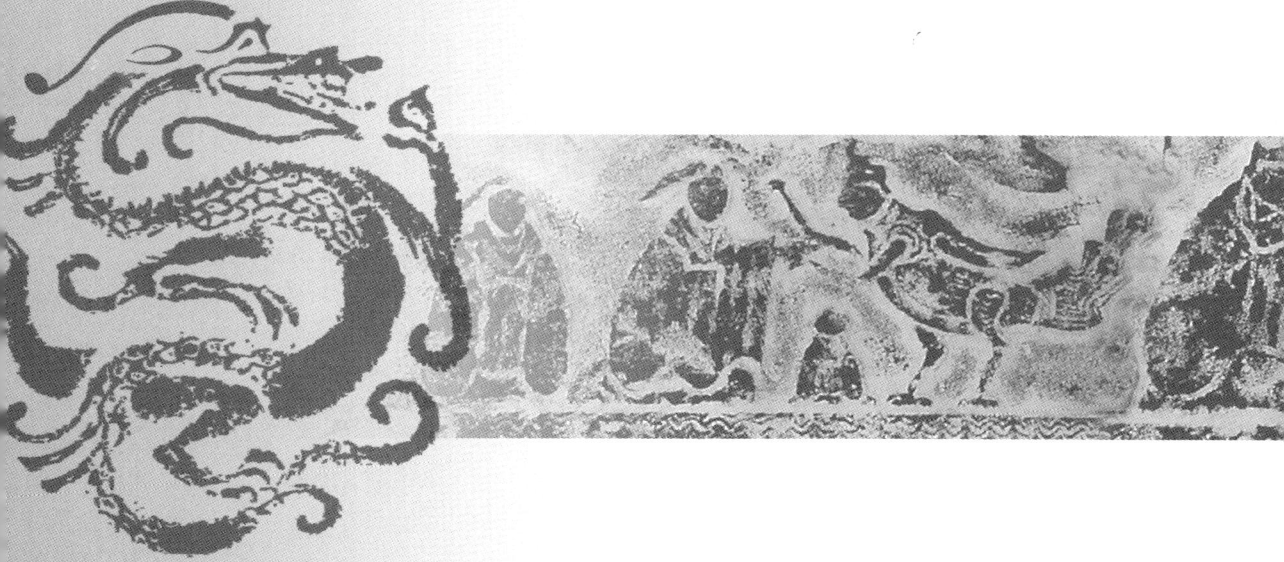

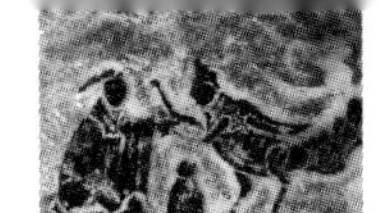

在中国产生和发展的针灸学已经成为整个人类的宝贵财富，且以其疗效确切、绿色健康等特点日益受人们欢迎和喜爱。2010 年，针灸成功入选人类非物质文化遗产代表作名录。我们了解和熟知文化遗产中的针灸处境，明确针灸在传统文化中的地位，有助于我们较为全面地认识针灸，进而对针灸学的保护、传播和发展起到积极作用。

第一节　国家非物质文化遗产中的中医针灸

一、中国非物质文化遗产简介

（一）对非物质文化遗产的认知

人类在漫长的发展历程中，创造了丰富多彩的文化形态。随着时间长河的流逝，相当一部分文化形态已经湮没、失传，成为人类发展史上令人心碎的片段，甚至完全不为当代人所知。为了使现存的文化形态不再被湮没，联合国 1972 年通过了《保护世界文化和自然遗产公约》，联合国教科文组织自 1979 年实施了《世界遗产名录》项目，极大地促进了世界各国对物质遗产的保护工作。随着非物质文化遗产越来越凸显其重要性，联合国教科文组织于 2003 年通过了《保护非物质文化遗产国际公约》（以下简称《公约》），确定了非物质文化遗产的概念、分类、保护模式，对语言、歌曲、手工技艺等非物质文化遗产的保护做出了必要规定，进一步推动了世界各国对非物质文化遗产的保护工作。《公约》特别要求对各国和各地区现有的非物质文化遗产进行清点，列出急需抢救的重点和有重要代表意义的遗产项目，并要求建立一个由专家和各会员代表组成的非物质文化遗产保护委员会，协调有关工作。

《公约》对非物质文化遗产的定义为："非物质文化遗产指被各群体、团体、有时为个人所视为其文化遗产的各种实践、表演、表现形式、知识体系和技能及其有关的工具、实物、工艺品和文化场所。各个群体和团体随着其所处环境、与自然界的相互关系和历史条件的变化不断使这种代代相传的非物质文化遗产得到创新，同时使他们自己具有一种认同感和历史感，从而促进了文化多样性和激发人类的创造力。"

非物质文化遗产是人类历史过程中其生活方式、智慧与情感的载体，是认定一个民族的文化身份、保持民族特性的至关重要的宝贵资源，它蕴藏着民族传统文化的根源，有着不可估量的价值，是人类社会得以延续的文化命脉。

(二)中国非物质文化遗产保护现状

2004 年 12 月中国正式加入了《公约》，2005 年 4 月国务院发布了《关于加强我国非物质文化遗产保护工作的意见》，2006 年 2 月又出台《关于加强文化遗产保护的通知》等文件，标志着中国文化遗产保护事业进入新的历史阶段，推动了传统医药非物质文化遗产保护工作在全国范围内开展。

2006 年、2008 年、2011 年，国务院批准公布了 3 批国家级非物质文化遗产名录，10 大类，共 1530 项，"传统医药"列第一批第九大类。

中国传统医药历史悠久，不仅有防治疾病的实用价值，其中更蕴含了丰富的中国传统文化与哲理。然而，不可否认的是，它的体系也十分庞大，内容丰富，流派众多，是我国宝贵的医学遗产，在中国历经数千年绵延不绝，不仅是保健和治病的实践技术，也是中华民族特有的对生命及其与自然关系认知智慧的典型代表，在中华民族的疾病防治中发挥了巨大的作用。

目前，传统医药类非物质文化遗产项目已扩大至 21 个，如中医生命与疾病认知方法、中医诊法、中药炮制技术、中医传统制剂方法、针灸、中医正骨疗法、同仁堂中医药文化、胡庆余堂中药文化、藏医药、中医养生、传统中医药文化、蒙医药、畲族医药、瑶族医药、苗医药、侗医药、回族医药、壮医药、彝医药、傣医药、维吾尔医药等。

二、针灸入选国家级非物质文化遗产概况

针灸是中医药的重要组成部分，它所包涵的文化精髓和诊疗技术在民间可谓耳熟能详，包括经络、腧穴、针刺、艾灸、拔罐、刮痧等。作为一种医疗手段，针灸在中华民族的疾病防治中作

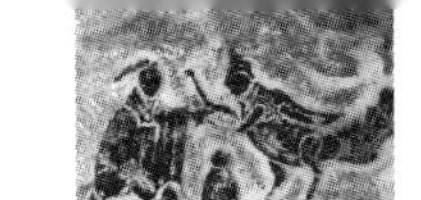

出了巨大的贡献；作为一种文化，针灸堪称是世界文化遗产中的一支奇葩。然而，传统的针灸疗法发展至今，已面临着许多问题和挑战：一方面，随着现代科学技术方法的引入，针灸被赋予了很多新的内容，如电针疗法、激光针灸、穴位注射、腧穴药物贴敷、腧穴磁疗、腧穴红外辐射等，这些治疗方法的配合使用，提高了针灸的治疗效果；另一方面，针灸传统技法和经络腧穴相关的治疗方法已越来越少被现代针灸医生所运用，各种散落在民间的家传针刺技法、绝技也大多后继乏人，逐渐濒临失传、绝迹的危险。

针灸是中医药走向世界的先导，虽然中医针灸被越来越多的人使用，但是随着现代科技和医学的普及，中医针灸理论及其文化内涵却被忽略和淡化，某些需长期实践才能掌握的特色技法面临失传的危险。如国际上针灸腧穴命名用代码，失去了穴位名称所包含的文化、病因及证治观念等；现代的套管针代替了古代的针刺进针手法，也失去了文化意味。

鉴于此，由中国中医科学院针灸研究所和中国针灸学会联合申报的针灸项目，早在2006年6月，就被列为我国首批国家级非物质文化遗产代表作名录中9个传统医药项目之一，包括：经络、腧穴、子午流注、毫针刺法、艾灸、刮痧、拔罐、气功8项内容。为有效保护和传承国家非物质文化遗产，鼓励和支持项目代表性传承人开展传承教习活动，针灸项目评选出了两位代表性传承人，分别为王雪苔和贺普仁。他们也被列入第一批国家级非物质文化遗产项目代表性传承人名单。

三、中医针灸文化在中国传统文化中的地位

（一）中医是承载中国优秀传统文化的医学宝库

中医是在中华民族传统文化的土壤中萌生、成长的，在发展过程中，不断汲取当时的哲学、地理、天文等多种学科知识的营养，同时又融进了中华民族优秀传统文化的血脉，而成为传统文化不可分割的一个组成部分，是一门兼备人文与自然科学双重属性的医学。中医有着数千年的历史，是中华民族特有的对生命及其与自然关系认知智慧的典型代表，为中华民族的疾病防治发挥了巨大的作用，已成为我国具有世界影响的文化标志之一。如中医药古籍《本草纲目》，在18世纪到20世纪期间，被全译或节译成英、法、德、俄、韩等20多种语言文字，再版100余次，在世界广泛流传，被许多领域的学者关注和研究。

中医无论是理论基础，还是思维方式，都与中国传统文化有着天然的一致性，如气、阴阳、五行等学说，都是从中国传统文化中套用而来，中国传统文化承载着传统中医理论体系，可以说没有中国传统文化，也就没有现有形态的中医理论。它是在一定历史时期和地域环境下，人类族群生存状态、生活方式和思维方式的外在表现形式，它是人民群众长期传续下来的历史记忆和情感追求，是华夏祖先留给后人宝贵的精神财富。

中医以“天人合一”的整体观为指导，将人与自然、人与社会、人体自身视为一个整体，以阴阳平衡理论解释生命与疾病，认为人体自身的脏腑、气血、经络等阴阳平衡，并与自然界、社会环境保持协调，身体就会健康；反之，就会发生疾病，这基本上是中医的整体观念和阴阳平衡理论。经过长期实践，人们发现并总结形成了一套完整的富有民族文化和地域特色的理论体系和诊断、防治疾病的方法。中医认为自然界的风、寒、暑、湿、燥、火六种气候失常和人的喜、怒、忧、思、悲、恐、惊七种情绪失调是导致疾病的主要外因和内因，即中医的“六淫学说”和“七情致病理论”。中医重视个体化治疗，采用因人因时因地制宜的辨证论治方法，运用望、闻、问、切收集疾病信息，分析判断病情，确定治疗方案，以治病求本、扶正祛邪及调整阴阳等为重要的治疗原则，这基本上是中医学的三因制宜观念和辨证论治理论。中医把自然界的天然草药经过独特的“炮制”工艺，制成饮片及膏、丹、丸、散等各种药品，利用药物寒热温凉的偏性和归经，以纠正人体的偏性和调节人体的脏腑气血功能；同时还使用各种体表刺激疗法，如针刺、艾灸、推拿、刮痧、拔罐等外治方法，以调动人体自身机能；另外，中医还倡导健体怡神、养生防病的太极拳和气功等养生方法，以防治疾病。中医在预防疾病方面强调“已病防变，未病先防”以及起居有时、饮食有节、不妄作劳、恬淡虚无以及根据自然界四季的变化来指导养生与康复的养生保健思想等。

（二）中医针灸是传统医药的奇葩

针灸是中医药的一个重要组成部分，是在中国独立地起源、形成、发展起来的一个具有悠久历史，带有鲜明中国文化特质并代代相传的传统医学知识体系。针灸通过非药物的物理刺激激发人体自我调节功能而促进健康，是中国的文化遗产，是人类共有的文化遗产，是一个活着的中国古代智慧和文明的传奇。

针灸在其形成与发展中，蕴含着大量的知识体系和技术技艺。针灸认为经络是联系人体上下内外的通路，《内经》记载人体共有12条经脉，12是具有特殊文化涵义的数字，是天人相应思想在经络理论中的反映，人体经脉变化与天时地理对应，如12经脉与十二月、十二时、十二节气具有一定对应关系，《内经》中还将人体的12条经脉与自然界的12条大的河流一一对应。腧穴是人体气血输注于体表的部位，沟通体表与脏腑的联系。通过刺激腧穴可以疏通经络，改善脏腑气血功能，调节人体阴阳平衡，具有诊断疾病和治疗疾病的作用。腧穴不仅能治疗该穴所在部位及邻近组织、器官的局部病证，而且能治疗本经循行所及的远隔部位的组织、器官、脏腑的病证。

针灸主要包括针刺法和灸法。针刺是针对人体不同状态选择适宜的穴位进行刺激，采用“提”“插”“捻”“转”或组合的复式手法，疏通经络，防治疾病。针刺的工具从最早的特定石质，经过铜、铁、金、银，演变为当代不锈钢的针具材料。灸法主要分为直接灸与间接灸两种，用艾

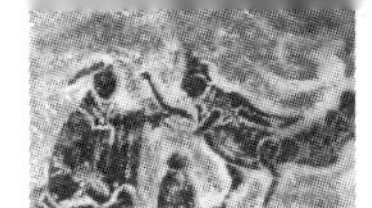

炷或艾条接触穴位灸灼，或保持一定距离热薰穴位，以调节阴阳，获得人体的健康或平衡。艾炷和艾条由艾叶晒干碾碎成绒制成，具有易燃、恒温、持久等特性。艾是具有特殊香味的植物，生长在中国大部分地区，自古就被中国人认为具有驱除病邪的功效，一直为灸法的主要材料。

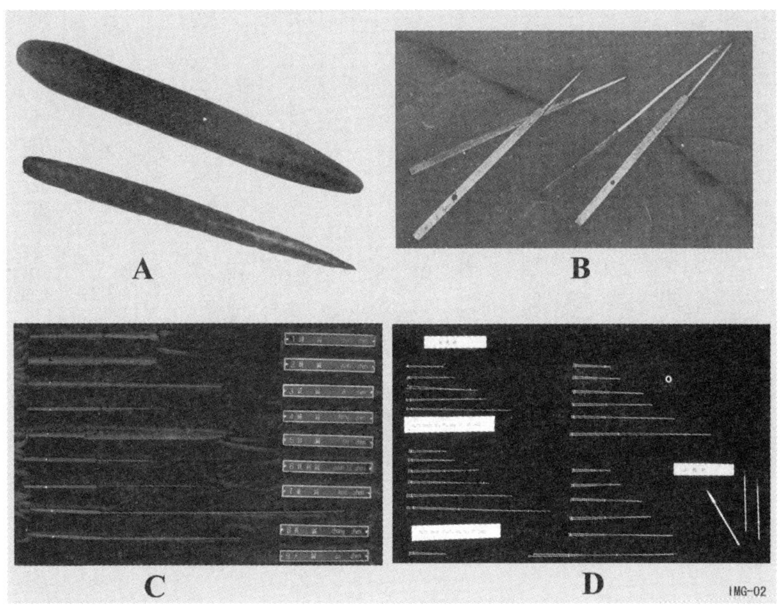

针具图

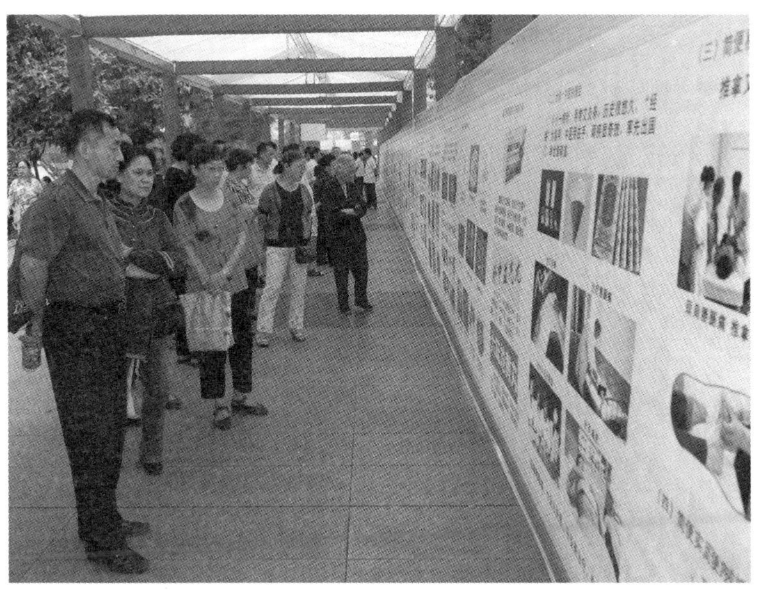

中医药展进社区

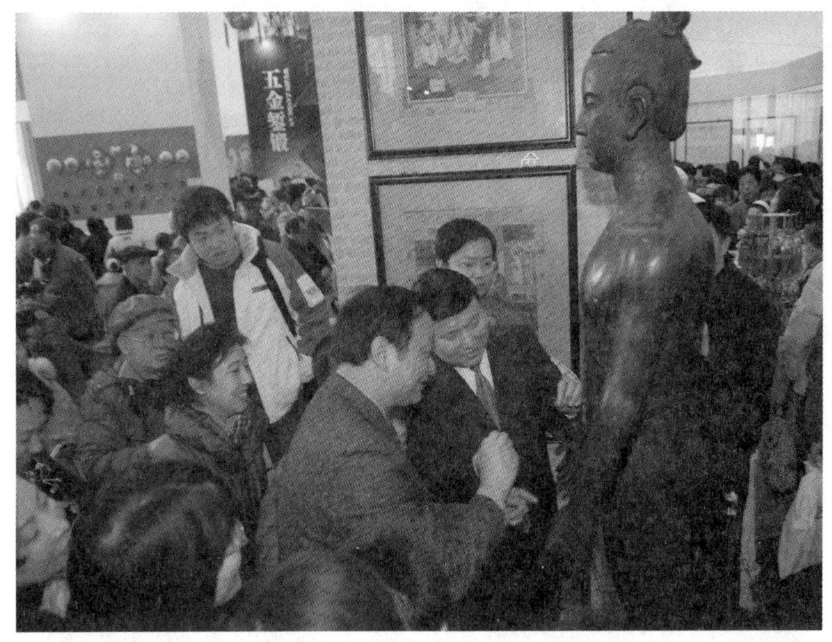

针灸铜人展示

四、中医药非物质文化遗产国内传播活动

近年来，在中国政府的支持下，国家中医药管理局、中国针灸学会、中国中医科学院，以及各地中医药院校、针灸研究机构一起努力，做了大量的工作以传承和保护针灸。

(一)中国传统医药非物质文化遗产展览

为展示和宣扬我国博大精深、丰富多彩的非物质文化遗产，2007 年 5 月 23 日—6 月 10 日，我国在第 2 个“文化遗产日”举办了首届“中国成都国际非物质文化遗产节”活动。其中由国家中医药管理局主办，中医药申报世界非物质文化遗产办公室、四川省中医药管理局和成都中医药大学联合承办的“中国传统医药非物质文化遗产展览”为本次盛会的重要组成部分，向中国和世界各国民众展示了列入国家级第一批非物质文化遗产名录的传统医药项目。

展览期间，UNESCO 保护非物质文化遗产政府间委员会第一届特别会议也在蓉城举行。5 月 28 日，UNESCO 保护非物质文化遗产政府间委员会 24 个委员国、30 余个缔约国以及部分国际组织和非政府组织等 70 余名成员国代表参观了“中国传统医药非物质文化遗产展览”，欣赏了中医生命与疾病认知方法、中医诊法、中药炮制技术、针灸、正骨等传统医药非物质文化遗产展品，驻足观赏了传统养生运动——八段锦、针灸推拿、中医诊病、古法炮制药丸等现场演示，并对针灸、推拿、拔罐、脉诊等中医药技法表现出浓厚兴趣。此次活动对于宣传我国博大精深的中医药文化起到了很好的作用。

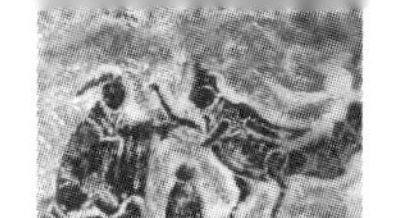

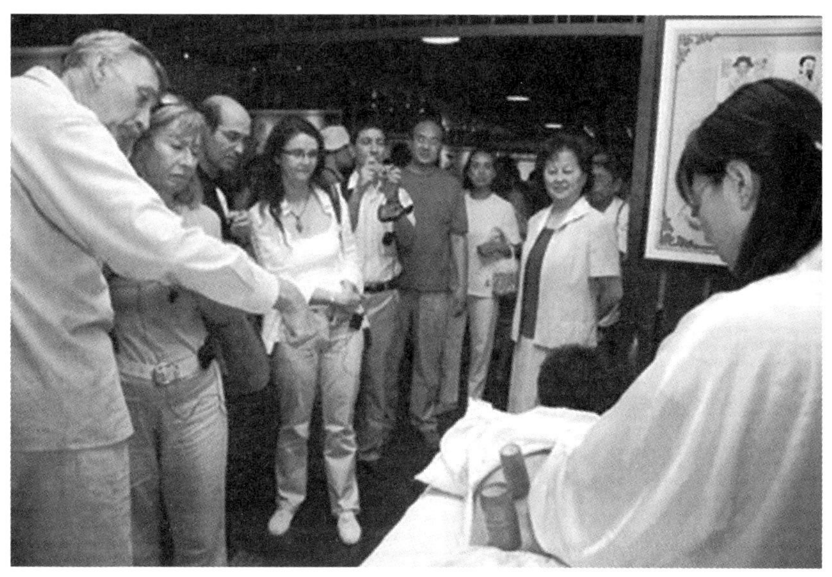

中国成都国际非物质文化遗产节“中国传统医药保护项目”演示现场

(二)中国传统医药保护展

在“中国成都国际非物质文化遗产节”活动期间，由中华人民共和国文化部、国家中医药管理局主办，中国中医科学院承办的国家非物质文化遗产保护专题展——中国传统医药保护，也于 2007 年 6 月 6 日在北京开幕。该展览以“保护文化遗产 构建和谐社会”为主题，以进入国家级第一批非物质文化遗产保护名录的项目为主要内容。

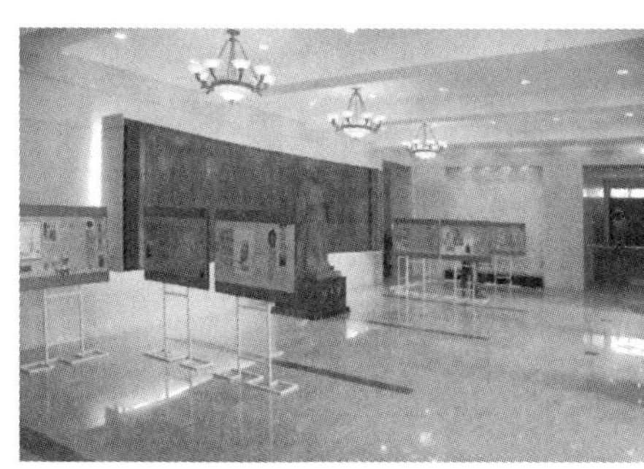

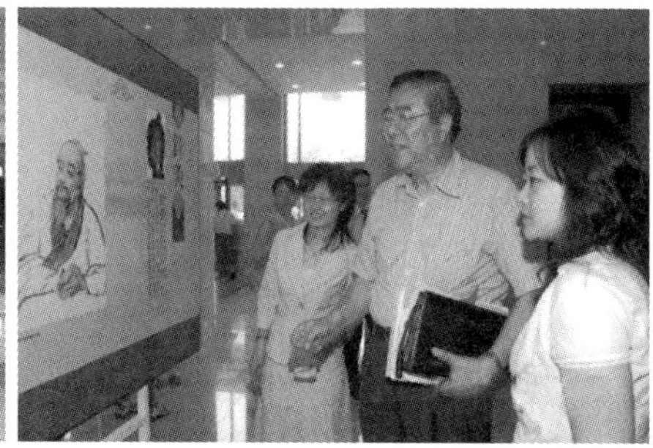

中国传统医药保护展现场

首批国家级 518 个非物质文化遗产保护项目中，包含了中医生命与疾病认知方法、中医诊法、中药炮制技术、中医传统制剂方法、针灸、中医正骨疗法、同仁堂中医药文化、胡庆余堂中医药文化、藏医药 9 个传统医药项目，前 6 项均为中国中医科学院及所属机构提出申报。为此，中国中医科学院荣获国家非物质文化遗产保护先进集体光荣称号；中国针灸学会、中国医史文献研究所、针灸研究所、中医基础理论研究所、中药研究所、望京医院分别被文化部授予“项目

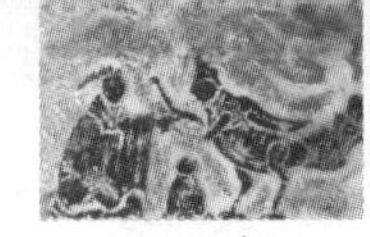

保护单位”标牌。

(三)相约北京——中医针灸展

为扩大中医针灸列入“代表作名录”后的宣传推广工作,2011 年 5 月 8 日至 18 日,由国家中医药管理局主办,中国针灸学会、中国中医科学院等单位承办的“相约北京——中医针灸展”在北京市东城区图书馆举行,开展了专题展览、健康讲座和义诊咨询等系列活动,并邀请甘肃省大型秦腔历史剧《针灸鼻祖——皇甫谧》剧组进京汇报演出,用鲜活的历史事迹,直观形象地展示针灸的文化内涵。

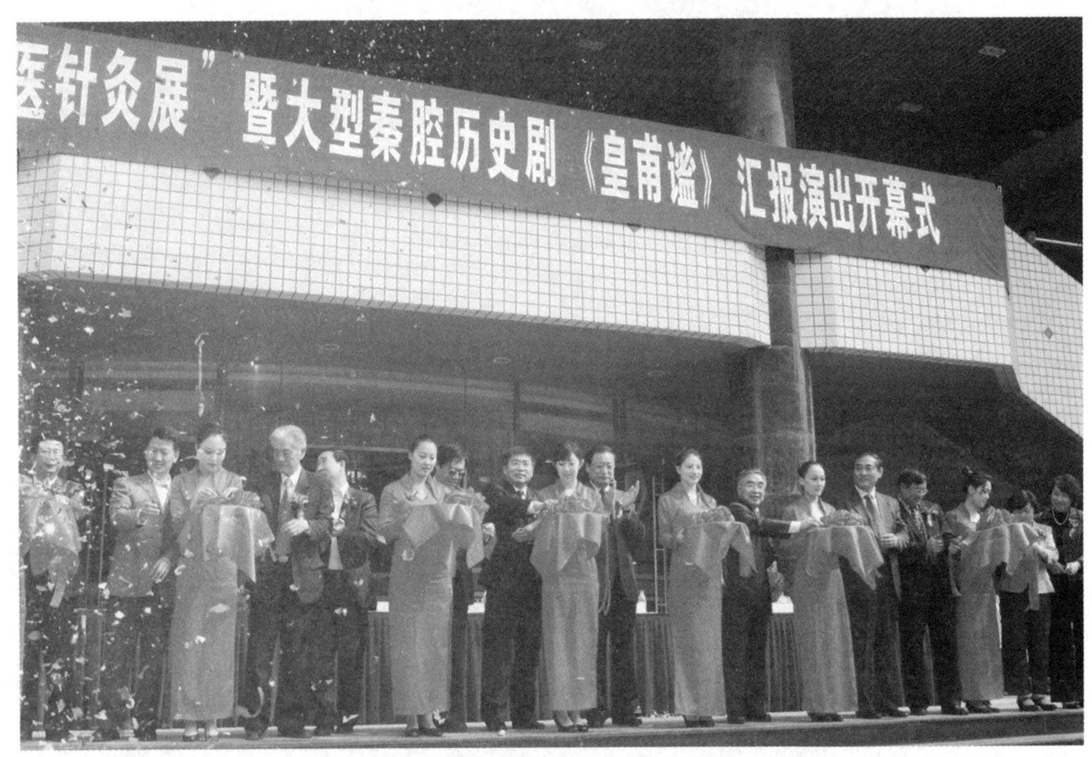

中外嘉宾参加“相约北京——中医针灸展”开幕式

展览期间,以最受关注的健康问题及养生保健方法为主题,举办了经络保健、针灸保健技巧、穴位按摩技巧、针灸止痛、刮痧拔罐保健、耳穴与健康、心理与健康、漫话冬病夏治、艾灸与健康、饮食与健康 10 个专题讲座,并进行现场演示与互动,让大家了解中医治未病、健康靠自己的科学道理。此外中国中医科学院广安门医院、西苑医院、望京医院、眼科医院和针灸医院等 5 家医疗机构还举行中医针灸义诊咨询活动,让广大民众亲身感受中医针灸养生保健的神奇魅力。

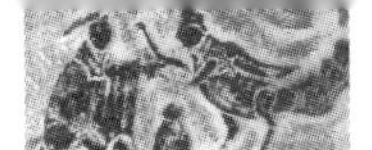

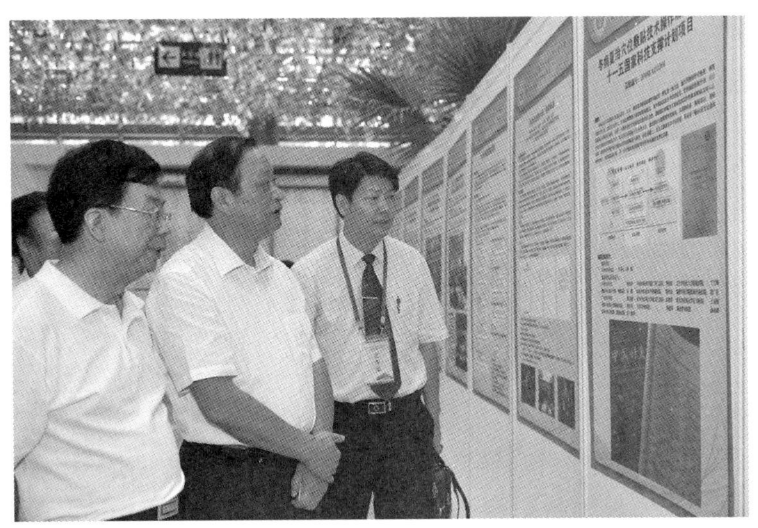

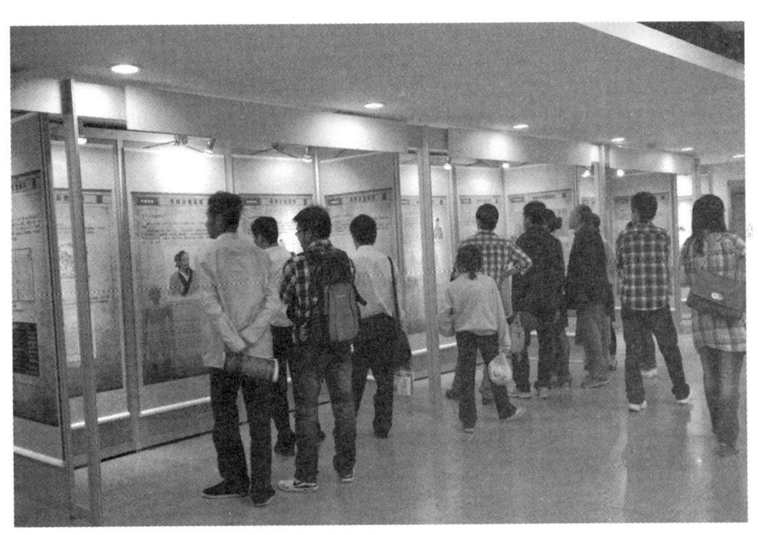

"相约北京——中医针灸展"现场

第二节　世界非物质文化遗产中的中医针灸

一、对世界人类非物质文化遗产的认识

《公约》将非物质文化遗产分为：口头传说和表述，表演艺术，社会风俗、礼仪、节庆，有关自然界和宇宙的知识及实践，传统的手工艺技能5大类。设立了两个名录，一个是"人类非物质文化遗产代表作名录"，以确保非物质文化遗产在全世界的重要地位，是指历史悠久、具有独特的文化价值和民族价值的文化遗产，是一种荣誉性的称号，把某一个国家或地区的遗产上升为

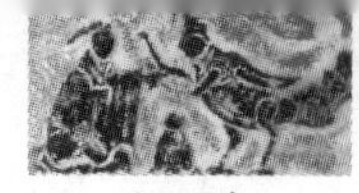

全人类的遗产，彰显遗产的地位；另一个是“急需保护的非物质文化遗产名录”，则更多地强调了抢救、保护申报列入名录的项目。由此可以看出，不一定“濒危”才是“遗产”。

《公约》的宗旨是：保护非物质文化遗产，尊重有关社区、群体和个人的非物质文化遗产，在地方、国家和国际一级提高对非物质文化遗产及其相互欣赏的重要性的意识，开展国际合作及提供国际援助。《公约》特别要求对各国和各地区现有的非物质文化遗产进行清点，列出急需抢救的重点和有重要代表意义的遗产项目，并要求建立一个由专家和各会员代表组成的非物质文化遗产保护委员会，协调有关工作。

各国家和地区为保护非物质文化遗产，通过申报、审批而确定列入人类非物质文化遗产名录。联合国教科文组织从2001年起命名了6批世界非物质遗产，其中中国入选29项，主要为昆曲、中国古琴艺术、新疆维吾尔木卡姆艺术、蒙古族长调民歌、中国蚕桑丝织技艺、福建南音、南京云锦、安徽宣纸、贵州侗族大歌、广东粤剧、《格萨尔》史诗、浙江龙泉青瓷、青海热贡艺术、藏戏、新疆《玛纳斯》、蒙古族呼麦、甘肃花儿、西安鼓乐、朝鲜族农乐舞、书法、篆刻、剪纸、雕版印刷、传统木结构营造技艺、端午节、妈祖信俗、京剧、中医针灸、皮影戏等。

二、中医针灸申报世界人类非物质文化遗产之路

中医是我国传统文化的重要组成部分，是我国在非物质文化遗产领域具有优势发言权的领域。2006年7月，国家中医药管理局发布了《关于成立中国传统医药申报世界文化遗产委员会的通知》[国中医药办发(2006)37号]，决定成立国家中医药管理局中国传统医药申报世界文化遗产委员会、专家组及办公室，开始中国传统医药申报世界文化遗产的工作。

2005年，国家中医药管理局成立了申遗委员会及专家组，成立了中医申遗办公室，开始系统地组织、推动中医药列入世界人类非物质文化遗产代表作名录的申报工作。经过两年多的组织研究，于2008年9月第一次向联合国教科文非物质文化遗产处提交了“中医”申请列入2009年人类非物质文化遗产的申报文本，定名为“中医生命疾病认知与实践”。

2009年，中国选取了大家熟知、国际认知度较高的针灸项目进行申报，定义为“中医针灸”。在国家中医药管理局的直接带领下，在国家中医药管理局国际合作司的指导下，在世界针灸学会联合会、中国针灸学会以及有关各兄弟单位的大力支持下，中国中医科学院针灸研究所成立了“中医针灸申遗工作组”，撰写了申报文本和拍摄申报宣传片。经过数十次讨论会和征求意见会，工作组圆满完成了申报中文版、英文版、法文版的文本，代表性图片以及3种语言电视宣传片的制作。2009年11月27日，中医针灸申遗工作组将“中医针灸”申报文本递交至联合国教科文非物质文化遗产处。

2010年4月21—30日，举办“中医文化与养生巴黎展”。本次活动通过图文展览、义诊咨

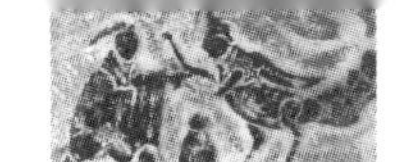

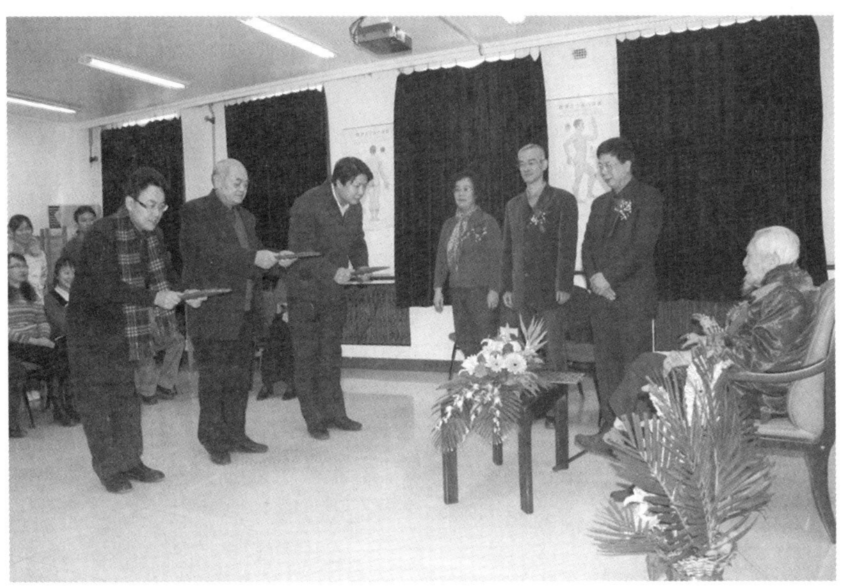

中医针灸界收徒拜师仪式

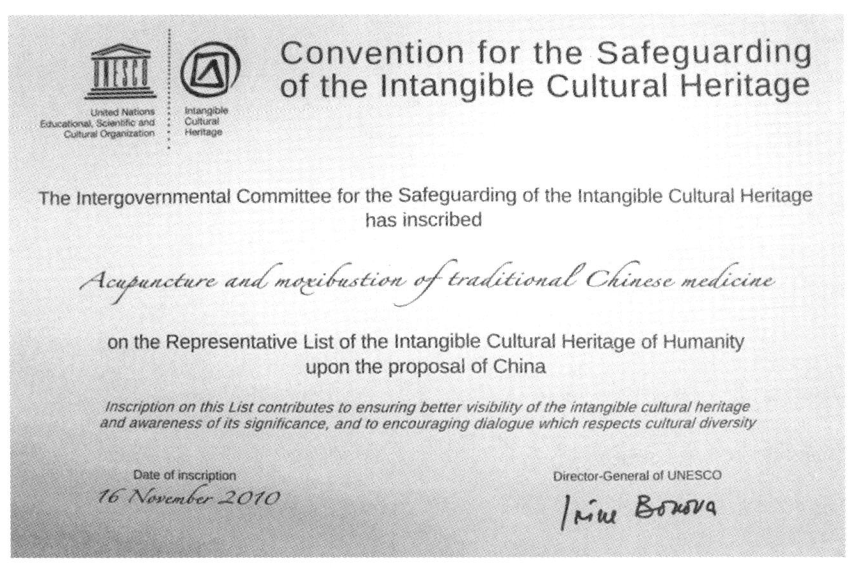

UNESCO
United Nations
Educational, Scientific and
Cultural Organization

Intangible
Cultural
Heritage

Convention for the Safeguarding
of the Intangible Cultural Heritage

The Intergovernmental Committee for the Safeguarding of the Intangible Cultural Heritage
has inscribed

Acupuncture and moxibustion of traditional Chinese medicine

on the Representative List of the Intangible Cultural Heritage of Humanity
upon the proposal of China

Inscription on this List contributes to ensuring better visibility of the intangible cultural heritage and awareness of its significance, and to encouraging dialogue which respects cultural diversity

Date of inscription
16 November 2010

Director-General of UNESCO
Irina Bokova

“中医针灸”列入人类非物质文化遗产代表作名录的证书

询和保健讲座等活动，使民众近距离认识、了解中医，对中医针灸的成功申报具有积极意义。

2010年5月17—20日，通过附属机构评审。非物质文化遗产保护政府间委员会附属机构在UNESCO总部召开会议，评审各申报项目，认为中医针灸申报文本满足了《公约》对列入“代表作名录”的全部5项标准，并向委员会作出了将中医针灸列入“代表作名录”的建议。

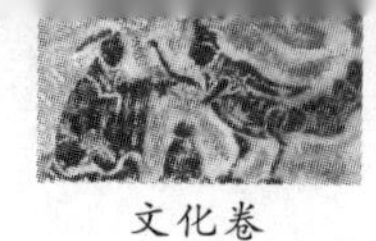

2010 年 11 月 16 日，通过审议列入“代表作名录”。联合国教科文组织在肯尼亚内罗毕召开保护非物质文化遗产政府间委员会第五次会议，“中医针灸”通过审议，被列入人类非物质文化遗产代表作名录。

这项工作历时近 4 年，从申报中医开始，到中医针灸成功申遗，凝聚着所有参与者的心血，圆了中医人梦想。相信这次申遗的成功，必将更进一步地推动中医针灸的保护和传承，使中医针灸为人类的健康做出更大的贡献。

三、中医针灸入选人类非物质文化遗产代表作名录的意义

中医针灸，作为一种古老医术，至今仍在临床广泛应用本身就是一个奇迹，而其独特的思维方式和实践价值在与现代西方医学的交融中，又不断被重新发现和认识，充分显示了文化的多元传承是人类文化创新和科技创新的基石与智慧源泉。

“中医针灸”列入联合国教科文组织人类非物质文化遗产代表作名录，利于原汁原味地传承和保护古代文明的思想和技术，不仅是传统文化的现代展示，也是对针灸医术的应用和再创造。“中医针灸”列入联合国教科文组织人类非物质文化遗产代表作名录，有助于提高中华民族文化的保护意识，使中医针灸的自然、绿色健康理念和方法在当今医学环境中得到更多的理解和尊重，为其提供更好的环境，有助于促进中医针灸的发展，增进中国传统文化与世界文化的对话与交流，促进世界文化的多样性。

四、中医药文化国际传播活动和影响

(一)英国中医药周——中医药展

2008 年 7 月 27 日—8 月 2 日，由中国国家中医药管理局、中国驻英国大使馆、英国王子基金会(中国)和北京御生堂中医药博物馆等共同主办的“英国中医药周——中医药展”在伦敦 Royal Medical Society 举行，本次活动是英国“2008 · 时代中国”活动之一。中医药展览以图片、文字、视频、文物、图书等手段，全面展现中医药的文化渊源、历史传承，医疗、教育和科研的现代发展成就、中药产品的现代化生产和质量控制以及民族医药、国际交流合作等内容。另外，有数十位来自中英两国的中医药医疗、教育、科研、管理等领域的专家学者共同为当地官员、民众及中医药爱好者提供连续一周的各类讲座。

中医药周活动的举办，进一步扩大了中医药在英国民众中的影响力和认可度，对促进中医药在英国乃至欧洲的进一步健康发展具有重要现实意义。

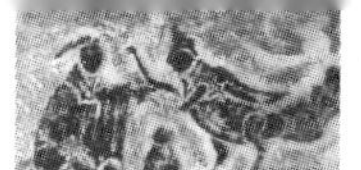

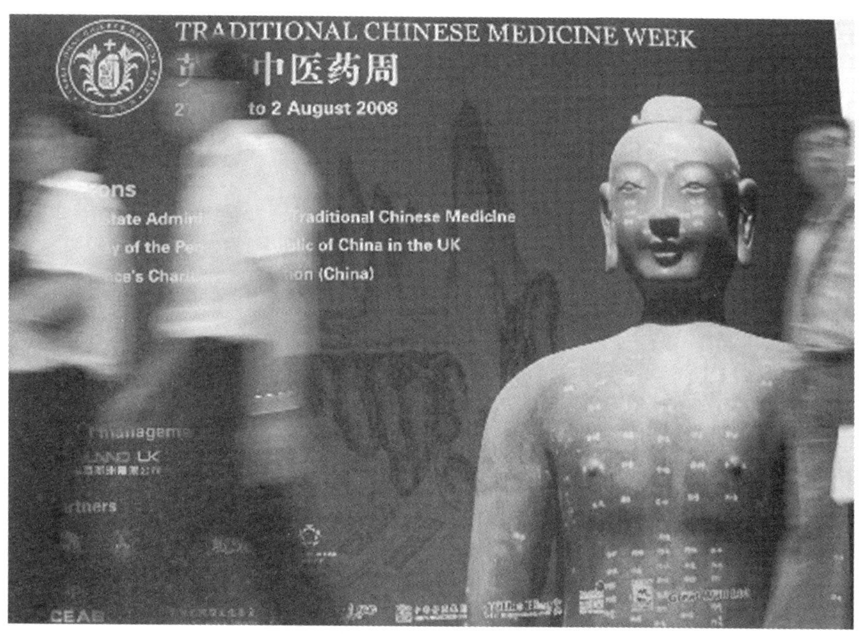

在英国伦敦皇家医学会，人们从英国中医药周的巨幅海报前走过

(二)中医文化与养生巴黎展

在国家中医药管理局国际合作司的领导下，在文化部外联局的支持和配合下，中国中医科学院与巴黎中国文化中心联合举办“中医文化与养生巴黎展”。2010 年 4 月 21 日—30 日，由国家中医药管理局、文化部外联局、中国中医科学院针灸研究所、上海中医药大学组成的代表团一行 12 人，在中医局办公室主任闫树江带领下，赴巴黎举办展览。本次展览主要从中医历史、诊法治法、中医养生、中医传承 4 个方面，详细介绍了独具特色的中医文化和养生之道。同时，针灸研究所的专家们对热心的参观者进行了现场诊疗及健康咨询。有近百名对中医感兴趣的中外人士到展览现场，感受中医诊疗的奇特。如巴黎中国文化中心的一位法国工作人员对中医很感兴趣，他患有颈椎病，希望体验针灸，扎针后，他表示感觉很好，表示要将感受及其照片放进自己的博客，让更多人了解中医。期间，还开展了“中医传统文化与养生之道”以及“中医养生的智慧与实践”系列讲座，在容纳 150 人的报告厅内，两场讲座均座无虚席，演讲人以生动的语言、图文并茂的演讲 PPT、现场观众体验相结合的形式，向观众展示了中医传统文化及养生方法。

此外，代表团还接受了多家媒体的采访，拜访了当地中医药界人士，就中医药在法国的发展与传播进行了交流。

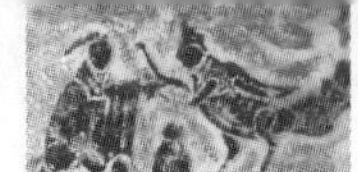

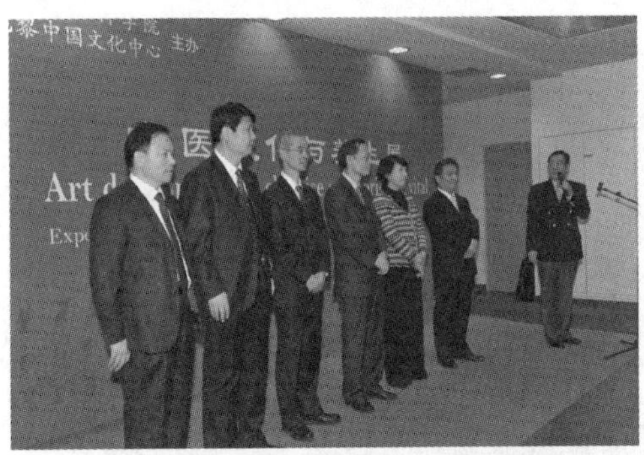

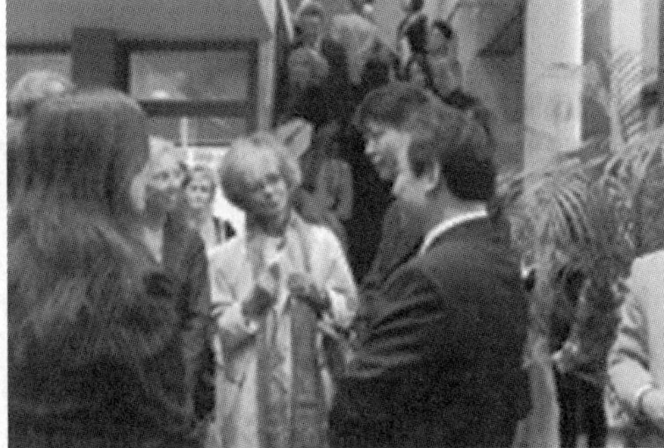

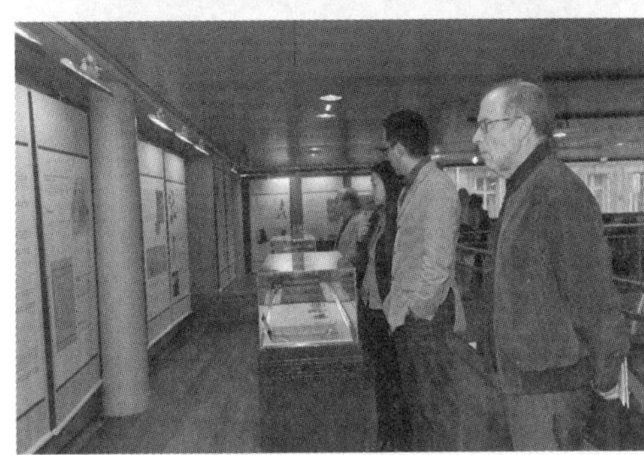

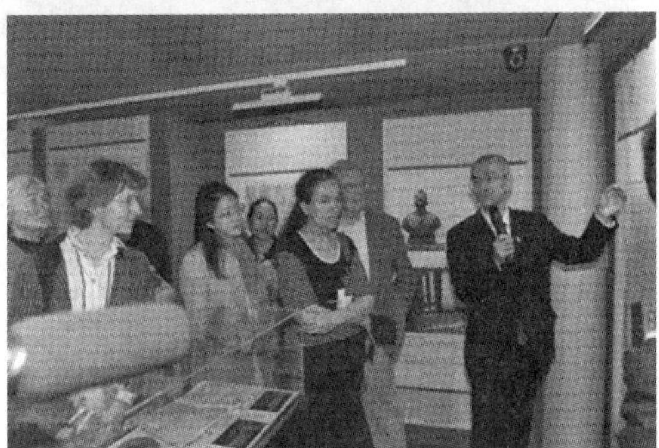

“中医文化与养生巴黎展”现场

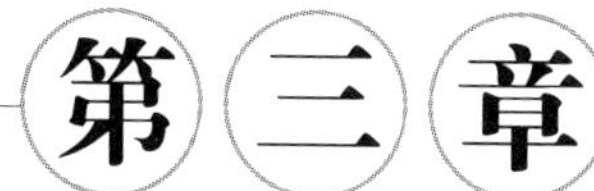

中学外传—以针灸为载体的文化传播

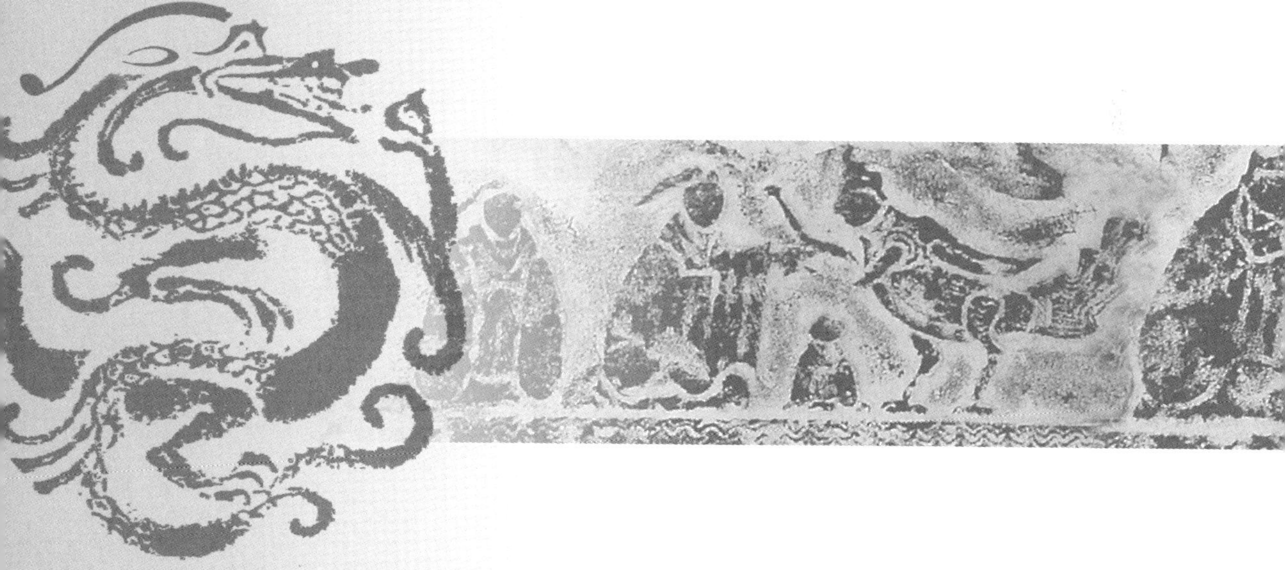

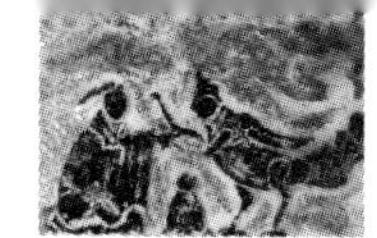

针灸不仅仅是一种医学，也是人类对自然界认识和实践最具代表性的文化表现形式之一也是中国古人对自然界及自身认识和实践最具代表性的文化表现形式之一。针灸在文化层面的交流，主要反映于针灸与政治主要反映于针灸在政治、宗教、军事、文物、影视、文体等方面的作用。文化卷在分析针灸本身的文化属性基础之后，展示了不同方面、不同时期、不同方面不同特点的，针灸的文化景观。就像“针灸外交”点燃世界针灸第四次热潮一样，针灸文化的热度在历史的长河里可能有升有降，但这种文化的力量永远不熄。

第一节　针灸文化交流与政治

王鸿生在《中国历史中的技术与科学——从远古到 1990》一书中说：“尽管有资料证明华夏丝绸在春秋战国时就已经辗转西传，但只是在丝路打通之后，中国的文明才同丝绸的大量西传一起更多地为西方世界所了解，同时中国人也开始身临其境地了解西方。”

中国与世界其他各国的政治与文化交流，主要包含中国文化的输出，与国外文化的引入。而自南北朝时期始，中国已将本土的中华文明传播至周边小国，这里面，既有农业文明、手工业文明，也有包含着医疗文明的岐黄之术，针灸也在其中。此后，随着国门的不断开放，针

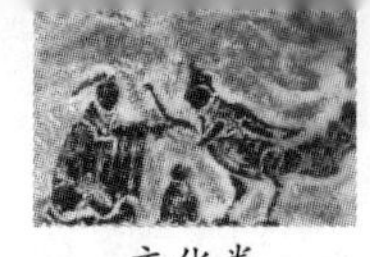

灸——这种古代东方神秘之术——承载着中华文化的源远流长，也寄托着中国人惠及天下的博大心胸，不断走向世界各国，不仅为天下苍生造福，也促进了中国文化的对外传播与交流。

随着中国各方面的对外开放，针灸在世界各国的交流也日渐增多，针灸在国外亦越来越多地受到广泛认可和欢迎，其中不乏外国领导人、政治家接受针灸治疗，甚至出现了“针灸外交”的事件或局面。

近几年来中医药在很多国家发展起来，而且为他们解决了医疗保险负担过重等问题，受到国民的欢迎，也使中医药从业人员逐年增多，因此现在这些国家的政府感到不管不行了，开始关注中医药。主要体现在：一是有二十多个国家的政府直接与我国国家中医药管理局签订了中医药合作协议；二是有多个国家已经开始对中医药进行立法并严格管理。

一、两晋南北朝时期

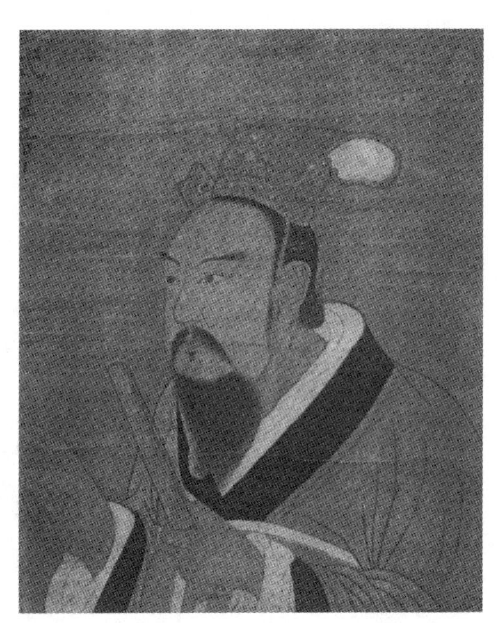

梁武帝像

南北朝时期，随着对外经济、文化交流的发展，中国医学已开始向国外传播，如波斯国、丹丹国、槃槃国、干陁利国、印度等就和中国进行过医学交流。这些国与国之间的交流，其实主要是政治文化层面的交流，其中医学交流（应包含针灸的交流）是文化交流的手段与方式之一。

公元前138年，汉武帝为了开拓疆域特命张骞两次出使西域，公元前115年张骞第二次从西域回来时，从中国的长安（西安）沿河西走廊、新疆、中亚直达罗马帝国东部的举世闻名的丝绸之路正式打通了。公元97年，班超也出使西域，是丝绸之路进一步开通，促进了中外医药文化的交流，从而使西域的红花、葡萄、苜宿、胡桃、胡麻、胡瓜、胡蒜等及东南亚各国的药材陆续输入我国。

《后汉书·西域传》载：“恒帝延熹九年（公元66年），大秦（罗马帝国）王安敦遣使自日南（越南）徼外献象牙、犀角、玳瑁。”《开元释教录》载：“东汉之末，安世高医术有名，译经传入印度之医药。”

《历代名医蒙求》载：中国名医董奉曾到越南，治愈了交州刺史杜燮的重病；曹州观察判官申光逊通医术，也以胡椒、干姜等治愈越南人的脑痛证。

南梁武帝大同七年（公元541年），梁武帝应百济王朝的请求，派陆翠和工匠、画师、医师赴朝将中国传统的医疗技术传到了朝鲜。这是以华夏一国之君的名义，传播中华文明包含针灸医疗文明。

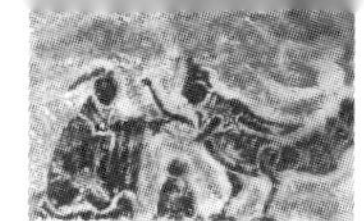

南梁元帝承圣元年(公元552年),日本钦明天皇得到我国赠送的《针经》一套。这时的针灸交流实则是中国将针灸之术作为国宝级礼物赠送给日本天皇的厚礼,甚至可以看作是典型的针灸外交。

南陈文帝天嘉三年(公元562年),吴(当时日本称中国南朝为吴地)人知聪,携药书、《明堂图》等一百六十余卷至日本。

上述例子均有史料记载,实际上我国针灸学的传播还要更早一些,传播的范围还要更大一些。关于国与国之间的政治文化交流方面的内容,有很多史实的记载,但探索有关针灸方面的内容,却乏善可陈,有一些例子也是摸循历史足迹的猜测,但绝非牵强附会的添油加醋。

有文献可考的是,在公元前三世纪,秦始皇遣徐福等人带了三千童男童女入海求仙,带去了"百工技艺"(见《史记》),而止于扶桑(日本),因徐福等人中有熟识医学者,则将包含针灸在内的医术传到了日本。有人研究认为:秦始皇完成了他一统天下和建造长城的伟业,便开始憧憬不老不死的神奇。于是徐福在公元前219年来到秦王的宫廷,声称《山海经》上面记载的蓬莱、方丈、瀛洲三座仙岛就在东方海中,他愿意为秦王去那里取来不死之药。第一次东渡徐福并没有带回长生之药,他告诉秦始皇,东方的确有神药,但是神仙要三千童男童女,各种人间礼物,同时,海上航行有鲸鱼拦路,他要强弓劲弩以射退大鱼。秦始皇全盘答应条件,助他再次东渡。结果,徐福一去不复返,在东方"平原广泽之地"自立为王,再也不回来复命了。根据考证,徐福并非传说人物,1982年,更考证他的故乡正是今天江苏省连云港郊外的徐阜村。

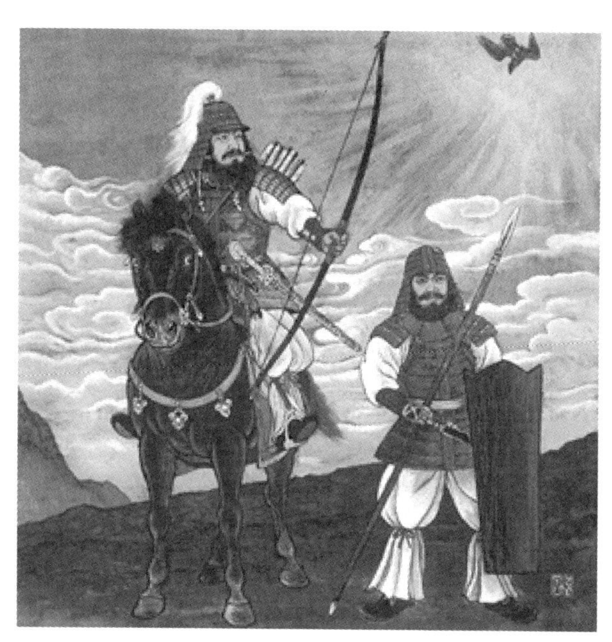

徐福东渡

公元552年(日本钦明天皇十三年)的中国南北朝时代,梁元帝曾将中国的《针经》一部赐予日本来华的医家纪河多兔磨氏。这也是现存古籍记载最早的中国针灸学著作传入日本。梁元帝的政治外交有点儿模仿梁武帝的意思,但关于《针经》究竟是何书的考证,至今未有定论,总之,应是含有丰厚传统文化载量的针灸古医书。公元562年(日本钦明天皇二十三年)中国的知聪氏去日本时曾带去了中国医书160卷之多,其中也包括了针灸、明堂图之类的著作(据

《日本书纪》,是由日本天皇亲自批示编撰完成的日本正史之书)。这批书籍据说现在仍在日本的某大寺中保藏。《日本书纪》是日本留传至今最早的正史,六国史之首,原名《日本纪》。舍人亲王等人所撰,于公元 720 年(养老 4 年)完成。记述神代乃至持统天皇时代的历史。全三十卷,采用汉文和编年体写成。系谱一卷,系谱如今已亡佚。编纂的起因在于经壬申之乱而取得政权之天武天皇欲向外宣示自身之皇统。

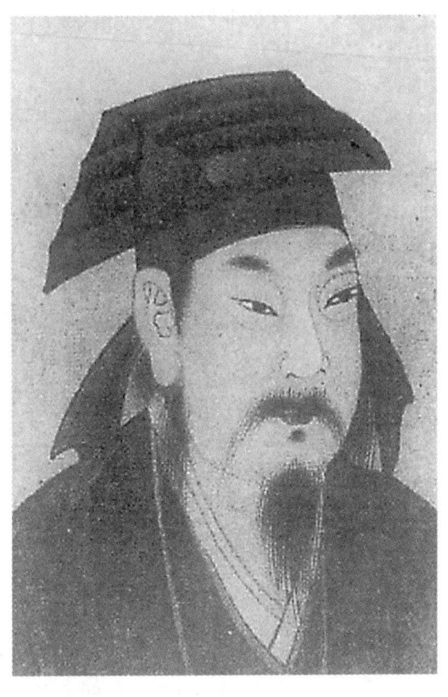
梁元帝像

公元前 1 世纪至公元 7 世纪时,在朝鲜半岛上出现了三个国家,即新罗、百济和高丽(高句丽),合称为“三韩”,这三个小国家当时在政治上均臣属于中国,接受中国文化。根据史料记载,在公元 3 世纪时,三韩出现了很多知名的兼通针灸的医学家,其中包括勾驪客、金汉纪、德来、王有陵陁、鞍作得志等。作为医学科学,中、日、韩等国,在古代就是互为影响、积极交流的。中医学在日本称之为“汉方医学”,古高丽国(包括韩国和朝鲜)则称之为“东医学”。

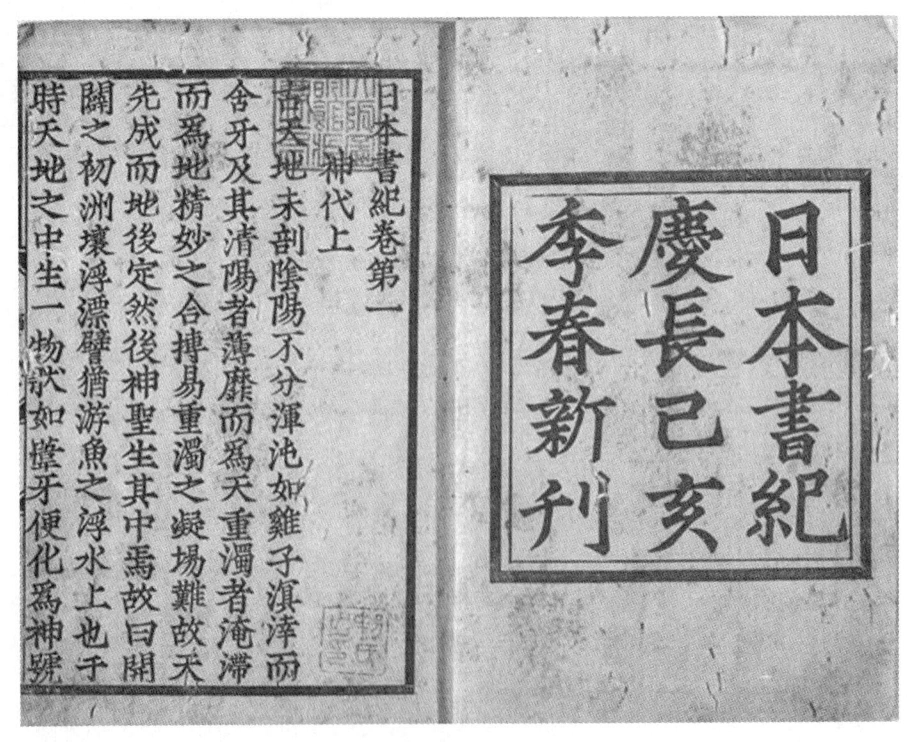
日本書紀
慶長己亥
季春新刊

日本書紀卷第一
神代上
古天地未剖陰陽不分渾沌如雞子溟涬而
含牙及其清陽者薄靡而爲天重濁者淹滯
而爲地精妙之合摶易重濁之凝場難故天
先成而地後定然後神聖生其中焉故曰開
闢之初洲壤浮漂譬猶游魚之浮水上也于
時天地之中生一物狀如葦牙便化爲神號

《日本书纪》

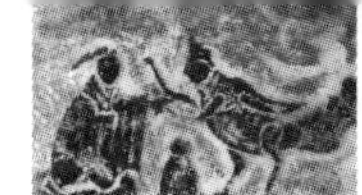

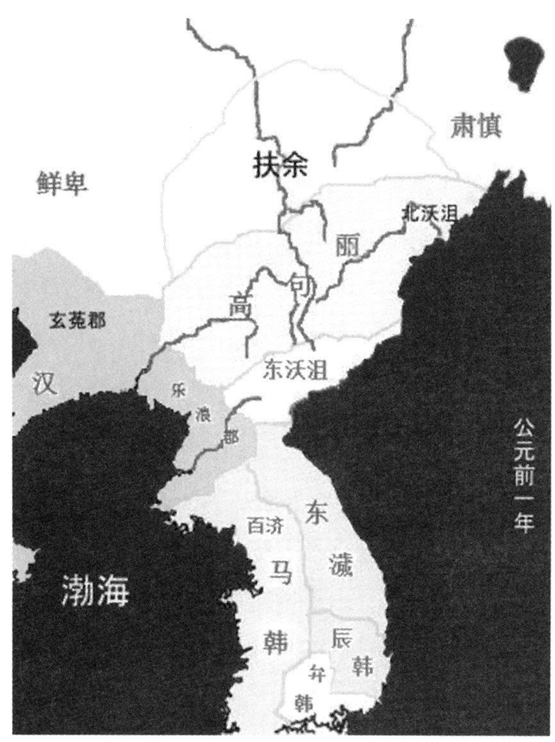

三韩示意图

二、隋唐五代十国时期

隋唐时期，中外文化交流频繁，医学对外传播速度加快。当时中国是亚洲医学的中心，也是亚洲的政治、文化中心。随着对外交流，针灸医学日益向国外传播。

到了7世纪(相当于中国的唐朝)时，包括新罗国、百济和高丽在内的很多国家均派遣了大批生员到唐朝留学，这也多是从国家层面的派遣行为。根据《三国史记》记载，各国来华留学生的数目达两三千人之多。因此唐朝政府为满足教学的需要特增建了一千二百间的学生宿舍，政府如此重视来华留学生，既体现大国风采，又体现"四海之内皆兄弟"的礼仪之邦情谊。在这批学生的学医课目中当然也少不了针灸学。

公元608年，日本医师惠日、福田来中国学习医学，公元623年，惠日、福田学成回日本，带回大量医学著作和医疗经验，其中有丰富的针灸内容。

公元642年(日本皇极天皇元年)日本国特派遣了纪男麻吕氏到朝鲜半岛的新罗国(也即韩国的先代)专门学习针灸。学成归国后被称为日本"针术之祖"。

自从公元6世纪中国针灸专著《针灸甲乙经》传入朝鲜后，《诸病源候论》《千金要方》《外台秘要》等书亦相继传入朝鲜。当时朝鲜就基本以我国唐代医药制度作为蓝本随建太医署。唐代扩充太医署成为规模宏大、影响深远的医学校，并设置医学博士，这里的医学博士的说法自

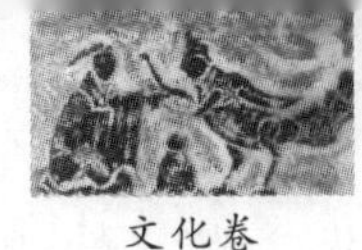

然与现代的医学博士不同。朝鲜医疗制度的效仿，其实也是一种政治体制的学习。其也设置医学博士等，朝鲜的新罗王朝在公元692年又设立针博士，以教授学生学习针灸。当时学生的主要教材就是《针灸甲乙经》《针经》《脉经》《难经》《明堂经》，另外，也学习《诸病源候论》《千金要方》《外台秘要》等。这是中国针灸医学、针灸教育对邻邦直接影响的结果。

公元701年，日本国文武天皇制定医学职令——《大宝律令·疾医令》，其医事制度也仿效唐朝，医官中设针灸博士一人，针师五人，针生二十人，针灸教材是《素问》《黄帝针经》《明堂》《脉诀》《赤乌神针经》及经络腧穴图谱等，几乎与中国当时的针灸教材相一致。日本医事制度也几乎是从政治体制的改革上依从于中国，这也说明当时的日本天皇对国家人民健康事业的重视。

公元607—838年间，日本派出正式的"遣唐史"十余批，每批人数为数百人之多，其中不乏医师。这些医师在中国学习医学，同时也学习针灸，并将针灸医学的有关内容带回日本。此外，在公元7世纪时日本国还特别派遣了到中国来专门学习医学的留学生(包括惠日、福因等人)。仅据日本史料记载这种所谓"遣唐使"的留学前后共有十五次之多。遣唐使是典型的政治文化交流事件，也是针灸外传的重要途径之一。关于"遣唐使"，《旧唐书·日本传》记述曰："朝臣真人者，犹中国户部尚书，冠进德冠，其顶为花，分而四散，身服紫袍，以帛为腰带。真人好读经史，解属文，容止温雅。则天宴于麟德殿。""开元初，又遣使来朝，因请儒士授经。诏四门助教赵玄默就鸿胪寺教之，乃遗玄默阔幅布以为束修之礼，题云'白龟元年调布'。"《册府元

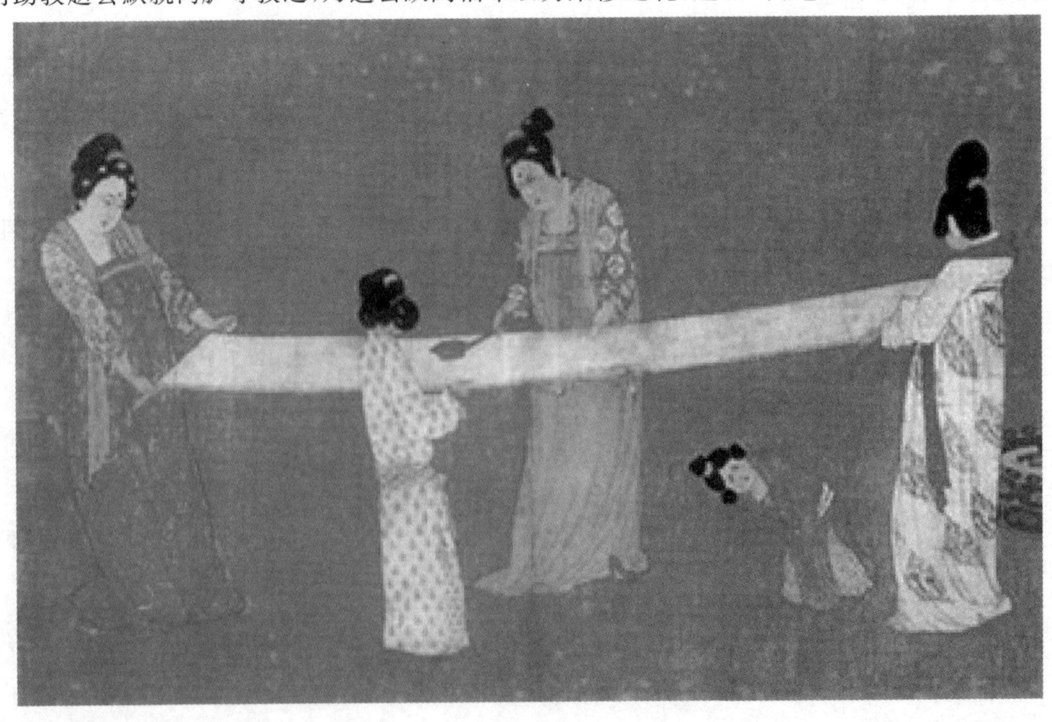

遣唐使

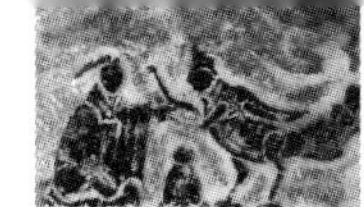

龟·朝贡四》记载：开元二十一年“八月，日本国朝贺使真人广成与兼(原字为人字边兼)从五百九十，舟行遇风，飘至苏州。刺史钱惟正以闻。诏通书舍人韦景先往苏州宣慰焉。”同卷又记：开元二十二年使团抵达长安，并“献美浓絁二百匹，水织絁二百匹，”二十三年三月日本国又“遣使献方物。”《册府元龟》卷九九九《请求》篇又载：开元二十三年“闰十一月，日本遣其臣名代来朝，献表恳求《老子经本》及天尊像，以归于国，发扬圣教。许之。”

公元8—9世纪，在日本国内由政府正式颁布的最早国家法令(包括701年，即日本大宝元年的“大宝律令”，和公元721年，即日本的养老五年的“医疾令”)中均仿照中国唐代的律令明确规定了国家的医学制度、法令，提出医学的分工以及在政府中针(灸)科官员的人数与必修课目(见《令义解》)。

公元838年，日本名医影原梶成来中国留学，在中国学习了大量的针灸医学知识，回国后被日本国命名为针博士，后来又成为天皇侍医。日本的天皇侍医在政治层面上类似于中国的御医，是给皇帝君王看病的医师，类似于现代的中央保健医，但比之更加专门。

隋唐时期，中日两国往来频繁，日本多次派人来中国学医，中国也派人去日本传授医学，促进了针灸医学在日本的传播。两国之间的针灸交流也多为政治文化层面的交流。

公元808年，日本医家以我国的《素问》《黄帝针经》《针灸甲乙经》《小品方》等医籍为蓝本，编成了长达一百卷的《大同类聚方》，在日本汉方医学界影响很大。连日本学者都认为针灸之术是从中国传去的，富士川的《日本医学史》称：“灸法，不见于神代之记录，盖与针术自中华来。中华古代已行此法……。《千金方》亦有灸法与针术并称，为治病要术之说，我《大宝令》亦针灸并称，而此术自平安朝代，经镰仓时代……，其书尚存。当时此术盛产于我国，已可推想而知矣。”中国医学包括针灸，在平安朝代前后传入日本为最盛期。这一时期，随着中外文化经济的交流，针灸医学也可能向其他一些国家传播。从史料记载来看，唐朝与印度、缅甸、斯里兰卡、印度尼西亚、波斯、阿富汗、大食、东罗马帝国等都有使者往来并进行政治、文化、经济交流，其间难免不发生医学的中外交流。虽然目前尚难断言针灸医学在当时确实曾经传入过这些国家和地区，但从常理推论出发，认为针灸医学有可能曾经流入这些国家和地区的看法，绝不是一点儿根据都没有的猜想。

公元898年(日本宇多天皇宽平十年)日本藤原佐世奉勅将当时国家收藏的图书编写成《日本国见在书目》一书，共收录了中国的古籍一万七千余卷，其中在“医方家”的中医书目有一百六十余部，而在这些著作中据本人统计术语针灸类的著作就有十一种(子目从略)。藤原佐世的奉勅编书行为也是在国家层面上对医学事业重视的事件。

10世纪时在日本的两部非医学著作中均记述了针灸疗法。这两书就是《和名类聚抄》二十卷(源顺撰)和《弘决外典钞》四卷(具平亲王撰)。众所周知，记载9世纪传至日本汉籍状况的著作，为藤原佐世撰写的《日本国见在书目录》(891 年)。《弘决外典钞》撰写于《日本国见在书目录》成书后约 100 年，据此可以了解日本皇宫的皇族实际上利用学习的汉籍到底是什么样的著作。具平亲王，生活于 964—1009 年间，平安后期学者、歌人，村上天皇的皇子。

三、宋金元时期

宋金元时期，对外交往日趋增多。随着我国政治、文化交往的增加，医药交流不断扩大，其间也包括针灸医学的不断对外传播。日本的针博士丹波康赖在公元 984 年编撰了日本第一部医学专著——《医心方》，共三十卷，书中诸多内容都是中国医学在宋代以前的精华，该书卷二即专论针灸，可见当时针灸学在日本医学界乃至国家层面的重视程度。日本医学设置在镰仓时代仍宗宋制，也设立针科，亦有针博士一职。日本医家对中国针灸医学的兴趣很浓，大举抄藏中国的针灸医书，元代滑寿撰的《十四经发挥》一书，在国内已散佚几百年，然在日本却有其古藏抄本，说明在宋金元时期有大量的医学著作(包括针灸著作)通过两国间的交往而传播到日本，对日本医学起到了重要影响。宋、元时期，到中国研究医学的日本人为数不少，他们回国

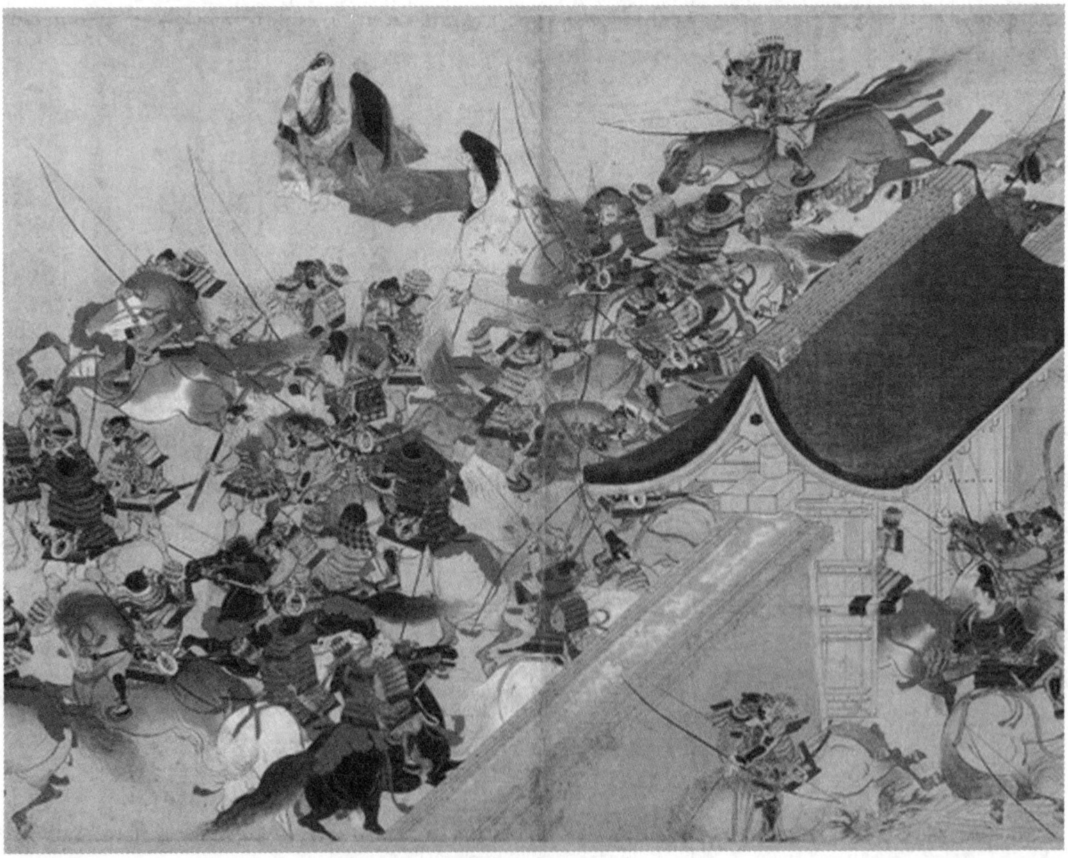

平治物语绘卷·镰仓时代

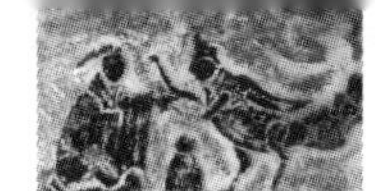

时带走了一些针灸医籍，同时也带走了在中国学到的许多针灸治病的方法，推动了日本针灸医学的向前发展。同时，也有中国医生东渡日本，加速了针灸医学向日本传播的速度。

高丽与中国接壤，交往较为方便，故受中国影响更大，政治、经济、文化的交流（实则为高丽向中国学习）也颇为丰富。公元997—1009年，高丽的医官制度中，设医针史一人，表明高丽在此时已设立了针科。这也是仿造我国宋代的医事制度。宋大中祥符九年（1016年）和宋天禧五年（1021年），宋政府先后两次赠送《太平圣惠方》给高丽，《太平圣惠方》第九十九卷和第一百卷为针灸专论，因此在两次赠送此书的同时，也把宋以前中国针灸学的部分内容传播到了高丽。宋朝送医书给高丽，不仅是医学的交流，也是国家层面的政治交流。宋元祐六年（1091年），存于高丽的中国书目中，与针灸内容有关的医书有：《黄帝针经》九卷、《黄帝九墟内经》九卷、《黄帝太素》三十卷、《小品方》十二卷等，说明当时高丽对我国针灸医学已经相当重视，并以上述书中的针灸学理论指导临床针灸治疗。上述医著在宋代已经亡佚，而高丽却保存得较为完整。宋元佑七年（1092年），高丽遣使入宋，随携《黄帝针经》于宋，才使得该书又得在中国流传，这也反应出两国在针灸医学方面的互相交流情况。

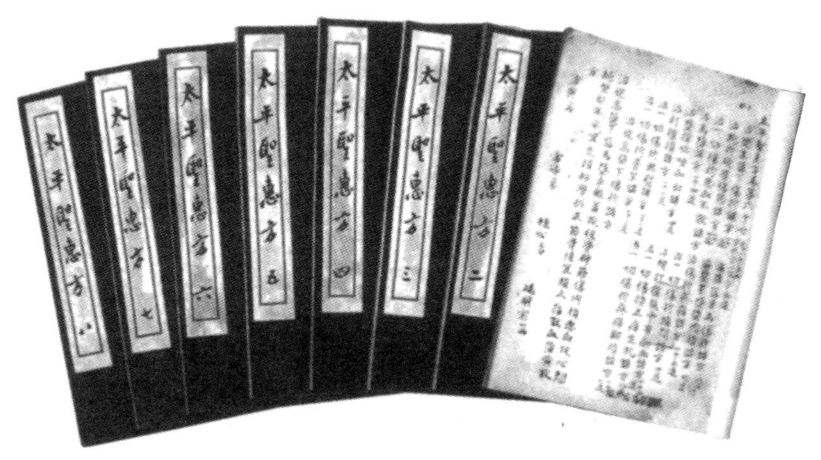

《太平圣惠方》书影

宋熙宁三年（1070年）高丽向宋朝索求精通医学、药材、绘画、雕塑方面的专门人才"以救国人"。宋即遣之。宋元丰元年（1078年），高丽王遣使入宋求医，次年宋帝即派翰林医官刑慥赴高丽讲授医学。宋崇和元年（1108年），宋政府又派翰林医官杨宗立等前往高丽，分科讲授医学，数年后始还。在前后不到四十年的时间内，宋朝政府多次派遣医生赴高丽治病、讲学，把针灸医学不断向高丽传播，扩大了针灸医学在高丽的影响，促进了高丽针灸医学的不断进步与繁荣。

在医疗机构方面，如在当时的高丽政府中还特别设立了"医针史"的专官职（见《高丽史》）。医学教育方面所规定的课程也全是传统中医的古典针灸著作，其中包括《素问经》《甲乙经》《明

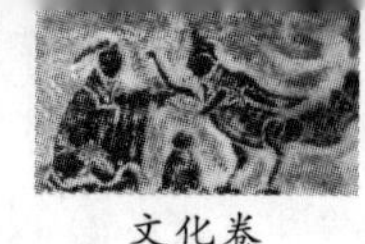

堂经》《难经》等(据《三国史记》)。特别是在高丽国内还保存了一些当时在中国已佚的医学古籍,其中有《黄帝针经》和《九墟经》(古针灸书一种),因此在1089年(高丽宣宗八年)时高丽政府特派人将这类古医书携至中国献给宋朝政府(见《续资治通鉴长编》)。

宋金元时期,中越往来也日显频繁,据《大越史记》载,元代针灸医生邹庚曾到越南为诸侯王治病,把中国的针灸医学带到了越南。

元朝疆域辽阔,促使针灸医学传入阿拉伯地区及其附近国家。约公元1313年,在伊儿汗国任过宰相的波斯人拉斯特丁·阿尔哈姆丹尼(约1247—1318年),他既是大史学家,又是医生,用波斯文编写了一部关于中国医学的书,名为《伊尔汗的中国科学宝藏》,把中国医学传往波斯地区,同时,也将针灸医学传播到这一地区。一国宰相对中医宝藏的挖掘与研究可以侧面看出岐黄之术在世界的历史地位与独特魅力。

公元十二世纪期间三韩著名的针灸家有李商老、禄真等人。医学著作有《乡药济生集成方》三十卷、《乡药救急方》三卷、《新编集成马医方》一卷等书。这些书中的治疗方法均系药物与针灸并用。其中的《马医方》医书主要是根据中国古兽医著作《伯乐针经》撰成,书中绘有马的外形与其周体穴位,也是兽医针灸之作。

四、明代

由于海陆交通的发达,明代对外交往增加,促进了针灸医学的对外传播,使针灸医学逐步走向世界,促进了世界医学的发展。郑和七次下西洋,绕过亚洲南部诸国,远达非洲东岸,不仅扩大了对外贸易,也极有可能将针灸医学传播到这些地区的国家。

明朝初期日本来华的留学生竹田昌庆氏于1378年(洪武11年)在中国购置一具小型针灸铜人带回日本,但在1657年(日本明历三年)日本遭受江户地区的大火,死难者达八千余人,这一小铜人也被毁灭。公元1378年,日本学者竹田昌庆在我国收集许多医家传授医道的秘本和针灸铜人、针具等物归国,将针灸学和针灸模型、针灸器械等带入日本。针灸文物的交流,在政治层面上的意义即是一种文化的接纳、吸收与索取。

1409年,朝鲜济生院仓库官司的数十名少女以医药、脉理、针灸之法,用以治疗妇女疾病,这是朝鲜设女医之开端。女医制度深刻地影响着朝鲜皇族宫廷的健康事业,女医除针灸、医药技艺外,还往往与烹饪相结合。韩国励志电影《大长今》即是描述在古朝鲜宫廷女医的故事(详见《针灸交流与影视文化》一节)。

1415年(朝鲜太宗十五年)朝鲜政府有鉴于中国所铸的针灸铜人对针灸学的重要意义,特派遣专门使节吴真氏来到明朝,要求明朝黄帝赐予一座小型的针灸铜人和一幅铜人针灸图。经同意后,均由吴真带回朝鲜,并于同年十二月将铜人针灸图重行刻版印行。这一由吴真带回的小铜人约为正常人体的1/2大小。直到现在仍在朝鲜汉城市德昌宫秘苑的车行阁内保藏作

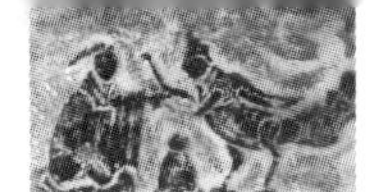

为展品。而在此后不久的1433年(世宗十五年)朝鲜国内也根据中国的铜人制作了仿制品。

1418年,在朝鲜使者吴直回朝之际,明成祖朱棣下诏礼部,将太医院彩绘针灸铜人图二轴,由吴直携带回国。同年十一月,朝鲜将遣使者朴子青赴明朝谢赐铜人图,十二月即刊行全朝鲜。至此,中国针灸之术对朝鲜整个医学的发展,乃至朝鲜百姓的健康、繁衍生息,都作出了一定的贡献。而这些针灸交流,也是由明代皇帝下诏的政治行为。

1430年,朝鲜规定了针灸专业习用书目是《素问》《难经》《针灸经》《补注铜人经》等。在录用人才时,医学生要考试《铜人经》《资生经》《十四经发挥》等。1444年3月,朝鲜设针灸专业,每年叙用三人,在叙用考试中,属于针灸专业课程考试的有:《铜人经》(诵),《资生经》《针经指南》《子午流注针经》《玉龙歌》《十四经发挥》等。朝鲜的针灸考试,在当时不仅是教育层面的行为,也是关于选拔人才的政治层面的做法,尤其是对宫廷医的考核,更是受到朝鲜皇族的重视。

1443—1445年,李朝(又称朝鲜王朝,是朝鲜半岛历史上的最后一个王朝)命金礼蒙等九人编撰成大型医学丛书《医方类聚》。本书引用了中国各个不同历史时期的医学著作一百五十三部,其中有关针灸医学的著作《素问》《灵枢》《明堂灸经》《针经》《针灸经》《难经》《难经本义》《铜人经》《资生经》《子午流注针经》《针经指南》《玉龙歌》等十几部,另外还在其他综合性医著中引用了大量有关针灸的内容。《医方类聚》虽无专门篇章阐述针灸,但在具体阐述治疗疾病时,均有针灸疗法的内容,对朝鲜针灸医学的发展有促进作用。

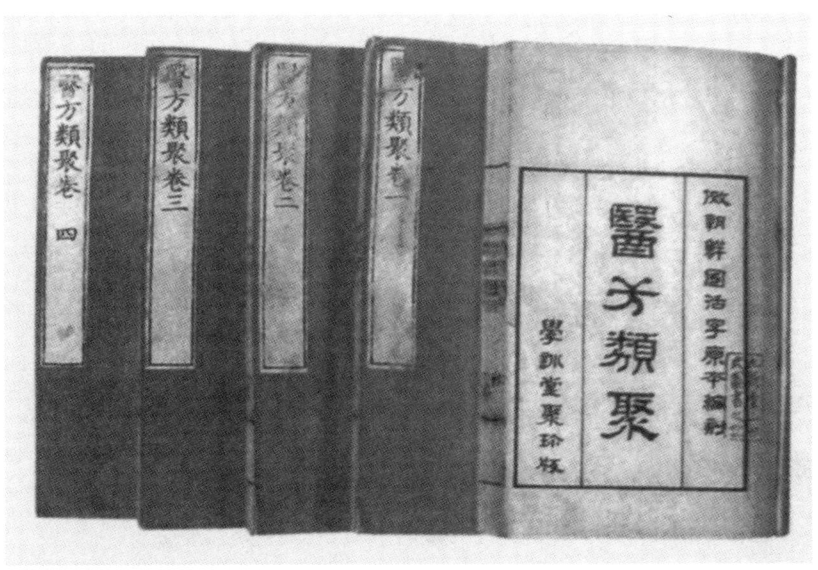

《医方类聚》书影

1590年,日本当时的最高统治者丰田秀吉氏,始用兵力结束了日本国内各地的封建势力,统一了全日本后,又在1592年发动了侵略朝鲜(当时的“三韩”)战争,攻陷了朝鲜王城,并且掠夺了大量的珍贵文物。而此时中国的北宋天圣铜人也流落到朝鲜,所以日军也同样将北宋针灸铜人掠去日本，并且迄今一直保存在东京帝室博物馆内（宋天圣铜人是在明朝中期，约16世纪流入朝鲜的）。

1569年，欧洲人已在澳门开设医院、药房等，这些人返回欧洲时，或多或少都会带走一些中国传统的医药技术，其中亦会有针灸内容，这也在不同程度上有助于针灸医学在欧洲的传播。欧洲人在澳门的行医与学习，与当时特殊政治背景（澳门于1557年开始被葡萄牙人租借）有关。

1644年，太医许任著《针灸经验方》，此为朝鲜自编的第一部针灸专著，在朝鲜针灸发展史上具有划时代的意义。许氏在书中创立了针灸补泻学说，具有朝鲜医学之特色。

如："针有补泻，所谓补者，视穴位可刺深度而定，若可刺入五分者，则先刺入二分，少顷刺入二分，待片刻再刺入一分，患者吸气时出针，出针后按压针孔，是为补法；所谓泻者，先直刺入五分，稍顷退出二分，再稍顷又退出二分，待片刻视患者呼气时出针而不按压针孔，是谓泻法。""灸有补泻，所谓补者，艾火灼肉，待其自灭也；所谓泻者，艾火自灭时立即扫掉也。"

《针灸经验方》首先讲针灸诸穴用论文形式予以论述，然后是讹穴、五脏总属证、一身所属脏腑经、五脏六腑属病、十二经抄穴、针灸法、别穴、穴位测量等，继则是各种疾病的针灸法，最后是针灸择日法等。书中对于针法的记载也有特色，一般普通的针刺方法被称为"白针"法，针在蜡或油火中燔烧而呈紫色，而后即刺入者谓之"燔针"法或称"火针""洛针"等。

《东医宝鉴·针灸篇》和《针灸经验方》的问世，标志着具有朝鲜特色的朝鲜针灸学已经建立，它既有自己的特点，又源于中国传统的针灸医学，是中国针灸医学在海外传播结出的一大硕果。

值得注意的是在15世纪以后以至19世纪初的四五百年间包括历届朝鲜国王在内的王公贵族在其患病时均采用针灸疗法。而这在记载朝鲜当时的各朝史书中均做了记述，这些在史书中有明确记录应用了针灸治疗的国王依次有：

朝鲜太上王、太宗、世宗、文宗、端宗、世祖、睿宗、成宗、燕山君（均为15世纪国王）。

中宗、仁宗、明宗、宣祖（均为16世纪国王）。

光海君、仁祖、孝宗、显宗（均为17世纪国王）。

肃宗、景宗、英祖、正宗（均为18世纪国王）。

以上史料可分别见《太宗实录》《文宗实录》《端宗实录》《成宗实录》《燕山君日记》《中宗实录》《宣宗实录》《光海君日记》《仁祖实录》《孝宗实录》《显宗实录》《肃宗实录》《英祖实录》等。

在15世纪的朝鲜王朝还专门成立了专治王室家族的"女巫"制度，也都是利用药物和针灸治疗。

在朝鲜国内制定的国家医学考试制度方面，还明确制定了采用中国的《铜人俞穴图经》《针

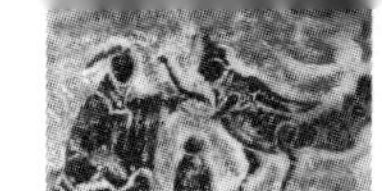

灸资生经》《十四经发挥》《子午流注》《针经指南》等针灸书。

针灸术西传多从19世纪说起，1677年英国外交官坦蒲耳(Temple W)在新西兰的奈美根参加国际会议时，痛风发作而靠针灸取效，此后他撰文介绍针灸，尤重艾灸术(Misceilana)。1683年，荷兰医生瑞尼(Rhyne GT)在伦敦出版了《论关节炎》一书，介绍了中国针灸治疗关节炎，瑞尼给以针灸肯定的评价，并把中医的“风”、阴阳平衡论与希波克拉底的理论和四体液说联系起来。书中还提到了针灸铜人与针灸有效病种。该书引起了欧洲人对中国传统医学的兴趣，为随后的针灸临床实践和中医药传播打下基础。1682年Clever又用拉丁语介绍中医、经络、气、针刺技术，将经络译为Via(道、路)，“气”译为Spiritus(精神、灵魂)。这些并不对等的翻译往往带来歧义，随后有人在思考一个难题：中医古奥的语言如何面向世界？至今仍未完全解决。

五、清代

第一次鸦片战争(1840年6月—1842年8月)，是中国历史上划时代的大事。自乾隆后期中国就因“闭关锁国”落后于世界大潮。而在对外贸易中一直处于优势地位，使英国极为不安。鸦片战争始于1839年6月的虎门销烟，随后英国发动侵略战争。后因战事不利道光帝派直隶总督琦善与英国议和，签订了中国历史上第一个不平等条约——《南京条约》。这是中国第一次向外国割地、赔款、商定关税，严重危害了中国主权。使中国开始沦为半殖民地半封建社会，并促进了自然经济的解体。这是中国近代史的开端。

晚清时期，鸦片战争敲开了中国闭锁的沉重的大门，西方各国传教士纷纷涌入中国。他们一方面向中国传教，一方面把西方的科学文化知识和医学传入中国，但是西洋医学对中国医学(包括针灸在内)的冲击也是巨大的。西洋医学和中国医学虽属两个不同的医学体系，但是在所涉及的对象——人这个问题上是一致的，西洋医学用近代科学知识武装自己，用解剖学、生理学、病理学、组织胚胎学、医用化学等理论来解释人体生理、病理变化，并以近代化学合成药物及外科手术作为主要手段来治疗疾病；而中国医学则以朴素的辩证唯物论、阴阳五行学说为指导，采用天人相应、整体观念、藏象理论、经络学说等来阐述人体的生理、病理变化，用天然药物和针灸推拿为主要手段来治疗疾病，两者仅是说理方式不同、治疗方法不一而已，难有优劣之分。

正因为如此，晚清时期的一批学者观察到两种医学的特点，试图用中西医汇通的方法将两种医学撮合到一起，以求得更好的治疗效果，然而这种尝试并未获得预想的结果。原因很简单，对于两种不同的医学理论体系，只有通过长期(几百年甚至上千年)的医疗实践，才能使医学体系内部自己发现问题、自己解决问题，从而达到自身的完善，任何外部条件所施加的影响都是相当脆弱的，改变不了医学体系本身的问题。所以在当初的历史条件下，中西汇通派的苦

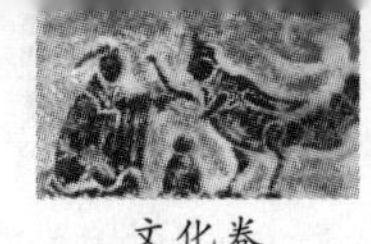

心孤诣只能代表挽救中医针灸的一种良好愿望罢了，而无法改变中医针灸学科本身的发展和命运。

西洋医学传入中国，为中国人民增添了一种治疗疾病的手段，其与近代科学密切结合的特点加快了中医学、针灸学向近代科学迈进的步伐，这是一件大好事，为中国人民的卫生保健事业作出了巨大的贡献。但是，少数别有用心的帝国主义分子和个别打着慈善家幌子的西医，为了达到占领中国医疗市场、排斥消灭中医、针灸的目的，不择手段地歪曲事实，污蔑中医针灸的科学性，攻击中医针灸存在的某些弱点，并肆意扩大化，罗织罪名以求置中医、针灸于死地。更可悲的是，清政府竟然与之合流，废止针灸，在国内外造成了极坏的影响。至此，针灸学处在帝国主义文化侵略和崇洋媚外、民族虚无主义思潮的重围之中，地位一落千丈，陷于困境，失业针灸者与日剧减，许多宝贵的针灸疗法濒于失传。尽管针灸医学处于衰败和萧条之中，但一批针灸医生力挽狂澜，担负起历史的重任，为针灸医学的生存与发展进行了不懈的努力，是抵抗消灭针灸逆流中的砥柱，终使针灸未至湮灭。

在清代，许多有志之士在针灸医学的中外交流中表现得非常活跃，将针灸不断推向世界，使针灸医学日益融合于世界医学之中，成为世界医学之林中的一员。

1658 年，旁特(Dane Jacob Bondt)就曾在一本书中记述过针灸法。

1663 年，荷兰顿拉因在伦敦开始对中医针灸进行记载。

1676 年，荷兰印度公司医生赖尼(Rhijne W)在《论针刺术》中详细介绍了中国的针刺方法。

1694 年，德国医生甘佛氏将针灸医术介绍到本国。

1710 年，荷兰人开姆普裴氏在其所著《见闻录》中提及针灸。

1775 年，清乾隆年间制造的一具针灸铜人被传到英国，这是现知最早传到西方的中国针灸铜人。

17 世纪末到 19 世纪上半叶，在欧洲相关专业人士发表了诸多针灸文献，今日能见者仍达 80 多篇(其中 17 世纪 2 篇，18 世纪 5 篇，19 世纪 40 年代前 73 篇)分别用英、法、德、意、西 5 种文字发表。

19 世纪上叶，欧美各国出版了 60 种介绍中医中药的著作，其中针灸著作就达 47 种，英、美、法、德、意、俄、捷克、等国均有出版。

法国当时一些著名的大医院如 Hotel Dieu 和名医柏辽兹都采用针刺治疗某些疾病。

19 世纪 40 年代，英国的医疗中心利兹医院也用针灸治疗风湿病。另外，一些研究人员，如斯维滕(Sweiten)等已经开始注意研讨针灸治病的机制。

1840 年以后，针灸在西方进一步传播，法国的达布理(Dabry P.)、意大利医生达・卡民

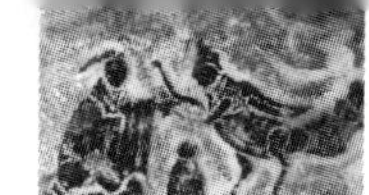

(Da Camin)、英国的辛普森(Aimpson J. Y)美国的德里特(Dritt D.)等先后在一些著作和杂志中介绍针灸知识，还进行过一些临床研究和实验研究，诸如针灸治疗运动神经系统疾病等，反应出清代时期针灸学在欧美已经具有较大影响。

1843年，俄国医生塔塔尔涅在彼得堡开始用针灸治疗疾病，这是因为他在中国居住过多年，学习了中医、针灸。

1863年，法国人得布里编写的《中国医学大全》出版，其中有关于针灸的记载对法国针灸界的影响较大。

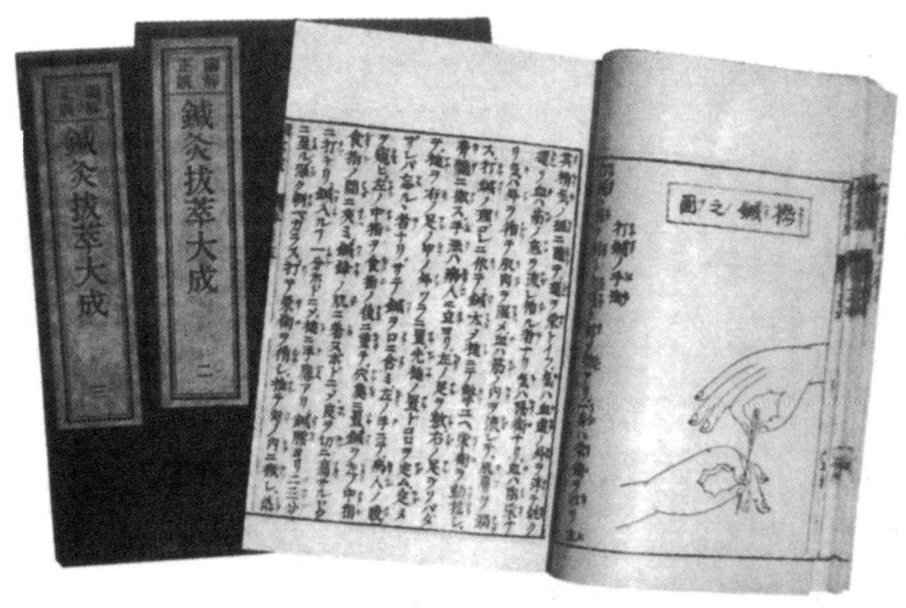

日本《针灸拔萃大成》书影

日本医学向来受到中国较大的影响。清初，中国医生陆续赴日交流医学(包括针灸)，当时日本的针灸学家杉山和一，在德川幕府的支持下，与其弟子在日本建立诸多针灸学校，使针灸医学的发展在日本进入高潮。

1695—1766年，日本人多纪元孝在江户创立跻寿馆，教授《素问》《灵枢》《难经》《本草经》等六部医籍，并设经络、针灸、诊法、药物等六科课程。

1752年，《医宗金鉴》传入日本，其中的《刺灸心法要诀》专论针灸，使针灸学在日本进一步推广。

1781年，御医畑黄山在京都创立医学院，内设医经、经方、针灸等七部，其中医经选用《素问》《灵枢》《难经》《甲乙经》《脉经》五部著作，针灸开设《铜人针灸图经》《明堂针灸图经》《徐氏针灸经》《资生经》《针灸聚英》《神应经》《经俞选》《十四经发挥》等课程，可见日本医学对针灸学的重视程度。

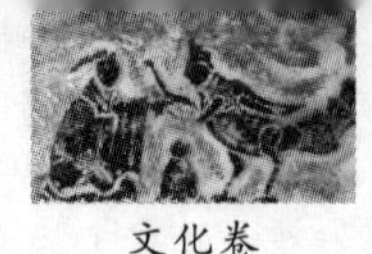

1887年，日本医生大久石斋在群马县开设针治医院。

1902年，三浦谨之助在用近代科学方法研究了针灸医学后，发表了《针治的科学之研究》一文，对世界上用近代科学方法研究针灸医学起到了较好的促进作用。

这一时期的日本，出现了各类针灸专著，如石滕省著的《艾灸通说》(1762年)，管周桂著的《针灸学纲要》(1766年)、原昌克著的《经穴汇解》(1807年)以及小板元佑著的《经穴纂要》(1810年)等，对日本针灸医学作出了一定贡献。但明治维新(1868年)以后，随着西洋医学的传入，日本针灸医学的发展受到了一定阻碍，加之清政府曾于1822年在太医院废止针灸科，使两国间的针灸交流受到了严重的影响。

直至清末，欧美等国的一些医家未能普遍重视针灸学，如17世纪英国名医西顿哈姆(Syclenham T.)、19世纪法国《医学辞典》编者别尔克拉德等都明确表示反对针灸。一些来华传教士如杰佛里(Jeffery W. H.)、马克斯韦尔(Maxewell J. L.)等都对针灸持敌视态度，使得针灸医学在西方的传播一度十分缓慢，尽管如此，这一时期的传播工作仍然为后来的针灸医学在世界上的发展奠定了基础。

六、民国

20世纪上半叶，西洋医学迅速发展，由于西医本身具有许多优点，当时医学界都把视线的焦点瞄准在西医上，对针灸学的注意则相对减弱，故这一时期针灸医学对外传播相对要少一些。虽然针灸学或多或少地在世界上传播着，但其力度和影响范围远远落后于西医，总体上讲，世界各国医学界并未能够真正接受针灸医学。但仍有一些热衷于针灸事业的外国医生将中国的针灸医术进行使用与推广，为针灸医学在世界的传播作出了一定贡献。

西方传教士、外交官和医疗技术人员，在与中医药人员的接触和交往中，逐步加深了对中国医药学的了解，特别是对针灸学的兴趣甚浓，视之为“奇技”。民国时期，对中国针灸传播最广的国家当属法国，其中最有影响力的人物是粟理(Souliede Morant，1878—1955年)，粟理年轻时曾学习中文和医学预科一年，二十岁时即来华工作，后曾任法国驻上海领事。他在中国居住了几十年，对中国的风土民情及医药卫生等都比较了解，庚子年间，北京地区霍乱流行，法国使馆附近设立了专治霍乱病的临时医院，由于针灸疗法的使用，治愈率竟高达60%。粟理由此对针灸学产生了浓厚的兴趣，他在上海、广东、昆明等地向多位中医学习针灸，基本掌握了一套传统的针灸治病方法。1928年，粟理回国任法国外交部亚洲司司长，将针灸医术带回法国，边任职边行医针灸，后来干脆辞去了外交部的职务，专门从事针灸医疗工作。他还把针灸医术传授给了斐利鲁尔医师，1933年4月7日在巴黎病院医事研究会上，他与佛兰丹、斐利鲁尔两位医师首次发表针灸治验。他把从中国学到的针灸知识，撰写成多部介绍中国针灸的著作，向法国和欧洲传播针灸医学，他在1929年撰写了《中国针灸术与近代发射疗法》，1930年写了

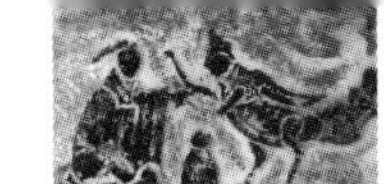

《中国针灸》，1932 年写了《中国的针刺术》，1934 年写了《真正的中国针刺术》等。作为一位法国人，能在短短的五年中，连续不断地撰写有关针灸医学的著作，这充分反映了他对中国针灸医学的信赖程度，他要把自己的所见所闻、所感所思，以文字的形式表达出来，向法国和所有欧洲人宣传东方古国神奇的针灸术——世界医学百花园中的一枝奇葩。

另一位法国针灸界富有影响力的人物是富耶(Dela Fuye)，他原为法国"顺势医疗派"的医生，引用顺势派药物治病时，发现病人诉说皮肤微痛，他将这些痛点与粟理有关针灸译述中的穴位进行比较，发现两者性质几乎相同，即与某一脏器有关，遂对针灸治病产生兴趣，亲自前往粟理处学习针灸。在学习的基础上，他创造了"药物穴位注射疗法"和"电针疗法"。1943 年，富耶发起成立"法国针灸学会"，1945 年又发起成立了"法国针灸研究所"，从 1947 年起又不断组织召开各种国际性的针灸学术会议，是一名热心于针灸事业，是法国和世界传播针灸学的著名国际针灸医学活动家。他曾于 1947 年著《针术大全》一书，全书共分为上、下两卷，主要论述皮肤痛点及其在诊断治疗上的应用，附有彩图 125 幅，内容较为丰富。在此之前，法国出版的针灸专著还有包瑞(Borrey)于 1936 年著的《中国针刺术指南》等。

在意大利，伯塔瑞利(Bertarelli E.)曾于 1932—1936 年间谈论过针刺术和交感神经理疗学的起源问题，并就此发表过论文。1935 年，文纳(Vinai A.)撰写了实际运用中国针刺术的经验的文章，并介绍了一些与中国针灸有关的书籍。1945 年以后，意大利全国有许多医生从事针灸医学研究，发表了许多有关针灸研究的论文，涌现出一批针灸医生，成立了意大利第一个针灸研究所。其中位于都灵的玛利亚-维多利亚医院还专门开设了针灸临床治疗诊所，接受针灸治疗的患者和病种日益增多。

德国医学博士 H. 许米特和巴哈曼先后入斐利鲁尔之门学习针灸，并创立了国际针灸协会德国针术协会，该会每年在慕尼黑及雪维比蒙等地开办入门讲座，专门向西医师推广针术，扩大了针灸在德国的影响。

在北美，这一时期推广针灸的速度很慢，直到民国晚期才稍有改变，少数医生开始研究并著文介绍针灸。1947 年，佛尔兹(Fielas A.)把中国针灸作为中医外科的一个分支介绍于美国加利福尼亚州的医学刊物上。同年 6 月，在阿特尔兰城举行了全美医药联合大会，专门就针灸的临床疗效问题进行了讨论，收到了许多针刺有效病例的报告。1947 年，美国康奈尔医学院教授特拉维尔和布勒，在证实针灸治疗确有疗效的前提下，向美国实验生物医学会联合撰写的报告中陈述了流行三千多年的针灸疗法确实可以治疗扭伤和减轻疼痛。在加拿大，著名医学家奥斯勒(Osler W.)则向医学界推荐用针灸治疗坐骨神经痛。这些例子都说明北美医学界对针灸学的看法正在逐渐改变，为在北美推广针灸奠定了基础。

当时的苏联，也有少数生物学家、医史学家对针灸产生浓厚兴趣。1946 年，生物学家福尔

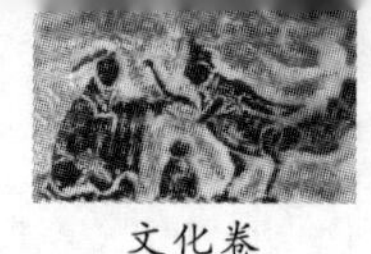

鲍尔特与波德西亚基就针灸穴位与皮肤活动点的关联进行研究，发表了数篇研究论文，医史学家佛亚兹门斯基曾记述了针灸形成和发展的历史，他们的这些研究虽然刚刚起步，但对于在当时的苏联推广针灸确有一定的积极作用。

在日本，因明治维新后的一些过激认识，导致针灸和日本的汉方医学都受到歧视与排斥，但政府还是准许其以民间传统疗法的形式予以公认。有的医生还设立针灸学校，出版针灸著作，较有影响力的著作是田文志氏的《针灸真髓》和板本夫的《灸针学》，两书既介绍传统的针灸技术，又运用了西医的理论对针灸的作用机理进行研究。另外，日本一些综合性医著中也有专卷、专篇、专节论述针灸的内容，如《皇汉医学丛书》卷三载有针灸书目，卷十有日本人缩写的针灸著作，说明这一时期的日本，一些医者仍然对针灸怀有浓厚的兴趣。

七、新中国

据记载，1958 年，毛泽东在一次便宴上，向时任卫生部中医研究院副院长兼针灸研究所所长朱琏祝贺其《新针灸学》出版时强调“针灸不是土东西，针灸要出国，将来全世界人民都要用它治病”。

1957 年，苏联卫生部制定《针灸疗法暂行使用条例》，1958 年修订后颁布正式的《针灸疗法使用条例》。总的原则是鼓励各级医疗机构应用针灸治病防病，但对针灸医生的条件有严格规定：必须医学院毕业并从事临床工作两年以上者才能学习与使用针灸疗法。

1961 年底，印度尼西亚内阁，一个绝密消息在暗中流传——苏加诺总统（印度尼西亚的“独立之父”）的身体健康状况严重恶化，已经影响到了执政。一般官员自然无法知晓内情，但内阁高官们的脸上，阴云密布，愁云惨淡。消息传播得很快，一时间，印度尼西亚国内各种各样的谣言不胫而走，甚至有人声称，总统将不久于人世……事实是，苏加诺总统只是肾脏疾病加重，备受结石困扰——左侧肾脏内堆满了石头，从尿道里根本排不出来，严重影响了肾脏功能，曾经请过好几位西方国家的著名医生看过，并采用过“内部放炮”的方法治疗过，结果弄得输尿管流血水，而且始终不见什么疗效。总统医疗组里有位奥地利医生，他诊断，苏加诺这一侧的肾脏已经丧失功能，由于印度尼西亚国内医疗条件有限，建议他到维也纳进行手术切除。但苏加诺很不情愿在自己身上开刀，也不愿意前往维也纳治疗，宁愿采用保守的治疗方案，向中国求助……1962 年 1 月，在周恩来的亲自过问下，组建了以吴阶平为首的中国医疗组。该医疗组以中医、西医相结合的原则组建，包括主治医生、针灸医生、中药师、放射科等专家九人，乘坐专机经昆明、仰光、金边飞往印度尼西亚首都雅加达，随身带着 X 光机等医疗设备和大量中草药。中方医疗组到达印度尼西亚后，引起了外界极大的关注。最初西方的新闻媒体误以为中方专机带去的许多医疗器械是武器装备，就报道说中国向印度尼西亚派来了一个军事代表团。第二天，外国记者搞清楚了，中国派的是一个医疗小组，是来给苏加诺总统看病的。可见，中方

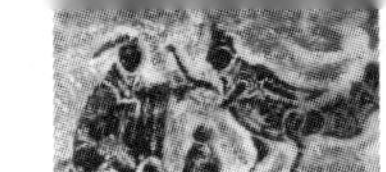

医疗组工作如何，将对外造成很大的影响。医疗小组于1月14日到达印度尼西亚。根据诊断结果，医疗小组拟订了处方。处方开始拟较简单，以便力量集中，而如有反应出现时亦易于掌握。第一方拟服二、三星期，具体成分为金钱草三两、六一散八钱、海金沙五钱，冬葵子五钱。针灸每星期三次，轮流应用两个处方。第一方以肾论治、壮水化湿为法；针列缺、照海、足三里、合谷；灸关元。第二方壮水之源、以制阳盛而导赤利湿为法；针通谷、前谷、委中；灸肾俞。1965年夏，中国医疗组顺利完成治疗任务后，启程回国。苏加诺总统送别时给予了高度评价："这（指治疗肾病取得的良好效果，笔者注）是社会主义中国中医的奇迹，这说明先进的医学不一定在西方。"此后，中方医疗小组还带着中国人民的深厚情谊和"医疗外交"的重大责任，被派往朝鲜和越南，分别为金日成主席和胡志明主席治疗……

1968年，天津中医药大学石学敏院士随中国援非医疗队赴阿尔及利亚工作，因治愈该国部长，获"针灸大使"称誉，成为新中国针灸外交第一人。从那之后，阿尔及利亚领导人都常找石院士看病，由于挂号的人太多，还得有警察维持秩序。

1971年，苏联卫生部规定了针灸疗法的适应证与禁忌证，但不具有强制性。文件指出，那仅仅是一种原则，并非法规，各地酌情执行。当时苏联卫生部长、科学院院士布·维·彼得洛夫斯基指示全苏各地"进一步研究针刺疗法及其临床疗效"。不久，卫生部下达了"继续扩大针刺疗法的临床应用范围及其研究工作"的文件，针灸适用的范围又有扩大，并在苏联各地建立针灸科室，认真总结推广好的经验，研制新仪器。全苏各研究机构，医师进修学院和其他医学院校均要求设有相应的针灸组织，并规定医师进修课程必修针灸学，且要通过理论与实际操作考试。

1972年2月21日至28日，美国总统尼克松访华，随行记者500名。记者中詹姆斯·罗斯顿(Jame Reston)于1971年访问中国时患阑尾炎，在北京协和医院做阑尾切除术，应用针灸疗法消除术后疼痛，取得成功。在华期间詹姆斯还参观了针刺麻醉，回国后即在7月2日《纽约时报》撰写有关报道，以大幅醒目标题刊于头版，在美引起了轰动效应，进而引发了一股针灸热，从而促使国立卫生院(NIH)注意到中国的针灸疗法。这就是与"乒乓外交"齐名的"针灸外交"。尼克松总统的私人医生塔卡少将说："针灸是我们早就应该学习，用于临床的东西"。

时任世界知名媒体《纽约时报》副社长及驻华盛顿分社主任的著名记者詹姆斯·罗斯顿先生(1909—1995年)于1971年夏天前来中国采访。当时因中国政府的"乒乓外交"使中美关系刚刚出现缓和，罗斯顿的本意是想采访中国领导人，试探中美和解的底牌。他7月8日到达广州后，原计划当日即乘飞机到北京访问，但他的行程被中方改变，在当地参观人民公社两天，然后又改乘两天两夜的火车，7月12日才到达北京。7月15日，中国外交部官员告诉他"尼克松总统将于明年5月前访问北京"。虽然得到了令人震惊的独家新闻，但作为敏感的资深记者，赖斯顿立刻明白了他在广州“受阻”的原因。同时，他为擦肩而过的世纪级重大新闻而遗憾。在如此“沉重打击”之下，他突然感到腹股沟一阵刺痛……7月15日，他在住进北京协和医院（当时名为“反帝医院”）的当晚即接受了常规药物麻醉下的阑尾切除术，手术很成功。术后第二天，因腹胀不适，经时年36岁的李占元医生针灸后症状消除，他无意中成为第一个在中华人民共和国接受针灸治疗的著名美国患者。

躺在病床上的罗斯顿因为“没什么可以写的”，随手写下了一篇有关自己患病和手术的纪实报道。

罗斯顿在文章中写到（节译）：

为纪念失去的阑尾而发表讣告似乎有点荒唐，但正因为如此，笔者在过去的十几天里有机会从内部了解到中国的一个重要医院的政治和业务发展情况。此报道就是我的经历和见闻的记录。

简而言之，中国总理周恩来请了11位在北京的医学权威为我会诊，然后由反帝医院（原北京协和医院，译者注）的外科医生吴教授于7月17日使用了常规的腹部局部麻醉法，注射了利多卡因和笨佐卡因后，为我做了阑尾切除术。

手术没有任何并发症，也没出现恶心和呕吐。整个手术过程中我一直处于清醒状态。通过中国外交部的翻译，我在术中完全按照吴教授的要求去做，两个半小时后就顺利回到了我的房间。

可是，术后第二天晚上，我的腹部有种似痛非痛的难受感觉。该院针灸科的李医生在征得我的同意后，用一种细长的针在我的右外肘和双膝下扎了三针，同时用手捻针来刺激我的胃肠蠕动以减少腹压和胃胀气。

针刺使我的肢体产生阵阵疼痛，但至少分散了我的腹部不适的感觉。同时李医生又把两支燃烧着的像廉价雪茄烟式的草药艾卷放在我的腹部上方熏烤，并不时地捻动一下我身上的针。

这一切不过用了20分钟，当时我还想用这种方法治疗腹部胀气是否有点太复杂了，但是不到一小时，我的腹胀感觉明显减轻而且以后再也没有复发。

根据我得到的消息，最近来自中国关于针灸治愈失明、瘫痪及精神病的许多报道曾经令美国方面推测中国人很可能在针灸和草药方面取得了新的重大突破。但我并不知这些推测是否正确，我也没有资格做出这种判断。

另一方面，有人讲我的意外事件，至少是针灸的经历，只不过是记者使的一个雕虫小技以达到了解一下针刺麻醉的目的。这种说法虽然并不是全无道理，但实在是对我的想像力、勇气和牺牲精神过奖了。为了搞到好新闻我的确可以

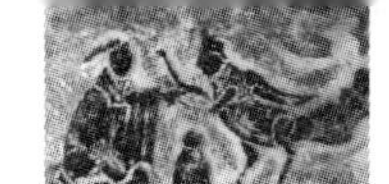

做出很多牺牲，但还不至于半夜里去开刀或主动要去当实验用的荷兰猪。

第二天（1971 年 7 月 26 日），《纽约时报》在头版显著位置报道阿波罗 15 号宇宙飞船（人类第一次使用月球车在月球表面旅行）即将升空的报道和照片，同时在头版角落安排了罗斯顿的报道《现在让我告诉你们我在北京的手术》，除一段正文外，文章主要部分在第 6 版几乎占了一整版，并配有作者访问北京一家中医院针灸治疗室的照片。

一石激起千层浪。美国公众看到一向讲真话甚至敢与白宫对簿公堂的大牌记者讲述亲身体验的针灸实效，加之美国政府又相继派出的专业齐全的医学科学家、名牌大学教授和著名医生组成的多个代表团来华访问后，讲述他们亲眼看到的神奇的针刺麻醉，人们为发现东方的宝藏而激动，随着各大媒体的密集宣传造势，一场“针灸热”在太平洋彼岸迅速兴起。

对于这样的说法，有人质疑其真实性，将其视为美国为了缓和中美关系而故意使用的一种手段，有人甚至将其与“乒乓外交”相提并论，认为美国投了中国所好。事实真是如此吗？这名在华接受手术的记者有着不小的来头，他是《纽约时报》著名记者詹姆斯·罗斯顿，访华期间他已是纽约时报驻华盛顿记者站主任，擅长政治时事报道，一生业绩不凡，采访过从罗斯福到布什等数届美国总统，还有周恩来及赫鲁晓夫等各国领导人。罗斯顿获过多项新闻界大奖，后来还当过纽约时报的副总裁，于 1995 年去世。1971 年的时候，罗斯顿已经是一位 60 多岁的资深记者了，由于他的不凡经历和《纽约时报》在新闻界的地位，这样的文章可信度是极高的。当时又正值白宫刚刚宣布尼克松总统将于 1972 年访华，美国公众对他们不甚了解的东方大国有一种神秘感，而罗斯顿的文章正好满足了广大读者的好奇心。面对人们对于事件真实性的质疑，罗斯顿后来撰文指出，称自己没有必要为了两国外交而献出自己的阑尾，如果真是一种外交手段，完全可以不必如此的大动干戈，非要在中国挨上一刀。在罗斯顿的宣传下，针灸在美国形成一股热潮。当时中美尚未建交，在美国懂针灸的人很少，所以一时间“洛阳纸贵”，每日都有大巴士从华盛顿拉着患者到纽约找针灸医生看病，针灸师生意火爆，应接不暇，以至于诊室不够用而租下旅馆接待病人。当时针灸医师忙得只顾得给病人扎针，连取针的时间都没有，只好雇助手来拔针。有的针灸师生意之好，一个礼拜的收入就可以买下一栋房子。美国政府批准的第一个针灸诊所于 1973 年 7 月在华盛顿特区正式成立，由格里戈里奥·柯斯医生当主任，澄江学派传人苏天佑被聘为这家诊所针灸治疗的主持人。在美国，其针灸师的执照被称为“针灸与东方医学从业者”。有评论者认为，这意味着，在他们眼中，针灸只是一种物理疗法，或者是一门操作技术，不属于真正意义上的医生行列。

1971 年以后出现的“针灸热”，使美国加州的中医针灸展现一片前所未有的景象，但是一些中医师常遭告发，尤其一些老中医前辈不时以“无牌行医”等罪名被拘捕起诉。1972 年在加州西医师公会的策划下，提出第一条针灸法案，规定没有西医执照的人可作为医师助手进行针

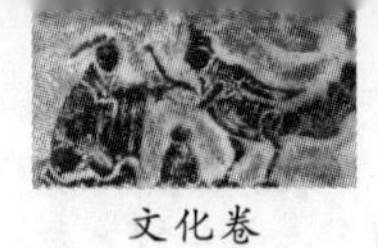

灸治疗,但必须在某些核准的医学院校内。这条法律成为加州的第一个针灸立法。此后两年间,中医界先后提出五条法案,却遭里根州长的否决。1975 年,“凡是有证据证明曾经从事针灸治疗五年以上者”或“在医学院校的针灸研究项目中从事针灸治疗三年以上者”均有资格申请注册成为针灸师,这个提案成为法律,成为加州中医针灸顺利发展的里程碑。1979 年,由美国加州针灸联合总会策划,委托众议员托利斯先生提出并通过了“针灸师独立行医法案”,取消了针灸师诊治病人必须先经西医、牙医、足医或整脊医师诊断或转诊的限制,使针灸师的权力提高了一步。1980 年,“中医行医规范法案”提出并通过,内容包括针灸师具有“第一线医务工作者”的身份;针灸师可以合法使用电针疗法、艾灸疗法、拔罐疗法;针灸师可以使用推拿、气功、太极拳等治疗手段;针灸师可以使用中草药以“促进患者之健康”。

中医针灸在中国是国宝,但在外国就是外来文化,如何使这个外来文化在所在国立足、生根、发展,就成了各国中医界必须经历和认真探讨的问题。中医针灸虽然在美国全面发展,但是发展最迅速、队伍最庞大、立法最完整,还要数加州。因此加州中医针灸立法过程的成功经验和失败教训,有一定的参考价值。

1992 年,美国国立卫生院设立替代医学研究中心,将针灸纳入了资助研究之中。1996 年,美国食品药物管理局将针灸的法律概念重新定义,将其从Ⅲ级(实验阶段)提高为Ⅱ级(含有制约的运用阶段)。1997 年 11 月,美国医学权威机构美国国立卫生院举行了 1000 余人参加的针灸听证会,肯定了针灸对某些病症的疗效,这是针灸史上最重要的事件之一。1998 年 11 月波士顿医学中心和哈佛医学院的 8 位研究人员在美国医学会会刊上发表了他们的调查报告,指出全美 1997 年接受替代医学(针灸、中草药为其主要部分)的人次(为 6.29 亿)超过了主流医学。1999 年,时任美国总统克林顿下令设立了 19 人的委员会,对"替代医学"进行政策性研究。美国对针灸的一系列举措,引起西方国家的关注和效仿。

1980 年 5 月中国卫生部和德国联邦卫生部签署的中德卫生合作协定,已将包括针灸、中草药疗法等在内的传统中医学纳入了中德卫生事业合作领域。我国卫生、医药部门代表团多次到德国考察制药技术,寻求合作,并向德方推荐中药和中草药,以上合作和交流有助于促进我国医疗卫生事业的发展。

1985 年,在北京召开的第二届全国针灸针麻学术讨论会上,世界卫生组织总干事中岛宏先生称:“针灸已成为世界通用的一种新的医学科学,能治疗很多西方医学难以奏效的疾病。针灸医学,传统医学对 2000 年人人享有卫生保健是一个重要手段。”

20 世纪 80 年代,秘中文化协会曾组织秘鲁医生到中国考察学习针灸针麻技术,还聘请中国大夫去秘鲁首都利马举办训练班,传授针灸疗法。

1991 年,莫桑比克总统保健医师、泸州医学院针灸教授、全非洲中国和平统一促进会副会

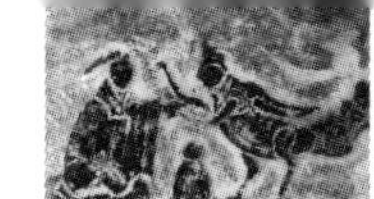

长、莫桑比克中国和平统一促进会会长江永生作为我国援助非洲医疗队莫桑比克分队的队员远赴非洲莫桑比克。他克服种种困难，用精湛的中医传统医疗技术，救死扶伤，忘我工作。10余年来，他诊治过的患者有10万余人次，受到了莫桑比克民众的欢迎，也使该国掀起了一股针灸热。1994年8月，江教授的3年援外工作结束后，被莫桑比克国防部聘为马普托军队总医院针灸医师，同时还被聘为希萨诺总统的保健医师。1997年9月中旬，总统夫人马塞莉娜到军队总医院找江教授治疗。她的右肩疼痛多年，右臂活动不利，常有失眠，经多方治疗无效。经江教授针灸3次以后，病情明显好转，患处不再疼痛，睡眠时间增多。她感激地说："我要请你到总统府为我继续治疗，也请你为我的丈夫治疗。"1997年9月25日，一辆专车将江教授接到了总统府，江教授给希萨诺总统号脉，观舌苔，查看眼底，根据中医理论对总统的头痛、腰痛、失眠等病证做了详细的病情分析，先后采用了按摩、刮痧、拔火罐、针灸等方法治疗。到10月初，经过4次治疗后，总统的腰痛、头痛等症状明显减轻，睡眠也增至6小时。至此，江教授开始频繁出入总统府，真正成为了莫桑比克总统的华人"御医"，也开始了他的"业余外交"生涯。2002年7月15日莫桑比克中国和平统一促进会成立，江永生并被选为会长。他还力邀希萨诺总统担任该会的名誉会长，江教授对祖国的热爱感动了希萨诺总统。希萨诺总统在接受邀请后对他说："你热爱祖国的行动很好，我支持你。"

2005年，莫桑比克现任总统格布扎也愉快地接受了江教授的邀请，出任莫桑比克中国和平统一促进会的名誉主席，他还聘请莫桑比克现任总理路易莎女士和议长穆伦布韦担任名誉顾问，这在世界各国的中国和平统一促进会中是独一无二的。江教授为促进祖国和平统一大业作出了显著贡献，多次受到中共中央统战部和中国和平统一促进会的表扬。江永生针灸疗效大获莫桑比克总统等官员和人民赞扬，增进了中非人民友谊。江永生被誉为"中医文化使者""民间外交家""忠山好教授""针灸外交家"……

1996年，英国王妃戴安娜曾找伦敦中医学院院长梅万方教授就诊，开始是每周一次，后来是每月一次。在就医的过程中，戴安娜王妃从来不给自己搞特殊，诊所人员请她在休息室等待，她却拒绝说："自己和普通人是一样的，反感任何优惠待遇。"甚至在她出事前十天，还曾来看中医。戴安娜王妃为治疗忧郁症选择了中医耳针疗法，左耳最多时竟同时插了四根针。一时间，中医耳针疗法成为很多英国社交名流们竞相追捧的治病法宝。现在，梅万方在英国有着800多名"洋弟子"，都是英国皇家医学院的年轻医生。梅万方认为，中医药的发展代表着中国文化，宣传中医药也等于宣传中国文化。至今中药进入英国40余年，已被越来越多的英国人接受。

2001年，英国布莱尔首相夫人切丽伴随夫君出席一次工党集会时，耳朵内便用橡皮膏药粘上数枚耳针，据知情人透露，此举是为了缓解沉重的心理压力。据披露，她早就迷恋上了耳

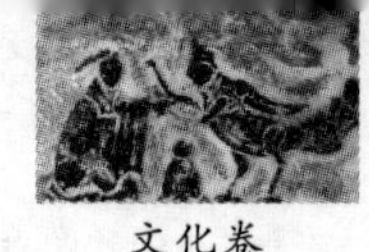

针疗法，她接受伦敦整体治疗专家布哈蒂·弗亚斯的治疗已经长达10年。

2001年，意大利前总理阿马托患有腰椎间盘突出症，病情严重时甚至无法站立，使他不能正常工作。年底，在法国尼斯召开欧盟首脑会议期间，阿马托总理是坐着轮椅参加会议的，因此其病情在意大利国内外引起了关注。对于此类病证，西医的传统疗法只能是通过外科手术暂缓疼痛。而作为政府总理，阿马托日理万机，从时间和精力方面来讲都“做不起”外科手术。总理府的保健医生们在一筹莫展的情况下，请来了定居在罗马的中国医生何嘉琅教授(意大利中华医药学会主席)。何嘉琅出生于中国杭州的一个医学世家。出国前他曾在浙江中医学院任教，来意后更以传播中医为己任，把在中国的行医经验与在欧洲的临床实践相结合，治愈了许多疑难病证，成为在意大利著名的中医专家。在为阿马托总理诊断后，何嘉琅教授采用中医针灸的保守疗法，治愈了阿马托的病痛。在很短的时间内，阿马托总理行立如常，恢复了正常工作。康复后的阿马托总理对神奇的中医由衷地佩服，多次在公共场合谈到自己受益于中医疗法的事，对中医赞扬有加。2002年3月份，在瑞典斯德哥尔摩欧盟特别首脑会议期间，当欧盟委员会主席普罗迪问到阿马托的病情时，阿马托高兴地说：“是古老的中国传统医学使我及时得以康复!”随后，意大利新闻媒体纷纷对此事进行了报道。一时间，总理靠中医治好了重病的故事成为当地的佳话，中医的神奇功效折服了意大利人。

2001年，澳大利亚维州政府卫生部专门成立了维州中医药监管局。该局由9位成员组成，负责实施中医注册法案所赋予的各项工作内容，如对现有中医师进行登记、评核、注册，处理相关投诉及对某些含毒成分的中药进行把关，为各大学中医系制订和批准课程大纲等。

2002年9月，匈牙利成立中医药学会。2003年匈牙利卫生部正式批准了13名中医师的行医许可，匈牙利的中医事业如拨云见日。匈牙利人普遍认同他们的祖先来自亚洲，是中国古代匈奴的后裔。匈牙利民族对东方文化十分热衷。对东方文化的喜爱和接受程度，从中医在这里的发展进程之快就可见一斑。

2004年，美国将每年的10月24日定为“针灸与东方医学日”，美国国家针灸和东方医学资格认证委员会(英文简称为NCCAOM)在这一天和其他有关的专业协会、研究机构一起开展宣传活动，并公布相关的调查数据。

2005年9月19日，墨西哥针灸管理条例颁布，从而使针灸治疗在墨西哥取得合法地位。中国驻墨西哥大使馆为此举行了庆祝活动。中国驻墨西哥大使馆李金章在活动开始时致辞。他说，墨西哥政府颁布针灸管理条例具有重要意义，条例不仅规范了墨西哥针灸医疗，使墨西哥人民能够放心地享受针灸这一中国医学瑰宝，还为促进和发展中墨两国政府及民间卫生教育领域的交流与合作创造了良好的法律环境和条件。2005年5月7日，墨西哥政府颁布了针灸管理条例，从此针灸医疗在墨西哥取得合法地位并得到有效的规范。条例指出，针灸医疗是

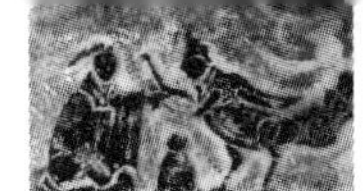

传统治疗手段的有效补充，应当对从业人员进行资格认证，同时治疗的过程应当在道德上、科学上以及卫生法上达到政府规定的标准，以保证针灸治疗的安全性和有效性。条例还对针灸医疗使用的器械卫生标准制定了相关规定。墨西哥从事针灸治疗的医师和针灸师数量不断增加，据估计，目前已经超过1万人，从而为针灸治疗在墨西哥取得合法地位创造了有利条件。出席当天庆祝活动的有来自墨西哥总统府、卫生部、公共教育部、外交部、国防部和海军部代表人，以及与制定此项条例有关的官员和专家共百余人。

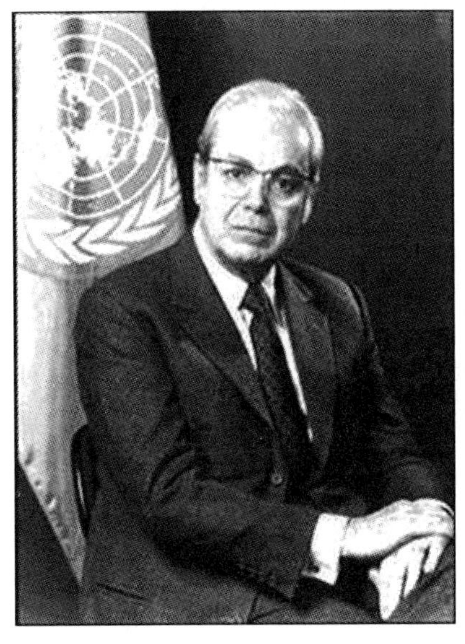

联合国第五任秘书长德奎利亚尔

2005年，据《纵横》杂志载：联合国第五任秘书长德奎利亚尔先生，大谈中国针灸的好处，说他在很小的时候，有处皮肤出了毛病，当时找到中医诊所，中国大夫用针灸为他治疗，效果很好。上海中医学院毕业的周大夫也给德奎利亚尔看过病。周大夫说，像德奎利亚尔这样的中国老朋友，她一定尽心尽力服务。据事后了解，德奎利亚尔先生对周大夫的医术和治疗效果感到满意。

2005年3月23日泰国新政府（他信）向议会陈述泰国传统医学政府政策指出："由于政府将开发、转化并保护泰国传统医学、本土医学、替代医学及药用植物知识和智慧，泰国传统医学已经成为国家卫生政策的一部分。"2006年，在泰国政府的大力支持下，泰国传统医学已成功地纳入公共医疗保健体系中。政府为传统医学颁布了日趋完善的法律法规，不仅包括治疗方面（如传统药物、针灸等）的法规，而且也包括保健方面（如泰国传统保健按摩、草药蒸汽浴等）的法规，泰国政府将传统保健按摩、草药蒸汽浴等保健方法作为向民众普遍提供的医疗卫生服务项目加以管理的作法，值得我们参考。国家规划"健康的泰国"（2004—2015）——政府将通过以使泰国人民身体健康、精神健康，拥有高智商和高情商，建立健康意识团体及自给自足经济为目标，来建设"健康的泰国"。泰国传统医学、本土医学、替代医学将成为这一规划的组成部分，在各个领域实施泰国传统医学、本土医学、替代医学，即意味着促进健康。

2006年1月1日美国德克萨斯州HB2371号法案开始实行。法案规定，如果在其医疗健康保险金支付条例中已包含针灸治疗费用，则其不可因执行者是针灸师而拒绝支付医疗费用。积极推动通过这个法令的德州针灸医师基金会会长陆国康指出，这是继1993年针灸地位合法化（成立德州针灸考试委员会核发针灸执照）以来，德州中医针灸界取得的又一里程碑式的进展。

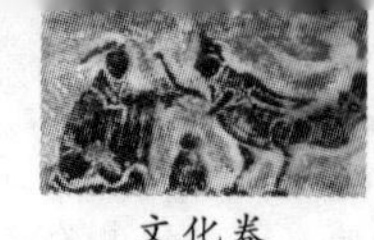

2007年4月，上海第一人民医院针灸专家沈克艰教授受韩国庆山市庆尚病院邀请进行为期2周的学术访问。其间为韩国第13代总统卢泰愚治疗，卢阁下微笑地说："我的祖上就在山东，我也算是中国人了……如果中韩不建交，沈教授也没有机会来韩国进行学术访问并给我治病了，我相信中韩会有更多的贸易发展。"

2007年8月30日，据巴西侨网报道：巴西总统卢拉在回答圣保罗州报记者提问时说："我过去对中医不大相信，但中国针灸医生顾杭沪一根小小的银针治愈了我的肩周炎，中医确实有神奇的疗效，我现在对中医深信不疑。"报道说，卢拉患肩周炎已有10多个年头，手臂抬不起来，有时痛得不能入睡，严重影响他的健康和工作。四处求医总不见效果，医生建议他动手术。但是他想，自己又不练拳击和打网球，因此没有接受医生动手术的建议。2003年1月卢拉就任总统后，遇上了从中国上海移民巴西的中医顾杭沪，经过顾医生数个疗程的治疗，他的肩周炎竟奇迹般地好了，至今没有复发。他至今仍一周二次接受顾医生的针灸保健，使他精力充沛地从事繁忙的国务活动。

2008年6月16日，一份关于"针灸、草药、中医和其他传统医学"的立法建议报告正式由卫生部立法工作小组提交给英国政府。这已经是该工作组第三次就传统医学的立法问题向政府提出书面建议报告。与以往不同的是，此次中医不再作为针灸医师(acupuncture)或草药医师的附属，而是以独立的"名号"出现在了提案中。这是中医界向英国政界施加压力而取得的第二大胜利，也是在英华人社会团结、和谐的成果。

2008年，经阿曼苏丹卡布斯提议、阿曼驻华使馆与中国政府协商后，由天津中医药大学第一附属医院选派5名优秀医生，在阿曼首都马斯喀特建立了这家诊所。这是阿曼王室与中国政府在卫生领域的重要合作项目，由王室向诊所支付固定经费，诊所为王室工作人员免费诊疗。

2009年3月23日，加拿大本拿比市市长柯瑞根(Derek Corrigan)正式宣布，将每年4月的第三个星期天定为该市的"中医针灸日"。这是卑诗省首个订立"中医针灸日"的城市。柯瑞根表示，中医针灸医疗服务在加拿大已有30多年历史，12年前卑诗省府立法管理，并于2009年4月正式纳入医疗保健体系，对全省低收入居民接受针灸治疗进行补助。目前，中医针灸已经成为民众医疗服务的一部分，每天约有4370人次光顾中医针灸诊所和中医药店铺。柯瑞根说，本拿比市政府订立"中医针灸日"是为了让市民对中医针灸有更多和更正确的认知。

2009年3月13日，趁来蓉参加"中英中医药现代化及产业化"研讨会之际，英国驻重庆总领事馆商务领事Cliff也专门体验了一下中医的针灸疗法。Cliff有腰椎间盘突出引起的坐骨神经痛，他在被成都中医药大学附属医院针灸专家吴节教授扎针后，直说"舒服"。Cliff说，作为一名英国人他认可中医并相信中医，由于他很喜欢中国文化，尤其是因为他有一名中国妻

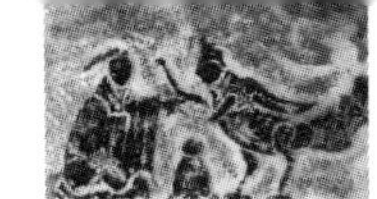

子，故对中医有了很多了解。

2009 年 7 月，据《瞭望东方周刊》载："尼克松和田中角荣访华期间，我都曾为他们针灸过。"作为"针灸外交"的主角，贺普仁对中医扬名海外贡献巨大。也正因为尼克松，针灸正式传入美国，日本也多次邀请贺普仁前去讲学。不仅国外政要领教了针灸的厉害，国内领导人也曾受益于针灸治疗。"崴了脚无法走路的一位国家领导人，因为要出国访问，需在一周内恢复，经过针灸后，如期出访。"贺普仁回忆说，1999 年，一位国家领导人到南方视察抗洪救灾，背部受凉疼痛难忍，经贺普仁亲自针灸后痊愈。"贺老常说，中医不仅善于治疑难杂症，也善于治急症。贺老坚持了 40 多年的义诊，上至国家领导人，下至平民百姓，治好的病人太多了。"

2009 年 9 月 29 日，当联合国发展计划署执行机构国际信息发展网组织罗马总干事丹尼尔・巴瑞奥先生把"热敏灸——联合国推广项目"牌匾颁发给江西中医学院、江西中医学院附属医院以及新加坡热敏灸有限公司负责人时，世博会国际信息发展网络馆内掌声雷动，相机闪亮。中华热敏灸发明人之一、江西中医学院附属医院副院长陈日新告诉记者，研制推广热敏灸，已经艰难跋涉了 20 年。如今，这项技术已从历史走向现代、从江西走向全国、从中国走向世界。

2009 年 11 月 5 日世界针灸学会联合会第七届世界针灸学术大会在法国斯特拉斯堡欧洲议会大厦隆重开幕。本届会议由世界卫生组织和世界针灸学会联合会共同举办，由法国国家针灸传统医学学会（CFA-MTC）和欧洲中医药发展促进协会（APEMEC）联合承办。本届大会共有来自 39 个国家和地区的 500 多名代表参加，是近几年来国际针灸界规模最大的一次盛会。世界各国的针灸学术团体和代表汇聚一堂，为了共同推动针灸在全球的发展与提高，相互交流、共同分享在世界范围内的最高水平的针灸发展经验。巴西总统卢拉（Luiácio Lula Silva）、巴西总统办公室主任 Gilberto Carvalho、巴西卫生部长 Joségoemes Tempor、德国卫生部部长大会为大会开幕发来亲笔签名贺信。他们从不同方面代表本国政府对世界针灸学会联合会第七届会员大会暨世界针灸学术大会的成功召开表示了热烈祝贺和衷心祝福。作为中国传统医学的重要组成部分，如何让针灸被更多国家认可成为会议的主要议题。对此，世界卫生组织传统医学处官员张小瑞指出，目前不少国家已开始将中医纳入医疗保险体系，虽然在初期会遇到一些困难，但这必将成为一种趋势。以瑞士为例，该国曾将中医纳入医疗保险范畴，但几年后该国对此进行的评估，由于方法有偏差得出了比较负面的结果。政府于是决定将中医从医保体系中取消，但此举遇到民众反对。当时的一项民意调查显示，70％的瑞士人反对政府的这一做法，要求将中医继续保留在医保体系内。迫于民意，瑞士政府开始重新考虑如何立法将中医纳入医保体系。张小瑞说："老百姓相信传统医学，就会有效推动政府接纳中医，这是未来的一种必然趋势，需要各国真正地面对。"

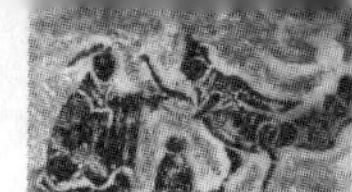

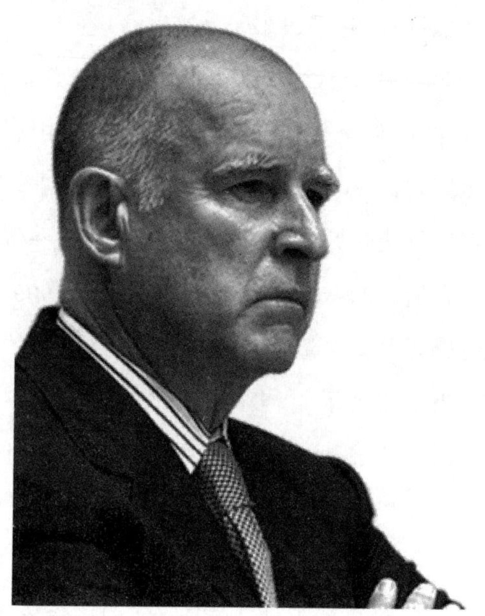

“加州针灸之父”杰瑞·布朗

2010年6月13日，加州中医药界联合庆祝针灸合法化35周年宴会，在中国城皇宫酒家举行。有“加州针灸之父”美誉的加州总检察长、前州长杰瑞·布朗，加州众议员马世云等到会祝贺，各中医团体成员300多人出席了宴会。陈大仁、周敏华和江林三位中医药界前辈在会上致词，大会并继续为布朗再度竞选加州州长筹款。宴会由刘美嫦统筹，黄子玲任司仪。布朗致词时手指在座的多位中医药界前辈，强调他们当年为中医合法化付出很大努力。布朗同时指出，中医在中国有五千年的历史，事实证明它是救人治病的一种良好方法，在加州也应该有它合法的地位。布朗还感谢加州中医药行业大力支持他竞选加州州长，给予他极大的信心和力量。此次庆祝宴会是为庆祝35年前布朗第一次出任加州州长时，力排众议，签署了具有划时代意义的“针灸职业合法化提案”(SB86，1975年)，在加州创立一个全新的医疗职业——针灸师，从而开创了中医在加州公开行医的新纪元。随后在两任州长期间，他又先后签署过诸如托理斯众议员的“针灸师独立行医法案”(AB1391，1979年)、诺克斯众议员的“中医行医规范法案”(AB3040，1980年)等十多项重要中医立法，进一步奠定了中医事业在加州蓬勃发展的全新局面。

2010年8月3日民族医学新闻报道认为：韩国针灸师制度——日帝强占时期的遗物。韩医师在日帝强占时代之前的大韩帝国时期，是作为医师来从事医疗行为的。但在日帝强占时代，自1910年朝鲜总督府的灭杀民族文化的政策下，以韩医学为根本的医师沦落为医生(注：此处的“医生”地位低于“医师”，可以理解为是“医师的学生”)。并且引入了日本当时实施的作为辅助医疗的针灸师制度，韩国从此出现了针师与灸师。即，使用针灸与韩药的“医生”、针师与灸师形成三种共存的局面。1962年颁布的“国民健康法”代替了旧医疗法，从法律上认定韩医师为从事韩医学的唯一专业人员。从此，韩国不再培养针师与灸师。日帝强占时期的遗物——针灸师制度被废弃。不过，已经存在的针师与灸师的权益仍将继续得到保护。

2010年11月12日，据《中国中医药报》报道：在第七届世界中医药大会召开期间，荷兰女王向荷兰医师针灸师学会会长黄春丽颁发勋章，表彰她为推动荷兰的中西医结合事业所做的贡献，同时也体现荷兰政府对中医药在荷兰发展的支持和重视。国家中医药管理局副局长于文明对荷兰政府给予此次中医药大会的支持表示感谢：“很高兴看到中医药领域的荷兰华裔专

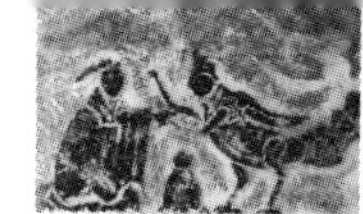

家得到了荷兰女王的认可，这是专家的荣誉，也是中医药的荣誉，说明中医药已经得到了荷兰政府的认可。”

2010 年 11 月，在北京人民大会堂举办的第 22 届国际科学与和平周开幕式上，宁夏固原中医针灸研究所所长、固原乾祯医院院长李征作为宁夏唯一的代表被授予“和平使者”光荣称号，受到了党和国家领导人的亲切接见。这一荣誉是授予那些为国家作出过特别贡献的友好人士，规格很高。李征为何能享此殊荣，这缘于他精通针灸，多次出访世界各国，把中国人民热爱和平，以促进人类共同发展和繁荣为己任的思想带给了世界各国。

2011 年 7 月，据人民网报道：旅居巴西利亚的华人针灸医师王晓波，获得巴西利亚市政府和巴西文化艺术历史研究院联合颁发的“医学界针灸职业功勋奖”。王晓波毕业于中国浙江省中医院，1988 年移居巴西，长期从事中医针灸医疗服务。2007 年他通过考试获得巴西“针灸师”资格。他还是世界中医药学会联合会的会员。巴西利亚市政府和巴西文化艺术历史研究院在这次颁奖大会，对王晓波 20 多年在巴西利亚从事中医针灸服务，热情为巴西人治病给予了高度赞扬和表彰。

2011 年 10 月 10 日，据巴西侨网报道：巴西总统迪尔玛的中医针灸保健医生顾杭沪在其住宅举行 61 岁生日庆祝活动，巴西联邦政府办公厅厅长 Gilberto Carvalho、巴西联邦参议院议长沙奈、中国驻巴西大使邱小琪等一百多位巴西政要和中国驻巴西官员、各界人士出席。庆生会上中国驻巴西大使邱小琪致词表示，很高兴出席顾杭沪医生的庆生会，并在这里见到那么多的巴西政要和各界朋友。我们为能以中国传统医学针灸服务各位朋友的顾医生感到自豪，他用高超的针灸技术不但为诸位解除了病患，还增进了两国人民的友谊，推动了中巴两国友好关系的发展。巴西联邦政府中央办公厅厅长 Gilberto Carvalho、巴西联邦参议员议长沙奈，也在致词中赞扬了顾医生的精湛针灸医术和高尚的医德，称他除了是一个手到病除的好医生，还是中巴两国的民间友好大使，他两次陪同前总统卢拉、现任女总统迪尔玛访问中国，受到中国国家主席胡锦涛的会见，推动了两国高层的往来以及民间的交流，为发展中巴友谊作出了贡献。

第二节　针灸文化交流与宗教

一、宗教在针灸文化交流中的历史

公元 562 年（日本钦明天皇二十三年）中国的知聪氏去日本时曾带去了中国医书 160 卷之多，其中也包括了针灸、明堂图之类的著作（据《日本书纪》）。这批书籍据说现在仍在日本的某

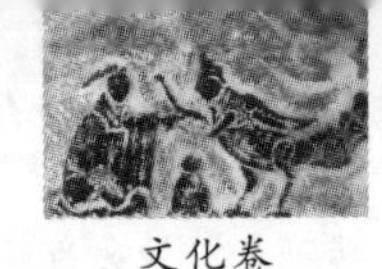

大寺中保藏。

公元754年(日本天平宝字元年),唐朝高僧"过海大师"鉴真和尚应日本高僧荣睿、普照的邀请东渡,他不畏艰险,前后航行六次,讲授佛学理论,传播博大精深的中国文化,促进了日本佛学、医学、建筑和雕塑水平的提高,受到中日人民和佛学界的尊敬。到天宝十二年到达鹿儿岛,经太宰府、大阪等地,于次年到达奈良,被迎入东大寺,当时鉴真大师曾为日本光明太后诊病,诊其宿疾而愈。他还从中国带赠唐以前多种医药典籍,其中当不乏针灸医籍。这是一次较大规模的中日医学交流,促进了日本汉方医学的传承和发展。

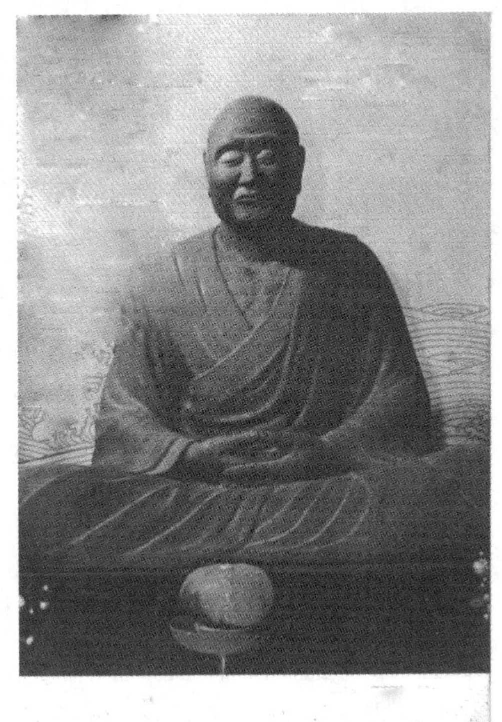

鉴真和尚

1452年(明景泰三年),日本僧医月湖,长期居住浙江钱塘,收集中国医典,而其中常有关于针灸学的资料。僧医月湖是最初将金元医学(包括针灸医学)传入日本的,他曾编撰《类证辨异全九集》《济阴方》。

1577年,西班牙传教士到福建传教,返回时携去大批中国古代及当时的医著,针灸医学的许多内容也被带到欧洲。

17世纪,中国的传统医学被旅游者、外交官、特别是传教士介绍到了法国。中国医生琼·休编写的中医、针灸课本在民间传抄(19世纪中期才得以整理出版),琼·休说:"必须承认,中国的诊脉方法,较之欧洲医学大师们描述的方法更容易掌握,也更为精确实用。"法国人哈尔文(Harvien P. P)翻译了中医脉学著作,名为《中国秘典》,并于1671年在法国出版。此时,波兰耶稣会来华传教士卜弥格(Michael Boym)介绍了中医的著作,用当时欧洲医学通用的拉丁语出版,引起各国重视。法国在1690年、1768年、1813年均有译本或编译本。1683年出版的荷兰医生瑞尼(Rhyne G. T)的著作也传到法国。

18世纪,通过驻所在北京的耶酥会士们进行了较多的医学交流,目的在于比较东西医学体系的异同,特别是获取新的制剂。脉法在当时引起了法国医生们的兴趣,而针法却与饮食疗法及各种各样的体操、呼吸法一样被等闲视之。灸与当时在地中海沿岸一带淬的烧灼疗法相比较,则没有受到特别的重视,因而对灸的认识仅仅局限于针法要领的框架之中。

二、佛教医学与针灸的经络理论

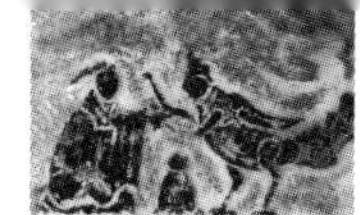

(一)中脉与针灸经脉理论

中脉被藏密称之为“命脉”“大道脉”，梵语称作“啊缚都底”，藏语称作“武玛”“根打玛”“索索玛”，这些名称都表示中脉的重要性和功能性。比如“命脉”即表示中脉为一切众生之命根，这里指其重要性而言的；“大道脉”则代表中脉为成佛之捷径，这里是指其功能性而言的；“阿缚都帝”是梵语，意为能产生俱生妙慧；“武玛”是藏密的称呼，有成就之母的意思；“根打玛”是藏语对中脉的另一种称呼，意为能生一切功德智慧，一切由此而生之意。修持密法的第一大成就即是开通中脉。中脉开通后，行者不光是神通具足，而且生死涅磐已无差别，故而《协巴多杰根本续》中有偈云：“气不入中脉者，妄想证菩提，如若手捻沙，欲得酥油者。”

中脉的具体位置似乎是在脊髓的中间，由顶下至海底。海底即肛门前的一片三角形地带；密宗又称之为生法宫，如果是女性的话，海底就是子宫。中脉所经路线：顶轮(从额头的发际开始，往后横拼四指的距离处，也就是婴儿幼小时会跳动的部位)——眉间轮(在两眉之间，印堂稍下的地方)——喉轮(由眉间轮向下，到喉结的地方)——心轮(在肚脐上四寸)——脐轮(在脐轮的地方，是神经丛的中心，由此开始，向外分散六十四根脉，中间分散达到腰的四周，往上分散达到心轮，向下分散达脚跟)——海底轮(由脐分散的脉，接到海底轮，就是男性的会阴，臀下的三角地带，女性的子宫口之上)——梵穴轮(在顶轮处四指之外的上方，离开了头顶，就是梵穴轮的地方)。这和针灸体系中的经脉理论有着较大的差别，但似乎也有着密切的关系。

1. 中脉与任督二脉的关系

中国中医科学院针灸研究所刘兵博士在以爱情观的方式讲解任督二脉时，曾将藏密中脉的内容加入：“督脉和任脉的爱情非常完美：他们同起于少腹(共同的根性和基本价值观)，同和于中脉(共同的理念与和谐生活观)，同会于口唇与会阴(相会于道家所谓的『鹊桥』)，督脉支前行贯脐与心，任脉支后行夹脊里(你中有我，我中有你)，在口唇被手足阳明经沟通(牵线搭桥)。”刘博士认为任督二脉之间、人体正中轴线为中脉，任督二脉之气应与中脉和合。他还研究认为，藏密所言脐轮与针灸体系中肚脐在人体的重要作用有着异曲同工之妙：针灸理论认为：神阙穴(肚脐)与奇经八脉密切关联，并通过奇经八脉以通周身之经气；这与藏密脐轮的描述和功用非常相似。

2. 中脉与冲脉的关系

也有人提出，密宗所谓中脉正是奇经八脉中的冲脉。但笔者认为：冲脉与中脉不是一回事。如《素问·骨空论》曰：“冲脉者，起于气街，并少阴之经，侠脐上行，至胸中而散。”《灵枢·动输》论冲脉：“冲脉者，十二经之海也。与少阴之大络，起于肾下，出于气街，循阴股内廉，邪入腘中，循胫骨内廉，并少阴之经，下入内踝之后，入足下，其别者，邪入踝，出属、跗上，入大指之间，注诸络，以温足胫，此脉之常动者也。”可见，冲脉有两条，分布于身体两侧，而由上述中脉路线可见，中脉仅有一条。

(二)佛医对传统经穴的认识

佛医认为，现代人们对经络气穴的认识多依赖古典医经的文字叙说，望文生解已成为掌握经穴的主要方式。古典医经对经络气穴的描述并非是古人科学理性认识的产物。始于古典文字叙说的经络气穴，是古人身识灵感思维与超感觉识别的综合描述，是医案的总结记录。佛医并不把图文标注的经络气穴看作是它的“真如本体”。佛医把古典医经对经穴的标注看作是对后人的启发，是指月的手指，指月的手指并不等于月亮。佛教医学观能突破经络气穴文字框架的束缚，能直截了当的去寻求经穴的“真如本体”。在运用经络气穴时，如果执着的去追求图文概念，就会误入歧途，永不得其解。

经穴的生成流注是在演变的物质基础上受四时万象的影响，应时随象，随时空的变化而变化，它一处有动而无一处不动，一处有变而无一处不变。所指经穴的生成流注像瀑布一样，捕捉到的图像已是过去的流程。古典医经所描述的经络气穴具有它的概括性，但是它的“真如本体”却永不重复。古人对经络气穴标注的真实意义是思想交流与传教的需要。

佛医临证讲的取穴准确，与追求坐标尺寸为准的取穴准确，有截然不同的概念。通常人们认为，取穴准确是人体相对图文标定位置的准确，佛医指的取穴准确是指功效位置的准确。佛医认为，临证针对的经络气穴是动态的生成，它具有性能质量的变化及位置的游动性。因为时间与空间的变化及四时万象的影响，人体会不断的演变，新的形式会不断的生成，需要解决的问题也会不断的出现。

佛医指出：人无形定，法无式定。佛医认为，经络中生成流注的“气息”存在着质量与冲程方面的变化。“气息”的变化能影响整体阴阳的不平衡，也是造成经络整体流注紊乱的原因。“气息”的量变所造成的冲程变化在流注中能体现出气盛、气虚、气弱等现象。在交会时能形成气臃、气闭等现象。“气息”的量变能影响它冲程的变化，冲程的变化又能造成与其他“气息”交会位置的不稳定，交会位置的不稳也就是所说的穴位的游动性。这里所说的穴位游动性是从某些方面而论，与其他的意义有所不同。例如：特定五腧穴中的井穴，其突出的意义是通过对该穴位刺激而激发所属脏器释放“气息”。这个意义所指的穴位相对固定。具有游动性的气穴实际是指动态生成的功效穴位，而不是对机体部位的指向，正如《灵枢·九针十二原》所言：“非皮肉筋骨也。”寻找具有游动性的气穴通常可采取感觉的方法。如古典医经提示：“视其虚络”“扪而可得”“以痛为腧”等都是以感觉的方法寻找具有治疗意义的穴位。

中国传统医学这朵古老的艺术之花，是在中国传统的认识观与方法论的基础上生长起来的。研究中国传统医学如果离开了中国传统观念，研究工作就很难进展。经络学说在中国传统医学中占有重要的地位，古人用什么样的认识观与方法论才能标注运用经络气穴是研究这

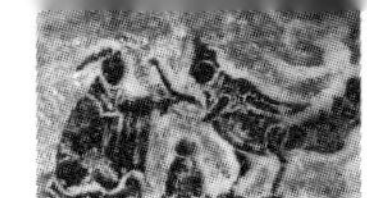

一古典艺术的关键问题。佛学是中国民族文化的重要组成部分,佛学对中国传统医学有着重要的影响,她是推动研究传统医学前进不可缺少的力量。

(三)静坐与通经脉

打坐,在佛教中叫“禅坐”或“禅定”,是佛教禅宗所必修的。盘坐又分自然盘和双盘、单盘。打坐既可养身延寿,又可开智增慧。著名医学家刘渡舟教授在他 76 岁时介绍养生秘诀时这样说“垂垂老矣,然尚能饭,能讲学看病,能完成任务,得力之处,自思每日打坐一小时,从不间断,持之以恒”。中里巴人在《求医不如求已 1》代序第二页中这样描述与《人体使用手册》作者吴忠清打坐的情形:“每到子时,我们便开始打坐诵经。老吴最喜《心经》,唱诵得动人心魄。我们一唱一和,甚有意趣,真是‘头上但有星照月,心下唯余一点空’,虽难超凡入圣,但也乐在其中。”通过打坐,我们能迅速发现身体上的毛病,得知自己身上哪些经络不通。发现这些问题后,您就能有针对性地进行调理。

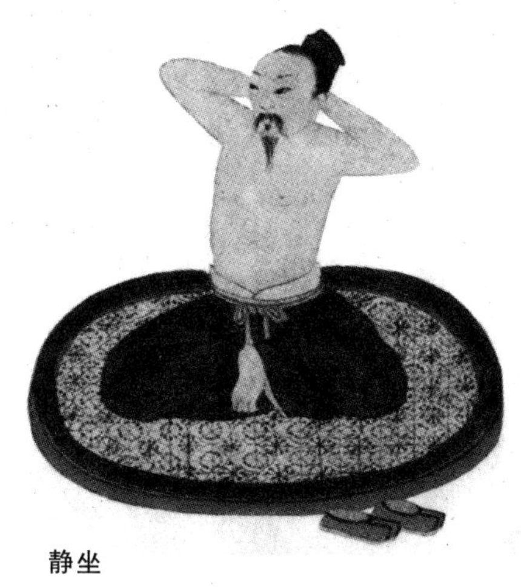

静坐

第三节　针灸文化交流与文物

一、宋代天圣铜人

宋天圣铜人是我国历史上最早的针灸铜人,于天圣五年(1027 年)医官院医官王惟一主持铸造,共两具,一具藏于医官院,一具藏于大相国寺,并且先后藏于元大都(北京)太医院三皇庙、明洪武初之内府。王惟一经过多年的行医,悟出了这样的道理:“传心岂如会目,著辞不若案形”,故“复令铸造铜人为式,内分脏腑,旁注溪谷,井荥所会,孔穴所安,窍而达中,刻题于例”,可“使观者烂然而有第,疑者涣然而冰释”。故撰书的同时拟就铸造铜人的计划,并于成书的次年(1027 年)铸成了两具铜人腧穴模型。

1126 年,金国举兵南下,几个月就打到了北宋都城汴京,北宋最后一位皇帝宋钦宗被迫到金营求和。金兵列出了众多的议和条件,其中“天圣针灸铜人”作为议和的重要“筹码”,史书没有记录北宋是否交出议和的重要“筹码”。1127 年,北宋灭亡,金兵在汴梁城里抢掠达 20 多天后,带着被俘的宋徽宗、宋钦宗两位皇帝,以及大量的金银财宝、仪仗法物、百工技艺退出汴京

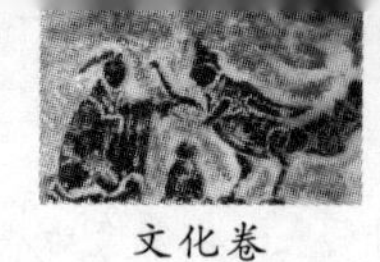

北归。《宋史纪事本末》中记述金兵掠走的有浑天仪、铜人、刻漏、古玩等,“铜人”是不是“天圣针灸铜人”?是否真的被掠走?两座铜人存放地点在何处?据《续资治通鉴》卷一〇五记载:“天圣五年冬九月壬辰,医官院上所铸腧穴铜人式二,一置医官院,一置相国寺(寺内的仁济殿)。”北宋末年的“靖康”之难中,一座铜人被金人掠走,此后元人又从金人处掠走。元中统年间(1260—1263 年),元政府曾请尼泊尔著名工匠阿尼哥修整此铜人,于 1265 年置于元上都(今内蒙古自治区多伦县东南)。一座曾失落民间,并在 16 世纪后期辗转流入朝鲜。但到 1592 年日本侵略朝鲜时又将该铜人运到日本。

到了 14—15 世纪以后,在日本又相继出现了很多绘有被称之为“针灸铜人图”的人体全身穴位图,并且也仿制了几种针灸人体模型(也称之为“针灸铜人”)。其中包括后来被陈列在东京博物馆内的“金属纲式铜人”和“木制小铜人”。中国中医科学院针灸研究所黄龙祥研究员认为:以往学术界有认为日本东京国立博物馆藏一具针灸铜人(国宝)即宋代铜人,随着正统铜人的发现,这一说法不攻自破。其实,即使没有正统铜人的参照,也有足够的证据证明此铜人非中国宋天圣铜人:①铜人的外形特征(如头发、手的姿势以及服饰等)与木刻及石刻铜人图不合。②铜人的高度不合(162 厘米)。③穴名及经穴连线直接用涂料疏泄,而且写法与《铜人腧穴针灸图经》不同。④经穴连线出现了《十四经发挥》之后的经穴连线特征(如手少阳三焦经、足太阳经)。⑤穴位数多出 11 穴。黄龙祥提出,日本东京博物馆网站关于该铜人的说明已经做了如下修改:“銅人形 1 軀 江戶時代 18 世紀”。从这一说明文字不难看出,对于此铜人已经不提从中国传入,更不提宋代天圣铜人,而是倾向于提本江户时代的物品。由于此具铜人当年入藏东京博物馆时,同时有一部明正统石刻《铜人图经》一道入藏,提示此铜人系以王惟一《铜人腧穴针灸图经》为蓝本制作,这从该铜人的腧穴定位特点上也能这处这一点。然而,这只能体现设计制作该铜人的日本军官对于《铜人图经》腧穴定位文本的理解,而不可能反映中国宋代针灸经穴国家标准——《铜人腧穴针灸图经》的制定者与解释者王惟一等人对该标准的理解。由于长期以来,日本医界将此铜人误作中国宋代铜人,因此在考察针灸腧穴定位时,赋予该铜人以极高的地位,甚至视作处理古今腧穴定位分歧的仲裁者。日本医道の日本杂志社,曾用精铜仿制东京国立博物馆半高的铜人形,作为商品出售。中国制作的“仿宋铜人”则主要以东京国立博物馆藏品为原型仿制。关于宋天圣铜人还有一个未解之谜:即明正统石刻铜人图上刻有脏腑形象,而现存明正统仿宋针灸铜人未见脏腑形象。

明代正统八年(1443 年),宋天圣铜人身上的穴位已经模糊难辨,明英宗下令严格依照宋天圣铜人复制一具新铜人,复制成功后,被称为“明正统铜人”。

二、明正统铜人

明正统铜人,即“明正统仿宋天圣针灸铜人”的简称。该铜人是现存最早的针灸铜人,是考

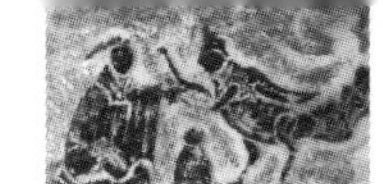

察宋天圣铜人以及后世针灸铜人源流的依据。明正统八年(1443 年),为了恢复宋天圣铜人的原貌,明英宗于是下令仿制一具新铜人——明正统铜人,以代替宋天圣铜人。

铜像上的这位男子,立于长方体底座上,两臂自然下垂,手心向前,十指舒展,袒露上身,赤足。头束发髻,发丝清晰,面相丰满,胸肩宽厚,肌体圆润,鼻梁挺直,两目平视,神态端详,微笑露齿,表情谦恭,透着儒雅睿智的气质。长而丰满的耳垂,发髻与腰间的装饰体现了中国传统佛教文化以及北宋初期男子服装的特点。值得一提的是,该铜人的颈部可见一条明显的修补痕迹,腹部有一个直径约 2cm 的圆形弹痕。这尊几经劫难,颠簸流离的铜人,似乎陈述着逃避不了被战火摧毁的无奈,又似乎诉说着对国家繁荣富强的期待。整体造型挺拔俊秀,比例协调、刻画细腻,代表了当时相当高的工艺铸造水平。

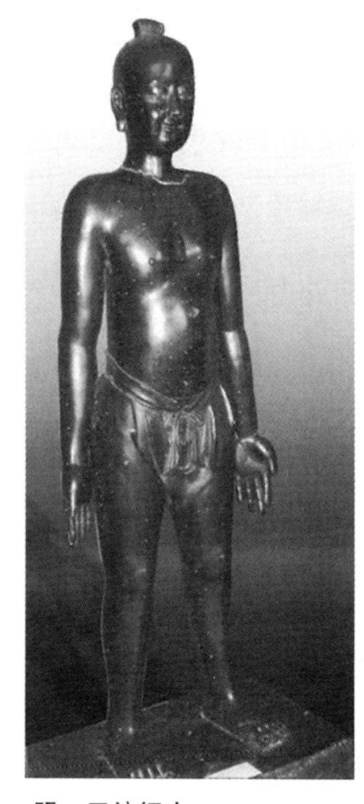

明・正统铜人

图片来源:俄罗斯圣彼得堡国立艾尔米塔什博物馆

该铜人藏于明太医院,而清代太医院仍沿用明代之旧,直到光绪庚子(1900 年)被联军侵占后,才在今地安门东大街另建新署(今遗址尚存而旧房仅存一间)。也就是说从 1443 年至 1900 年的 458 年,"正统铜人"一直藏于明、清太医院中。关于正统铜人在清太医院珍藏的情况,文献记载非常清楚,如清光绪间御医任锡庚《太医院志》曰:"太医院署药王庙香案前立有范铜之铜人,周身之穴毕具,注以楷字,分寸不少移,较之印于书绘于图者,至祥且尽,为针灸至模范,医学之仪型也。铸于明之正统年,光绪二十六年联军入北京,为俄军所有"。

2003 年初,中国中医针灸研究所研究员黄龙祥等 3 人考查小组前往俄罗斯圣彼得堡考察。当他们走进圣彼得堡国立艾尔米塔什博物馆中国展厅时,只见一具铜人立在大厅的中央。考查小组进行实地考证后提出,该针灸铜人高 175.5cm,其姿势、服饰与"宋天圣针灸铜人"基本特征完全吻合,其经穴数量与定位,均与宋《新铸铜人腧穴针灸图经》相符合。随后,考查小组对这一铜人的年代进行了考证。《太医院针灸铜人像沿革考略》记载,明末战乱中,"明正统针灸铜人"头部被毁伤,至清顺治年间才被修复。这具铜人有一条通贯颈项的裂痕及清晰的修补痕迹,并能够做到"针入汞出",且操作方法简单,稳定实用。进一步的红外线照相检测显示,圣彼得堡国立艾尔米塔什博物馆的这具铜人"通天穴名"不是缺笔的"通"字,而是正确的写法。史书记载,"宋天圣针灸铜人"铸造时,正值刘太后临朝。刘太后父亲的名字中有个"通"字,为

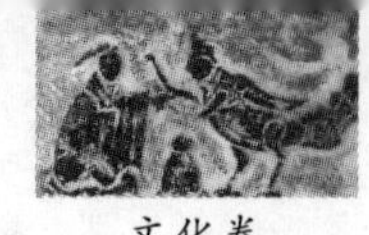

避父讳，特意将针灸铜人身上“通天”穴名，改为缺笔“通”字。同时仿制的《新铸铜人腧穴针灸图经》石刻中的穴名“通”字也均缺笔。考查小组由此推断，这是明代的“正统针灸铜人”。根据这一研究，中国中医针灸研究院通过外交途径向俄罗斯提出了索回要求，被婉言拒绝。值得庆幸的是，1965 年、1973 年、1983 年，北京市在拆除明代北京城墙的考古工作中，陆续发现宋天圣《新铸铜人腧穴图经》残石六方及石雕碑檐仿木结构斗拱残石一段。这些宋代铜人针灸图经残碑现展陈于中国国家博物馆等。

三、明半跪式针灸铜人

还有一件铜人在针灸文物文化交流中占有重要地位，那就是明代半跪式针灸铜人。据《中国档案报》(2015 期)报道，该铜人制成年代在 1368—1644 年之间。造型乃一天真童子模样，高 86.5 厘米，面目神态安详；左手上举，右手下垂，右腿直立，左腿屈膝跪于柱上，赤身裸体，全身遍布几百个密密麻麻的腧穴和经络。南方医科大学教授靳士英等编写的《针灸经络穴位图解》是所能见到的唯一一本针灸学领域介绍“针灸穴位半跪铜人”的著作，书稿将其命名为“半跪铜人”，并附说明“黄铜铸造，整体中空，左腿半跪，左臂高举，作中指同身寸手势，推断为明代医家私铸。其身高 76cm，肩宽 23cm，底座 10cm，藏于湖北省博物院，和中浚教授赠图。”

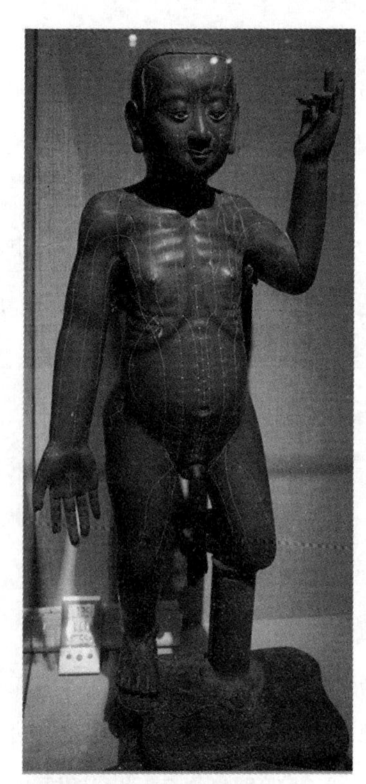

明・半跪式针灸铜人

至于这一“针灸穴位铜人”设计成“半跪”形式的原因与作用，医界、考古界无人论及。湖北十堰市进行文物普查时，曾在玉虚岩一座岩洞内发现过 4 尊“玉虚岩裸体木雕人”，其面相与“针灸穴位半跪铜人”极为相似，均显得和蔼慈善。当然，要揭开神奇的“中医教学模型——针灸穴位半跪铜人”身上的神秘面纱，弄清这一铜人与“天圣针灸铜人”和“正统针灸铜人”的渊源，还需有识之士进一步地研究和探讨。

2008 年，北京奥运会期间，这尊“明代半跪式针灸铜人”在首都博物馆亮相，引起了一大批国内外游客观看，除大赞其艺术之美外，也引导着他们对针灸文化乃至传统文化的好奇与热爱。

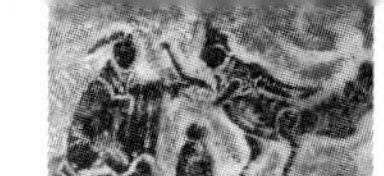

2010 年，在上海世界博览会（World Exhibition or Exposition）期间，“明代半跪式针灸铜人”作为八件国宝之一在中国馆展出，人们称之为“稀世珍宝”，这次向国际的展出，更提升了“中医教学模型——针灸穴位单跪铜人”的知名度。

四、明成化史素铜人图

明成化史素铜人图初刊于明成化十年（1474 年），由镇江府史素在北宋石藏用铜人图基础上重刊绘制而成。原图有正人图和背人图二幅，此为正人图。

图中男子身上的经络呈管状，且以不同色彩区别不同经络，但相邻经络以同色处理则使布局略显混乱。附于上部的“铜人腧穴针灸图经序”、穴名及说明文字均由楷书撰写，书法劲健清朗，人物刻画细致传神，是现存铜人图中的上乘之作。

现存明成化史素铜人图仅存正人图，背面图已佚。

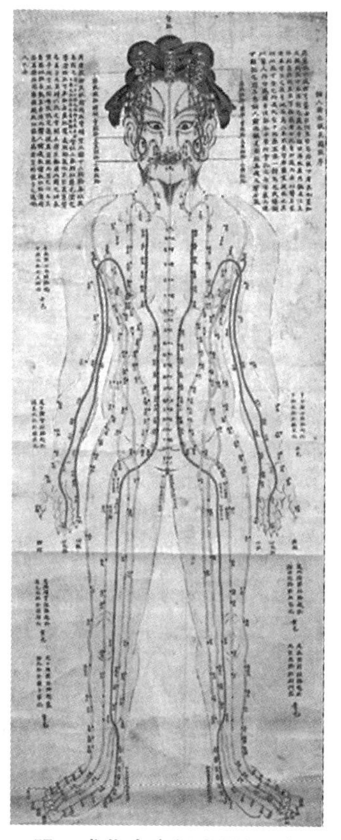

明・成化史素铜人图(正人图)

图片来源：日本大阪针灸学校针灸博物馆

第四节　针灸文化交流与影视

影视文化传播是指将影视看作一种文化，使用传播学的方法将这种文化进行有效的传播。影视文化传播倡导将健康的影视文化有效传播给观众，从而构建观众与电影制作者的良性沟通与互动，是沟通电影制作者与电影受众的重要桥梁。影视文化泛指以电影、电视方式所进行的全部文化创造，即体现为电影、电视全部的存在形态。它有五个方面的文化特征即群众性、时代性、民族性、国际性、商业性。

1972 年，意大利电影大师安东尼奥尼来到中国，拍摄了一部 3 小时 40 分钟的大型纪录片《中国》。其中有一段记录了一例用针灸麻醉剖腹产的过程，医生将长长的银针插到产妇滚圆

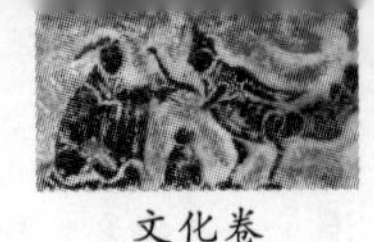

的肚皮，然后用手术刀剖开产妇肚皮，自始至终产妇都很清醒，没有疼痛的表现，还和医生说话，最后拽出了一个小男孩。这是外国人将影视作为文化载体，很好地将中国针灸（针刺麻醉）向世界传播的成功典范。

2007 年 5 月，美国布什费尔制作公司（Brush Fire Films）到我国云南省，拍摄了介绍我国传统中医学的电视专题片《康复的起源》。该制作公司在云南重点采访和拍摄了昆明、丽江、大理等地包括针灸、正骨、中草药等在内的传统医学，并了解了当地的中草药市场发展情况。专题片以西方的视角及观点来审视我国传统中医的神奇功效，将有助于国外观众了解我国传统中医药文化。美国布什费尔公司制作了一系列介绍全球各国传统医学的专题片，《康复的起源》是其中之一。

在本节的内容中，笔者重点挖掘了 21 世纪在国内外影视交流中，含有针灸类内容的电影、电视代表作品，向读者一一介绍。纵观以下内容，我们或许会发现，针灸交流的影视传播，具有认知度不高、片面性较强、自信心不够等特点。

一、《龙之吻》

《龙之吻》，英文名 Kiss of the Dragon，是 2001 年由动作巨星李连杰以及国际著名制片吕克·贝松联手推出。神秘特工刘坚（李连杰饰）为执行一项绝密任务只身来到巴黎，至于这项任务的详情他自己也不是很清楚。几条线索把刘坚引向了一个凶残的法国人吉恩·皮埃尔·理查特，此君拥有一支小型军队。不曾想任务出现了严重差错，刘坚落进了一个致命的圈套中，卷进了一个巨大的阴谋之中，他被指控谋杀。刘坚不得不逃到了一个他不熟悉的小城中。在那里，他碰上了一个被迫沦为娼妓的美国妇女（布丽奇特·芳达饰）。接下来，不可思议的二人组合，勇敢地与无情的对手展开了一场战斗。

在电影中，中国功夫与针灸作为中国文化符号出现。李连杰饰演的中国警察刘坚不仅功夫了得，他手腕上随身携带的几根银针更是无比神奇。片中，刘坚用银针给女主角洁西卡催眠，并在她睡觉时，用银针结束了恶棍警察理查德的性命。

电影名字本身即带有中国传统文化的色彩。在中国古代的神话与传说中，龙是一种神异动物，电影以龙之吻命名，重点渲染东方文化的神秘。这里的龙之吻，主要是以“龙”来喻“银针”，二者均带有中国文化的神秘、神奇特点，龙之吻，即是以银针针刺特殊部位，像“吻”一样是一种很轻妙的感觉，但又发生龙吻的作用，产生很大的力量。这种对针灸作用的基本文化认识在某一方面来说是对的，但其渲染的针刺相关穴位致人死亡，却也是片面的夸大，对国内外观众认识针灸、接受针灸产生了不良的影响。

还有一种说法，认为龙之吻是人后脑颈椎部分一个穴位，大约位于大椎穴或哑门穴附近（电影中即是针刺后颈部腧穴），针刺不当或重重击打这个穴位会导致严重后果甚至有致命的

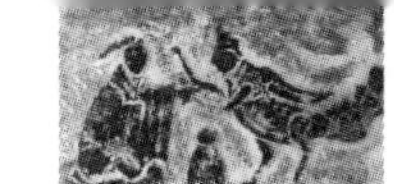

危险(电影中以七窍流血来表达)。但考现存古医书,没有龙之吻这个穴位的名字或别称。古今针刺其实都也是讲究针刺宜忌的,针刺不当(比如哑门、风府等穴)有可能会致死或致残,只是没有那么迅速和可怕,并且以现代医学水平,一般都能够救治。而像电影《龙之吻》那样刺中一个穴位就全身动弹不得,七孔流血而死,其实只是一种艺术的夸张手法。

《龙之吻》这部电影在国际上具有一定的影响力,在针灸文化交流方面,作为中国的一个传统文化符号,让国内外观众知道了针灸,也了解了针灸的神秘。但其负面的文化渲染也不利于针灸在影视作品中的文化传播。

二、《大长今》

《大长今》,是由韩国拍摄并向世界(尤其东方国家和地区)广泛推出的一部大型励志剧,共54集。讲述了一代奇女子徐长今是如何通过自己的努力成为朝鲜王朝历史上首位女性御医,被中宗赐"大长今"称号。《大长今》一剧的主角徐长今(李英爱饰),是一名外表柔弱但内心坚毅的女子。在男尊女卑的封建制度下,她只身入宫,历尽坎坷,数次性命攸关,还曾身陷囹圄,却终于凭借自己聪慧的资质与坚韧的性格,成为朝鲜王朝第一宫廷厨师和惟一的三品女御医,并被中宗赐封为"大长今",最后她毅然放弃高官厚禄乃至皇帝对她的爱慕,偕同爱侣闵政浩(池珍熙饰)辞官返乡,在民间行医。虽说故事曲折离奇,却是由真人真事改编而成。根据《朝鲜王朝实录——中宗实录》以及《李朝鲜国医官散札记》两书的记载,大长今乃朝鲜历史上首位女性御医,并在针灸与食疗方面有所研究,确有其人。由此可见,不仅在剧中,长今的一生实在是充满了传奇的色彩。

韩剧《大长今》热播时,很多人都在说,内容总不离烹饪及针灸。从这里也可以看出,在韩国,烹饪及针灸是两门非常重要的"显学",甚至两者还关系到国民的温饱和健康。不仅如此,也反应了韩国这个国家和国民对于中国传统文化(比如烹饪、针灸、东方传统礼仪)吸收、继承、守候与传播的大好现状。很多观众觉得,看韩剧《大长今》的一半内容是看"针灸"。中国民众认识针灸、了解针灸,有些也是从观看《大长今》开始的,以致于某些人甚至认为针灸的起源来源于韩国。《大长今》中为患者施针治疗的场面随处可见,其中体现针灸文化交流的方面也有很多。

剧中韩国的医官制度、医疗方法由我国明朝而来。在我国,太医自汉代以来就有了,到清代已经有了完整的体系,在故宫中还保留着大量与御医有关的遗迹。太医在汉代就设立官职。唐、宋时期在太常寺设有太医署或太医局,辽也设有太医局,金朝开始称太医院。元代的太医院已经成为独立机构,负责医疗、制作御药。明代太医院则已经有了分科。清代太医院设于顺治元年(1644年),在正阳门以东的东交民巷内,地址大约在东交民巷西口的一个大院里,太医在这里办公、学习。后来由于《辛丑条约》的签订,东交民巷被划归使馆区,因此在地安门外另

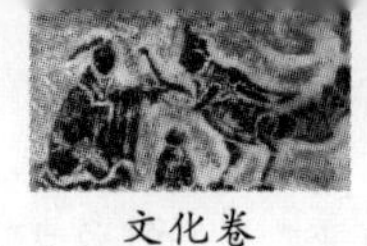

建了太医院。电视剧中，长今最后被中宗封为正三品堂上官，而中国太医院中的最高官位院使仅是正五品。下面的图示可以看出中韩太医院品阶的变化。韩国内医院官阶：使唤医女→实习医女→医女→医官→主簿→内医正。清太医院官阶：医生→医员→医士→吏目→御医→右院判→左院判→院使。

清太医院分科经过多次改制，顺治年间分为大方脉科、小方脉科、痘疹科、伤寒科、妇人科、疮疡科、针灸科、眼科、口齿科、咽喉科、正骨科等11科。嘉庆二年（1797年）痘疹科并入小方脉科，口齿咽喉合为一科成为9科。嘉庆六年（1801年）又将正骨科划归上驷院，成为8科。在《大长今》中被重点讲述的神奇针灸法，在道光二年（1822年）的中国被取缔，皇帝认为针灸袒胸露背，有伤大雅，于是将针灸科去除，变成7科。到同治五年（1866年）又缩减为大方脉科（伤寒科、妇人科并入）、小方脉科、外科（即疮疡科）、眼科、口齿咽喉科5科。

片中长今在进入宫中成为医女之前，经过地方的严格选拔。而在我国清代进入宫中给皇上看病，也是一件万难之事。要成为医士，首先要接受教育。清代的医学教育，设教习来培养医官人才，由御医、吏目中选品学兼优者来担任。而学生通常要经一定级别的官员推荐，并由医官作保，由首领官面试，合格者方可入学，称之为医生。入院学习后，称为肄业生。教学内容主要是《内经》《本草纲目》《伤寒论》《金匮要略》以及相关医书，后来又增习《医宗金鉴》，并逐渐作为主要教科书。一般肄业生学习3年期满，由礼部堂官来主持考试，合格者为医士，不合格者继续肄业，以待再考。而仅仅成为医士还远远不够。因为御医是要从太医院内医术精湛、品行端正的医士以上人员中层层选拔的。清代设御医十人，这些御医在进宫之前需在太医院供职6年，有一定的理论基础与实践，并经过3或5年一试、二试、三试合格者，才有资格入选，否则宁缺不补。另外，清宫御医有些是各省官员举荐之名医。因此要成为一个御医，至少也要花上10年的时间。

剧中的针灸宜忌也展现了不少内容。如剧中大长今本来跟师父学针灸，但却出现严重失误。张医女见长今聪明努力，穴位掌握也很熟练，书更背得很好，便让长今以自己为实验白老鼠、进行施针，万没想到，一针下去，差点送她上西天。这是张医女与长今都想象不到的结果，尤其是长今，心灵上受到了极大的重创。再如崔尚宫处心积虑，必欲除长今而后快。在“疫病”风波中，崔尚宫顽固反对食物中毒的正确论断，不惜吃下变质食物以证其歪理，结果出现中毒症状。长今前去诊治，作恶多端的崔尚宫一伙竟恶言相向。母女两代的冤仇一时涌上心头，长今恨不能亲手诛杀仇敌。她银针在手，对准缺盆穴（缺盆穴，位于锁骨上窝中央，深部即为肺尖，此穴禁深刺），取崔尚宫性命委实易如反掌。然而，经过激烈的思想斗争，长今冷静下来，放弃了复仇的意图，照常履行医女职责，为病人进行了诊治。剧中的这段情节给观众留下了深刻印象。

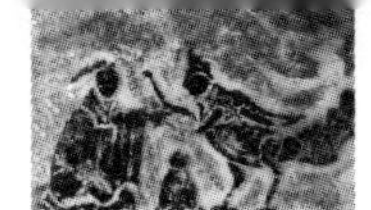

《大长今》中，针刺麻醉也被提及，不过仅仅是在鱼身上使用，是长今跟渔民学的。还有一集剧情是，大长今用"蜂针疗法"找回了失去的味觉。蜂针疗法(bee venom therapy)是利用蜜蜂尾部蜇针运用针灸原理蜇刺人体穴位，是一种自然疗法(naturopathpy)，在世界部分国家应用已经超过1200年之久，在中国、韩国和苏联有临床上广泛的使用。

《大长今》在我国引进播出后，受到了国内民众的广泛欢迎，其实这体现中韩两国文化的接近性。相近的价值观与历史渊源，使得《大长今》在华人地区赢得了相当共鸣。广州市穗港澳青少年研究所副所长陈冀京认为，中国观众对于韩国传统文化的认同，很大一部分原因出于对本国文化的认同。中国传统文化对韩国的影响根深蒂固，例如《大长今》中涉及中国历史和中国传统，让中国观众产生了共鸣。剧中多次出现的针灸源自中国，一些上等的饮食材料同样来自中国，两国使臣的互访更是多次出现。此外，不少观众也认同韩国人对于本民族传统文化的执着态度，这其实是中国观众对"根文化"的认可。中国传统文化博大精深，只是国内很多历史剧在表现手法上缺乏新意，因此难以像韩剧一样受到观众，特别是青少年群体的喜爱。

对于我国民众对《大长今》的热爱，或者说《大长今》在我国的成功播出，以及它所带动的我们对针灸的认识、了解与热爱，反映出了种种的问题。

其一，《大长今》在对针灸的传播上，不像其他很多国际级影视作品，它主要昭彰的是针灸的正面形象——源于传统，绿色医疗，治病救人。

其二，《大长今》对针灸的宣传以及影视作品的充分渲染，反映了韩国对针灸这种传统疗法的重视，也体现了韩国国民对针灸的普遍接受与热爱，这与韩国对整个中国传统文化的热爱、守护与传承的信心、热心密不可分。

其三，好的影视作品是文化传播的重要载体。中国在拍摄影视作品时，对于中国传统文化中正面力量的渲染往往主要体现在中国人的智慧、勤劳与礼仪之风。但对于优秀传统技艺尤其是中医的表达力十分欠缺。

三、《刮痧》

《刮痧》(*Gua Sha Treatment*)以中医刮痧疗法产生的误会为主线，反映了华人在国外由于文化的冲突而陷入种种困境，后又因人们的诚恳与爱心使困境最终被冲破的感人故事。导演郑晓龙早前就曾经执导过以美国华人生活为背景的电视连续剧《北京人在纽约》，引起强烈反响，此次由香港演员梁家辉、内地女演员蒋雯丽、人艺老演员朱旭共同担岗的电影《刮痧》，同样也反映了海外华人的生活，但将主题集中在了反映东西方文化的差异所造成的不理解上面，引起了更多海外和国内华人的注意，甚至是共鸣。有评论认为该片从叙述方式、立意、节奏和制作质量上都非常"好莱坞化"，但此片确实是一部能够引起人们反思，并促进东西方文化交流的中国电影佳作。

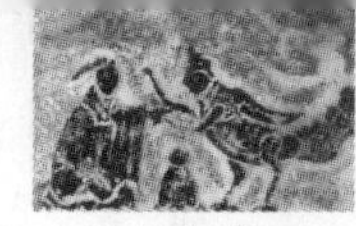

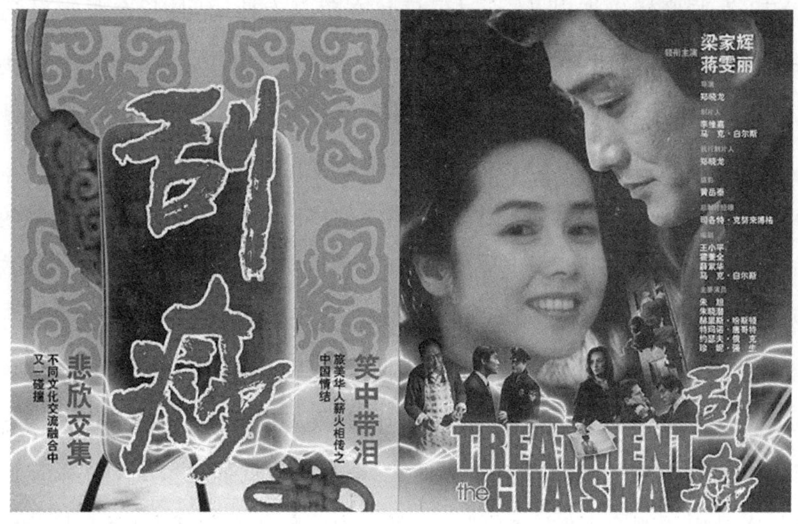

电影《刮痧》海报

刮痧，就是利用刮痧器具，刮试经络穴位，通过良性刺激，充分发挥营卫之气的作用，使经络穴位处充血，改善局部微循环，起到祛除邪气，疏通经络，舒筋理气，驱风散寒，清热除湿，活血化瘀，消肿止痛，以增强机体自身潜在的抗病能力和免疫机能，从而达到扶正祛邪，防病治病的目的。文化差异在影片中算是一种瘀病，需要刮痧才能把一个经脉的两端连在一起，活血化瘀的作用，亦可以理解成祖一辈的文化受到阻隔，需要刮痧刮去隔阂才能有一个文化的传承继续下去。

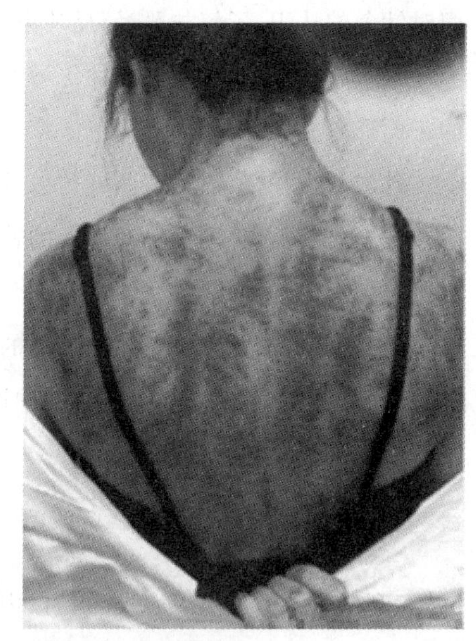

刮痧后出的痧点

与中国这样的古老国家相比，美国显得非常年轻，具有自己独特的历史和文化传统。它没有数千年的负担和沉淀，它散发的光芒不同于其他任何国家。有着几千年沉淀的中国文化与美国文化之间的距离，甚至远远大于隔断两大地理板块的太平洋。

拍得非常好莱坞化的《刮痧》显示了中美文化另外的分歧点。中国的文化是哲学的，所以中国的医学是浪漫的和传奇的；美国文化是实证的，所以美国的医学是建立在以“注重实际”的化学、生物学等精密的自然学科的基础之上的。中国人的祖先以哲学家的想像力与概括力提出了一整套严密的针灸理论以及精确的经络穴位图，但却没人能说清什么是经络、什么是穴位。这种医学态度在美国乃至整个西方的医学界看来都是玄幻的、不科学的。片中的美国人充分代表着

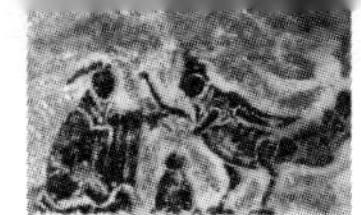

他们与生俱来的实干精神，他们固执地只相信可见的事实，援引法理维护人权。同样，《推手》中的中国父亲用中医推拿为美国儿媳按摩，却被儿媳甚至孙子投以敌视的眼光，只得轻声叹息。

在诸种对立中，我们发现引起冲突的正是中国的年轻人。他们在青年、甚至少年时代就远赴美国，可以说他们的思想是多维的。美国优越的社会经济、社会福利以及丰富的就业机会的诱惑力令他们主动融入美国社会，他们本身就意味着中国文化在与美国文化对立之外的一种融合。如果说《喜宴》里两男一女共同养活一个孩子尚且只是一种妥协的话，《推手》中的儿子教其美国媳妇太极推手时用英语喃喃念出“不顶，不丢”的拳理，则可以看作某种程度上的互融。当然，住在唐人街的朱老先生与陈老太在美国街头的相望无言，令我们看到的不止是海外移民不尽的乡愁，更令我们感觉到：文化冲突下的融合，只可能由年轻的中国人与年轻的美国人来完成了。

四、《功夫梦》

《功夫梦》，改编自 1984 年的美国同名电影《龙威小子》。美国男孩小德瑞（贾登·史密斯饰）随母亲来北京生活，小德瑞在学校遭到一群男生的欺负，危急时刻幸亏韩师傅（成龙饰）出手相救，在韩师傅的指导下，小德瑞成为一名出色的功夫小子，他不仅战胜了对手，更领悟了功夫的真谛。当导演拍摄《功夫梦》时，他反复强调“我要更古老、更神奇的中国医术”。

这部电影内容本身体现的针灸的内容并不多，但幕后发生的针灸故事与针灸文化交流却不少。主要体现在中国中医科学院王宏才教授与该部影片的不解之缘。《健康时报》曾独家专访《功夫梦》的中医顾问王宏才教授，其报道主要内容有：

剧中小德瑞被一群孩子打得毫无还手之力，韩师傅及时出手救出了他，把他抱回家，给他的腰部拔了两个罐，小德瑞很快就一点也不疼了。虽然所有人都奔着“古老”“神奇”而来，但火罐真的摆在面前，大家又犹豫了——谁也不知道这东西会不会伤害到孩子。当拍摄这个镜头时，威尔·史密斯陪着王教授来到布置好的房间说：“我的儿子用拔罐可以吗？”王教授说，可以，但不能在“受伤”的胸部拔，只能在远端穴位。威尔·史密斯说：“还有什么更神奇的办法吗？”王宏才教授给他们推荐了在我国民间非常普遍的“酒火疗法”。他让剧务找来了酒精，点着，然后迅速捞起酒精火苗，对掌一搓，借着火力推按人体的经络。现场所有人都惊呆了：“太神奇了”，导演哈罗德·兹瓦尔特和威尔·史密斯都很兴奋。现场决定就采用这个方法。

《功夫梦》中有一段：小德瑞放学回家，跟着电视里学功夫，穿着工作服、胡子拉碴的韩师傅来家里帮他们修理热水器。说起第一次在片场见到成龙的情形，王教授的助理小珊大笑不止。她说，一个穿着破旧衣服的人走进片场，微笑着和大家打招呼，并径直走到了王教授的身边。小珊激动地用胳膊顶旁边的王教授，轻轻说：“成龙！成龙！”王教授仔细一看，身边这个男人果然就是成龙，化了妆后与一个清洁工别无二样。成龙与王教授熟悉之后，邀请他来到自己的漂

健康时报　新闻·焦点　03
2010年7月26日 星期一 编辑 张伟 美编 王烨
编辑电话 (010)65369666 E-mail:jksb03@jksb.com.cn
深度 理性 责任

我教成龙拔火罐

健康时报独家专访热映大片《功夫梦》的中医顾问王宏才教授

健康时报记者 戴志悦

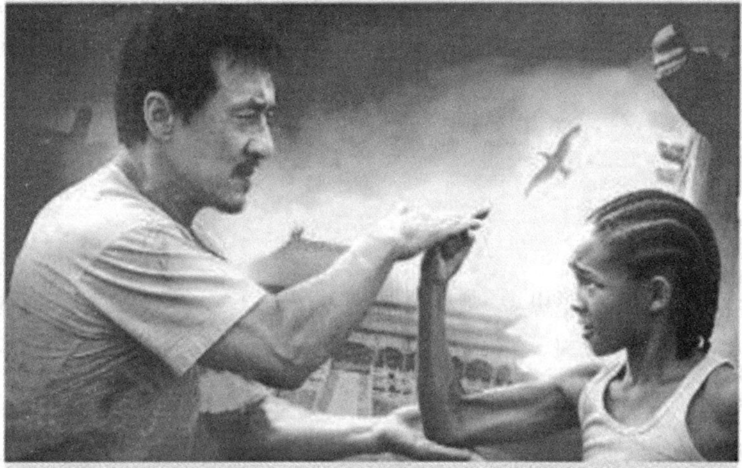

新闻背景：由好莱坞巨星威尔·史密斯担任监制和制片人，其子贾登·史密斯担纲男主角，成龙出演的新片《功夫梦》近日在美国和中国的各大影院热映，并夺得了北美的票房冠军。

剧情简介：美国男孩小德瑞（贾登·史密斯饰）随母亲来北京生活，小德瑞在学校遇到一群男生的欺负，危急时刻幸亏韩师傅（成龙饰）出手相救，在韩师傅的指导下，小德瑞成为一名出色的功夫小子，他不仅战胜了对手，更领悟了功夫的真谛。

当导演拍摄《功夫梦》时，他反复强调“我要更古老、更神奇的中国医术”。剧组辗转找到了中国中医科学院博士生导师王宏才教授，他建议，在电影中展示“拔罐”。

令人称奇的“酒火疗法”

剧情回放：小德瑞被一群孩子打得毫无还手之力，韩师傅及时出手救了他，把他送回家，给他的脊背拔了两个罐，小德瑞很快就一点也不疼了。

虽然所有人都奔着“古老”、“神奇”而来，但火罐真的摆在面前，大家又犹豫了——谁也不知道这东西会不会伤害到孩子。

当拍摄这个镜头时，威尔·史密斯陪着王教授来到布置好的房间说：“我的儿子用拔罐可以吗？”王教授说，可以，但不能在“受伤”的胸前拔，只能在远端穴位。威尔·史密斯说：“还有什么更神奇的办法吗？”

王教授给他们推荐了在我国民间非常普遍的“酒火疗法”。他让剧务找来了酒精、点着，然后迅速搓起酒精火苗，对着一搓，借着火力推拔人体的经络。

现场所有人都惊呆了：“太神奇了”，导演哈罗德·兹瓦尔特和威尔·史密斯都很兴奋，现场决定就采用这个方法。

在成龙的房车里教拔罐

剧情回放：小德瑞放学回家，跟着电视里学功夫，穿着工作服、胡子拉碴的韩师傅来家里帮他们修理热水器。

说起第一次在片场见到成龙的情形，王教授的助理小墨大笑不止。她说，一个穿着破旧衣服的人走进片场，微笑着和大家打招呼，并径直走到了王教授的身边。小墨激动地用胳膊捅旁边的王教授，轻轻说“成龙！成龙！”王教授仔细一看，身边这个男人果然就是成龙，化了妆后与一个清洁工别无二样。

成龙与王教授熟悉之后，邀请他来到自己的偌大、宽畅、舒适的房车里教自己拔罐。“成龙显然是有功底的，只用了十多分钟就基本学会了。”王教授说。

在知道王教授是针灸专家，十分擅长使用穴位之后，成龙还好奇地问王教授，哪个穴道能一下子把人定住不动？王教授笑着反问他：你经常拍武打片，你说有没有这样的穴位呢？看来成龙一直就对武侠小说里动不动“点了穴让人动弹不得”十分向往。

《功夫梦》只认拔罐

剧情回放：小德瑞马上就要进入决赛，对手把他的腿打伤。韩师傅再次给他拔罐用绳子夹着酒精棉球，点着，发出淡蓝色的火焰……小德瑞回到了比武台上，并取得了最后的胜利。

“对于这场戏，他们当时设计的是，韩师傅用罐在小德瑞的伤处一拔，鲜血喷出，然后用布把伤口一包就回到台上，很有视觉冲击力。”但这从医学的角度来说，显然是不合理的，王教授断然否定了这个方案。

“我建议他们可以用周刺的方法，在远端部位进行针灸，通过经络来帮助小德瑞恢复能量，起到辅助的作用，拔罐绝对是不行的。”王教授说。

最后影片里依然还是选择用拔罐，但为了尽量别太“离谱”，对这个情节作了艺术处理，只是用一个燃烧的酒精棉球作为一种象征，没再作拔罐的具体描述。

■现场写真

神奇中医震片场

尽管整部影片中，用到拔罐的镜头不超过两分钟，但为了更加严谨，剧组请王教授去了三四次。王教授给大家普及中医的基本知识、原理，比如这里伤了，可以通过远端的地方治疗，是因为有经络的联系；怎样能快速调整气血、恢复人体能量。

之后，王教授帮助设计中医的内容、培训演员。进入拍摄阶段时，导演还要求王教授在现场指导、把关，结果就“忙上了”。

一位剧务偷偷摸摸上前来说：我哪哪不舒服，您帮我看一下吧。

一会儿又来一个人说：您看看我的气血是不是不好？

“成家班”的人也不时有人过来找王教授把个脉、看看面色。

看来王教授“震”了在场的所有人。虽然电影里关于拔罐的内容一共只有一分多钟，但它的宣传力度将“超过我们写十几篇论文。”王教授说。

■相关链接

慢性疼痛 一拔就灵

王教授说，拔罐对慢性病治疗很有帮助，尤其是肌肉、肌腱损伤，一拔就立竿见影。

他提醒说，对于慢性疼痛，可以哪儿疼拔哪，而如果是急性的疼痛，如急性肌肉扭伤，在急性期时万万不可以受伤部位拔罐的。

留罐的时间最好控制在十分钟左右，最多不可超过十五分钟，否则会出现瘀血，还可能起水泡，容易感染。

扭伤了脚 热疗一下

用点着的酒精棉球来热疗受伤部位，这在民间也是非常普遍的方法。王教授说，只要是不出血、肿胀等情况，都适用，如腰腿受了寒、崴了脚、扭腰、手腕的慢性疼痛导致的血瘀等。

这个方法，王教授自己也经常用。他爱好打羽毛球，脚有点习惯性扭伤，他的处理办法是，刚扭伤时，马上用冰镇矿泉水冷敷受伤部位。24小时后，把手搓热然后不停地搓受伤部位。如此搓三天，就可能好了。

健康时报《功夫梦》专访王宏才教授

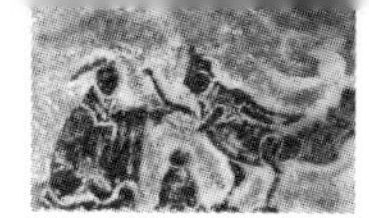

亮、宽畅、舒适的房车里教自己拔罐。“成龙显然是有功底的，只用了十多分钟就基本学会了。”王教授说。在知道王教授是针灸专家，十分擅长使用穴位之后，成龙还好奇地问王教授：“哪个穴道能一下子把人定住不动？”王教授笑着反问他：“你经常拍武打片，你说有没有这样的穴位呢？”看来成龙一直就对武侠小说里动不动“点了穴让人动弹不得”十分向往。

剧情回放：小德瑞马上就要进入决赛，对手犯规将他的腿打伤。韩师傅再次给他拔罐用筷子夹着酒精棉球，点着，发出淡蓝色的火焰……小德瑞回到了比武台上，并取得了最后的胜利。“对于这场戏，他们当时设计的是，韩师傅用罐在小德瑞的伤处一吸，鲜血喷出，然后用布把伤口一包就回到台上。很有视觉冲击力。”但这从医学的角度来说，显然是不合理的，王教授断然否定了这个方案。“我建议他们可以用围刺的方法，在远端部位进行针灸，通过经络来帮助小德瑞恢复能量，起到辅助的作用，拔罐绝对是不行的。”王教授说。最后影片里依然还是选择用拔罐。但为了尽量别太“离谱”，对这个情节作了艺术处理，只是用一个燃烧的酒精棉球作为一种意象，没再作拔罐的具体描述。

尽管整部影片中，用到拔罐的镜头不超过两分钟，但为了更加严谨，剧组请王教授去了三四次。王教授给大家普及中医的基本知识、原理，比如这里伤了，可以通过远端的地方治疗，是因为有经络的联系；这样能快速调整气血，恢复人体能量。之后，王教授帮助设计中医的内容，培训演员。进入拍摄阶段时，导演还要求王教授在现场指导、把关，结果就“忙上了”。一位副导演悄悄凑上前来说：我哪哪不舒服，您帮我看一下吧。一会儿又来一个人说：您看看我的气血是不是不好？“成家班”的人也不时有人过来找王教授把个脉、看看面色。看来王教授“震”了在场的所有人。虽然电影里关于拔罐的内容一共只有一分多钟，但它的宣传力度将“超过我们写十几篇论文。”王教授说。

五、《死神来了 5》

《死神来了 5》是美国新线公司的著名恐怖电影“死神来了”系列的第 5 部作品，跟第四部同样采用 3D 格式进行拍摄。《死神来了 5》讲述了一群同事在参加公司组织的野外拓展活动中遭遇了悬索桥坍塌的意外灾难侥幸逃生，包含激光眼睛手术、针灸等新意场景。电影于 2011 年 8 月 12 日在美国首映，香港 2011 年 8 月 18 日上映，台湾 2011 年 8 月 19 日上映。

美国《旧金山纪事报》报道，美国热映的电影《死神来了》系列的第 5 部，被指含有误解和贬低中医针灸术的内容，旧金山的美国中医学院对电影中的描述给予了强烈的驳斥。报道称，好莱坞著名的恐怖电影《死神来了》系列，向来擅长以出人意料的方式杀死片中的角色，不过在这部最新一集的电影中，“死神”拿美国人对针灸的恐惧大做文章，结果“惹毛”了美国中医界。美国中医学院认为，《死神来了 5》中对针灸的描述可能使观众不敢尝试针灸。为此，美国中医学院特地发表一份声明，提醒观众，电影“纯属虚构”。在《死神来了 5》中，中医诊所被布置得如

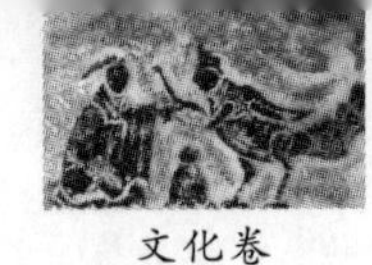

同一间举行巫毒仪式的小屋。影片中名叫伊萨克的男子正在这里接受针灸治疗。医师离开后，蜡烛引燃了地上的纸片，火势迅速扩散，而伊萨克在试图逃离的时候，他原本躺着的床又散了架，伊萨克脸朝下摔倒在地，结果全身插满针而死。

实际上，这样的片段不仅让美国中医界不满，连电影界也看不过去了。著名的电影杂志《国际电影期刊》指出，《死神来了 5》完全是模式化的生搬硬套，而关于针灸的那段描述，更是为了迎合一些人把传统中医当成“拿着邪恶针头的虐待狂”的阴暗心理。针灸治疗变成“万箭穿心”，电影对中医针灸的恐怖描述引起了美国中医界的不满。美国中医学院指出，影片内容“纯属虚构”，希望观众切勿信以为真。

《法制晚报》记者曾采访美国中医学院相关工作人员，他表示，事实上，针灸并没有不被美国人接受。而美国中医学院认为，影片会对观众产生误导，使一些不了解真相的人不敢去尝试针灸等中医疗法了。美国中医学院发表的声明中称：“我们想提醒所有对中医感兴趣的人，《死神来了 5》只是一部血肉横飞的好莱坞恐怖片。从散了架的床到巫毒小屋般的诊室，影片中有关中医诊所的片段和对就诊过程的表现是完全错误的。”为了证明自己的“清白”，美国中医学院在声明中还附上了一张针灸诊室的照片，指出针灸诊室都是明亮而整洁的。美国中医学院表示，希望观众们明白，电影中的情景完全是虚构的。声明的最后写道：“如果你想吓吓自己，就去看恐怖片。如果你想提提神，改善健康状况，传统中医才是正道。”

六、《武侠》

由陈可辛监制、导演，甄子丹、金城武、汤唯联袂主演的《武侠》压轴亮相美国电影市场，这是陈可辛第一部真正意义的武侠片，亦是《投名状》四年后其首度回归导演座椅。侠客刘金喜(甄子丹)隐姓埋名，与妻子阿玉(汤唯)和儿子生活在一处偏远的小村庄，却被卷入一桩离奇的命案。捕快徐百九(金城武)是一位“武痴”，在查案的过程中，嗅到了刘金喜身上必有过人之处。不料，恰恰因为他的好奇，迫使刘金喜面临和七十二地煞教主(王羽)的生死对决，他的家庭危在旦夕，他们的家园，遭受灭顶之灾……

剧中捕快徐百九(金城武饰)验尸时发现，被刘金喜(甄子丹饰)打死的案犯阎东升眼睛充血，由此推断刘金喜拳击了阎太阳穴下的迷走神经。徐百九认为，迷走神经主要控制心跳，导致阎东升因心脏停跳。南京市中西医结合医院针灸科主任戴奇斌介绍说，太阳穴在中医经络学上被称为“经外奇穴”，也是最早被各家武术拳谱列为要害部位的“死穴”之一。少林拳中记载，太阳穴一经点中“轻则昏厥，重则殒命”。现代医学证明，打击太阳穴，可使人致死或造成脑震荡使人意识丧失。迷走神经控制心跳，但太阳穴下面没有迷走神经。戴主任介绍说，在颅内的这一部位，血管分布相当丰富，因此构成了众多的颅内出血来源。太阳穴遭暴力打击，常常可以在颅骨完整的情况下损伤脑膜中动、静脉，形成硬膜外血肿。脑膜中动脉破裂形成血肿，

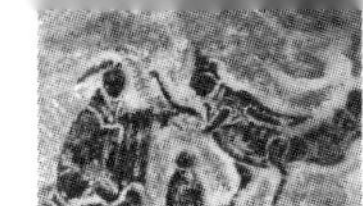

不仅十分迅速，而且后果极为严重。脑膜中动脉破裂，可使人立即陷入昏迷，常常在损伤两小时后完全昏迷。如果伤后 6 小时仍不能有效地制止出血，即可以致命。所以致死的原因主要是打击后颅内出血使颅内高压导致死亡，而不是什么击打太阳穴让迷走神经断裂致人死亡。

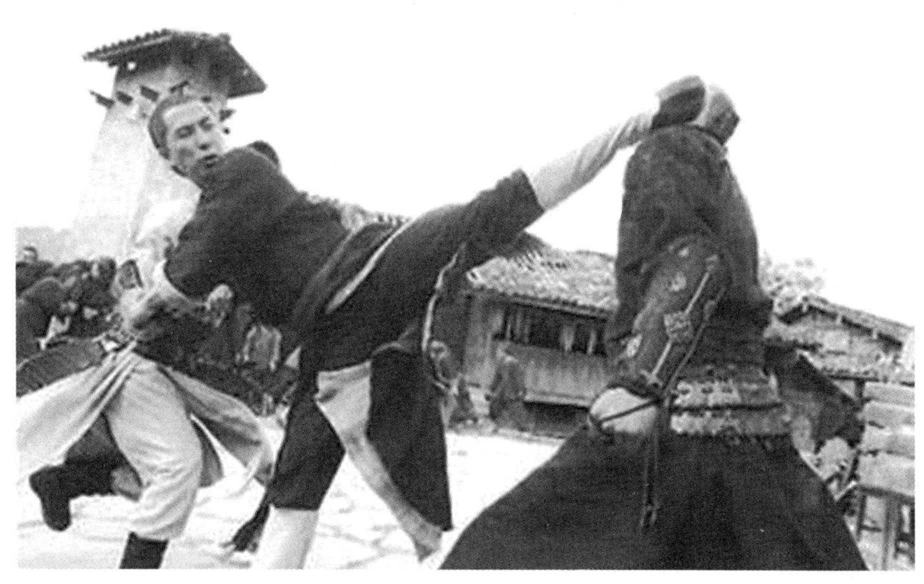

《武侠》中甄子丹脚踢对手太阳穴

《武侠》电影中有这样一个镜头，徐百九通过尸体推断，阎东升的同伙生前人迎穴和云门穴遭受过猛击，引发血栓，由于此人死前大量饮酒更加速了气血运行，“人迎穴主管饥饿，他要了 8 角钱的酒。酒能放气，加速血气运动，实际上他自己加速了自己的死亡。”奇斌主任介绍说，临床上主要用人迎穴治疗咽喉肿痛、气喘、瘰疬、瘿气、高血压等疾患，虽然人迎穴可以接收胃经气血并分流胸腹，但是并不足以说明其“主管饥饿”，中医经络学说中从没有这种说法。云门穴位于人锁骨下面靠外侧肩关节的窝陷处，有大量血管神经分布。但是，无论是人迎穴还是云门穴，遭受重击后未必会引发血栓。从西医的角度，在活体的心脏或血管腔内，血液发生凝固或血液中的某些有形成分互相粘集，形成固体质块的过程，称为血栓形成。在这个过程中所形成的固体质块称为血栓。血栓形成是一种涉及许多彼此相互作用的遗传和环境因素的多因素变化的过程，不是说猛击几下什么穴位就能出现什么血栓的，尤其是上述两个穴位和血栓形成的关系并不是很密切。

徐百九为避免体内剧毒发作，经常针灸天突、膻中两大穴位，前者抑制毒性发作，后者压抑自己的仁爱之心。常看武侠小说的人，对膻中穴并不算陌生，武侠小说中常有这样的描述：某高手一挥手点了对手的膻中穴，轻者动弹不得，重者立即毙命。虽然这只是小说家的臆想，但

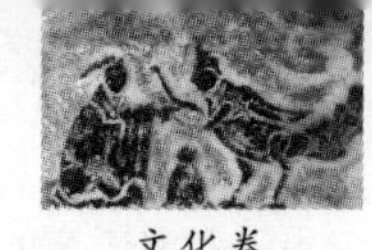

膻中穴的确是人体保健的要穴。戴主任介绍说，影片中说膻中穴能改变人的善恶，这是缺乏科学和临床依据的。但是，膻中穴能有助于改变人的情绪倒是有点道理的。比如有的人心中憋闷会捶胸顿足，借此释放压抑的情绪，这捶胸其实就是在捶膻中穴。为什么这么说呢？膻中穴位于胸部两乳头连线的中点，平第四肋间处。是心包募穴（心包经经气聚集之处），是气会穴（宗气聚会之处），又是任脉、足太阴、足少阴、手太阳、手少阳经的交会穴，能理气活血通络，宽胸理气，止咳平喘。现代医学研究也证实，刺激该穴可起到调节神经的功能，松弛平滑肌，扩张冠状血管及消化道内腔径等作用，能有效治疗各类“气”病，包括呼吸系统、循环系统、消化系统病证，如哮喘、胸闷、心悸、心烦、心绞痛等。所以，膻中穴能帮助人消气、顺气，改变不良情绪，但是不足以改变善恶。

徐百九为了救刘金喜而要他“假死”一刻钟，在最后关头再通过撞击胸部和心脏按压，让刘金喜醒了过来。影片中说，死亡分为三个阶段，濒死期、死亡期、完全死亡期，但死亡期最多维持 15 分钟。从生物学角度，死亡不是骤然发生的，而是一个逐渐进展的过程，一般可分为三期，为濒死期、临床死亡期和生物死亡期。濒死期又称临终状态。南京市中西医结合医院急诊科主任杨润华介绍说，临床上常说的“假死”又称微弱死亡，是指人的循环、呼吸和脑的功能活动高度抑制，生命机能极度微弱，用一般临床检查方法已经检查不出生命指征，外表看来好像人已死亡，经过积极救治，能暂时或长期的复苏。“假死”是因为病人的呼吸和心跳极其微弱，所以往往被认为已经死亡。“假死”常见于各种机械损伤，如缢死、扼死、溺死等；各种中毒，如煤气（CO）中毒、安眠药、麻醉剂、鸦片、吗啡中毒等；以及触电、脑震荡、过度寒冷、尿中毒、糖尿病等。一般人大脑缺氧超过 6 分钟，就会对身体造成不可逆转的伤害，如果“假死”一刻钟，由死到生的机会微乎其微。电影中徐百九击打刘金喜的胸骨，心脏按压等都是在实施心肺复苏。专家指出，心脏停止跳动 4 分钟内如果有人实施初步的心肺复苏术，8 分钟内再有专业人员进一步实施心肺复苏，病人“死而复生”的可能性就非常大。

刘金喜自断其臂为与七十二地煞一刀两断，之后用棉布包扎后继续打斗。到这里，不免让人联想到导演是在向经典武侠片《独臂刀》致敬。南京市中西医结合医院急诊科主任杨润华介绍说，像这样自断手臂，很可能因为大出血而死亡。即使在现代，发生创伤性肢体断离后，病人的全身情况许可，才能接受再植手术；断离肢体必须有一定的完整性，血管床无严重破坏，断肢保存完好；再植有一定的时限，一般认为，常温下肌肉对缺血的最长耐受时间为 4～6 小时。某些上臂或肩部撕裂断离者，臂丛神经椎间孔中撕脱，这种神经损伤，尚缺乏有效的修复方法，失去感觉和运动功能的上肢即使再植肢体存活，意义不大，也不宜再植。

七、《风声》

中国大陆首部谍战电影《风声》，是由华谊兄弟传媒股份有限公司、上海电影（集团）公司、

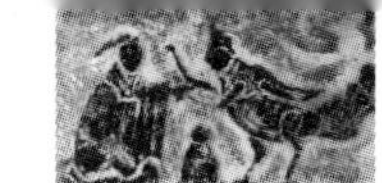

天津电视台联合出品于2009年，影片荣获17届北京大学生电影节最佳影片奖，李冰冰也凭借此片获得第46届金马奖影后。电影讲述了抗日战争时期，因一汪伪政府的高官被暗杀，引起日军高度重视。为了找出“老鬼”，日军和伪军对行政收发专员顾晓梦（周迅饰）、译电组组长李宁玉（李冰冰饰）、伪军剿匪大队长吴志国（张涵予饰）、剿匪司令的侍从官白小年（苏有朋饰）以及军机处处长金生火（英达饰）五人进行了审问。

影片中最强硬的吴志国大队长倒在了“针灸”上，江湖郎中“六爷”抖开针灸包蘸上药水，在他的头上、心脏、肋部扎几针，他就喷出一口鲜血，昏死过去。电影导演高群书说，《风声》中“老鬼”的几个嫌疑人所受之刑是另一位导演陈国富为每个角色量身定做的。比如，吴大队长身子骨硬，先上电刑，用手摇发电机控制电压高低，挑战他的极限。但是电击对吴大队长不起作用，找来针灸高手，专扎他身上主疼痛的穴道，让他求生不得求死不能。陈国富说，用针灸对付吴大队长，是受了金庸小说的启发，“针刺穴位本来是可以治病的，但反其道而行之就会让人经脉逆行，痛不可当，或是让练功者走火入魔。”

电影《风声》中的江湖郎中“六爷”讲过：“三针下去，认罪的认罪，画押的画押。”扎几针真有这么厉害吗？浙江中医药大学副校长、浙江中医药大学附属第三医院院长方剑乔教授认为，“人体确实有几处穴位比较敏感。比如肩胛骨中间的天宗穴，突然针刺可让人酸痛倒地；手腕横纹处的内关穴，可以制服处于躁狂状态中的精神病人，让他瘫软在地，但绝对不是演员在电影里剧痛的样子。针灸的主要作用是镇痛，治病为主。如果一针扎进去病人痛煞，医院的针灸科老早关门了。”针灸的作用绝非产生痛苦，而恰恰是解决老百姓的痛苦。国产电影中将针刺不当的情况片面夸大，实则是对祖宗留下的针灸疗法的侮辱。这在通过影视文化传播方式下弘扬针灸医学，是极其没有好处的。

第五节　针灸文化交流与文体

1974年冬，美国媒体对针灸的报道达到了高潮。*Life*、*Newsweek*、*Time*、*People* 甚至 *Playboy* 等著名杂志都争先恐后地发表关于针灸的长篇报道甚至封面报道，好莱坞明星、体育大腕及知名政客等纷纷献身说法。

2000年，据《中国体育报》报道，桑普拉斯温网夺冠，再一次捍卫了“草地王”的荣誉。不过他的出色表现却引起不少球员，甚至一些资深体育评论员们的疑惑：桑普拉斯腿真的有伤吗？答案是确切的。只不过桑普拉斯能够拖着一条伤腿，坚持鏖战并最终夺得自己的第七个温网冠军，最大的幕后功臣是一位来自中国的针灸师——孙玉娟女士。在温网比赛期间，桑普拉斯秘密地来到孙大夫位于伦敦西部的诊所，接受针灸治疗，每次40～45分钟。出生在北京的孙

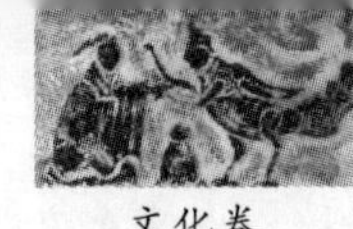

女士，八年前移民去了英国。她的患者中就有前温网冠军帕特·卡什。正是在卡什的力荐下，桑普拉斯才接受针灸治疗的。这是桑普拉斯首次在大赛期间接受针灸治疗。本届温网赛首轮比赛中，他拖着一条伤腿，苦苦鏖战的情景令所有的桑迷们忧心忡忡。圈内人士也普遍认为，桑普拉斯卫冕的希望是微乎其微的，甚至断定桑普拉斯无法坚持到最后。然而，奇迹出现了，针灸令桑普拉斯焕发了活力，并一次次过关斩将。据孙大夫回忆说："他第一次来的时候，脸上写满了焦虑。"针灸治疗不仅解除了他的痛苦，也消除了他的忧虑。桑普拉斯的一位朋友认为是针灸创造了奇迹，否则他也不会一次次地回到诊所接受治疗。他之所以要秘密地接受治疗，主要是不想在孙大夫的诊所前引起公众的围观。桑普拉斯共接受了八次治疗，总费用为200英镑。当记者告诉孙大夫，温网男单冠军的奖金高达四十四万七千五百英镑，而且桑普拉斯的身家已过几千万美元，可以跟他要高价的时候，孙大夫很认真地说："不管来就诊的是富人、名人，还是街头的普通人，我的治疗费都是一样的，每次25英镑。"而推荐桑普拉斯去针灸的卡什则兴奋地说："他欠我一杯啤酒。"

2005年，在好莱坞女星中间，最热门的美容花招就是用钻石来进行针灸按摩，一个疗程就要花费上万元。"钻石针灸能量疗法"，是用8颗价值连城的能量彩钻，帮顶级VIP按摩针灸，再用钻石粉末美容去角质，一个疗程至少花费上万元。号称通过针灸可以把钻石能量导入，排除体内毒素，促进新陈代谢。好莱坞女星黛米·摩尔表示："钻石具有能量，神奇的疗效也众所皆知，能看到各种彩钻和针灸这么巧妙地结合，真的非常棒，有黄钻、粉钻、蓝钻、绿钻还有紫钻。"不过，能量医学博士表示，其实此疗法噱头大于实际疗效，这种贵妇级的做脸享受，从心理学的角度，只能让大脑分泌快乐的激素。

2005年，据《时尚芭莎》5月刊：女作家兼演员帕德玛·拉克什米称赞针灸治愈了她的背痛。她拍完上一部电影(宝莱坞的《爆发》)之后，由于在戏中被要求终日披挂枪炮，发现自己长期不适。她立即向为她治疗失眠和痛经的曼哈顿呼吸温泉的针灸医师诺拉·鲁宾斯坦求助。"我的背部严重扭伤。"她事后说，"连诺拉都用了很久才让扭曲的肌肉得到舒展。"鲁宾斯坦，纽约长寿健康中心的创办人之一，确实为吸引像拉克什米这样的电影明星以及艾莉森·布洛德这样的公关明星(她的客户包括Godiva，Clarins和发型师奥斯卡·布兰迪)作出了贡献。尽管布洛德刚刚开始接受针灸治疗不久，她现在已经能在鲁宾斯坦的帮助下香甜地入睡了，而之前，因为失眠，她在欧洲的同事总能收到她在午夜发来的电子邮件。"每次只要我接受了针灸治疗，晚上就能享受很好的睡眠，我被告知如果不动手术，我行走的时候将永远伴随着疼痛。而手术是我无论如何想要避免的。在绝望中我尝试了针灸，随之而来的是即刻的康复。"

2006年7月27日，据英国《每日邮报》报道，中医耳针疗法这一古老的自然疗法，成为英国社交名流们竞相追捧的治病法宝。据报道，目前旅居英国，现年39岁的俄首富阿布拉莫维

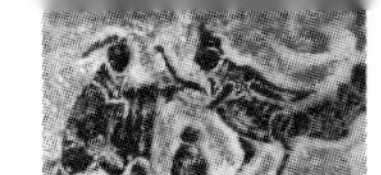

奇，是英超切尔西足球俱乐部老板，其家产超过110亿英镑。然而他却有一块心病，那便是随时可能发胖的体形。为减肥，日前他正接受古老的中医疗法——耳针。近日，他在出席莫斯科某商务会议时，细心的记者吃惊地发现，阿布的左耳穿着一根长约1英寸的银针！英国耳针协会资深专家波琳·罗森女士说："从照片上的情形判断，我认为他是在借助耳针控制食欲。让人费解的是，通常只有那些大块头男士才接受耳针疗法，因为他们的食欲过于旺盛，可是阿布的体形看上去很正常。"相比那些仪器复杂精密、治疗费用高昂的西医疗法，耳针疗法虽然治疗效果显著，其费用却十分低廉。在英国，从事耳针治疗的医师共有1000名左右，每次治疗的收费还不到40英镑，因此，这种来自中国的古老疗法正受到越来越多的英国民众的欢迎，贵族名流也趋之若鹜。

2006年8月，据《中医药国际参考》报道：莫斯科大剧院芭蕾舞团首席男女演员在韩国接受针灸治疗。莫斯科大剧院芭蕾舞团演员如果受伤，一般会在本国指定的国立医院、英国及法国等治疗。像这两位首席演员自发地到韩国治疗算是特例。这两人分别是Marianna Ryzhkina与Yan Gadovsky。他们是6月29日在俄罗斯发行量最大的日报《共青团真理报》上看到介绍韩国针灸的文章后，经过俄罗斯的韩国侨胞牵线搭桥后来到韩国接受针灸治疗的。在韩期间接受了两次针灸治疗，还为韩国芭蕾舞儿童演员进行了技术指导。由于针灸治疗后的效果很好，为其治疗的诊所决定随后派一名针灸师赴莫斯科大剧院芭蕾舞团，为希望接受针灸治疗的演员们进行为期一周的免费治疗。为其施针的医师表示，希望能产生名人效益，让世界更多的人了解韩国的传统医学及针灸。

2006年9月20日，皇甫谧诞辰1791周年之际，在其故里灵台县举办"2006中国·灵台中医针灸(国际)学术交流大会暨皇甫谧文化节"活动。皇甫谧，安定朝那(今甘肃省灵台县朝那镇)人，生于东汉建安二十年(公元215年)，卒于西晋太康三年(公元282年)，俭礼薄葬于灵台县张鳌坡村。皇甫谧是我国历史上伟大的针灸学家、史学家和文学家，著有各种学术著作20余部，在医学、史学、文学等领域具有杰出成就和重要影响。特别是《针灸甲乙经》，类编《灵枢》《素问》《黄帝明堂经》成为针灸学第一部专著，形成了针灸诊疗完整的理论体系，开创了世界针灸医学的先河，被后世尊崇为"世界针灸医学鼻祖"，是中国唯一与孔子齐名的世界历史文化名人。文化节邀世界针灸学会联合会官员和资深专家出席。2009年，《皇甫谧》还被编成秦腔剧上演。

2008年8月3日，由中国对外文化交流协会、世界针灸学会联合会和欧洲中国基金会联合主办的"生命之光"义演音乐会在北京人民大会堂上演。此次义演音乐会所募集的善款将全部用于汶川地震灾区中医医疗机构的重建。

2008年，著名女影星莎朗斯通(《本能》的主演)，有一段时间患病(有传闻是中风)，后接受

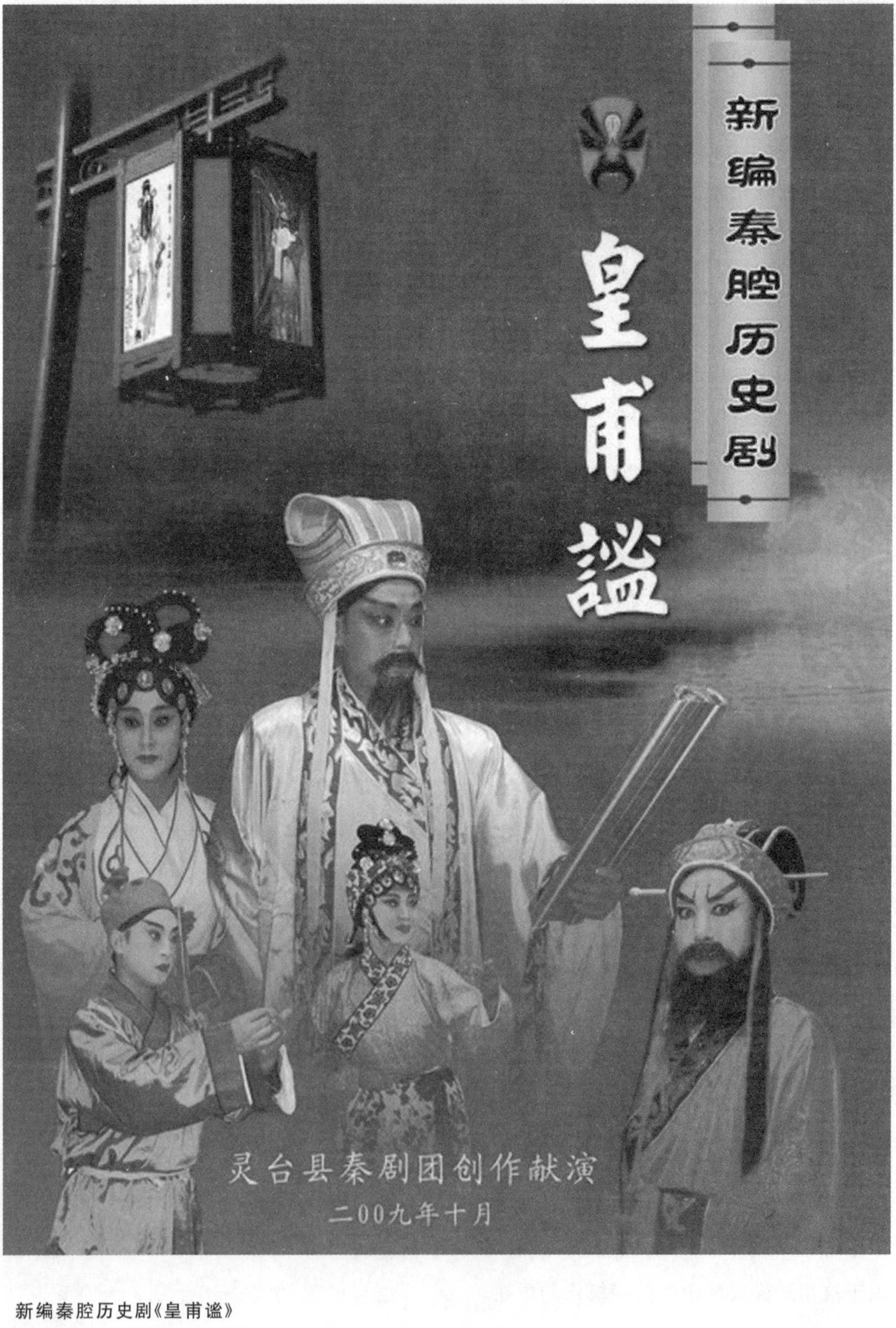

新编秦腔历史剧

皇甫谧

灵台县秦剧团创作献演

二00九年十月

新编秦腔历史剧《皇甫谧》

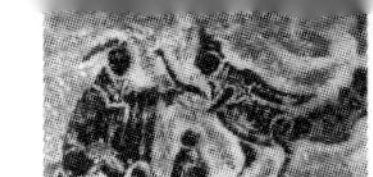

中医的针灸治疗，此事曾在旧金山的第一大报“San Francisco Chronicle”的头版登载。

2008年北京奥运会期间，韩国为运动员邀请了韩国著名针灸专家金南洙为首席医师，为本国运动健儿以针灸方法保障健康。金南洙曾说：“西方‘医学之父’希波克拉底说：用药无法治愈就用铁来治；用铁无法治愈就用火来治；用火无法治愈就没有办法了。于是很多西医认为，铁是手术器械，火是激光。而事实上，铁很有可能是针，火也可能是灸。”

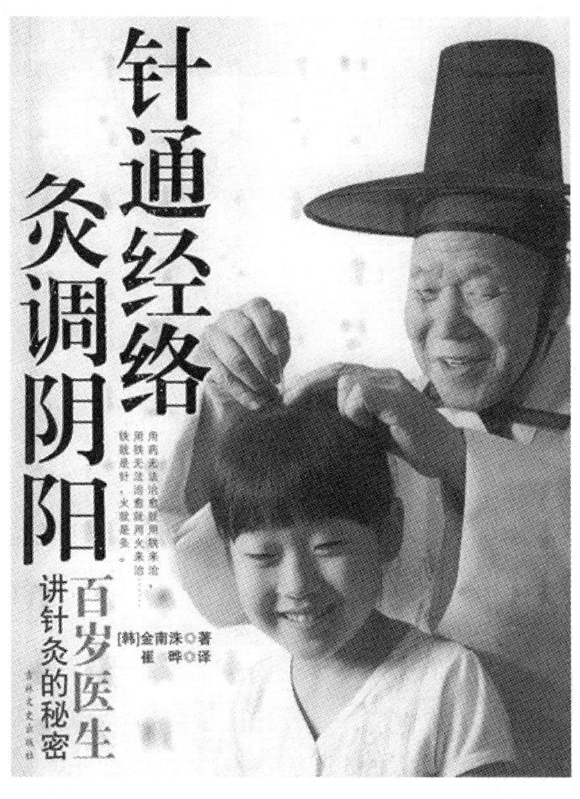

韩国针灸名家金南洙先生著作的书影

2008年8月17日，奥运会期间，拥有奥运美国独家转播权的NBC电视台在转播赛事的黄金时段，插播了有关中国的专题报道，该片报道了奥运记者玛丽·卡瑞罗（曾是网坛名将，患有“网球肘”病）在北京一家医院寻求针灸治疗的经过。画面上，卡瑞罗躺在医院的床上面带微笑地接受一位老中医的针灸治疗。原来这位老中医就是当年给赖斯顿扎过针灸的李占元医生，他为记者介绍了当年为赖斯顿治病的情景。节目最后，卡瑞罗同著名奥运节目主持人大谈针灸，两位体坛名人都认为针灸治疗一些疾病确实有效。NBC将这节目的题目定为《强大的治疗师》，为中国针灸再次做了一个高价值的隐性广告，有许多不太了解针灸的患者看了这段电视节目后开始寻找针灸师。

2010年11月25日，在广州亚运会围棋比赛的现场上，韩国队运动员头上的根根银针特

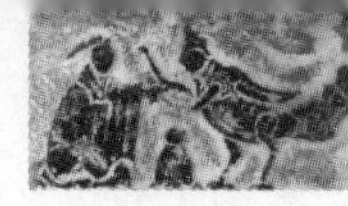

别引人注目。韩国棋手李瑟娥从预赛开始每次出战就在脑袋上扎上两针以提神醒脑，被称为“天线宝宝”，而到了决赛她将自己扎成了一个“刺猬头”。不过在头扎银针之后，李瑟娥不仅吓住了她本场比赛的对手中华台北队的王静怡，也让现场的记者惊吓不已，不过最后的结果还是不错，韩国队最终以 2∶1 战胜了中华台北队。韩国男队的李昌镐也这样做，韩国队甚至配有专门的队医负责“针灸”的工作。11 月 26 日，女子围棋团体赛决赛，中国 vs 韩国，金仑映“针灸战法”再现沙场。韩国队的官方解释是：针灸扎头可以缓解疲劳，提升注意力。针灸既能治病，又能减少因服用药物可能带来的兴奋剂麻烦，国粹针灸在广州亚运会上大受外国运动员欢迎。

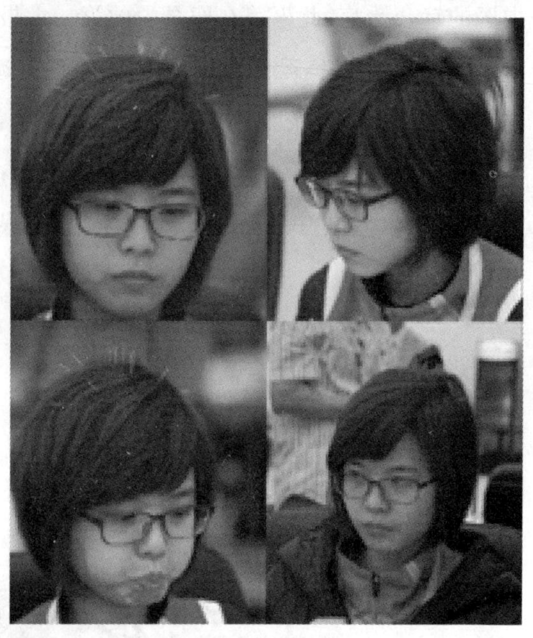

韩国棋手李瑟娥带针下棋

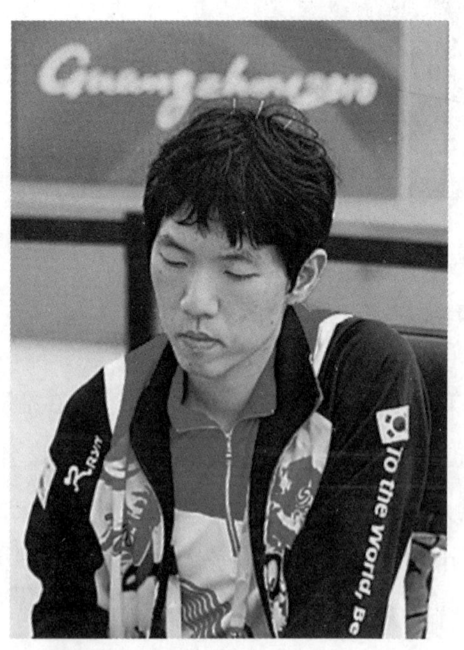

李昌镐头上也被扎了针

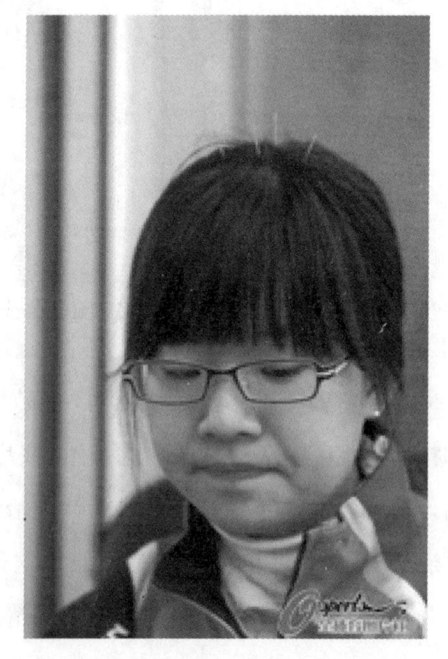

金仑映“针灸战法”再现沙场

2010 年 11 月 30 日，《纽约时报》体育版上刊登了一位美式足球运动员的大幅照片，照片

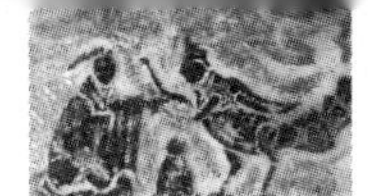

上只能见到这位黑人运动员扎满了针灸针的背部，文章的题目是《每周一针或三百针，为球赛做好准备》。

2010年7月，据《大公报》报道：因演唱《泰坦尼克号》主题曲走红全球的世界级巨星 Celine Dion(席琳迪翁，港译：莎莲迪安)，在五次人工受孕失败后，其制作人和好朋友茱莉提议在其医疗队伍中增加一名针灸医生，并向她推荐了张爱娜医生。经过张爱娜医师的精心治疗，席琳终于在第六次人工受孕中成功怀上双胞胎。帮助她在第六次人工受孕中成功的是中医针灸疗法，而这一位使席琳迪翁成功受孕的针灸医师就是广州中医药大学校友、加拿大籍针灸师张爱娜。张爱娜近日抵达广州接受记者采访时表示，席琳迪翁针灸怀孕后，自言不敢相信这一事，并形容针灸是一项传奇的技术。席琳迪翁还专门送给张爱娜一张自己全球巡回演唱的DV作为纪念，上面写道："谢谢张医生。针灸是一项传奇的技术，而您是一位具有神奇技术的医生。"

第六节　针灸文化交流与军事

1995年，美国军医尼姆措上校开始为军方提供针灸治疗，几年后成为海军第一位军医针灸师，其后他更开设针灸诊所，并继续扩大在沃尔特-里德，甚至美国和德国其他空军基地的治疗规模。他与同事懂得十多种针灸疗法，当中包括利用激光设备。

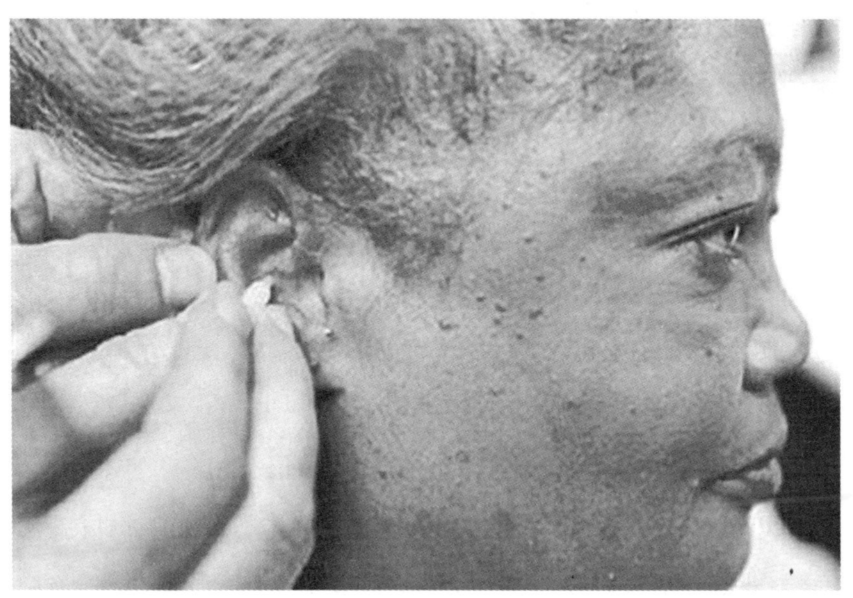

美国军医的耳针疗法

2001年，美国军医尼姆措研发了一种从传统耳针衍生出来的“战场针灸”，后培训出50名懂针灸的军医。“战场针灸”与传统方法唯一不同的是前者使用短针，好让士兵边继续戴着头盔应战，边刺激耳朵减轻痛楚。短针会刺进内耳5个穴位，尼姆措表示，大部分病人称痛楚在数分钟内减轻了。空军医院院长波克上校表示，针灸不会产生止痛药惯常的副作用，而且更快见效。“它减少军队使用麻醉药数量，并可更佳地评估士兵可能出现的隐藏脑损伤，因为使用麻醉药时，他们会被药物影响。”然而，尼母措指针灸“并非万能”，但他仍希望除了军医学习针灸，士兵也能学习，那么他们便可在战场上互相替战友治疗。

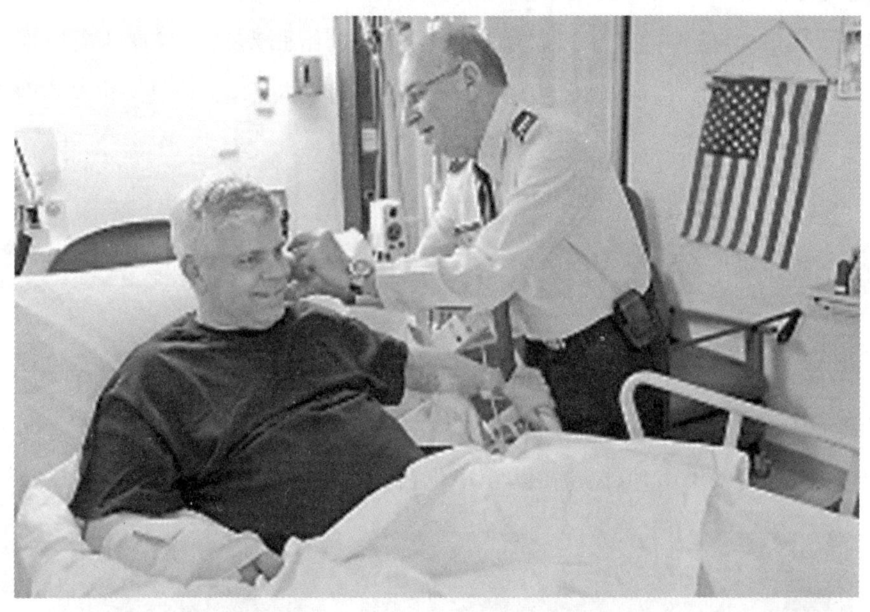

一名62岁的患者正接受美空军医生尼姆措上校用针灸治疗

2009年初，据美联社报道，美国军队开始扩大推广中国针灸术。美国一位军医表示，希望未来部队普遍学会使用针灸，以便作战时官兵能相互治疗。

2009年，香港《文汇报》报道，营运美军唯一一家针灸诊所的空军，正训练医生将针灸带到伊拉克和阿富汗战场。3月展开试验计划，让44名海陆空军医以针灸为战场和前线医院提供急救。海军亦展开了一个类似的计划，在加州潘德顿军营训练军医。

2010年，据《中医药国际参考》报道，美国防部长罗伯特·盖茨5月8日说，美军正在试用芳香疗法、针灸及其他非传统疗法治疗军人战后精神创伤。一名军嫂问盖茨，美军提供的医疗保健计划为何不包括按摩和针灸疗法。盖茨回答：“我们有一个试点……治疗患有创伤后遗症的军人，使用一些非传统疗法，包括芳香疗法、针灸。”盖茨说，这类非传统疗法显现成功迹象，

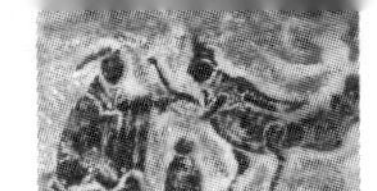

或许将来可以纳入军方医保范围内。路透社报道，在伊拉克、阿富汗服役或退役的美国军人患创伤后应激障碍的人数急剧增加。虽然针灸是中国传统医学，但已渐渐引入为回国美军伤兵止痛。美国国防部一直在研究，将瑜伽、针灸等手段用于战场上对负伤士兵的治疗。拥有一个军医针灸诊所的美国空军对军医进行培训，教授他们用针灸为负伤士兵缓解疼痛。美国陆军也逐步将针灸用作战地医院中的辅助治疗手段。美军计划让来自陆海空三军的军医具备在战区和前线医院中用针灸治疗伤兵的能力。美国国防部曾发布消息称，美军已通过多个研究项目证实，针灸方法确实有助于减轻伤者的疼痛感。一位名叫史密斯的军官曾在巴格达乘"黑鹰"直升机执行任务时，从 6 米多高的空中跌落，造成 5 根肋骨、一侧手臂和一条腿骨折，而且折断的肋骨刺入肺部，伤势严重。当他在华盛顿沃尔特—里德陆军医院休养之际，尼姆措上校建议史密斯尝试接受针灸镇痛和辅助治疗。接受第一次针灸治疗后，史密斯便感到疼痛明显减轻。虽然不清楚针灸为何有镇痛的功效，但他知道，美国陆军自越南战争以来一直在使用针灸这种辅助治疗手段。

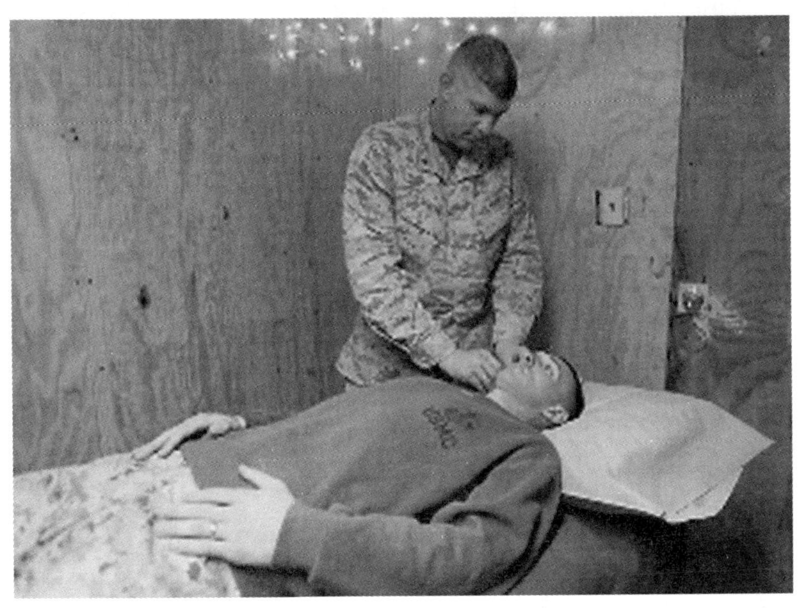

美国军医为士兵进行针灸治疗

2011 年，据美国《侨报》12 月 29 日报道，中国的传统医术针灸正在逐步受到美国军方的重视。美国陆军医疗司令部目前正以高薪招聘中医针灸师为官兵解除病痛，同时针灸也被纳入了陆军跨学科疼痛研究的范畴。陆军针灸师认为，军方公开招聘中医师进入联邦公务员体系尚属首次，有利于中华传统医术在美推广。据报道，美国联邦政府的招聘网站 11 月推出了一

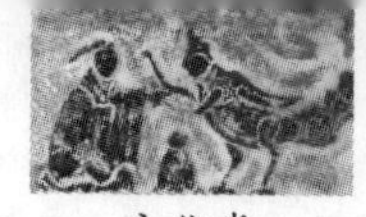

则招聘启事，为美国陆军医疗司令部下属的跨学科疼痛治疗中心聘用两名针灸师。这则招聘广告是以美国陆军医疗司令部的名义发出的，被录用的针灸师将在美军基地为官兵提供针灸治疗服务，同时参与军方有关跨学科疼痛治疗的研究工作。美国联邦政府为针灸师提供的年薪为 73420 美元至 95444 美元之间，并说明这一职位是全职永久性工作，职业升迁级别为 12 级。军方表示，军中的文职官员在协助部队执行任务方面将起关键作用，他们的服务往往可填补军中的空白。据美军专业人士表示，此次陆军招聘的针灸师共有 4 名，他们将在华盛顿、乔治亚及德克萨斯州的军事基地为官兵服务。为提高军中医治疼痛的效果，美国陆军已从 2011 年起在一些军事基地成立了跨学科疼痛治疗中心，需要医疗服务的官兵将在这些医疗中心接受包括针灸、脊柱矫正、推拿按摩及物理治疗等医疗手段的综合治疗。美国陆军华裔针灸师朱

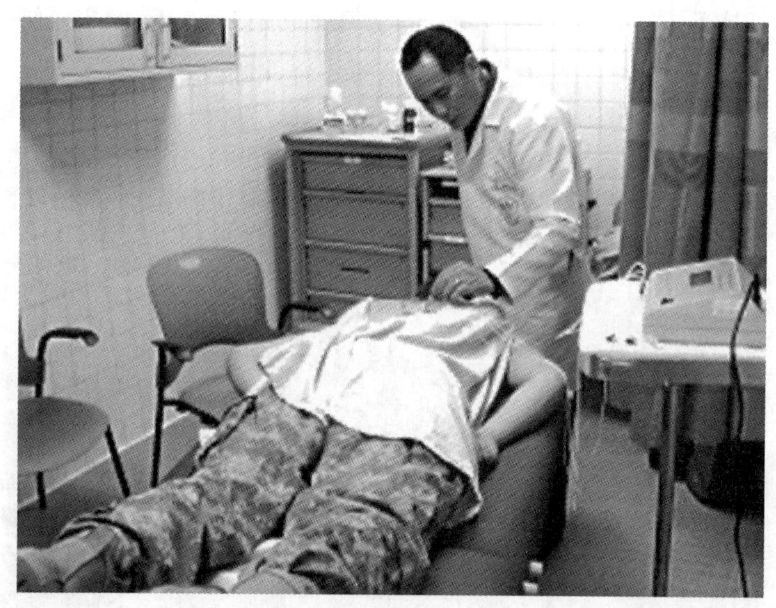

朱灵彬在阿拉斯加陆军总医院为患者扎针

灵彬表示，此次招聘的针灸师需有美国高校硕士以上学位，并有针灸师执照，而且要具备一年以上的临床经验。朱灵彬已在陆军服务多年，曾是联邦政府人事管理局职业分类分级系统中的首位针灸师，在美伊战争中他曾被调往驻德国，用针灸为伊拉克美军伤兵止痛。陆军成立了跨学科疼痛治疗中心后，朱灵彬就被调往美国西海岸的一处军事基地，他将在那里为官兵提供针灸服务并参与科研工作。朱灵彬说，美国陆军此次公开招聘针灸师让针灸师这一传统中国医学职业从业人员有机会成为联邦公务员中的一分子。“这不仅为美军正统医疗队伍增添了新血，也将为联邦政府节省大量医疗开支。”加州中医政治联盟前主席李安岳、华美针灸学会创

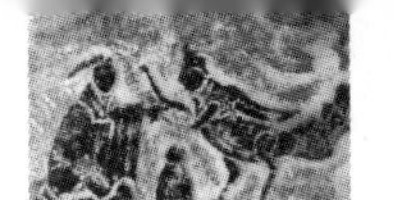

会会长梁葡生等闻听陆军公开招聘针灸师的消息后均感欣喜。他们表示，如果军方能推广使用针灸，加州中医师的工作机会将大大增加，同时有利于针灸在全美推广。目前加州持有执照的中医针灸师超过 1.3 万人，其中 9000 人在以针灸服务为业。李安岳表示，陆军重视针灸疗伤的事例早有耳闻：尔湾加大医学院的一名医师目前在为陆军研究如何以光波代替针刺，即让病人无痛感而又能获得针灸治疗效果的课题。

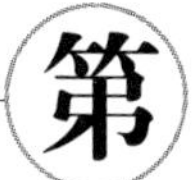
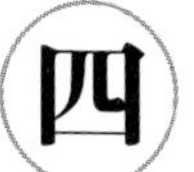
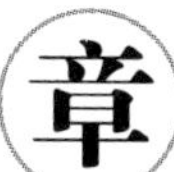

第四章 西医东渐对中国传统中医药文化的冲击

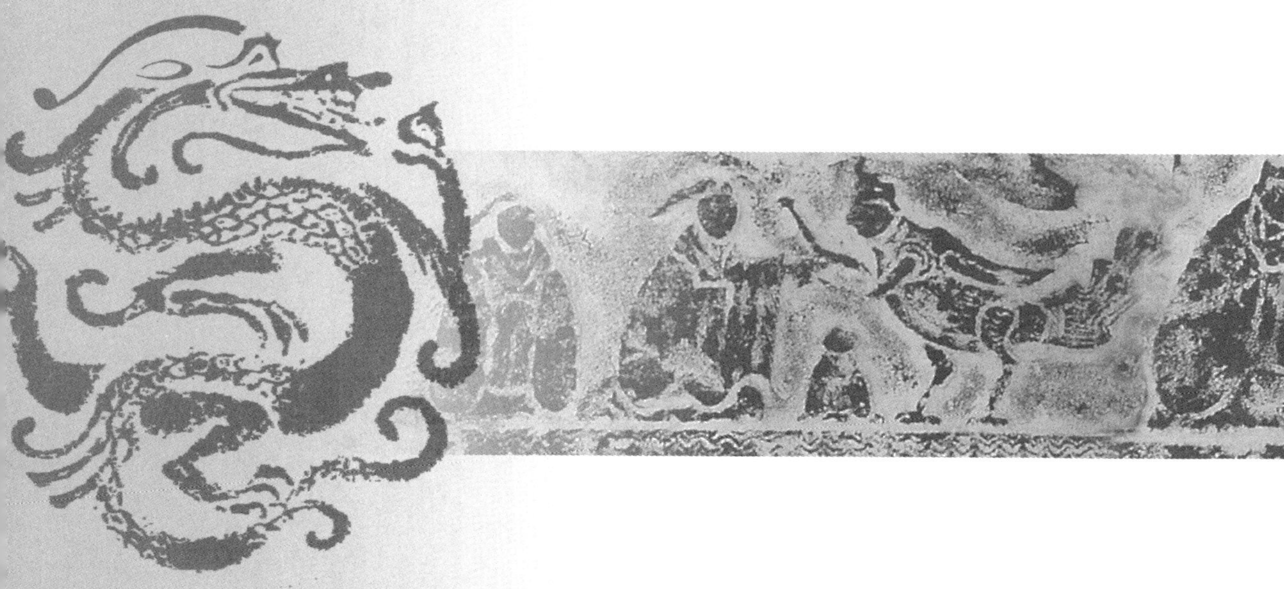

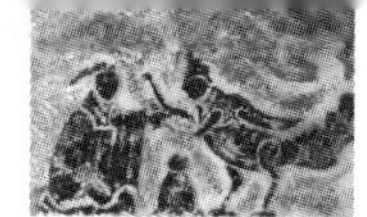

西学东渐是指西方文化、学术思想传入我国的历史过程。广义而言可泛指自上古以来一直到当代各种西方事物传入我国的情况，但实际通常指的是在明末清初以及晚清民初两个时期欧洲及美国等地学术思想的传入。本书的编写，除通察明清、民国两个重要的时期西学东渐对针灸的影响事件之外，还包含建国之后尤其“文化大革命”及改革开放之后西方医学对针灸的辐射与冲击，以及针灸在此背景下文化属性的诸多剥离。

著名医史学家范行准亦曾说：“中国医学在历史上有三变：一为五朝（晋、陈、齐、梁、宋）之变，一为金元之变，一为清季之变……清季医学一变以前守旧复古之医学而成融合中西之医学，其变之因以有外来医学也。”范行准所说的“外来医学”即指西医学。中医学植根于中国传统文化土壤，是中国古代科学中具有浓厚东方色彩的典型，它具有自身独特的理论体系，自《黄帝内经》成书以来，以固有的传统形式稳定地传承了几千年。受西方科学思想与文化观念、西医知识的冲击与渗透，自古以来代代相承的传统中医学术稳态开始发生变化，中医医家和学者们参照西医知识对自身学术体系进行反观、自省，并运用西方实证、解剖、科学实验等手段，重新认知与验证、剖析与阐发中医医理，这成为促使中医学由传统形态向近现代演变的主要内容。以科学的眼光与角度，以及科学研究方法去认知针灸医学，固然有着一定的积极的意义，但正是这种急于科学化针灸的做法与事件，导致包含丰厚文化载量的针灸之学不断迷失其文化内涵，使得现代针灸之术在临床疗效上，也比古代降低不少。

著名学者熊月之先生在《西学东渐与晚清社会》一书后记中提及“自西方科学输入以后，具有浓厚东方色彩的中国传统科学体系已告终结，中国科学的发展史，在很大程度上已变成西方科学的传播史、渗透史”。

第一节　明清时期

西洋医学的传入始于明朝隆庆三年(1569 年)，西方传教士在澳门创办了我国境内第一所西医教会医院，从此传教士医生陆续来华，他们主要活动在澳门、广州一带。根据梁启超统计，从 16 世纪中叶到 18 世纪中叶的二百年间，来华并留下著述的耶稣会士有 60 多人，以利玛窦、熊三拔、艾儒略、南怀仁、汤若望等最著名。这些传教士翻译的一些西方著作中包含有大量人体构造、解剖学方面的知识，涉及了人体神经、血液循环、感觉器官和内脏功能等内容。我国著名医史学家范行准之《明季西洋传入之医学》将这一时期西方解剖生理学的传入分为前后两个时期，前期为传教士译述的性理学著作中的解剖生理学知识；后期则是由《泰西人身说概》《人身图说》等西医专著带来的西医知识。

1805 年，英国人发明的牛痘接种术传入了中国岭南地区，并很快得到推广。“其后两年，

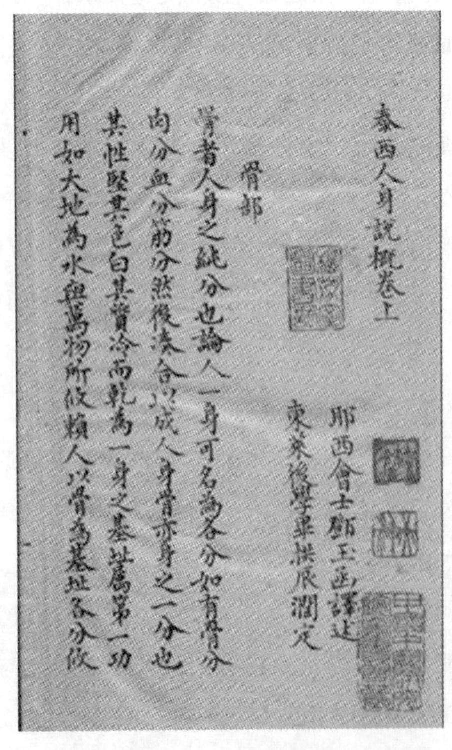
泰西人身說概卷上
耶西會士鄧玉函譯述
東萊後學畢拱辰潤定
骨部
骨者人身之純分也論人一身可名為各分如有骨分肉分血分筋分然後湊合以成人身骨亦身之一分也其性堅其色白其質冷而乾為一身之基址屬第一功用如大地為水與萬物所依賴人以骨為基址各分依

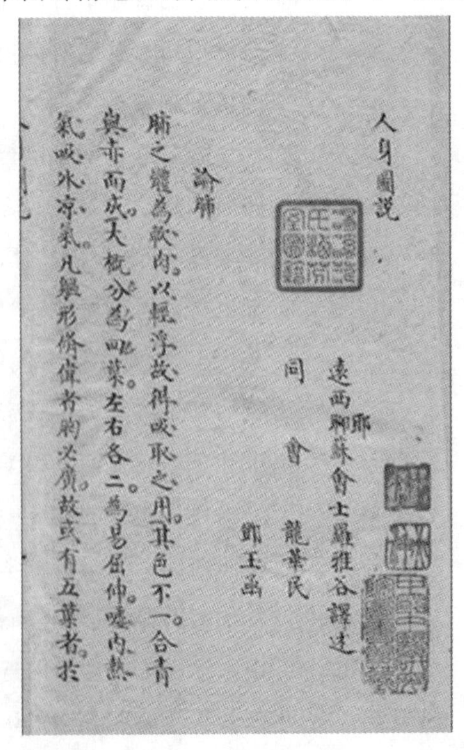
人身圖說
遠西耶穌會士羅雅谷譯述
同會　龍華民
鄧玉函
論肺
肺之體為軟肉。以輕浮故得呼吸之用。其色不一。合青與赤而成。大概分為四葉。左右各二。為易屈伸。噓內熱氣。吸冰涼氣。凡軀形修偉者肺必廣。故或有五葉者。於

《泰西人身说概》与《人身图说》抄本书影

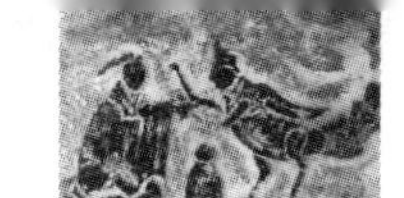

英国传教士马礼逊(Robert Morrison)奉英国传道会委托抵达澳门，然后进入广州，这是第一位基督教新教来华的传教士，揭开了近代西学东渐的序幕。此后，英、美等国基督教会陆续派遣传教士来到东方，据《中国丛报》统计，1842 年以前，欧、美教会派遣来我国与南洋的传教士共 61 人。"但这一时期的传教士主要以传教为目的，传播的西医知识较少，并且由于清政府的禁教政策，他们的活动只能局限于澳门和广州以及华人聚居地南洋一带。

1840 年鸦片战争的爆发，敲开了中国闭锁的沉重的大门，西方各国传教士纷纷涌入中国。他们一方面向中国传教，一方面把西方的科学文化知识和医学传入中国，但另一方面西洋医学对中国医学(包括针灸在内)的冲击也是巨大的。西洋医学和中国医学虽属两个不同的医学体系，但是在所涉及的对象——人这个问题上是一致的，西洋医学用近代科学知识武装自己，用解剖学、生理学、病理学、组织胚胎学、医用化学等理论来解释人体生理、病理变化，并用近代化学合成药物及外科手术作为主要手段来治疗疾病；而中国医学则以朴素的辩证唯物论、阴阳五行学说为指导，采用天人相应、整体观念、藏象理论、经络学说等来阐述人体的生理、病理变化，用天然药物和针灸推拿为主要手段来治疗疾病，两者仅是说理方式不同、治疗方法不统一而已，难有优劣之分。这一时期，真正标志着"西方医学理论正式输入中国之始"的是 1851—1858 年合信医师翻译的医书五种。医史学家范行准在《明季西洋传入之医学·绪论》卷一亦言："西极诸国之医学今所能言者，为诸季咸同以还，英医合信 Hobson 氏诸人所传入者以左证，具而时代近耳，惟此乃第二次传入之西洋医学，此期医学影响吾国，诚巨开中西沟通之局，浸浸焉且夺吾国旧医学之位而占之。"

意大利耶稣会士利玛窦(1552—1610 年)是第一位入华的外国传教士，他于明代万历十年(1582 年)七月抵达澳门，对中西文化交流作出杰出贡献，是明末清初西学东渐的奠基人。他一方面走上层路线，赢得了官绅和皇帝对传教活动的支持，另一方面展示西方科学技术与物质文明，开创了中西结合译书的历史。利玛窦著有《西国记法》，该书"原本篇"中主要叙述了人的记忆功能，将"脑主记忆说"首次传入我国，该书还包含有西方神经医学及心理学等知识，成为"西洋传入神经学之嚆矢"。《西国记法》在明末清初我国知识分子中产生了一些影响，如金声、方以智、汪昂、王宏翰、王清任等医家纷纷接受了"脑主记忆说"，我国传统思想中的"心主记忆"观念发生转变。金声"脑主记忆"的认同观点，载于其同乡汪昂(1615—1694 年)的《本草备要》中。

意大利传教士艾儒略(1582—1649 年)，自 1613 年起在我国传教，直至 1649 年在福建延平去世。他的主要译著是《性学牖述》，该书论述了西方"四行""四液"理论，认为世界是由火、水、气、土 4 种最原始物质构成，人体的血液应四行可以分成红液、黄色、白痰、黑液，由这四液维持正常的生理功能；并阐述了当时西方生理学重要观念"血由心炼论"——血液由肝化为四液，后入心脏，由心炼血热而流于周身；卷四“总论知觉外官”是神经、知觉、脑主记忆等解剖生理内容。《性学觕述》对清代医家产生了一定影响，如王宏翰在《医学原始》中引用了该书“四行四液”、“脑主记忆”等许多内容。

汤若望，德国人，1622 年来华，译著有多种科技著作，其中《主制群征》是一部宗教哲学著作，该书介绍了人体骨骼、肌肉、血管、脑神经、脊神经、血液循环等解剖生理学内容。“该书卷上‘以人身向征’篇，有一段话谈到神经（‘筋’）生理，被方以智采录于《物理小识》；另外《主制群征》论人身骨节的内容也被我国学者所注意，方以智、王宏翰、陈元龙、胡廷光等都先后征引过”。

此外，赖蒙笃，西班牙人，1655 年抵达我国福建传教，著有《形神实义》，是一部典型的性学作品，书中亦有很多关于人体脏腑、血脉和四液的阐述，比《人身图说》简单，该书有很多内容也被王宏翰的《医学原始》引用。意大利传教士毕方济（1582—1649 年），1613 年来华传教直至逝世。由毕方济口译，徐光启笔录而成的《灵言蠡勺》也介绍了“脑主记忆”等生理学知识。还有，高一志的《空际格致》、傅汎际的《寰有诠》《名理探》等性理学著作也涉及了西医内容。

这一时期，比较系统叙述人体解剖生理的著作，要数传教士邓玉函翻译、毕拱辰校订的《泰西人身说概》和罗雅谷译述、龙华民和邓玉函校阅的《人身图说》两书，这是传入我国的最早生理解剖学著作。

邓玉函（瑞士人，一说德国人，1576—1630 年），字涵玉，是来华传教的第一位医生。《人身说概》由他口述，经我国文士笔录而译成，时间约在 1622—1623 年，后又经毕拱辰（？—1646 年）校订。《人身说概》的抄本较刊本更容易见到，抄本多与《人身图说》合订。中国中医科学院图书馆现藏一部《泰西人身说概》与《人身图说》的合订本，为范行准所赠康熙旧抄本（范行准在《栖芬室善本书叙录》中又注为嘉庆抄本）。

《泰西人身说概》全书共二卷。卷上内容依次为：骨部、脆骨部、肯筋部、肉块筋部、皮部、亚特诺斯部、膏油部、肉细筋部、络部、脉部、细筋部、外面皮部、肉部、肉块部、血部（补）。卷下依次为：总觉司、附录利西泰记法五则、目司、耳司、鼻司、舌司、四体觉司、行动、言语。该书已涉及现代医学的运动、神经、循环、脑及感觉器官等解剖生理内容，尤其着重阐述了运动系统和神经系统内容，但缺少内脏解剖学内容。《人身图说》一书则分别介绍了脏腑、脉络、体液、生殖器官、胚胎等内容，并载有躯体、五脏等图。《泰西人身说概》与《人身图说》二书在内容上是互补关系，如果与当时 16 世纪西方解剖学的代表作——维萨留斯的《人体构造》比较，就会发现两部书的内容合起来构成一部完整的西方解剖学译著，体现了维萨留斯解剖学新进展，基本反映了 16 世纪西方解剖学的概貌。因此，欧洲文艺复兴时期最重要的解剖学家维萨留斯的、哈维以前的西方主要人体解剖学知识，在明末已经传入中国。

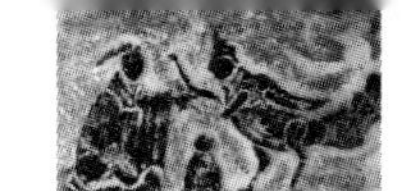

除了上述《泰西人身说概》和《人身图说》之外，明末清初传教士翻译的西医学专著还有两部，一是《钦定格体全录》，一是《本草补》。《钦定格体全录》是康熙时用满文译成的又一部西方解剖学专著，该书由法国传教士白晋与巴多明合译而成。因该书以满文译成，且康熙对此书严加看管，对我国学者影响很小。《本草补》是由墨西哥传教士石铎琭译述的西方药物学著作，医史学家范行准先生称之为“西洋传入药物学之嚆矢”，“但从内容来看，该书不过是当时传教士据其见闻转述的一种以西洋药物为主的书籍，远不能反映当时西洋药物的实际水平，更无法体现西洋‘药物学’的构架”。赵学敏《本草纲目拾遗》引录了该书外来药的几乎全部内容。

合信(Benjamin Hobson，1816—1873 年)，英国传教士、医生，1839 年抵澳门，曾到过广州、上海等地。“在华期间先后译述了五种西医书，分别是《全体新论》(1851 年，1 卷，与陈修堂合撰)、《博物新编》(1855 年)、《西医略论》(1857 年，3 卷)、《内科新说》(1858 年，2 卷 1 册)、《妇婴新说》(1858 年，1 卷)。另外，还编撰有《英汉医学词汇》(1858 年)，是国内已知编译最早的英汉医学词汇。这是近代以来，最早介绍西医知识的一批译著，包括解剖生理学、内外科理论及妇婴卫生等内容。”

《全体新论》一书不分卷，中国中医科学院图书馆古籍室现藏一本，今考察共计有：身体略论、全身骨体论、面骨论、脊骨胁骨论、手骨论、尻骨盘及足骨论、肌肉功用论、脑为全体之主论、眼官部位论、眼官妙用论、耳官妙用论、手鼻口官论、脏腑功用论、血脉管回血管论、血脉运行论等共 39 论，附图 200 余幅，是一部主要阐述解剖生理学的书籍，对我国的影响很大。有学者认为它第一次向我国介绍了哈维(William Harvey，1578—1657 年)的血液循环理论。《西医略论》则重在论述常见病的方药和治法，尤以外科手术记载详细。《内科新说》论述了消化、循环生理及内科病证的治法、西医药剂等。

德贞(John Dudgeon，1837～1901 年，字子固，又名德约翰)是英国伦敦教会传教医师，于 1863 年赴华，1871 年被聘为京师同文馆第一任生理学与医学教席，在华期间翻译介绍了大量西医著作，如《身体骨骼部位脏腑血脉全图》(Anatomical Atlas，曾译《解剖图谱》)、《全体通考》(Human Anatomy)。《全体通考》共 18 卷，其中有图谱 3 册，计 356 幅图。内容有：论骨、论骨节、论肌及夹膜、论脉管、论回管、论津液管、论脑、论脊髓脑筋、论五官具、论消化之具、论胸、论声音呼吸之具、论阳生具、论女生之具、论摺窝疝气外科之解剖、论会阴与直肠部外科之解剖。该书无论是内容的质量和篇幅，还是分类体系都远远超出合信所著的《全体新论》，是一部完整、严谨的大型解剖学教科书，与同时代的西方解剖学是处于同一水平上的，该书对我国产生了较大的影响。

另一位译述了较多医学著作的是嘉约翰(John Glasgow Kerr，1824—1901 年)，他共著、译了 34 部医书，大多以临床外科为主。此外，从事医学著作译、著的还有傅兰雅、柯为良、洪士提

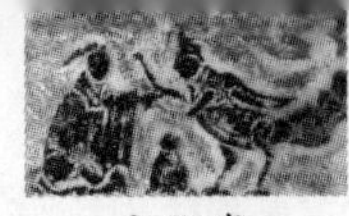

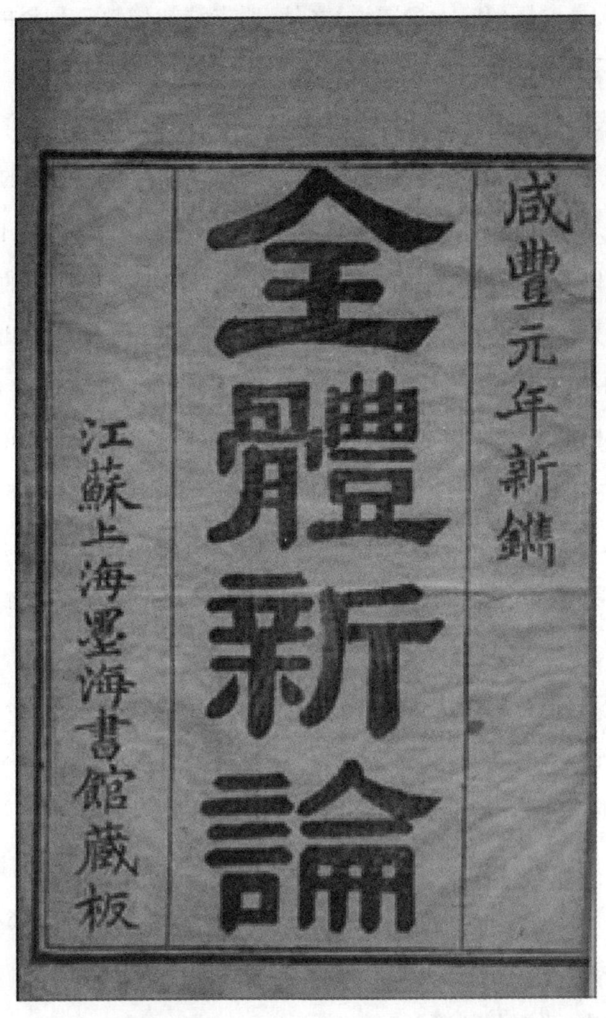

《全体新论》书影

反、梅藤更等人。梁启超在论晚清译书时说:“西人教会所译者,医学类为多,由教士多业医也”。

到清末民初,我国学者也开始独立翻译西医著作,最早进行翻译西医文献的国内医生是尹端模(文楷)。随后,我国陆续成立了一些专门的译书机构,如江南制造总局、中国博医会、宁波东方针灸书局等,翻译了大量西医著作,对西医知识在我国的传播与普及起到了重要推动作用。在翻译工作中,一些外国学者与中国知识分子开展了长期合作,如高似兰为其中代表人物之一。他是苏格兰人,为当时中国博医会的领导之一。1890 年,在我国博医会第一届大会上,他和嘉约翰等人倡导成立了以嘉约翰为主任的名词委员会(Terminology Committee),后来嘉约翰和另一位委员因病去世,统一医学词汇的工作主要由高似兰承担。至 1912 年,高似兰领导的博医会名词和出版委员会编译了多部医学教科书:如 1907 年出版了《妇科学》《皮肤证

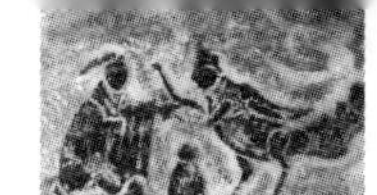

治》;1908 出版了《医学辞汇》;1911 年出版了《体学图谱》《解剖学讲义》《贺氏疗学》;1912 年出版了《伊氏产科学》《外科便览》等。这些教科书在我国近代早期的西医教育中发挥了重要作用,为国人比较全面、系统地了解西医提供了便利。

其中 1911 年出版的《贺氏疗学》一书经过多次重版印刷,广泛传播了西医知识,是译入我国西医著作中较早出现有关针刺疗法论述的。该书由美国医士贺德著,盈利亨译,管国全、陈桂清述稿,原著书名为:*Atext-book of practical therapeutics*。它的主要内容分为:总论、镇痉

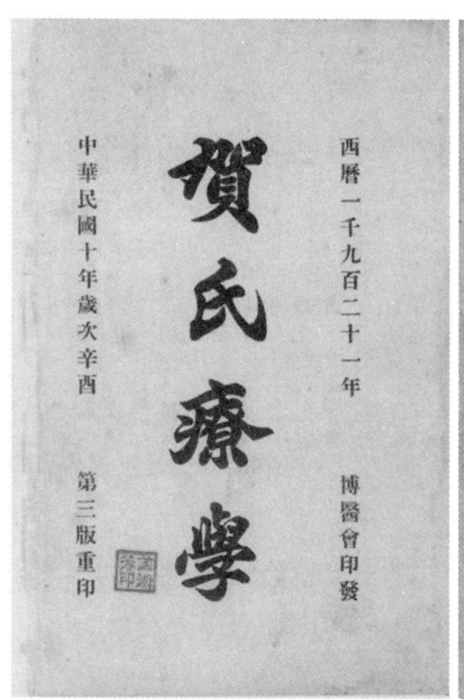

西曆一千九百二十一年　博醫會印發

賀氏療學

中華民國十年歲次辛酉　第三版重印

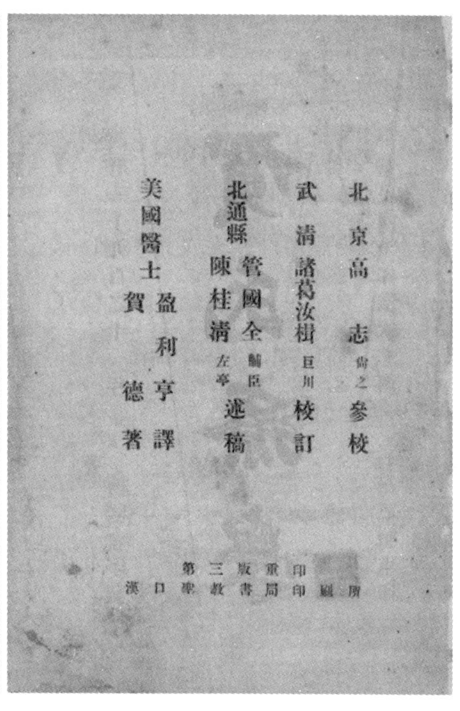

北京高志儕之參校

武清諸葛汝楫巨川校訂

北通縣管國全輔臣　陳桂清左亭述稿

美國醫士盈利亨譯　賀德著

第三版重印

漢口聖教書局印刷所

《贺氏疗学》书影

药类、迷蒙药类、睡药类、刺激颅脑药类、激心药类、制阻血循环药,第三十二章以后论述治病的各种疗法,所述第一种疗法即“针刺法”,但该书所述针刺法与中国传统的针刺疗法有别,它单纯指采用针对腰肌与骶大系进行刺激,局限于治疗 lumbago(腰痛)与 sciatica(坐骨神经痛)两种疾病,文中丝毫未提及我国针灸学的经络腧穴理论,仅似为一种西方经验疗法的总结。这说明《贺氏疗学》成书时美国医疗中即存在针刺疗法,至于它是否来源于我国,有待进一步考证。笔者所见该书来自中国中医科学院黄龙祥先生收藏,关于针刺法的记载如下:

> 针刺法(acupuncture)乃以针刺身、为止痛消肿祛病之用。如腰痺(lumbago)与骶大系痛(sciatica),其效最显。医腰痺之法、先以二针煮于滚水内数分钟,以灭其菌,即将二针立刺入腰肌,约深八至十二分,俟数分钟,则谨慎起出,以防针折之虞。按此法刺之,每有立效者。若痛在腰之两旁,此法尤妙。医骶大系

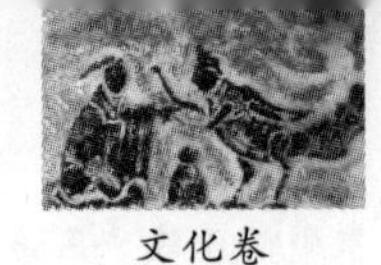

痛，功效虽不如医腰庳之准，仍宜用之。其所用之针，灭菌尤须谨慎，宜刺至骶大系，即透入系鞘亦可。曾有名医谓用此法射哥罗芳、莫非等药，其效尤妙。有时以针刺于骶大系出盆微下之处，其效最显。又有医士云：若以针刺无病之腿与病腿相对之处，最效。惟于新痺症与患熟症之腰痛，毫无功效。患病肿者，如其腿甚肿，以针刺之，可放其病。但越片时，针眼即塞，故不如以刀割之，但在未割之前，必先以灭菌之溶液，洗净该处，割后用灭菌之絮覆之方可。

——《贺氏疗学》

20世纪初，我国学者丁福保开始通过日文著作转译西医书籍，译述医书共70余种，他致力于比较全面地将西方医学知识介绍到我国。此后随着我国西医教育的开展、海外医学人才的回国等，由我国学者独立翻译西医著作的现象更为普遍。

晚清至辛亥革命以前我国西医药期刊处于萌芽时期，大多期刊仅出版数期即不能继续，其中历时较久且介绍西医知识较多的有《博医会报》和《中西医学报》两种。

1868年博济医院院长、美国医师嘉约翰在广州创刊和主编中文刊物《广州新报》，主要介绍西医西药知识，1880年更名为《西医新报》，是在我国编辑出版的最早的西医刊物，历时两年出刊8期。1886年，博济医院我国医生尹端模在广州创办《医学报》，这是我国人自办的最早医药杂志，可惜仅出2期。

《博医会报》创刊于1887年，后于1915年11月由中华医学会主办，是今天中文版《中华医学杂志》及其英文版的前身，也是我国历史悠久、影响深远的医学刊物，至今仍由中华医学会总会编辑出版。丁福保于1910年发起组织中西医学研究会，在上海创办《中西医学报》，这是晚清介绍西医最突出的代表刊物。此外，这一时期的一些其他报刊，如《中西闻见录》《格致汇编》《教会新报》《万国公报》等也经常有医学传教士介绍西医的文章。

近代以来，越来越多的教会医院建立，它们一方面推广西医疗法在我国的应用；另一方面，为解决人才不足的难题，设立教学机构，积极培训我国医师，具有早期医院医学教育的特点。教会医院还把学生送到欧洲或美国学习，第一个学成回国的就是我国著名医师黄宽（1828—1878年），他对我国的西医教育事业奉献了智慧与才识。

1866年，美国传教士、医师嘉约翰（John Clasgow Kerr，1824—1901年）在广州创办博济医院的附属学校——“博济医校”（1903年正式改名为南华医学堂，1912年停办），这是我国历史上第一所西医学校，培养了我国近代第一批西医人才，如孙中山、陈梦南、康广仁、郑士良、张竹君等都曾是这里的学生。1887年，何启在香港创办更为正规的香港西医书院。在教会医学教育的不断刺激下，我国出现了官方西医教育，其始于1871年北京同文馆（成立于1862年）设置生理学和医学讲座，聘德贞为第一位生理学教席。1881年，我国第一所正规医学校——天

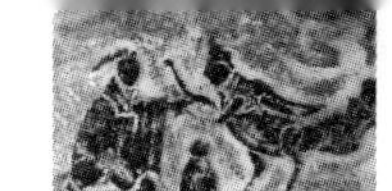

津医学馆设立，1893 年改名为北洋医学堂。1906 年，北京协和医学院成立。我国医学教育体制的逐步建立，促使西医学在我国的发展进入一个新阶段。

总之，从明末清初至清末长达二百多年的时间里，西医在我国的传播经历了较为曲折的过程。总体来看西医得到了不断发展，它在我国的地位逐渐上升，人们对它的接纳和认同也不断增加，越来越多的人开始试用西医治疗手段，西医理论在学术界受重视的程度也日渐提高，对中医理论的渗透效应开始初步显现，针灸文化的剥离也随着西方医学的辐射而渐渐开始。

西医在解剖、外科方面的突出优势以及由此带来的强大刺激，引发了中医医家们对传统理论的内省与反思，从而使清代中晚期一些中医医家走上了中西合参的道路。缘于从小接受的传统中医教育以及尊经崇古的普遍心境，此时的医家仍多采取"衷中参西"的态度，即从维护中医主体地位出发，借助西医理论，阐发与证实中医医理，或对比两种医学，寻找它们之间的相似和相通之处。这一时期，出现了不少兼通两种医学的医家，如王宏翰、陈定泰、唐宗海、罗定昌、朱沛文、刘钟衡、高思敬等，撰著了不少中西汇参著作。

1. 方以智与《物理小识》

方以智(1611—1671 年)，安徽桐城人，明清思想家、科学家。方以智对西方科学技术很有兴趣，他结识了毕方济、汤若望等传教士，并精研西著，从前期传入的一些性理学书籍中接触到了有关解剖、神经、生理学的知识。他主张汲取西学之长，又批评西医"详于质测而拙于言通几"。他的代表著作《物理小识》卷三专门论述人身脏象经络和解剖生理，在"血养筋连之故""论骨肉之概""身内三贵之论"各篇中分别介绍了盖仑血液运动学说、脑神经生理及骨骼、肌肉知识。

2. 王宏翰与《医学原始》

王宏翰(明末—1698 年)，字惠源，号浩然子，明末清初医家。他初习儒，博通经史，天文地理，无所不精，后因母病，又潜心攻读医学。王宏翰于清朝初年入天主教，常与传教士一起讨论医学问题，接触到《性学觕述》《空际格致》《主制群征》《形神实义》等著作，这些著作中的生理、解剖学知识，对他的医学思想产生了一定影响。王宏翰常以儒家性理之说，结合西医知识，互相发明，成为清初积极接受西方思想的第一位中医医家。

他的著作较多，有《医学原始》《古今医史》《四诊脉鉴大全》《性原广嗣》等书，其中《医学原始》刊行于康熙三十一年(1692 年)，集中反映了他的医学思想，该书涉及内容非常广泛，包括对元神元质、四元行论、四液说、人体知觉器官、人身骨度、脏腑、经络、腧穴等内容的阐述，是最早记载中西医结合的中医著作。王宏翰在《医学原始》自叙中称"医不知经络，犹夜行无烛，是以一藏一府之下，详论经脉络穴起止病原。"由此，王宏翰对人体经络理论的重视可见一斑，《医学原始》几乎一半以上的内容是脏腑、经络与腧穴的专篇。虽然，在《医学原始》一书中王宏翰

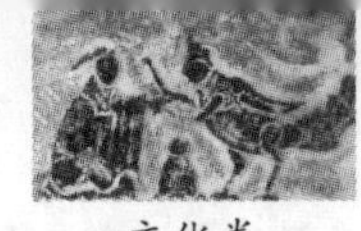

所阐述的经络、腧穴理论大部分仍宗《灵枢》《素问》《难经》之说，特别是后两卷，王宏翰基本上完全宗于中医理论，对脏腑、经络理论进行阐述，但论述经脉时还是与西医发生了千丝万缕的联系，如采用西方胎生学知识阐发经脉与脐、命门等关系，是中医著作中最早受西医渗透的经脉观。

3. 王学权与《医学随笔》

王学权（1728—1810 年），字秉衡，晚号“水北老人”，清代医学家，生活于西学东渐时期。他编撰有《医学随笔》一书，书未完稿即去世。其曰：“故其（指西士）所著《人身说概》《人身图说》等书，虽有发明，足补华人所未逮，然不免穿凿之弊。信其可信，阙其可疑，是皮里春秋读法也”，可见王学权读过《人身图说》和《泰西人身说概》。《医学随笔》一书后经其子（王国祥）注、孙（王升）校，曾孙（王孟英）详加评注刊行，易名《重庆堂随笔》于 1855 年正式出版，后被辑入《潜斋医学丛书十四种》。王学权的医学思想对其子孙均产生了影响。廖育群曾评价说，明末清初真正对西医解剖学做出“反响”的，还要算王学权一门四代。

4. 王清任与《医林改错》

王清任（1768—1831 年），字勋臣，直隶（今河北省）玉田县人，清代著名的具有革新精神的解剖学家和临床医家。王清任从青年就从事医疗，在滦州（今唐山一带）、奉天（今沈阳）、北京一带行医。除了诊疗之外，王清任还非常重视人体解剖，他冲破封建纲常伦理的束缚，利用一切可能的方式，亲身实践解剖，对人体内在脏腑进行观察，历经四十余年，著成《医林改错》一书，附人体脏腑图 25 幅。该书于 1830 年刊行。由于他观察的尸体动脉管无血，血都淤积在静脉中，于是得出动脉只行气、气与血独立运行的错误观点，称动脉为“卫总管”“气管”，静脉为“荣总管”“血管”。《医林改错》还专立一篇“脑髓说”，提出“灵机记性，不在心在脑”的观点，是对当时流行的西医“脑说”的引申和发挥。王清任结合血液循环对经络理论有阐发，认为经络是气管、卫总管，归属于“气府—卫总管—周身气管”这一行气系统。

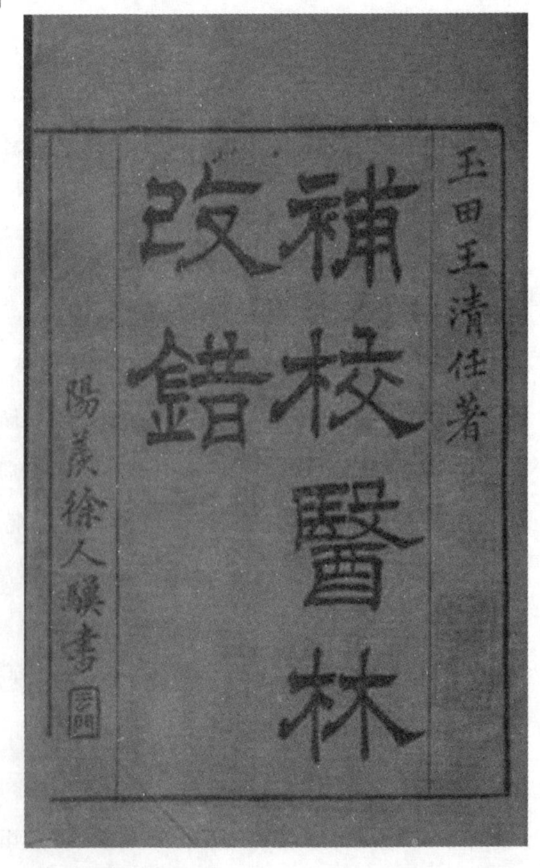

《医林改错》书影

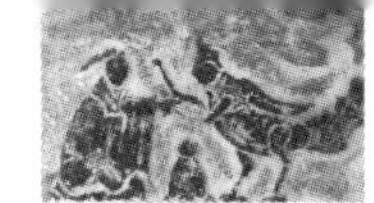

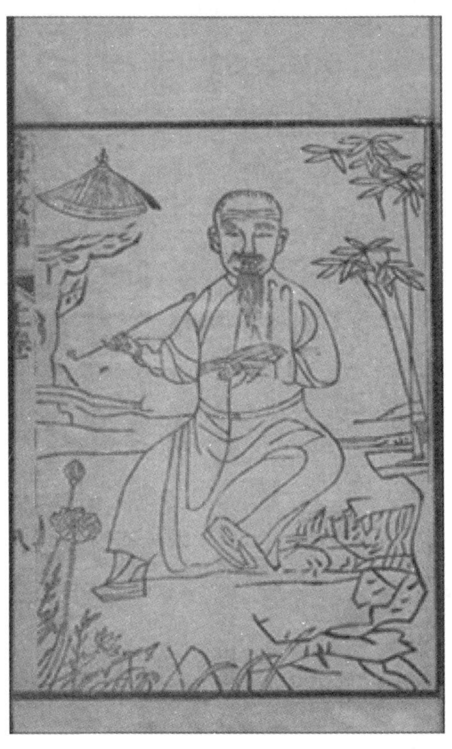

《医林改错》王清任画像

5. 陈定泰与《医谈传真》

陈定泰，清代医家，字弼臣，广东新会人，生卒年月不详。他素习经史，因屡试不中，遂专心研读医学。他的著作较多，有《医谈传真》《医学总纲》《症治辨源》《医一贯》和《本草亲尝》等。《医谈传真·自序》中记载他的学识曾得到王昭孚之传，王昭孚又得王清任传授。在《医谈传真》中陈定泰将古代脏腑图、王清任脏腑图、西医解剖图三者详加比较，寻求异同，判断真伪，进行汇参式的探索。正如赵洪钧所说，这种“合璧”式的对比研究是我国人最先研究中西医异同的方法。经过三者对照后，他发现其中大有区别，“不得已另为发挥”而撰《医谈传真》。

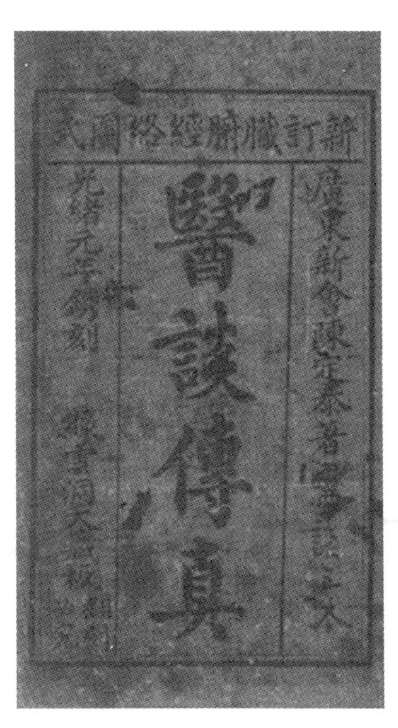

《医谈传真》书影

据余永燕的研究表明，“当时西医书籍的翻译，最早要属 1850 年合信的《全体新论》，而陈定泰的《医谈传真》成书于 1844 年，他所见应该是西文原版医书，并从中引用了西医解剖图。陈定泰的汇通思想给其后代以深刻濡染。

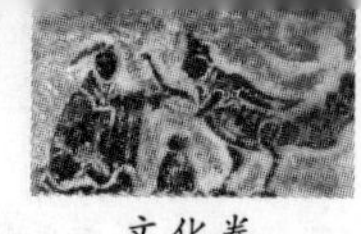

其孙陈宝光(字珍阁)从事中西汇通研究,赴新加坡英国皇家医院学习三年,亲临解剖实验,精心绘制图谱,详加撰注说明,1890 年著成《医纲总枢》,较同代汇通医家朱沛文、唐容川等书略早问世。……陈氏祖孙在向中医界推荐西医新知,促进中西医学比较研究,发展和弘扬祖国医药文化,其功不可泯灭”。可见,陈定泰、其孙陈宝光对西医的接受主要体现在解剖学方面,《医谈传真》《医纲总枢》两书均为传播当时西医解剖的较早著作。

在传统针灸理论认识上,陈定泰受王清任的深刻影响,采用动静脉血管与经络进行对照,提出“二经二络”观点,并指明二经分别为营、卫两经,二络分别是血络、精络,并在《医谈传真》仿王清任绘制了营总管、卫总管图。与王清任认为经络只是行气系统不同的是,陈定泰认为经络囊括了人体气血运行两大系统。

6. 罗定昌与《中西医粹》

罗定昌,字茂亭,四川成都华邑人,清光绪年间医家,生卒年月不详,兼通中西医理。他的中西医学汇参与前述陈定泰先生类似,也将《全体新论》《妇婴新说》解剖图与《医林改错》脏腑图对照研究,并考证《内经》,参合仲景等经典医书中的相关记载撰成《脏腑图说》,与另一著作《症治要言》合刊,名为《脏腑图说症治要言合璧》,又名《中西医粹》。他认为“阅王动臣所绘脏腑不及合信氏之详,合信氏所论病情不及王动臣之正。然皆各有所得,亦即各有所偏”(《中西医粹·附录中西医士脏腑图说并言》),他比较肯定西方解剖生理知识,但又认为“西医论形而不论理,终逊中国一筹。”

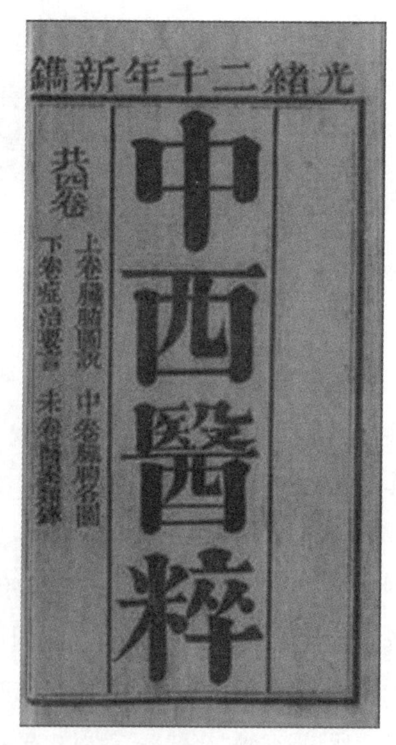

《中西医粹》书影

顺便一提的是,罗定昌自认为参透易学及天人相应的道理,在对照合信氏与王清任脏腑、血脉图的基础上,“以易象辨别脏腑”,阐发了他认识人体构造得意处,即以“脐”为中心的“十层看法”——用八卦干支图示法将人体构造分成十层,绘制十幅图将中医基本理论都包罗其中,其中经络位于最表层。他受西医影响,将经络与西医形质混为一谈,如将解剖中的肾脏与“肾经”等同,将十二经络理解为贯穿腰部的纵行结构,将两个理论体系的概念简单对应。

7. 唐宗海与《中西医学入门》

唐宗海(1847—1897 年),字容川,四川彭县人,清末医学家。唐宗海治学提倡“好古而不

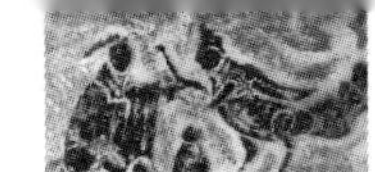

迷信古人，博学而能取长舍短”。当清中期西学逐渐在我国大规模传播之际，他认识到西医、中医各有所长，以我国古代医学理论为基础，吸取西医知识，撰成《中西医学入门》（又名《中西医判》《中西医解》《中西汇通医经精义》），于清光绪十八年（公元1892年）刊印出版，成为中西医汇通派的先导。另外，他还撰有《本草问答》《金匮要略浅注补正》《伤寒论浅注补正》《血证论》等书，合称为《中西汇通医书五种》。

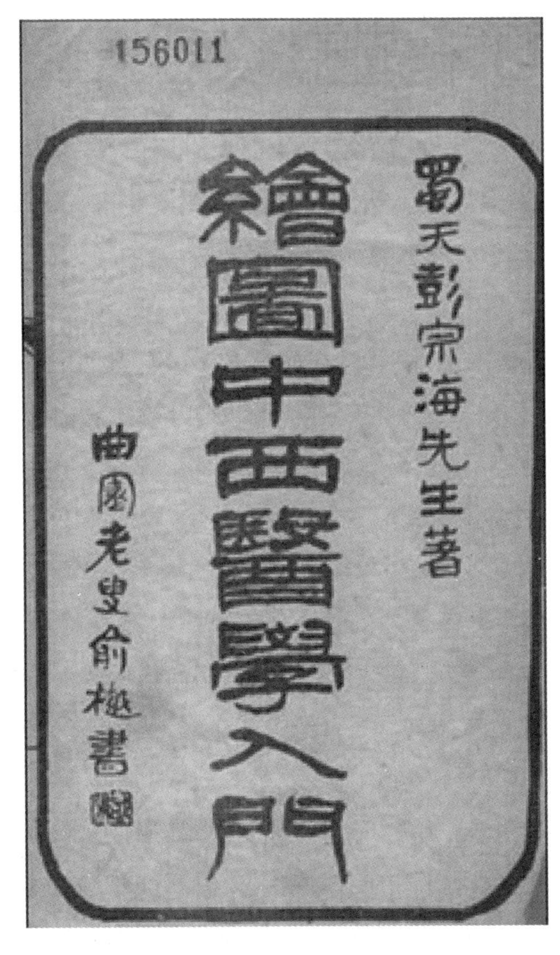

《中西医学入门》书影

唐宗海参合中西医理主要集中于《中西汇通医经精义》，该书体现了他重中轻西的思想，如在《中西汇通医经精义·例言》中他指出“西法近出，详形迹而略气化，得粗遗精，皆失也”，他认为中医比西医要高明，即使在解剖生理方面，西医的认识也不超出《内经》《难经》的范围，因此该书主旨是用西医来印证中医，以说明中医并非不科学。他摘录《灵枢》《素问》经典要义，分篇详注，上卷述及人身阴阳、五脏所属、脏腑所合及血气所生、营卫生会、五运六气、十二经脉等；下卷论及人体脏腑之解剖生理功能，并配有详尽的西医解剖图。叙述时以中西医理并论，将两者比较、沟通，并在此基础上时或区别中西优劣、对错，时或阐明自己的观点。

唐宗海参合西医血液循环、呼吸生理对经络理论有大量解读，总体上有两个特点：一方面，欲借助西医形态、生理对经络实质及脉中气血运行有更为详细的说明；另一方面，又发现经脉不能等同解剖结构，是脏腑气化路径，具有气化功用特点。这反映了当时大多中医的普遍心态，在面对西医优越而精细的解剖、生理知识时，总希望能够用之解释、印证中医理论的正确。但将两者深入对比、分析后，发现客观上它们存在很多矛盾、分歧，他们又不得不思考两者无法互通的原因，而正是在与西医的不断比较中，得出经络气化的特点。王学权、唐宗海等是较早明确经络理论这一本质特点的医家。

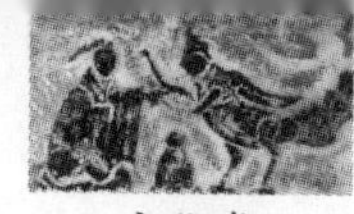

8. 朱沛文与《华洋脏象约纂》

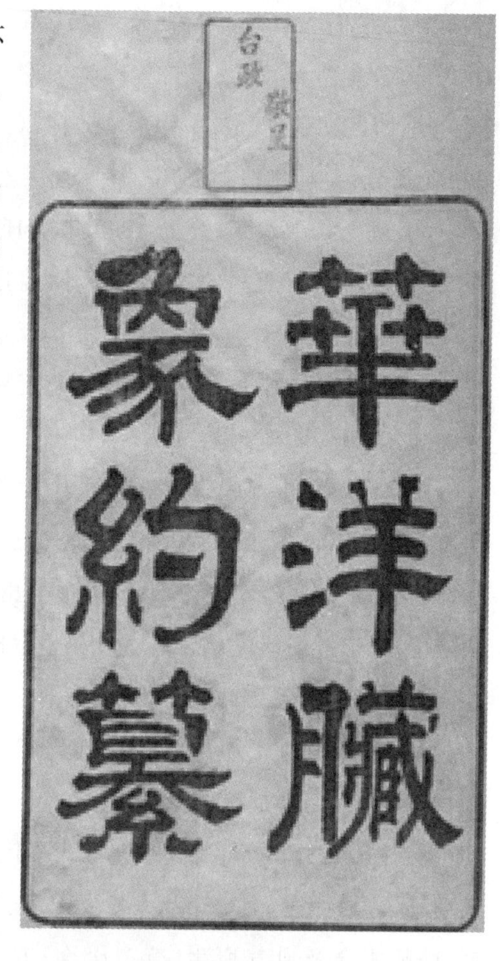

《华洋藏象约纂》书影

朱沛文，晚清医家，字少廉，广东南海人，身世不详，约出生于公元1851～1861年。时值西医传入，他生活在西医影响最大的广州，与西医常有来往，阅读了一些西医书，并到过西医院观察人体脏腑结构，因此被誉为“当时中医界最了解西医的人”。他撰著《华洋脏象约纂》(1892年)一书主要探讨脏腑器官的解剖生理，正如该书“凡例”所说：“拙集所纂，专为发明脏腑官骸形体功用，故说象之文较详，说理之文较略”，其引用西医文献非常广泛，“有日本者，有英吉利者，有米利坚者，其英米诸说，皆以洋书云概之”，并集有我国历代经典《内经》《难经》及诸家内容。该书汇集了中西医对脏腑形态、结构、功能的论述，书中脏腑绘图也较精细，叙述时广征博引、对照互参，曰“因见脏腑体用华洋著说不尽相同，窃意各有是非，不能偏主，有宜从华者，有宜从洋者。大约中华儒者精于穷理而拙于格物，西洋智士长于格物而短于穷理。”

《华洋脏象约纂》一书结合西医对经络理论进行了阐发，主要将经络系统与循环系统进行对照，将经脉、络脉、孙络对应为西医血脉管(动脉)、回血管(静脉)及微丝血管。另外，他还借助呼吸时氧气、炭气交换，阐发经脉营卫运行过程。

9. 刘钟衡与《中西汇参铜人图说》

刘钟衡，清末医家，字时育，湖南湘乡人。据其著作《中西汇参铜人图说·序》的记载可知，他从小习医，每读《内经》所论三焦、膻中，“皆感语多骑墙”，并认为后世学者对脏腑功用、经络部位皆阐述不详。于是取《内经》及后世流传铜人图，证诸往年所亲见之脏腑形状，发现两者大相径庭。后来他获铜人真像秘册和王清任先生的《医林改错》一书，又购得西书数种，其中包括《全体新论》。他通过对这些书的研读，并利用在台湾、上海两地担任官医的机会，“历览泰西医院图说与西国蜡人形象”，遂认为西医所绘骨肉脏腑图形，层次清楚，真切明晰，于是中西合参撰成《中西汇参铜人图说》(1899年)一书。

该书以“铜人”命名，可知与针灸关系较大，经络腧穴也确实是该书主要组成部分，包括十

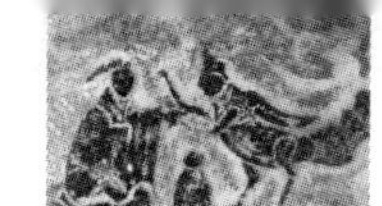

二经穴法分寸备考、十四经脉图、十四经诸穴歌等。但这些内容基本是沿引古典文献，并没有体现受西学的影响，正如《中西汇参铜人图说·序》所说："宗前贤手足六阴六阳，图绘经络部位，缀以歌诀，以标其用"，结合该书"例言"："西人详于形迹，而不免略于功用""惟气化功能则合参中外医说，间引《内经》以衡是非"等，可推断刘钟衡认为经络腧穴偏于气化的观点。

10. 高思敬与《外科问答》《五脏六腑图说》

高思敬（1850—1925 年），清代外科专家，号憩云，今江苏江阴人。他诊病之余，还对医学悉心研究，而且对刚传入我国的西医外科著作也详加阅读，读过《西医外科全书八种》《万国药方》等书后，积极主张吸收西医来丰富中医学，主张"荟萃中西参观而互证之……取彼之长，补我之短焉"（《高憩云外科全书十种·外科问答·七问》）。

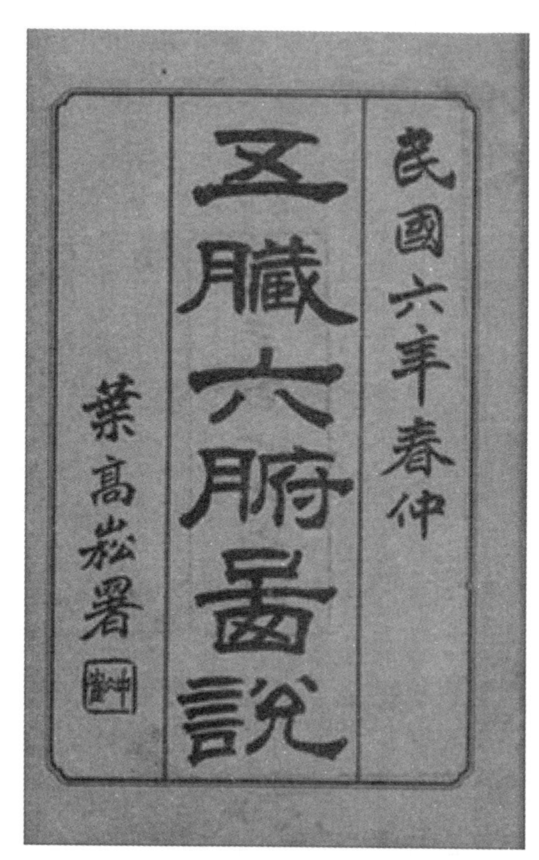

《五脏六腑图说》书影

1907 年，他将平生临证经验体会纂编成书，见有《外科问答》《外科三字经》《运气指掌》《外科三字经》《六气感应》《五脏六腑图说》等书，后来汇刊为《高憩云外科全书十种》（今缺三种）。其中《外科问答》，录有一百六十四问，细致比较了中西医在医理与技术方面的优劣，特别对中西医学在外科治疗方面的特点阐述较多；《五脏六腑图说》不仅有中医脏腑形象，也有西医解剖图解，两书均在一定程度上进行了中西医学的沟通。友人章恩培曾为《外科问答》作序曰："憩云先生家学渊源，有内科、脏腑、经络，致力外科出其刀圭，无不凑效，所著《外科问答》，纯用西学发明中医，参观互证动中奥妙，洵能启后学进步。"

第二节　民国时期

民国初年，随着《新青年》等刊物的发展以及白话文运动的推动，自由、民主、科学等思想的影响波及了更为广大的民众。1911—1912 年初，发生了辛亥革命，这是一场旨在推翻清朝专制帝制殖民统治，实现民族独立的反帝反封建运动，建立了民主共和制度。继而，在 1919 年发

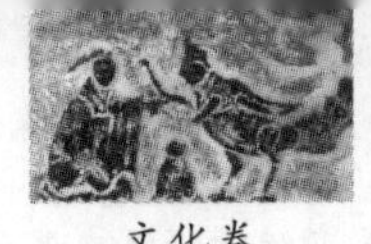

生的五四新文化运动，西方思想、政治、文化更深入地影响我国人的观念，激进的知识分子曾提出“打倒孔家店”、“推倒贞节牌坊”等口号，进一步促进了反封建思想的发展，与尊重中华文化的复古思潮形成针锋相对的局面。“民主”和“科学”成为当时整个社会追求的时髦标签，在这种境地下，多数与传统文化相关的事物都被认为是腐朽的、没落的。中医属于我国传统文化中具有代表性的精粹之一，也遭遇同样的命运。当时的国学大师章太炎、梁启超、鲁迅、郭沫若等人，都对中医提出异议和批评，并加以排斥。相反，西医学在我国国内传播日益广泛，并进一步受到民众的认可和推崇，逐步上升为主流医学。民国以前，西医知识主要通过传教士行医、翻译西方译著等形式传播，民国以后我国知识分子通过各种途径，更加主动的吸收和引进西医。

让我们先来了解为什么西医会在我国扎根。西方医学，在古代曾经有过与中医学类似的整体观、动态观及相应的认识方法。但受欧洲文艺复兴运动的影响，科学实验逐渐成为西方学术界认识自然事物和自然过程的主要方法，成为独立的社会实践形式，由此西方医学的形态也发生了变化，解剖、还原分析、实验研究等成为主要研究方法。从此以后，西方医学重点深入探索人体和疾病的细节，对物质结构和内部运动形式进行细微、定量研究，使其对人体生理病理的认识大大深化，理论日益精确和严谨。较之中医学而言，此时的西医有多方面的优势和特点，这也是西医能在我国获得发展，并逐步上升为主流医学的原因之一。正如王振国、张效霞所总结的：“鸦片战争以后第二次传入我国之西方医学，由于经过了文艺复兴运动的洗礼，新的理论体系已经建立起来，其疗效亦日趋提高。重要的是西方近代科学哲学思想叩响了中华帝国的大门，机械唯物论的严密推理，实验科学的雄辩事实，细胞、器官、血液循环等生理病理的崭新概念，日益深入人心，也成为我国医学界的主导思想。随着代表不同文化的两种医学体系在较大空间上的接触，价值比较问题亦随之而来，并逐渐形成了以近代科学作为衡量和评判中医学是否科学的价值观念”。

西方先进的人体解剖学、外科手术等使它在民众中迅速获得了超越中医的地位，机械、分析、还原、实证、目测等近代西方医学观念在人们心目中的影响亦日益扩大。人们越来越多地以西医的观念和标准来重新审视中医，相比之下中医理论中太多的哲学概念、黑箱理论等使它显得有些玄乎、飘渺，中医理论因其无法像西医一样被实证而备受质疑，被认为是不科学的。由此一来，西医的出现给中医带来了前所未有的挑战和危机，中西两种医学之间的论争与日俱增。1929 年 2 月，国民政府卫生部第一届中央卫生委员会通过余云岫等提出的“废止旧医以扫除医事卫生之障碍案”，全国中医界掀起大规模抗争运动，中西医论争达到白热化的程度。幸运的是，“废止中医案”终究未被通过，但在西医强大挑战下，恶劣的生存处境迫使中医自身进行改良，开始走上科学化道路以寻求新的发展出路和社会认同。正如一些学者所议：“既然整个社会都以‘科学’为指归，衡量和评判，中医学是否‘科学’的标准是西医，而中医与西医相

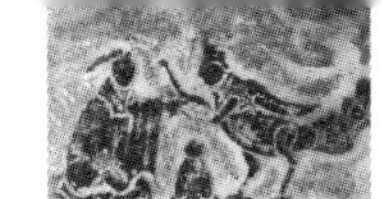

比较，几乎每个方面都存在着诸多‘不科学’的说法，因而要想使中医学得到社会的理解和承认，就必须运用近代科学方法对中医理论体系进行整理和研究，以使之‘科学化’。”“中西医论争的最后结果，是争出了一条‘中医科学化’的道路。最终目标，要使中医学融合世界医学，产生一种新医学。中医正在改变自己的面貌，尽力向‘科学’靠拢，实际上即是向西医学靠拢。行政上争取在朝，用西法管理；教育上也套用西医课程方法，甚至填充某些西医课程。所以至少在形式上，抗争的结果，中医趋于西化，或曰所谓‘现代化’了。中医在我国废止不了、消灭不了，相反的是逼迫着中医界走出一条新路子：既阐发出中医自身的科学性和应用性技术、药物的原理，又努力吸收或互证于西医的既知原理，使中西医两者尽可能靠拢、相互为用。在今天，学术界较为普遍地将‘中医西医化’当做‘中医现代化’任务。坚持用西医的观念与标准对中医进行验证、解释、改造，已经成为一种惯为常见的社会现象。”

以上所述就是民国时期，我国国内中西医论争与中医科学化的时代背景，在这种普遍认同西医为先进之医学，西医教育迅速发展，中医向西医看齐，西医主导话语权的社会大环境中，中医医家也更广泛接纳、学习西医生理、病理、解剖等知识，以西医的视角重新审视、剖析和阐发中医，致力于中西医学理论的互证，并采用科学实验等手段研究、验证、说明中药、针灸等的作用机理，使人们更容易接受、理解和认同中医，从而以这种方式为中医争取继续生存的空间。

实际上，民国时期我国中医学向西医看齐，寻求科学发展的动力与缘由很大程度上是受日本明治维新时期推崇、效仿西化各种做法的刺激影响。我国这一时期有大量的留学生赴日本学习日本维新的成功经验，同时也有大量的日本学术著作译入我国，通过这些途径，我国学者间接接受了西方许多科学文化与知识的熏陶。在针灸学领域，从针灸教学科目的设置、讲义内容的编写、针灸器具的革新、科研思路与方法等各个方面均直接采用或模仿了当时日本很多做法。因此，明治维新以来日本针灸科学发展，又称日本针灸近代化是民国时期我国针灸学发展的直接介导和重要影响因素，也是考察我国西学东渐与针灸学演变不可或缺的中间纽带与背景。

在中西医学的不断抗争中，为应对西医的强大挑战，并谋求自身的进一步生存，中医医家不得不开始对中医理论进行革新和改良，接受科学研究的主张。由此，他们开始更多地用西医理论验证中医，用西医方法研究中医。尤其是当中日甲午战争后，我国学者积极仿效日本的各种科学化形式和做法。丁福保提出“沟通中西医应自中医科学化始，……撷采彼长，以补吾短”。北京“四大名医”之一施今墨称：“中医改进之方法，舍借用西学之生理、病理以互相佐证，实无他途。”其嫡传弟子祝谌予亦曰：“在整个近代中国，几乎所有的医家都在致力于中西医学的互证，但他们的前提是希望尽量多地找出二者的共同之处，不同之处则互相取长补短。”又如民国名医恽铁樵认为中医学应该整理提高，吸取西医之长处，融会贯通产生新的医学，并说“今日而言医学改革，苟非与西洋医学相周旋，更无第二途径。”

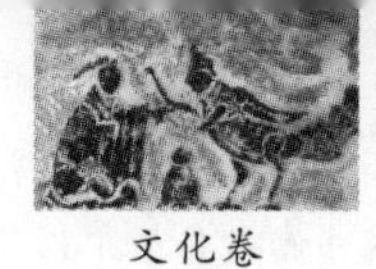

被裹挟在这种追求中医科学化的历史大情境中，民国医家对经络、腧穴、刺灸法等针灸学理论的论述，亦结合与融会了神经、血管、血液、淋巴循环等许多西医知识，论述方式和用语也明显西化；并间接从日本引入了许多科学实验结论以重新解读、验证针刺、灸治作用机理。科学实验研究的出现，是这一时期针灸文献与传统文献的显著区别。

民国时期进行中西汇通的代表中医医家有：张锡纯、杨如侯、张山雷、余云岫、恽铁樵等人，其中张山雷、恽铁樵偏重保护传统中医，杨如侯、余云岫则偏于西化。针灸汇参医家则主要以承淡安、罗兆琚、曾天治、刘野樵等为代表，他们对针灸医理的阐述在很大程度上反映了当时人们对针灸理论的认识变化。虽然他们的具体汇通观点未必正确，但却客观上在传统和近现代之间架起了一座桥梁，将传统深奥的针灸医理以貌似科学、实证的形式进行阐述。这是为适应当时社会上追求科学化大氛围的应景之作，也是能够获得人们更广泛接受和认可的方法，最终目的是维护与提高针灸学在人们心中的地位，由此使得针灸学术发展偏离传统轨迹，呈现新面貌与新趋势。

1. 张锡纯与《医学衷中参西录》

张锡纯（1860—1933 年），字寿甫，河北盐山人，近代中西医汇通派的代表医家，其著作《医学衷中参西录》开创了近代中西医结合的先河，对后世医学的发展产生很大影响。该书 1909 年完成前三期初稿，从 1918 年至 1933 年 16 年间分 7 期刊行，合成一书共 30 卷。

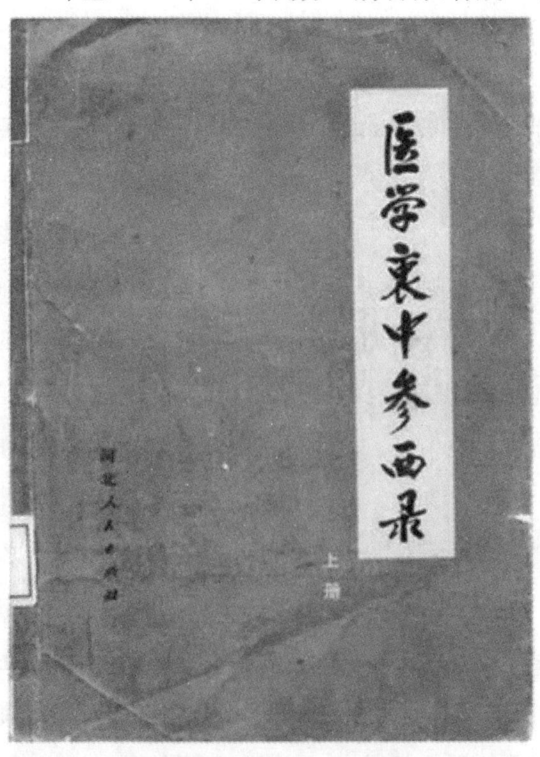

《医学衷中参西录》书影

张锡纯主张汇通中西医学，在肯定中医、西医的前提下，以衷中参西为指导思想。反映在具体方法和思路上，则是以西医印证中医。“依愚生平所经验者言之，中西之说皆不可废……取西医之所长，以补中医之所短”。该书取义于“忠于中医理论参与西医新说”之意而为名，是张锡纯从理论到临床进行中西汇通实践的毕生经验总结，书中对针灸理论也有所涉及，主要体现为用神经解剖学阐述经络理论实质等内容。

2. 杨如侯与《灵素生理新论》《灵素气化新论》

杨如侯(1861—1928 年)，又名百城，民国医家，江苏泰兴人。他认为中医长在气化，西医精在体象，应相互取长补短，曾曰：“当今欲治医学，非从《内经》入手不可；欲治《内经》，尤非仿照西例之区分门类，纂成一有系统之学科不可”。杨如侯一生躬身实践，勤于著述，其主要著作有《灵素生理新论》《灵素气化新论》，两者皆融会中西，阐发中医理论幽微。

杨如侯对针灸理论的论述多集中于《灵素生理新论》一书，该书受 1915 年译入的日本《最新实习西法针灸》一书影响深刻，大量图片和文字都引录了后者内容。他借助西医生理解剖知识，从西医实证角度，对针灸腧穴、经络的组成进行了深入分析，这在当时属于颇为前沿和新潮的理念和做法，所以其著作名中含“灵素”加“生理”，且名“新论”。他受日本文献的影响，是我国最早在腧穴定位中引入动脉、静脉、神经等解剖学描述的医家。他认为经络与神经、血管、淋巴等组织系统均有联系，正如《灵素生理新论·论肺手太阴经穴》第十一章所论述：“凡各种之脉，隐见皆如此，足见脉道非但是血管也，或与血管会，或与气管会，或与脑筋交感，或与脏腑相连。《内经》分别经脉穴道，至精至悉，近世经穴解剖学出，颇能发明经旨。”在寻求、沟通、比较中西理论诸多相似性后，他得出督脉、任脉分别对应神经中枢和交感神经；经脉、络脉、孙络对应动脉、静脉、毛细血管；冲脉为大动脉干，带脉为腰动脉等结论。

细细体会杨如侯以上观点，他从解剖角度支解经络对应结构，虽然貌似有一定道理，但实际全然没有理解中医理论的精髓，且观点与观点间还存在矛盾，例如他既然认为经脉、络脉、孙络可分别对应动脉、静脉、毛细血管，但督脉、任脉又分别对应动、植物神经系统，脾脉缘何又统率淋巴系统？对于这些深层次的问题丝毫没有涉及。所以，表面上看似用西医解剖概念将针灸理论的科学内涵进行了阐释和表达，深究起来根本无法自圆其说，这是杨如侯的不足。

3. 张山雷与《经脉俞穴新考正》

张山雷(1873—1934 年)，名寿颐，江苏省嘉定县人。西学东渐时期中医面临严重挑战之际，张山雷正任职于中医学校黄墙家塾，负责拟订教学规划，编纂教材和讲义。1920 年夏，应浙江兰溪中医专门学校聘请担任医校教务主任之职，编写教材和讲义，给后人留下了大量宝贵的医学文献。其著述有《难经汇注笺正》《脏腑药式补正》《小儿药证直诀笺正》《经脉俞穴新考正》《脉学正义》《合信氏全体新论疏证》等二十余种。

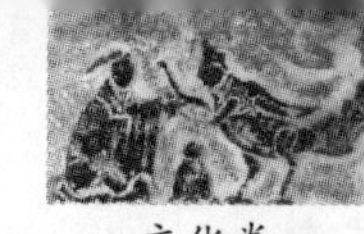

张山雷鉴于“经脉十二以及奇经，实是吾国医学生理之精粹”编撰的《经脉俞穴新考正》卷二为兰溪中医学校针灸学方面的讲义，1927 年由兰溪福华石印所印行。该书记载十四经穴三百六十余，书中对十二正经及奇经八脉的经脉循行、俞穴定位等都有考证，并结合近代医学解剖提出经脉与血管相联系的看法。他对照骨骼解剖生理学知识，剖析大椎、天柱、白环俞等一些特殊经穴在人体的定位，对后人正确理解有很大帮助和借鉴。他也清醒认识到中医经脉、奇经八脉的循行与西方血液循环是不相符的，指出其“按之病情病理，合乎脏腑气化”。在中西细致比较的基础上，指出对经脉理论应采取既不废弃，又不过分拘泥的折中态度。比照杨如侯将针灸学与西医概念直接对等互释的生硬方式，他坚持“西为中用”的态度，对经脉腧穴与西医解剖联系的理解更为清醒和透彻，能够立足于传统针灸学本身，这在当时西学盛行、西化倾向明显的年代是难能可贵的。

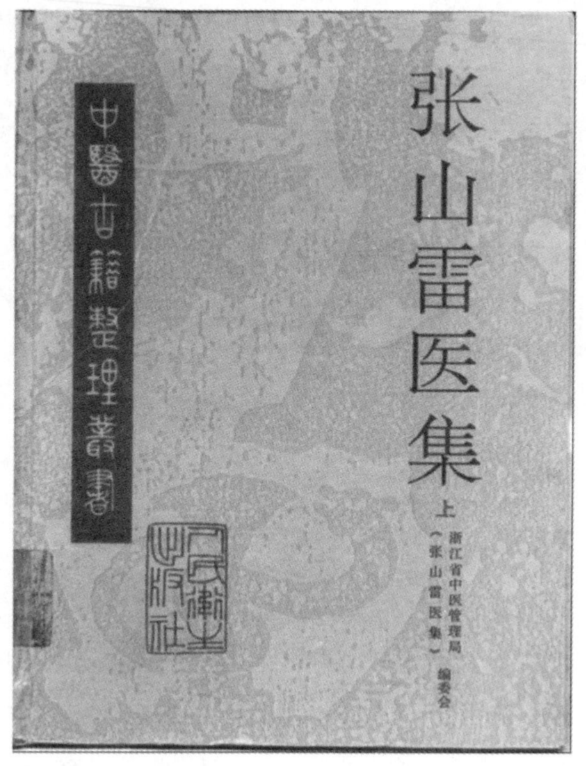

《张山雷医集》书影

4. 余云岫与《灵素商兑》

余云岫(1879—1954 年)在日本学习西医回国后，对中医持有很大偏见。1917 年，他出版的《灵素商兑》一书，完全从西医角度出发，全盘否定中医《灵枢》《素问》的医学观念和基础理论。他回避中医概念、理论体系的独特内涵，抓住一些枝节上的错误大肆批判，武断地认为：中医是落后的“封建医”，不符合西医标准，没有可信的理论；其在治疗技术和方法上也是落后的，与西医相比，应当消灭、废止。

在《灵素商兑》开篇“自叙第一”中余云岫表达了他崇尚西医，否定中医的立场和态度。他说，撰著该书的目的就是用西医生理解剖知识来对照《灵枢》《素问》的谬误，“曰：《灵素商兑》何为而作耶？曰：发《灵枢》《素问》之诊误也。曰：自人体解剖之学盛，而筋骨之联络、血管神经之分布、脏腑之位置、功能大明；自显微镜之制兴，而四体百骸之微妙无不显露。于是乎官骸体脏之关系日明，而生理、病理之本源流末，渐得其真相。至于今日，大都已为定论，洞然豁然，不容

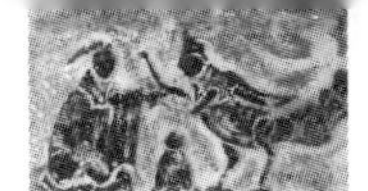

疑虑。《灵枢》《素问》，数千年前之书，以粗率之解剖，渺茫之空论，虚无恍惚，其谬误可得而胜发乎？曰：撷其重要而尚为旧医称说之中坚者而摧之也。”在该书中，他批判中医的阴阳五行学说，并屡数脏腑形状、位置、解剖、生理功用不符西医记载之处，认为必须以西医的生理解剖为标准来重新审视和验证中医理论，发现并改正其错误。针灸理论自然也逃脱不了徐云岫的批判和指责，在《灵素商兑》一书中他有三篇内容是专门批判针灸理论的，分别为：“经脉络脉第五”“十二经脉第六”及“手脉详考第七”。

5. 章太炎与《章太炎医论》

章太炎(1869—1936年)初名学乘，号太炎，浙江余杭人。清末民初民主革命家、思想家、著名学者，著述甚丰。早年接受西方近代机械唯物主义和生物进化论，在他的著作中阐述了西方哲学、社会学和自然科学等方面的新思想、新内容。《章太炎医论》是他在医学方面的著作，书中对中医学有独到见解，对当时学者和医学界影响较广泛。

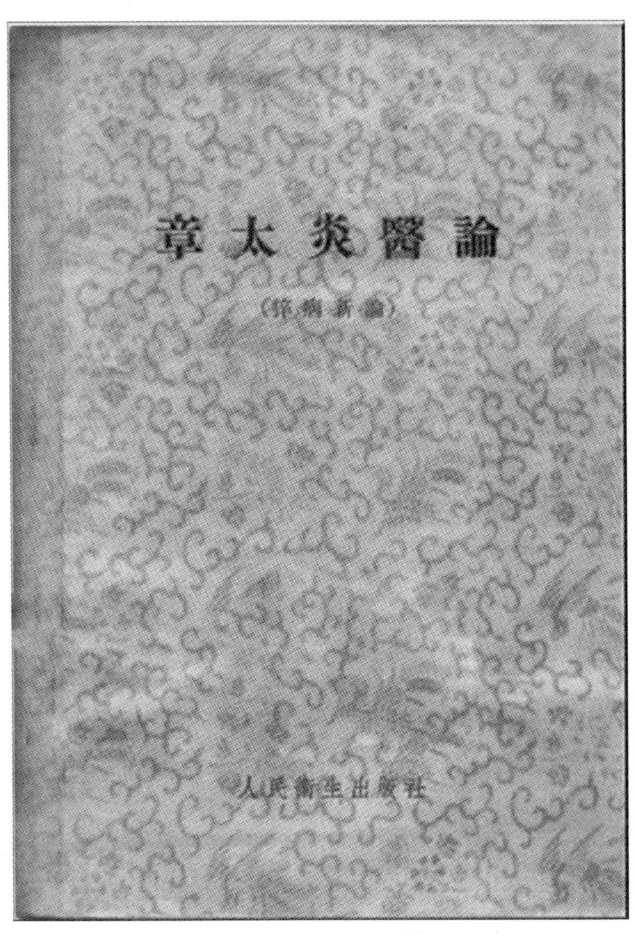

《章太炎医论》书影

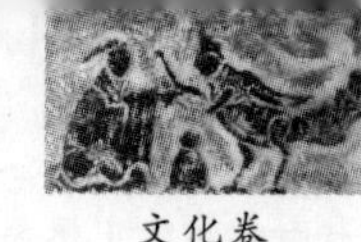

《章太炎医论》"论旧说经脉过误"是专门论述针灸理论的内容。同余云岫一样，章太炎对十二经脉也持"血管说"的看法，亦将经络和循环系统进行对照研究。现代学者李致重对章太炎的错误认识有深入剖析："章太炎在他的《医论》中，对中医的方法论全然不顾，把眼睛盯在语词、概念和一些枝节上。他虽然算不得什么近代科学主义者，却完全以西医为标准来论说中医。他把'经脉'等同于'血管'，把'三焦'等同于'淋巴腺'，把'阴毒'等同于'鼠疫'……他把矛头直指中医的藏象理论，提出'五脏附五行无定说'。因而批评《黄帝内经》和《八十一难》说：'所说脏腑部位经脉流注，多与实验不相应'，'五行比傅者，尤多虚言'，'五行五运不可据也'……他不懂五行是建立在哲学基础上的一般系统理论模型，反而误认为中医的藏象是'五行比附'。其实在这里，用西医的语词、概念对号入座'比附'中医的，恰恰正是他自己。这种置研究对象与方法于不顾，违背名实关系，从语词到语词，从概念到概念的考据，显然是对中医理论体系的歪曲和篡改。如果他能够像冯友兰、胡适那样——胸中先有一部《中国哲学史》或《中国哲学史大纲》做看家的学问，相信不会把《医论》写得那么支离破碎，更不会以西医的概念对号入座地歪曲和篡改中医。"

以上对章太炎的批评一针见血，剖析了他在认识方法上的偏颇，对其思想根源洞察得很透彻。章太炎作为民国时期颇有名望的国学大师，虽然他的医学见解不多，但他的言论、思想必然对当时学者、医家产生较大的影响。除了章太炎之外，还有孙中山、梁启超、鲁迅、郭沫若等著名进步人士、学者等对中医持否定、排斥态度，对当时学界也产生了很大的不利影响。本书只举章太炎作为典型代表以示说明。

6. 恽铁樵与《药盦医学丛书》

恽铁樵(1878—1935 年)，医学家，名树珏，江苏省武进县孟河人。1903 年考入南洋公学，攻读外语和文学。1906 年毕业后，先后赴湖南长沙某校及上海浦东中学执鞭任教。后因三个孩子均因病伤寒而夭折，下决心深入研究《伤寒论》，同时跟随伤寒名家汪莲石先生学习医术。

当余云岫作《灵素商兑》以西医理论为标准攻击中医时，恽铁樵作《群经见智录》予以驳斥，他为维护中医而沟通中西医学。1925 年，他与国学大师章太炎及其弟子在上海创办"铁樵医学函授学校"，通函受业者 400 余人。他的医学著述很多，代表性的有《论医集》《群经见智录》《温病明理》《生理新语》《病理概论》《十二经穴病候撮要》《药盦医案》等，总计 22 种，统编成《药盦医学丛书》。

恽铁樵认为中医必须走改良的道路，他在《生理新语》一书中明确了"今后中医须改良之途径"曰："现在的中医与西医同化是不能避免的事。但是同化也有两种，一种是被征服，一种是受影响而改良。被征服的是两种势力一伸一绌，胜的发皇，败的消灭。改良的是两种势力相磨相荡，那本有的因得他山攻错，益发神采焕发，胜于旧时。……鄙人的意思是要走改良的一条

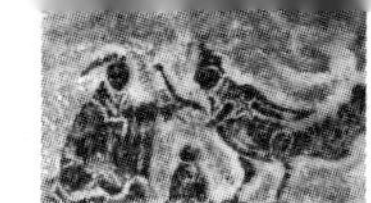

路”。恽铁樵清醒地认识到中西医学的不同，认为两者文化背景不同，医学基础各异，从而形成了两个不同的体系，“西方科学不是学术唯一之途径，东方医术自有立足之点”（《医界春秋》第81期，1933年）。他主张中医先要了解自己的学说，然后在此基础上吸收他国新文明。中医是有实效而有用的知识，但在解剖学、生理学、病理学等方面中医尚有缺陷，应积极吸收西医学的研究成果，以西医的解剖、生理等知识来深化和提高中医理论。他明确提出吸取西医之长处，融会贯通产生新医学的观点，他在《伤寒论研究·总论》中强调：“中医而有演进之价值，必能吸收西医之长，与之合化，以产生新中医……是今后中医必循之轨道。”

邓铁涛在《中医近代史》一书中曾经对恽铁樵的借助西医改进中医的观点和做法有较高地评价：“在中医近代史上，恽铁憔首先提出中、西医学的文化基础不同、体系不同的卓见，对中医与西医的关系作出了较为科学、客观的评价。他所主张的立足中医，吸取新知以改进中医的观点无疑是正确的，其所著《群经见智录》中指出不能用西医理论诠释《内经》，摒弃了将中、西医概念对号入座的机械、肤浅方法，从而使中医理论研究水平得以较大提高”。

在针灸理论方面，虽然恽铁樵也将经脉中的督脉、任脉和神经、子宫等解剖结构进行参合，但因为他对中西医两种理论体系的区别有清醒认识，对经络理论概念的实质内涵理解正确，始终把握了经络理论具有“气化”“形能”的特性，所以不至于在沟通两者时陷入歧途，但又能借助西医丰富对奇经八脉、十二经络等生理病理内容做出进一步理解。

7. 承淡安与《中国针灸治疗学》《中国针灸学讲义》

承淡安（1899—1957年），又名启桐，江苏江阴市华墅人，民国及中华人民共和国初期著名针灸医家、针灸学家和中医教育家。1920年，承淡安参加上海中西医函授学习，掌握了西医的常规知识和诊疗方法，所以日后能在中医学领域倡导中西汇通。1925年独立行医，1929年在苏州望亭创办诊所，1931年6月《中国针灸治疗学》一书出版后，为了进行学术研究讨论，并回答读者的提问，创办了我国最早的针灸函授机构——中国针灸学研究社。1933年10月他又创办了我国历史上最早的针灸刊物《针灸杂志》。1934年秋赴日本考察针灸现状和办学情况，此后十分重视针灸的科学研究，将日本针灸实验研究的成果积极翻译到国内，先后译述了日本《针灸真髓》《经络之研究》《知热感度测定法针灸治疗学》等著作。

承淡安借鉴西医生理解剖学和日本针灸学方面的研究成果，较早将解剖、神经、生理学知识引入针灸学理论，对针灸医理进行了中西汇通式的研究。如：他将西医解剖与腧穴定位联系，从西医医理中寻求针灸理论的科学基础和依据，阐发并揭示其蕴含的科学价值以获得社会上更广泛的认同。承淡安所著《中国针灸治疗学》和《中国针灸学讲义》两书是民国针灸界影响较大的著作，反映了他的主要学术观点。

《中国针灸治疗学》初版于1931年，1931—1937年间共出版了8版，在1933年第4版时改名为《增订中国针灸治疗学》，该书基本以传统中医思路进行编写，分为“总论”“经穴之考证”“手术”和“治疗”四编，增订后主要在总论中增加了“针灸在治疗上之价值”“针刺治效之研究”“艾灸治效之研究”“奇经八脉之研究”四节，结合了大量西医知识，对经脉理论与神经系统调节功能进行比较，用神经枝干、动脉解释经穴构成，用神经生理解释针刺原理、以神经、血管、淋巴管说明经脉实质等，另“经穴之考证”中每穴必注明解剖。

《中国针灸学讲义》初版于1940年，其底本原是我国针灸学讲习所使用的内部课本，抗战期间应社会需要将其正式出版，命名为《中国针灸学讲义》，至1953年已出至第6版。编撰《中国针灸学讲义》一书时，承淡安已经在日本考察过10个月，很推崇日本针灸科学研究，受日本以神经解释经络实质和针灸原理的影响，曾一度对传统经络理论持怀疑、否定态度。

《中国针灸学讲义》分“针科学讲义”“灸科学讲义”“经穴学讲义”“针灸治疗学讲义”四编，篇名中显著标明“针科学”“灸科学”，以示针灸有科学价值。民国时期科学化的社会大环境中，只有被认为科学才能获得生存、发展，针灸学要谋得生存，必须要让人承认它的科学性。“针科学讲义”阐述刺针为刺激神经与血管，有兴奋、制止、诱导三种方法；“灸科学讲义”则论述艾灸作用为神经兴奋所致，“灸之科学研究”中还摘录有日本日坂本贡《针灸医学精义》五位博士关于灸法的科学研究进展；“经穴学讲义”用刺激点与反射线来定义经穴、经络。

《中国针灸学讲义》比《中国针灸治疗学》在出版时间上晚10年，受日本影响更多，借鉴与掺合西医的内容也更多。两书的观点既相似又不同，相似的是，两书均从神经、血管生理阐释针灸作用机理，在经穴定位中均引入腧穴解剖学内容；不同的是，前者机械地以神经、血管形态对照经穴、经络构成，后者则用“刺激点”“反射线”来解释经络实质，并说明其非客观物质，后者还增加了日本科学研究资料，是最早引入实验研究内容的针灸著作。

上述两书反映了民国30—40年间，承淡安“科学”阐释针灸理论的主要观点，虽然这些观点带有很多主观猜测的成分、牵强甚至错误，前后认识也是不一致，但承淡安的初衷是积极的，他希望借助西医重新阐释、明晰针灸理论的科学内涵，使之易于被认可和接受，是顺应当时形势的做法。承淡安对民国时期针灸学发展产生了显著影响，是促使传统针灸学向现代针灸学转变的重要医家。

8. 刘野樵与《奇经直指》

清代医家王清任实地观察尸体的残骸，撰成《医林改错》以改正古医书错误，是我国较早运用实证、解剖方法研究经络实质的医家。民国时期刘野樵医师属于王清任第二。他开始师从黄叶翁医师，后于民国十六年左右从军，据其著《奇经直指·自序》曰：“吾律陕西西路解读使吴长世部，为参谋，转战开陇岐凤间。吾竟以一弱书生，而负上马杀贼，下马作露布之重任。因忆吾师前言，每杀一人，视其可剖者，剖而视之。”可见，刘野樵医师是在战争中杀敌后获得解剖尸

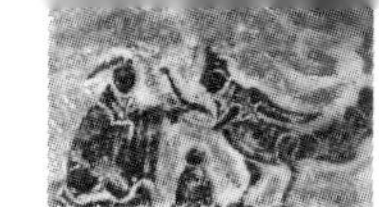

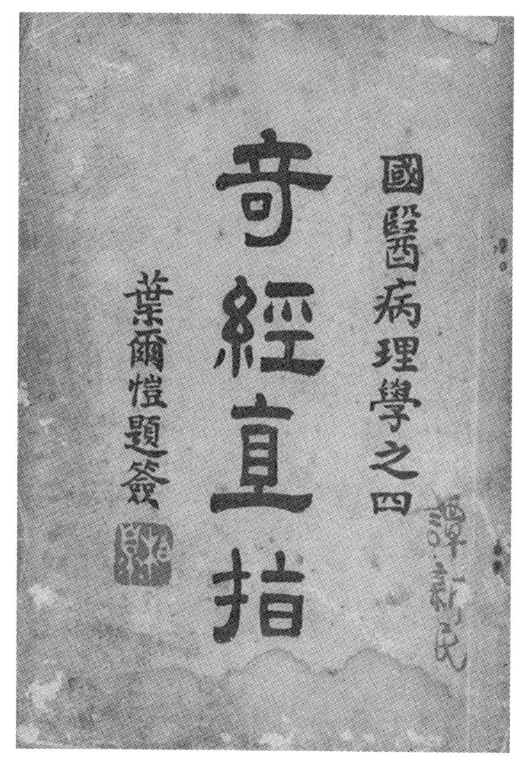

《奇经直指》书影

体、研究人体生理构成的机会。其自序又曰："首先发现三焦之生理，其次为心包络脏。……计共解剖男尸五具，女尸一具，后又解剖处女尸一具，小儿尸一具，始将此八脉之六大系统，完全觅获矣。……在近十年来，恒孜孜研究而笔记之，以渐引起吾著书之兴趣。"刘野樵于 1937 年著成《奇经直指》一书，现存有民国二十六年（1937 年）宜昌国医针灸学社铅印本。

该书将《灵枢》《难经》所载奇经八脉的走行与西医解剖及亲自观察所得血管、神经、淋巴器官及其他组织的分布进行对照，并用奇经八脉的生理、病理与西医生理、病理进行比较，结合书中屡次提及的返观内视方法进行印证，对奇经八脉的器质进行了一系列新颖阐述。书中参合并引录了大量西医知识，而返观内视方法没有具体操作，陷入玄学误区，不是科学严谨的态度，因此其具体观点不足为据。

9. 罗兆琚与《中国针灸学薪传》

罗兆据（1895—1945 年），广西柳州市人，精于针灸医术。民国时期，西学东渐的影响日益扩大，中西医论争也日益激化。以余云岫为代表的废除中医派，在社会上掀起了一股废止中医的思潮；国民政府也采取各种措施限制中医事业发展，针灸医学陷入从未有过的低谷。罗兆琚为了保存和复兴针灸学术，著书立说、兴办教育、培养针灸人才。"自 1933 年始，他先后编著医学著作和教材 16 部，发表论文近 20 篇，首次构建和阐述了针灸外科治疗学学科体系。"他曾应近代著名针灸学家承淡安之邀，到江苏无锡中国针灸研究社和针灸讲习所担任数职，是广西近代较有名的针灸学家和中医教育家。

罗兆琚主张结合西医改良针灸学术，认为针灸学虽博大精深，其疗效神奇，但是随着西医等先进科技的飞速发展，社会的日益进步，已经跟不上时代发展的潮流，由此他曾感叹："我国针灸之术，由来久矣。溯自汉代而后，乃渐呈衰微之象。迄元明两季，又复中兴，延至于清。虽仍入于衰微。……欧风东渐，遂至乏人问津。岐黄古术，几成绝学矣。现值此潮流澎湃之秋，乌能墨守成法，而不思演进者乎。"他认为中西结合势在必然，主张西为中用、中西汇通。他的代表著作有《中国针灸经穴学讲义》《中国针灸学薪传》《新著中国针灸外科治疗学》等书。

《中国针灸学薪传》(现存 1936 年柳州神州针灸学社石印本),是罗兆琚采用西医学理阐述针灸医理的代表著作,其中涉及“针之生理作用”“针效之原理”“灸之生理作用”“灸治之功能和原理”等。他还在民国时期的《针灸杂志》上发表多篇论文,如《中国针灸术有改进之必要》《发明合谷、复溜二穴能止汗发汗之原理》《针灸之生理作用说》《从血液作用说到针灸效能》等。《中国针灸经穴学讲义》撰于 1935 年,现存 1935 年稿本,藏于中国桂林广西壮族自治区第一图书馆。该书是罗氏在中国针灸学研究社授课时编写的讲义,将经穴按头盖、颜面、胸腹、侧身等部位分类,每穴均分别介绍其解剖部位、经脉主治等,新旧汇参,中西汇合。

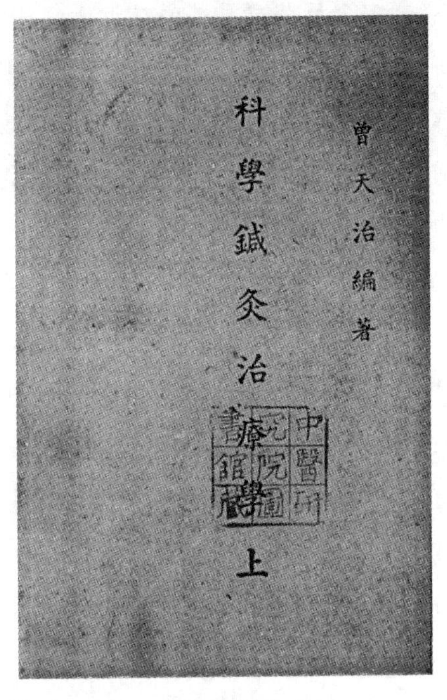

《科学针灸治疗学》封面

10. 曾天治与《科学针灸治疗学》

曾天治,广东五华人,生长于殷富世家。及至中年其子、母、妻均催患疾病,且母、子医治无望,遂深入钻研岐黄医术,并旁及西学,同时结合临床,反复实践,综合古今,形成了一定的学术见解。

曾天治是澄江针灸学派创始人承淡安的高足,受民国中西汇通思想以及承淡安先生的学术影响很深,

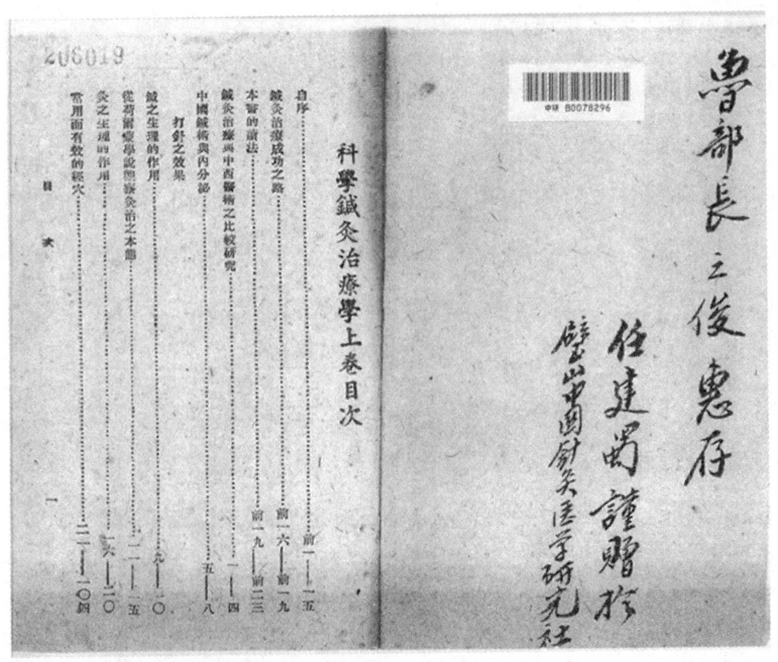
科學鍼灸治療學上卷目次

《科学针灸治疗学》上卷目录

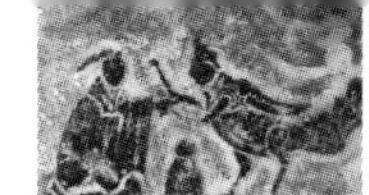

采用西医解剖学、生理学、病理学和药物学等来研究针灸学，提出针灸有兴奋、镇静、诱导等作用；并对腧穴的主治特性，选穴数量及主次配合、针刺深度、刺激强度、留针时间、疗程长短，针刺消毒等均作了研究。他的代表著作《科学针灸治疗学》一书 1944 年出版，书名冠以“科学”二字，比较“科学”地解答了关于针灸治病的问题，并援引了日本针灸近代化进展、实验研究的许多内容，是当时中西医交流较多的针灸文献。

第三节　新中国时期

新中国成立初期，毛泽东主席非常重视中医的发展，他主张对包括针灸术在内的中国优秀传统文化加以批判地吸收继承，他认为：“针灸是中医里的精华，要好好地推广、研究，它将来的发展前途很广。”1951 年第一届全国卫生工作会议召开，毛主席亲自题词：“团结新老中西各部分医药工作人员，组成巩固的统一战线，为开展伟大的人民卫生工作而奋斗。”朱德在给著名针灸学家朱琏《新针灸学》一书的题词中，这样写到：“中国的针灸治病，已有几千年的历史，他在使用方面，不仅简便经济，对一部分疾病确有疗效，这就是科学，希望中西医团结改造，更进一步地提高其技术与科学原理。”1955 年 4 月，毛泽东在杭州邀请著名针灸专家、卫生部副部长朱琏一道吃晚饭。在跟朱琏谈天的时候，毛泽东说起了她的《新针灸学》一书。这本书是 3 月 23 日送呈毛泽东的。毛泽东不但全看了，而且颇为赞同其中说到的针灸与现代医学理论发展的关系。毛泽东对朱琏说：“巴甫洛夫的高级神经活动学说的理论，对针灸治病的神秘提供了解释的钥匙；反过来针灸又能够给它提供丰富的实际材料。如进一步研究，一定可以发挥更大的效果，丰富与充实现代的医学。研究针灸，对医学理论的改革将发生极大的作用，是吗？”他征询朱琏的看法，朱琏肯定地回答说是的。毛泽东也频频点头：“很好，医学理论的确要改革。”

自此之后，中国开始研究中西医结合，并且重新认识到了中医的精妙之处。在国际上，中医针灸，作为中医学的一个部分，引起医学界极大兴趣。世界卫生组织（WHO）的观点认为，针灸已被证实在减轻手术后疼痛、怀孕期反胃、化疗所产生的反胃和呕吐、牙齿疼痛方面是有效的且其副作用非常低，然而，对慢性疼痛、背部疼痛以及头痛，数据显示出模棱两可或者争议性。WHO 认为很多针灸和一些草药的有效性得到了科学双盲研究的较强支持，但是对于其他的传统疗法还需要进行进一步研究，而且不能忽视未经研究的传统疗法存在的安全性及危险性等问题。在运用现代科学手段进行针灸机理研究的时候，研究人员或急于寻找经络、腧穴，或针刺治病的科学依据，往往忽略了传统针灸理论自身所存在的文化价值，以及其所内化于中医思维中的古代科学规律。新中国成立之后，1951 年中央卫生部针灸疗法实验所成立。1955 年创立中医研究院，下设针灸研究所以及附属中医医院，以后全国各地相继建立。针刺

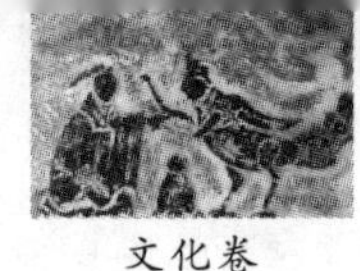

麻醉和针刺镇痛在临床如扁桃体摘除术、甲状腺手术等中开始运用。1950 年法国诺吉尔提出耳针疗法，20 世纪 50 年代末鼻针、面针出现，1965 年头针开始被研究和重视。

"文革"期间，极其大量的珍贵文化遗产被人为地严重损坏和摧毁，很多艺术活动和手工艺制作被禁止。文化大革命对传统文化和西方有关事物进行大规模的批判，包括四旧、寺庙、教堂在内，都遭到红卫兵破坏；孔子的儒家思想被打倒；对个人进行批斗。在此期间，除一些针灸文物被破坏之外，很多具有传统文化思维的针灸大夫或以现代科学研究针灸的科研工作者，均遭到不同程度的迫害。同时，一些新的针灸技术手法也不断被提出，这些针灸技法的理论依据，有些基于传统针灸理论，有些结合了现代医学的思考。20 世纪 60 年代初手针被提出，六七十年代中口针被应用，60 年代由中国人民解放军第二军医大学第一附属医院开展腕踝针研究和应用，1974 年辽宁的彭静山创立眼针疗法。

改革开放以来，是新中国科学亟待复兴的年代。1978 年 3 月 18 日，这一天，全国科学大会在北京隆重召开。邓小平同志在开幕讲话中指出"科学技术是生产力"，"知识分子的绝大多数已经是工人阶级的一部分"，受到与会代表与全国知识界的热烈拥护。郭沫若同志以诗人的语言歌颂它是"科学的春天"。新中国科学的复兴宣告开始了。1979 年 5 月成立"全国中医学会针灸分会"。1985 年，全国中医学会针灸分会晋升为一级学会，并更名为"中国针灸学会"，由全国针灸医学科学技术工作者组成的群众性学术团体，国家一级学会，下设 13 个专业委员会和 1 个工作委员会，学会办事机构挂靠在中国中医科学院。除了针刺麻醉和治疗痛症之外，还扩展到内外妇儿骨伤五官科等诸多领域，疾病谱种类显著增加。随着现代科技的进步，发展出许多新的疗法，如水针疗法、穴位埋线疗法、电针疗法、蜂针疗法、穴位激光照射疗法、穴位磁疗法、穴位微波针疗法等。1997 年，美国国立卫生研究院曾汇集全球针灸专家，对针灸疗法进行"科学评估"。结果显示，对针灸适应证的范围认定虽远远少于临床实际应用的范畴，但评估承认，针灸可以治疗术后疼痛、恶心、腹胀、牙痛等症状。此次评估被认为是"里程碑式的"，具有世界级影响。2004 年，美国医学杂志《内科学纪事》刊登了一项由美国国立卫生研究院资助、历时 4 年、花费两百多万美元的针灸临床研究结果。美国国家互补与替代医学研究中心负责人斯蒂芬斯罗博士认为，这是有史以来规模最大、为时最长、最严格的针灸试验，用西医中常用的严格的大型临床试验证明了针灸能缓解疼痛，改善关节炎患者的膝关节功能。2005 年，德国曾组织一项耗资数千万欧元的大型针灸临床试验，结论之一则是：在一部分试验中，专家分别在患者的有效穴位和非有效穴位上进行针灸，结果发现两种情况对部分疼痛症的效果相当。中国中医科学院研究员孟庆云在《中医百话》一书中介绍道，研究者用皮肤电阻、电位探测法、循经感传测试、循经声信息检测、体表超弱冷光检测、循经路线的同位素示踪等方法研究经络，目前，已经可以用不同方法将部分经脉循行路线显示出来。

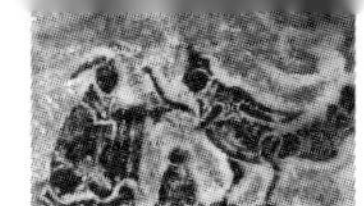

2010年4月6日,《中国中医药报》报道《华尔街日报》健康养生专栏的专栏作家Melinda Beck的一篇文章《西方医学界试解针灸之谜》:"长期以来,针灸疗法一直困扰着西方的医学专家,这并不奇怪。针灸理论认为,有一种叫做'气'的无形生命能量在人体14条经脉中往复运行,而病痛是由于气的阻滞和失衡所引发的。针灸师相信,在人体一些特定的点上插入细针,就能帮助经脉畅通,从而治疗一切疾病,从关节炎、哮喘到焦虑症、粉刺和不孕不育等,不一而足。这听上去有点像天方夜谭,但针灸确实能对人体产生作用,而科学家正在用高科技手段记录下其中的过程。神经影像学研究表明,针灸似乎能安抚脑部掌管痛觉的区域,并激活那些涉及休息和康复功能的脑部区域。多普勒超声技术显示,针灸能增强治疗部位的血液循环;红外热成像技术显示,针灸能促使炎症消退。科学家还发现,古代中医理论与现代解剖学之间存在相似之处。365个穴位对应着人体的神经束和肌肉束……此外,当针灸的针插入身体并转动时,会产生一个奇特的现象:根据佛蒙特大学(University of Vermont)的超声研究,结缔组织会缠绕着针灸用针,就像意大利通心粉绕在叉子上一样。神经学家伊莲娜·兰格文(Helene Langevin)说,针灸动作刺激结缔组织的细胞,就像给它们做按摩和瑜伽,并可能组成一条针灸经脉,向全身发送信号。她说:"这是我们下一步希望研究的方向。"

中国中医科学院针灸研究所刘兵博士在《试论当代针灸的文化迷失与回归》一文中写道:

> "当今针灸医师不仅很少应用中医传统思维与经典理论治病,甚至一些人员仅仅认为针灸不过是一种建立在神经节段论基础上的物理疗法;而随着现代科技方法如电针、红外辐射的引入,各种散落在民间的家传针刺技法、绝技也大多后继乏人,逐渐濒临失传、绝迹的危险。传承与发覆针灸文化势在必行。不可否认,在神经生理学、全息理论等学说的支撑下,当前的针灸学科呈现出令人可喜的多元化发展模式。现代医学理论指导下的针灸之术也的确为解救患者之病痛作出了不可磨灭的贡献,又因其有形可察,则更易为当今针灸医师以及世界范围内的医学科学工作者所理解或掌握。但对于创造出这些伟大成果的中国人的基质——独特的传统意识和文化观念、创造出优秀技术体系的思想内涵,却未给予相应的重视。这就造成了现代针术在一定程度上背弃了古典针道的要旨。如当代针灸名家石学敏院士认为《灵枢》中的经脉及经筋病候,是针灸学的真谛,它既有理论内涵,更有临床意义。然观今之诸针灸医家医案与大量针灸临床报道,涉及经脉病候这种古代针道理论的临床研究,少之又少。对于针刺手法,越来越多临床医师认为针刺有效刺激量要比针刺补泻更为重要,因只要达到有效刺激量,就可以'气至而有效',补泻手法的研究越来越处于淡化地位。但这就已脱离了《内经》'补泻勿失,与天地如一'、'不知补泻,不知病情……此治之二过'的针道

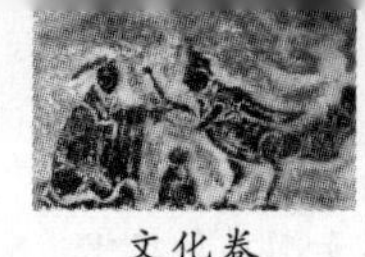

原则了。而包含道家在内的传统文化并与之紧密相关的针灸“灵龟八法”则更是很少引起针灸临床工作者的重视。

在科学还未发展到完全揭示生命本质的时候，用现代医学理论来整合包含文化特点的中医针灸之理，显然难尽其意。但由此指导下的新的针灸取穴思路却也给针灸拓展了新的内涵与方法，并达到了临床治疗十分满意的效果。在当前形势下，这就需要我们采取“和而不同”的理论构建模式。《广雅》曰：“和，谐也。”传统和现代两套理论体系可并行并重和谐发展，而不是杂合而论。学现代针术的人需精研人体神经生理及其他现代医学理论，暂可无需理解“气”，无需“治神”与“补泻”；学传统针道的人则要深入研究《内经》《难经》等经典著作，加强传统文化修养，切实体会“凡刺之道，气调而止”、“凡刺之法，必先本于神”等，临床用针、用灸时，务使以阴阳为“理”，顺势为“法”。只有这样，给传统针道留一片明净之天空，针灸文化才可得到重视，进而被发覆与振兴。同时，也绝不反对科研工作者进行传统针灸之理的现代科学研究，但要重视正确的方法论应用，以及理解中医自身的属性与本体论内涵。

针灸界老前辈陈汉平教授在《以先进文化引领中医针灸学术发展》一文中首先强调中医针灸要‘姓中’，又接着说：‘中医针灸学是生命科学的一部分，技术技巧含量高，与哲理、中华文化的联系千丝万缕，故锤炼一个“像”的中医，决非易事。’只‘姓中’而不‘像’，往往就丧失了针灸的文化精髓，也离‘道’远矣。目前针灸临床界可大体分为以下三类情况：不‘姓中’——针灸取穴以大脑皮层机能定位之头针穴、神经刺激点、肌肉触发点等为依据，治疗重在‘刺激’；‘姓中’不‘像’中——取穴依据针灸处方和经穴标准定位，但不知‘气穴’，无视‘补泻’，治疗时又多受神经支配之影响；‘姓中’又‘像’中——运用中医传统思维（根本方法就是熟读经典著作）对疾病进行诊断，明辨阴阳虚实与经络脏腑，审‘机’论治，针治之时把握‘神气之所游行出入’，知‘气调而止’。上述三类情况对疾病的防治均有着不同程度的疗效。然正是因为最后者的逐渐萎缩，才导致了针灸文化的衰落；也可以认为正因为文化的衰落，才导致人们对‘像’中的古典针灸疗法的淡化与漠视。

历史在前进，学术要发展，文化更要振兴！具有较强文化属性的针灸之道未来何去何从？这不能不引起大家的共同反思与重视。

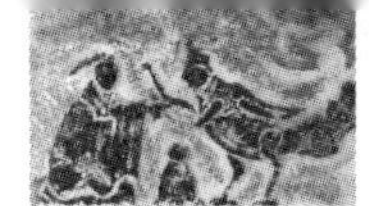

1. 朱琏与《新针灸学》

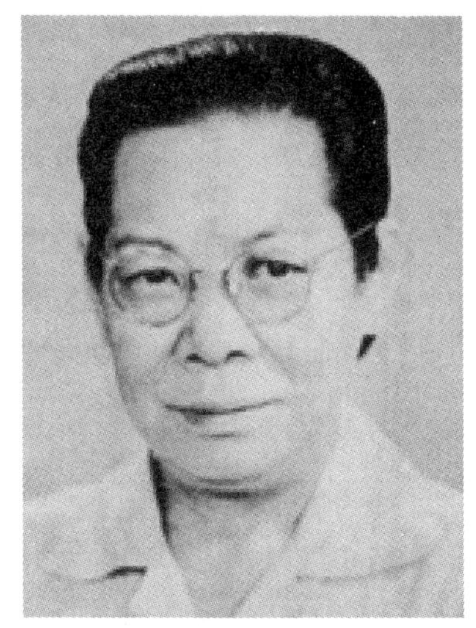

朱琏

朱琏（1910—1978 年），女，江苏溧阳人，现代针灸家。毕业于苏州志华产科学校。早年参加革命，从事医务工作及卫生行政领导工作。抗战初期，在延安向任作田学习针灸，后在部队推广应用，并举办训练班，培训大批针灸人员。曾任八路军一二九师卫生部副部长，兼野战医院院长、延安中国医科大学副校长、晋冀鲁豫边区人民政府卫生局局长兼边区医院院长、华北人民政府卫生部第一副部长等职。在全国解放初期，创办针灸疗法实验所（为针灸研究所前身）。中华人民共和国成立后任卫生部妇幼卫生局局长、中医研究院副院长兼针灸研究所所长，1960 年调任南宁市委常委，在她的主持下，又创办南宁市针灸研究所，成立南宁市针灸大学，亲自执教，培训人才。著有《新针灸学》一书，为中华人民共和国成立后出版的第一部针灸医著，在国内外有较大影响。

《新针灸学》是“运用现代科学的观点和方法，探索提高针灸技术与科学原理的第一部重要著作”（中国中医科学院首任院长鲁之俊评语）。朱德为该书题词：“中国的针灸治病，已有几千年的历史，他在使用方面，不仅简便经济，对一部分疾病确有疗效，这就是科学，希望中西医团结改造，更进一步地提高其技术与科学原理。”董必武为该书写了序言，其中提到：“朱琏同志是学西医的，她用科学的方法研究针灸术多年，很有心得，想把这番心得写成一书问世，我鼓励她

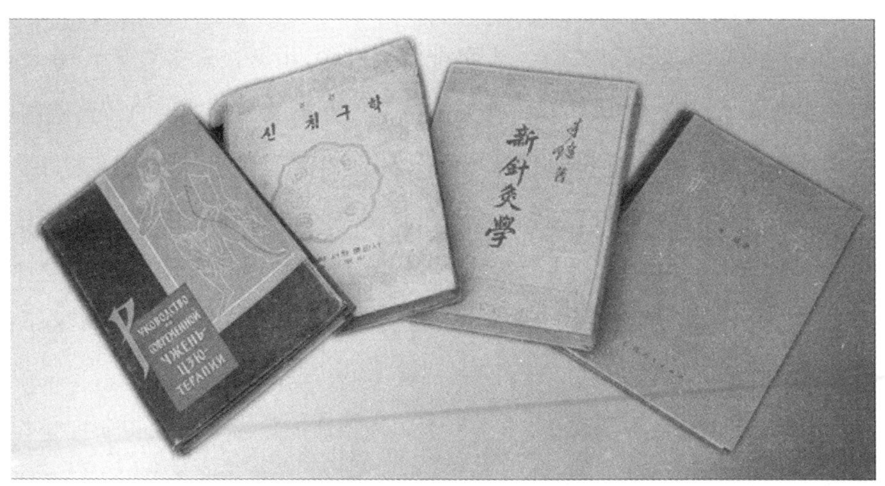

《新针灸学》及其译本书影

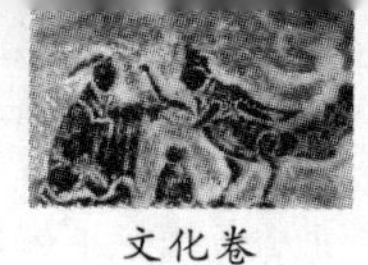

这样做。”《新针灸学》在国内出版后，引起社会上对针灸的广泛关注，给从事针灸工作的中西医以很大鼓舞。后又被朝鲜、越南、苏联等许多国家翻译出版。之后，1954 年修订再版；2008 年 9 月《新针灸学》由广西科学技术出版社再次出版。《新针灸学》一书反映了“西学中”的朱琏学习针灸，以及针灸教学、临床、科研的体会。书中强调孔穴的重要作用，但忽视了十四经的内容。朱琏本人对十四经知之或相信甚少，其对古代文化思维下传统针灸理论更是较为漠然，这在《新针灸学》一书中均有体现。

2. 程莘农与《中国针灸学》

程莘农(1921—)，男，江苏淮阴(今淮安市)人。10 岁随父亲序生学习中医书籍，15 岁时拜著名老中医、温热病专家陆慕韩为师，学习内科和妇科，19 岁独立挂牌应诊。1955 年考入江苏省中医进修学校(今南京中医药大学)第一期中医本科进修班，1956 年毕业后留校任针灸学科教研组组长，成为他由"用药"到"用针"的转折点，之后便转攻针灸。1957 年，奉调进入北京中医学院(现北京中医药大学)工作，担任针灸教研组组长，兼附属东直门医院针灸科组长，副主任、主任医师，统管针灸教研、临床工作。期间他与裘沛然、邵经明中医针灸大家参与了二版针灸教材的审定工作。为了推进教学，他还积极审定、编写针灸挂图等教学用品，对针灸学的继承和发展起了一定的示范和推动作用。1976 年程莘农来到中国中医研究院针灸研究所从事针灸经络的研究工作，任针灸研究所经络临床研究室主任、针灸教学研究室主任、针灸研究所专家委员会副主任委员等职。1975 年，应世界卫生组织要求，中国政府组织了最精干的力量在北京成立了“外国医生针灸学习班”，后来正式命名为中国北京国际针灸培训中心。程莘农被任命为国际针灸培训班副主任。在程莘农承担国际针灸培训中心副主任的研究和教学的三十多年里，培养海外针灸学员 2 万余人，他多次应邀到美国、英国、瑞士、法国、西班牙、意大利、挪威、巴西、日本、印度、菲律宾等二十多个国家讲学，出席国际针灸医疗学术交流会议。正是由于程莘农的学术交流和讲学活动，有力拓展了针灸技术在世界上的传播范围，也使程莘农的针灸技术扬名世界。程莘农身兼临床、教学、科研与管理数职。曾任国家科委攀登计划“经络的研究”首席科学家，主持的“循经感传和可见经络现象的研究”课题获国家中医药管理局科技进步二等奖。此外，他还是国务院学位委员会医学评议组成员、国家名词委中医药专业委员会的委员、中国国际针灸考试委员会副主任委员，参与了国家及 WHO 国际标准《针灸腧穴名称与部位》的研究工作。1990 年获得国家特殊津贴。1994 年 12 月当选首批中国工程院院士，是当时针灸界惟一的工程院院士。1998 年 9 月 8 日被聘为中央文史研究馆馆员。2009 年先后被评为北京市国医名师和国家级国医大师，2010 年，“中医针灸”成功入选联合国教科文组织人类共享世界非物质文化遗产名录，程莘农为代表性传承人之一。程莘农曾担任第六、七、八届全国政协委员、中华针灸进修学院名誉院长、中国医学基金会常务理事、中国针灸学会

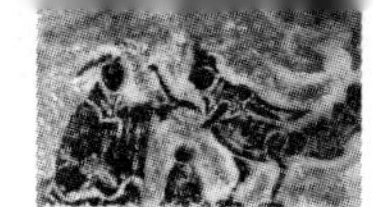

副会长、中国国际针灸考试委员会副主任委员等职务。

早在1959年，程莘农编写的《简明针灸学》已经在人民卫生出版社出版，成为中国第一本系统规范的针灸学专业读本。1962年，在《简明针灸学》的基础上，人民卫生出版社出版《针灸学讲义》，作为中国高等院校教科书。1964年，人民卫生出版社出版程莘农主编的《中国针灸学概要》中英文本，成为国际针灸培训班教材。1985年，程莘农主编的英文本《针灸讲义》在印度出版发行。1986年，《中国针灸学》中英文读本和繁体字读本由人民卫生出版社、外文出版社出版。自《中国针灸学》出版以后，迅速风靡全球，先后被翻译为英、法语等版本，成为众多国家针灸医师考试的指定参考教材，至今依然是美国、巴西、墨西哥等国针灸医师考试的依据和评判标准，引领、带动了中医针灸走向世界，尤其是在促成西方主流社会了解针灸、接受针灸、接受中医的过程中起到了文化先导、开路先锋的作用，在让世界认识中医神奇力量、感知中国文化魅力的过程中产生了巨大影响。几十年来，《中国针灸学》历经数十次再版印刷，累计发行20多万册。2012年，《中国针灸学》中文版和英文版，在人民卫生出版社和外文出版社的支持下进行再版修订，将于2013年正式全新面世。《中国针灸学》囊括了中医基础理论、针灸基础理论、针灸临床基础、针灸临床应用等内容，体现了程莘农针灸临床重视"理、法、方、穴、术"五者辩证统一的观念。回顾中国针灸走向世界的过程，从上世纪70年代以后，至今近四十年的历程，针灸已经在全世界超过160个国家和地区得到了应用，并且在大多数国家特别是一些西方主流国家取得了合法地位，作为中华文明遗产的针灸，能够超越不同的文化和文明，快速在世界范围里生根发芽。这个过程中，除针灸本身的魅力是根本因素外，作为针灸的世界传播者，程莘农院士主编的《中国针灸学》英文版无疑居功甚伟。

第五章

针灸文化名人

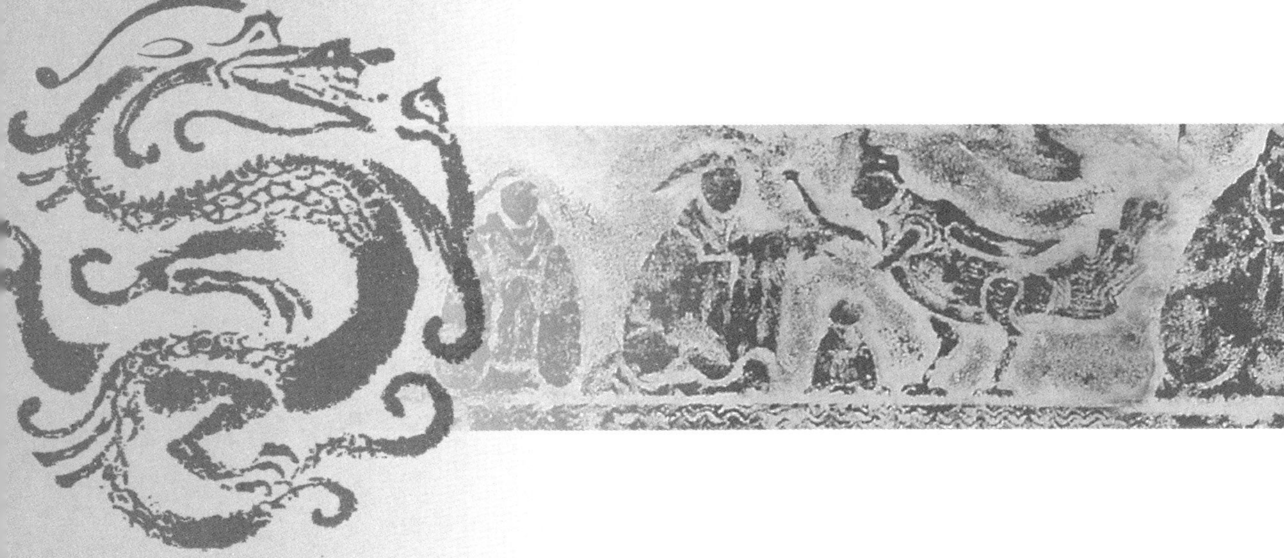

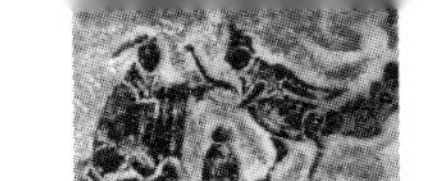

自古以来，针灸历代医家不仅为其同时代的人们解决了病苦，实现了中国原创医学——针灸学的诞生、发展、兴旺、繁盛，而且在整个中国历史上，其医德、医术、医话、医著等，也成为人文共瞻的典范，甚至可以认为，这些历代医家在某种意义上也是文化名人——是他们赋予及传承、发展了针灸的人文属性，也因此让针灸成为东方最具神秘和传奇色彩又极具实用性的医学。

第一节　上古时期

伏羲氏

伏羲氏，一作宓羲、包牺、伏戏，亦称牺皇、皇羲。所处时代约为旧石器时代中晚期。相传为中国医药鼻祖之一。

《易传·系辞下》载："古者，包牺氏之王天下也，……始作八卦，以通神明之德，以类万物之情。"《帝王世纪》言："伏义尝百药而制九针"，我国医界千余年来尊奉其为医药学、针灸学之始祖。

神农氏/《神农本草经》

神农氏，别名"五谷帝仙"，是传说中的农业和医药的发明者，出生

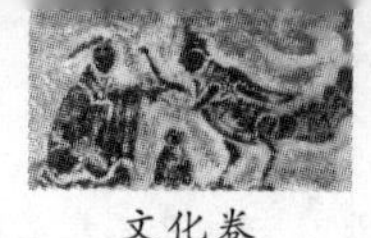

于姜水之岸(今宝鸡市境内)。

神农氏本为姜水流域姜姓部落首领,后发明农具以木制耒,教民稼穑饲养、制陶纺织及使用火,以功绩显赫,以火得王,故为炎帝。世号神农,并被后世尊为“农业之神”。

传说神农氏一生下来就是个“水晶肚”,几乎是全透明的,五脏六腑全都能看得见,还能看得见吃进去的东西。那时候,人们经常因乱吃东西而生病,甚至丧命。神农氏又曾跋山涉水,尝遍百草,找寻治病解毒良药,以救夭伤之命,后因误食“断肠草”肠断而死。《神农本草经》即是依托其名而成的著作。炎帝神农氏在位120年,传七代世袭神农之号,共计380年。

黄帝

黄帝(公元前2717—前2599年),是华夏始祖之一,人文初祖,生于今宝鸡境内的姜水之岸。与炎帝并称为中华始祖,中国远古时期部落联盟首领。

黄帝为少典之子,本姓公孙,尝居姬水,故改姓姬,居轩辕之丘(今河南新郑西北),故号“轩辕氏”,建都于有熊(今新郑),故亦称“有熊氏”,因有土德之瑞,故号黄帝。他以统一中华民族的伟绩而被载入史册。

《帝王世纪》言:“黄帝使岐伯尝味草木,典医疗疾,今经方、本草之书咸出焉。”《通鉴外记》亦载:“(黄)帝以人之生也,负阴而抱阳,食味而被色,寒暑荡之于外,喜怒攻之于内,夭昏凶札,君民代有,乃上穷下际,察五色,立五运,洞性命,纪阴阳,咨于岐伯而作《内经》,夏命俞跗、岐伯、雷公察明堂,究息脉;巫彭、桐君处方饵,而人得以尽年。”

岐伯

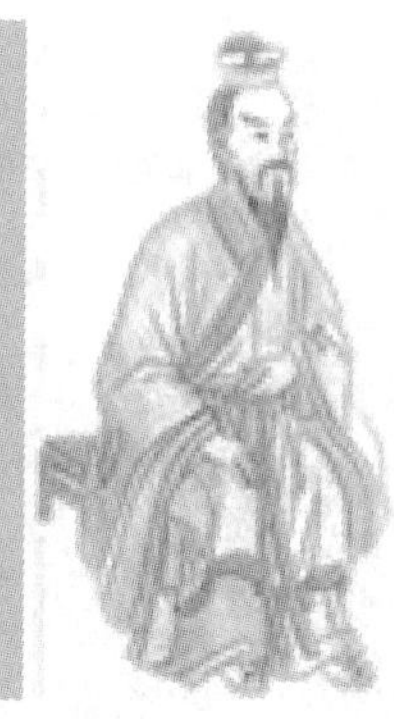

简介

岐伯,中国上古时期最富有声望的医学家,黄帝尊他为老师,并与他一起研讨医学问题。《黄帝内经》多数内容以他与黄帝答问的体裁写成。

《庆阳县志·人物》载:“岐伯,北地人,生而精明,精医术脉理,黄帝以师事之,著《内经》行于世,为医书之祖。”岐伯从小善于思考,有远大的志向,喜欢观察日月星辰、风土寒暑、山川草木等自然界的事物和现象。他还懂音乐,会做乐器,测量日影,多才多艺,才智过人。后见许多百姓死于疾病,他便立志学医,四处寻访良师益友,遂精于医术脉理,成为名震一时的医生。

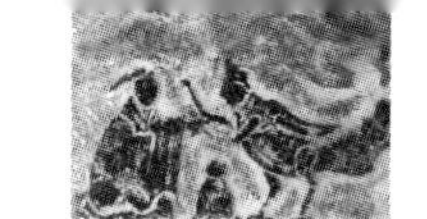

《帝王世纪》载："（黄帝）又使岐伯尝味百草。典医疗疾，今经方、本草、之书咸出焉"。宋代医学校勘学家林亿等在《重广补注黄帝内经素问·表》中强调："求民之瘼。恤民之隐者，上主之深仁，在昔黄帝之御极也。……乃与岐伯上穷天纪，下极地理、远取诸物，近取诸身，更相问难，垂法以福万世，於是雷公之伦，授业传之，而《内经》作矣。"视今传《素问》基本上乃黄帝问，岐伯答，以阐述医学理论，显示了岐伯高深的医学修养。

据有关史志书目记载，托名岐伯的著作约有8种：《汉书·艺文志》载《黄帝岐伯按摩》十卷；《隋书·经籍志》载《岐伯经》十卷；《新唐书·艺文志》载《岐伯灸经》一卷（《宋史·艺文志》则载为《黄帝问岐伯灸经》）；《宋史·艺文志》载《岐伯针经》一卷；《通志·艺文略》载《黄帝岐伯针论》二卷；《通志·艺文略》载《岐伯精藏论》一卷；《崇文总目》载《黄帝岐伯论针灸要诀》一卷（《宋史·艺文志》则载为《岐伯论针灸要诀》）；《竹堂书目》载《岐伯五藏论》。以上诸书皆已佚，仅存书目，因此只能从书名知其与岐伯有关，内容主要是针灸，另外有按摩、藏象等，而不能确定为岐伯所著，因为古代"世俗人多尊古而贱今，故为道者，必托之于神农氏、黄帝而后能入说"，如《黄帝内经》《神农本草经》等，所以托名岐伯的医书，可能也是受到这种风气的影响。

伯高

传说上古之经脉学医家，黄帝臣。

皇甫谧（晋代史学家、医学家）撰写的《黄帝针灸甲乙经》曾指出："黄帝咨访岐伯、伯高、少俞之徒，内考五脏六腑，外综经络、血气、色侯，参之天地，验之人物，本之性命，穷神极变，而针道生焉，其论至妙"。可知伯高之为医是以针灸之理论、临床和熨法等外治为特长，同时，对脉理亦多有论述。

雷公/《雷公药对》

中国传说中的上古医家。相传为黄帝众多懂医学的臣子之一。精于针灸，通九针六十篇。

《黄帝内经》中的"著至教论""示从容论""疏五过论""征四失论"等多篇，都是以黄帝与雷公讨论医药问题的形式写成的。他在关于针灸论述上与黄帝讨论了"凡刺之理"，以及望面色而诊断疾病的理论。从《素问》以及《灵枢》的内容来看，可知雷公从黄帝授业之关系。

历史上托名雷公的医学著作有《雷公药对》。

少师

传说中的上古时期医家，黄帝臣，以擅长人体体质之论而闻名于世。

少师回答黄帝关于"人有阴阳"等问题时指出："天地之间，六合之内，不离于五，人亦应

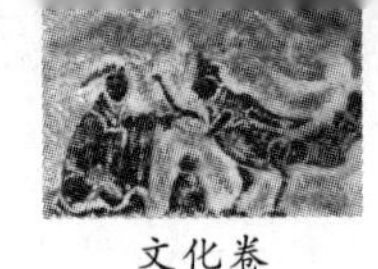

之”，少师对五种人的体质、性格、行为特点等进行了比较具体的叙述，少师之论点，近世被朝鲜医学家发展为“四象医学”。

第二节　先秦时期

扁鹊/《难经》

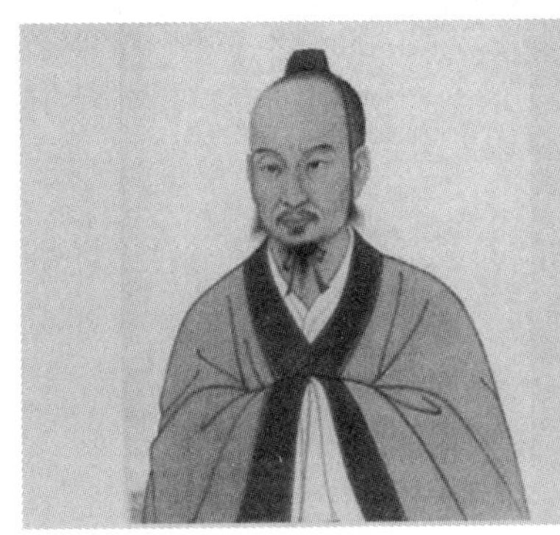

简介

扁鹊(公元前407—前310)，姬姓，秦氏，名越人，又号“卢医”，春秋战国时期名医。渤海郡郑(今河北任丘)人，一说为齐国卢邑(今山东长清)人。由于他的医术高超，被认为是神医，所以当时的人们借用了上古神话的黄帝时期神医“扁鹊”的名号来称呼他。

扁鹊少时学医于长桑君，尽传其医术禁方，擅长各科。在赵为妇科，在周为五官科，在秦为儿科，名闻天下。秦太医李醯术不如而嫉之，乃使人刺杀之。扁鹊奠定了中医学的切脉诊断方法，开启了中医学的先河。相传有名的中医典籍《难经》为扁鹊所著。据河北省《博野县志》载，其墓在博野芦村，毁于大跃进时期。

扁鹊创造了望、闻、问、切的诊断方法，奠定了中医临床诊断和治疗方法的基础。他精于内、外、妇、儿、五官等科，应用砭刺、针灸、按摩、汤液、热熨等法治疗疾病，被尊为“医祖”。相传扁鹊曾医救虢太子，扁鹊死后，虢太子感其再造之恩，收其骨骸而葬之，墓位于今永济市清华镇东。扁鹊年轻时虚心好学，刻苦钻研医术。他把积累的医疗经验，用于救治平民百姓，他周游列国，到各地行医，为民解除痛苦。扁鹊是中国传统医学的鼻祖、中医理论的奠基人。

因为扁鹊一生游历四方，所以去过很多地方，以至于关于扁鹊的籍贯有一些争议。有古书记载的是渤海郡郑(今河北任丘)人，《扁鹊见蔡桓公》写其为渤海郡郑人。唐朝张守节的《史记正义》引《黄帝八十一难》说:“(秦越人)家于卢国，因命之曰卢医也。”卢国，在今山东长清。“渤海郡”在今山东省中南部和西北部。“郑”，在今河南省郑州市一带。

扁鹊一生创有《难经》，四诊法(即望、闻、问、切)，对后世影响深远。

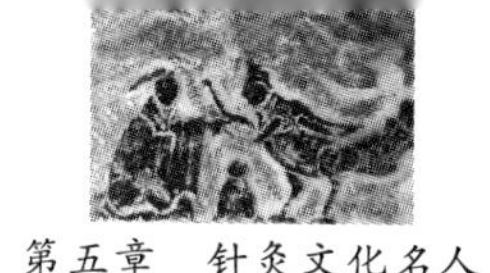

第三节　汉朝时期

淳于意/《诊籍》

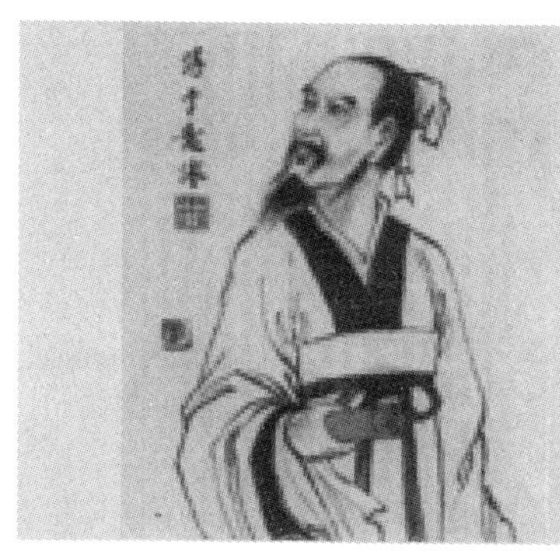

简介

淳于意(约公元前205—?),西汉初齐临淄(今山东淄博东北)人,姓淳于,名意。淳于意曾任齐太仓令,被称为“仓公”。

淳于意精医道,辨证审脉,治病多验。曾从公孙光学医,并从公乘阳庆,学黄帝、扁鹊脉书。后因故获罪当刑,其女缇萦上书文帝,愿以身代,得免。

淳于意诊断疾病,注意详细记录病案。他将典型病例进行整理,写出了中国医学史上第一部医案——《诊籍》。《史记》记载了他的《诊籍》。针灸技术在《诊籍》中已见有效地应用。《诊籍》(即诊病的簿记)共计25个病案,涉及现代医学的消化、泌尿、呼吸、心血管、内分泌、脑血管、传染病等系统疾病。病案格式一般均涉及患者的姓名、年龄、性别、职业、籍贯、病状、病名、诊断、病因、治疗、疗效、预后等,从中反映了淳于意的医疗学术思想与在医案记录上的创造性贡献。《诊籍》中还真实地报告了治疗效果:25例患者有10例医治无效而死亡,反映了中国古代医家实事求是的优良传统。

淳于意自幼热爱医学,曾拜公孙光、公乘阳庆为师,学黄帝和扁鹊的《脉书》《药论》等书,在望、闻、问、切四诊中,尤以望诊和切脉著称。但他不仅仅是一个著名的医学家,而且是一位热心传播医学的教育家。他广收弟子,精心传授。据《史记·扁鹊仓公列传》记载,其弟子就有宋邑、冯信、唐安、高期、王禹、杜信等6人。

正是由于淳于意在医学上的重要影响,医圣张仲景在《伤寒杂病论》序文中载:“上古有神农、黄帝、歧伯;中古有长桑、扁鹊;汉有公乘阳庆、仓公;下此以往,未之闻也。”

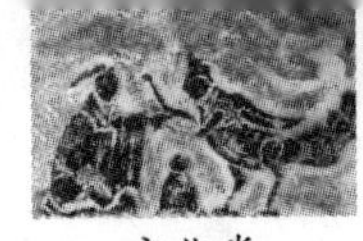

华佗/《青囊经》

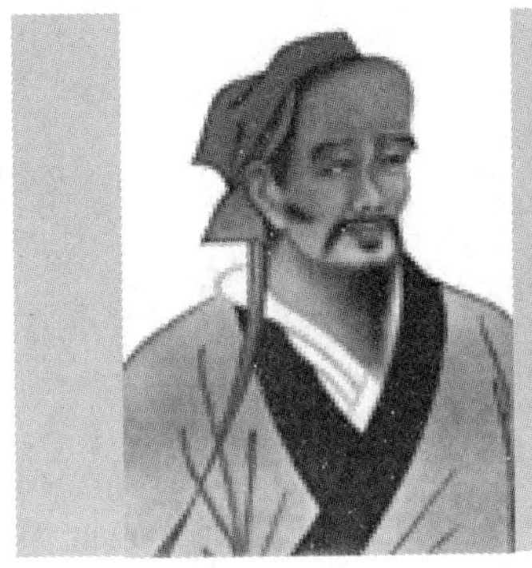

简介

华佗(约公元145—208年),字元化,又名旉,汉族,沛国谯(今安徽亳州)人。华佗是东汉末年的著名医学家,因医术精通,他与董奉、张仲景(张机)被并称为“建安三神医”。华佗少时曾在外游学,钻研医术而不求仕途。后因不服曹操征召被杀。

华佗医术全面,尤其擅长外科,精于手术,被后人称为“外科圣手”“外科鼻祖”。他还精通内、妇、儿、针灸各科,行医足迹遍及安徽、河南、山东、江苏等地。他曾用“麻沸散”将患者麻醉后施行剖腹手术,这是世界医学史上应用全身麻醉进行手术治疗的最早记载。他又仿虎、鹿、熊、猿、鸟等禽兽的动态创作名为“五禽之戏”的体操,教导人们强身健体。华佗还善于应用心理疗法。东汉末年军阀混战,人民生活于水深火热之中,华佗深入民间,足迹遍于中原大地和江淮平原,在内、外、妇、儿各科的临证诊治中,创造了许多医学奇迹,尤其以创麻沸散(临床麻醉药)、行剖腹术闻名于世。后世每以“华佗再世”“元化重生”称誉医家,足见其影响之深远,因此《后汉书》和《三国志》均为他专门立传。据《三国志·华佗传》记载,华佗对针灸的运用有独到之处,其取穴多一两个穴位,其中为曹操治疗头风病是其典型的案例。

华佗自幼刻苦攻读,习诵《尚书》《诗经》《周易》《礼记》《春秋》等古籍,逐渐具有了较高的文化素养。华佗行医,并无师传,主要是精研前代医学典籍,在实践中不断钻研、进取。华佗精于医药的研究。《后汉书·华佗传》说他“兼通数经,晓养性之术”,尤其“精于方药”。人们称他为“神医”。他曾把自己丰富的医疗经验整理成一部医学著作,名曰《青囊经》,可惜没能流传下来。但他的医学经验并没有因此就完全湮没。因为他许多有作为的学生,如以针灸出名的樊阿、著有《吴普本草》的吴普、著有《本草经》的李当之,把他的经验部分地继承了下来。至于现存的华佗《中藏经》,是宋人用他的名字出版的,但其中也可能包括一部分残存的华佗著作的内容。

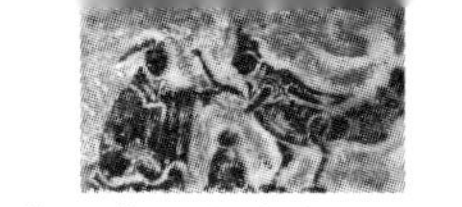

张仲景/《伤寒论·针灸》

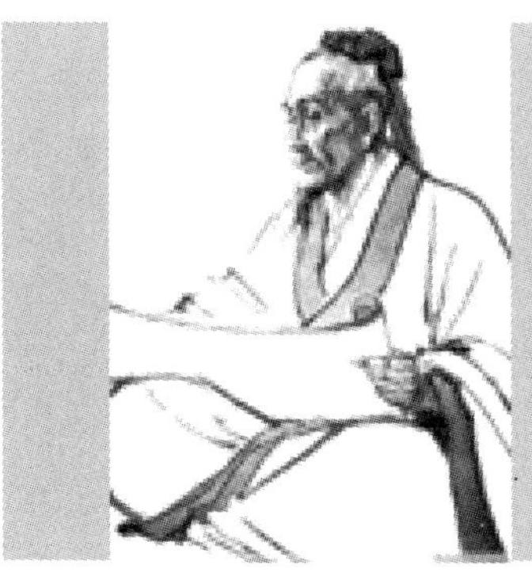

简介

张仲景(公元150—219年),名机,字仲景,汉族,东汉南阳郡涅阳县(今河南邓州市和镇平县一带)人。东汉末年著名医学家,被称为"医圣"。相传曾举孝廉,做过长沙太守,所以有张长沙之称。其传世巨著为《伤寒杂病论》。

他从小爱好医学,"博通群书,潜乐道术。"当他十岁时,就已读了许多书,特别是有关医学的书。他的同乡何颙赏识他的才智和特长,曾经对他说:"君用思精而韵不高,后将为良医"(《何颙别传》)。后来,张仲景果真成了良医,被人称为"医中之圣,方中之祖。"这固然和他"用思精"有关,但主要是他热爱医药专业,善于"勤求古训,博采众方"的结果。

当时,在他的宗族中有个人叫张伯祖,是个极有声望的医生。张仲景为了学习医学,就去拜他为师。张伯祖见他聪明好学,又有刻苦钻研的精神,就把自己的医学知识和医术,毫无保留地传授给他,而张仲景竟尽得其传。何颙在《襄阳府志》一书中曾赞叹说:"仲景之术,精于伯祖"。《伤寒杂病论》序中有这样一段话:"上以疗君亲之疾,下以救贫贱之厄,中以保生长全,以养其身",表现了张仲景作为医学大家的仁心仁德,后人尊称他为"医宗之圣"。

他所确立的"辨证论治"原则,是祖国医学伟大宝库中的灿烂明珠,从而使中华民族的医学独具特色而自立于世界民族之林。自隋唐以后,张仲景的著作远播海外,在世界医学界享有盛誉。从晋朝至今,中外学者整理、注释、研究、发挥《伤寒论》《金匮要略》而成书的已超过一千七百余家,这在世界史上亦属罕见。张仲景是中华民族悠久文明史上最杰出的科学家之一,他的学说哺育了世代名医,为中华民族的繁衍昌盛作出了巨大贡献,至今依然是"道经千载更光辉"。

董奉

董奉(公元220—280年),东汉建安时期名医。又名董平,字君异(一说字君平,《大越史记全书》说字"昌"),号拔墘,侯官县董墘(一说董厝)村(今福建省长乐市古槐镇青山村)人。

董奉少年学医,信奉道教。年青时,曾任侯官县小吏,不久归隐,在其家村后山中,一面练功,一面行医。董奉医术高明,治病不取钱物,只要重病愈者在山中栽杏5株,轻病愈者栽杏1

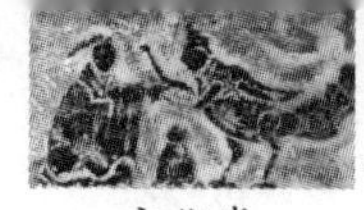

株。数年之后，有杏万株，郁然成林。春天杏子熟时，董奉便在树下建一草仓储杏。需要杏子的人，可用谷子自行交换。他再将所得之谷赈济贫民，供给行旅。后世称颂医家“杏林春暖”之语，盖源于此。

第四节　晋朝时期

王叔和/《脉经》

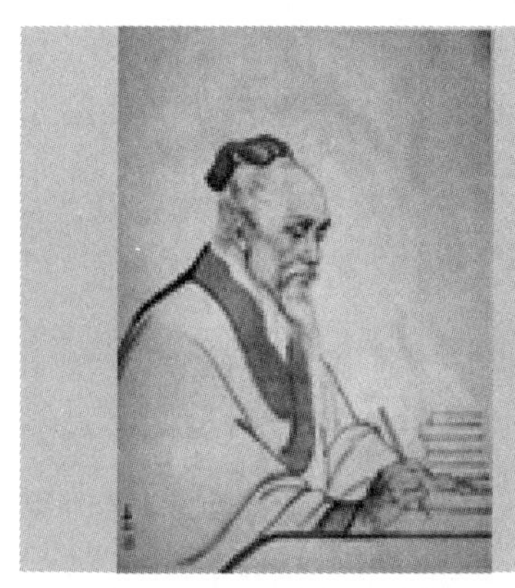

简介

王叔和(201—280年)，名熙，汉族，西晋高平(今山东省邹城市)人。魏晋之际的著名医学家、医书编纂家。

在中医学发展史上，王叔和作出了两大重要贡献，一是整理《伤寒论》，一是著述《脉经》。王叔和生于达官贵族家庭，宗族中数代是权势显赫的贵族，亦有名震当时的文人学士。由于家庭优越的生活及学习环境，使得王叔和自幼受到良好的文化熏陶。他从小兴趣广泛，少年时期，已博览群书，通晓经史百家。后因战事频繁，时局动荡，为避战乱，随家移居荆州，投奔荆州刺史刘表。当王叔和侨居荆州时，正值张仲景医学生涯的鼎盛时期，加上王叔和与张仲景弟子卫汛要好，深受其熏染，逐渐对医学发生兴趣，并立志钻研医道。他寻求古训，博通经方，深究病源，潜心研读历代名医著作，遵古而不泥古，虚心向有经验的名医求教，博采众长，医术日精，名噪一时。由于其医术高明，公元208年，当曹操南下征战荆州刘表时，王叔和被推选为曹操的随军医生。其后任王府侍医、皇室御医等职。后又被提升为太医令。他不但精通中医经典方书，而且于脉学颇有研究。唐朝甘伯宗的《名医传》称：王叔和性度沉静，尤好著述，究研方脉，静意诊切，调识修养之道。他一生最突出的贡献是编著了我国现存最早的脉学专著——《脉经》。脉学在我国起源很早，扁鹊就常用切脉方法诊断疾病。切脉是祖国医学诊断学之“望、闻、问、切”四诊中重要的组成部分，但是当时仍不为一般医家所重视，如张仲景《伤寒论》自序中指出，有一些医生缺乏脉学知识的掌握，或者对于脉学不大讲求，这样临床诊断不明，对

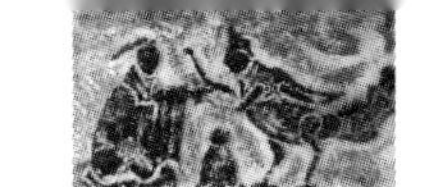

于患者来说是很危险的。因此，为解决医生在治疗过程中正确应用脉诊诊断的问题，迫切需要一部脉学专著。王叔和搜集了扁鹊、仓公、张仲景、华佗等古代医家有关脉学的论述，并加上自己的临床体会和见解，终于写出了这部著名脉学专书。

他还搜集张仲景旧论，到各地寻找《伤寒杂病论》的原本，终于成功地得到了全本的《伤寒杂病论》，并加以整理和修复，将其保留了下来，就是我们今天见到的《伤寒论》。

除以上有关脉学和整理《伤寒杂病论》之外，王叔和在养生方面还有一些精辟的论述。王氏在养生学上属于医家养生流派，主张从起居饮食方面进行调理，以求得长寿，祛病延年。他提出饮食不可过于杂乱，要适量，是我国早期对饮食养生最早的较系统论述。

皇甫谧/《针灸甲乙经》

简介

皇甫谧(公元 215—282 年)，字士安，幼名静，自号玄晏先生，安定朝那(今宁夏固原市彭阳县)人，是中国历史上的著名学者。

皇甫谧在文学、史学、医学诸方面都很有建树。其著作有《针灸甲乙经》《历代帝王世纪》《高士传》《逸士传》《列女传》《元晏先生集》等，古人曾赞其云："考晋时著书之富，无若皇甫谧者。"

皇甫谧在针灸方面的贡献主要体现在他的医学巨著《黄帝针灸甲乙经》中。十二卷的《黄帝针灸甲乙经》也称《针灸甲乙经》，简称《甲乙经》，它在总结、吸收《黄帝内经》《针经》《明堂纪穴针灸治要》等许多古典医学著作精华的基础上，对针灸穴位进行了科学的归类整理，在医学领域矗起丰碑。该书共收录穴名 349 个，比《黄帝内经》多出了 189 个。《针灸甲乙经》共十卷，一百二十八篇，内容包括脏腑、经络、腧穴、病机、诊断、治疗等。书中校正了当时的腧穴总数的穴位六百五十四个(包括单穴四十八个)，记述了各部穴位的适应证和禁忌证，说明了各种操作方法。这是我国现存最早的 部理论联系实际，有重大价值的针灸学专著，被人们称做"中医针灸学之祖"，一向被列为学医必读的古典医书之一。唐代医家王焘评它是"医人之秘宝，后之学者，宜遵用之"。此书问世后，唐代医署就开始设立针灸科，并把它作为医生必修的教材。晋以后的许多针灸学专著，大都是在参考此书的基础上加以发挥而写出来的，也都没有超出它的

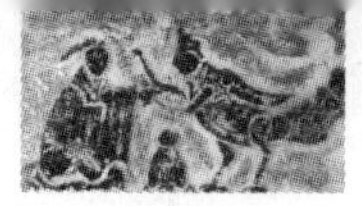

范围。直至现在，我国的针灸疗法，虽然在穴名上略有变动，而在原则上均本于它。一千七百多年来，它为针灸医生提供了临床治疗的具体指导和理论根据。基于此，皇甫谧也被称为“针灸的鼻祖”。

葛洪/《肘后备急方》《神仙传》《抱朴子》《西京杂记》

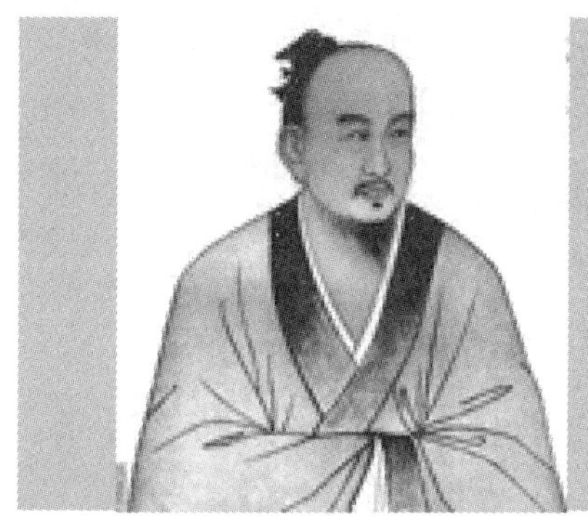

简介

葛洪（公元 284—364 或 343 年），为东晋道教学者，著名炼丹家、医药学家，字稚川，自号抱朴子，汉族，晋丹阳郡句容（今江苏句容县）人。

葛洪是三国方士葛玄之侄孙，世称小仙翁，出身江南士族。其祖在三国吴时，历任御史中丞、吏部尚书等要职，封寿县侯，后隐居罗浮山炼丹。葛洪是东晋时期著名的道教领袖，内擅丹道，外习医术，研精道儒，学贯百家，思想渊深，著作弘富。他不仅对道教理论的发展卓有建树，而且学兼内外，于治术、医学、音乐、文学等方面亦有很多成就。

葛洪在医药学方面的成就主要有：精晓医学和药物学，主张道士兼修医术；医学著作《肘后备急方》收集了大量救急用的方子，尤其强调灸法的使用，用浅显易懂的语言清晰明确地注明了各种灸的使用方法，认为只要弄清灸的分寸，不懂得针灸的人也能使用；他还很注意研究急病，他所指的急病，大部分是现在所说的急性传染病；他治病用的方法是有科学道理的，含有免疫的思想萌芽；在世界医学历史上，葛洪第一次记载了两种传染病，一种是天花，一种叫恙虫病，比雷撒斯要早 500 多年；他还撰有《肘后救卒方》和《玉函方》，并提出了不少治疗疾病的简单药物和方剂，其中有些已被证实是特效药，如用松节油治疗关节炎，铜青（碳酸铜）治疗皮肤病，雄黄、艾叶消毒，密陀僧防腐等，作为一个道士，葛洪早在 1500 多年前就发现了这些药物的效用，为医学作出了很大贡献。

鲍姑/《肘后备急方》

鲍姑（约公元 309－363 年），名潜光，上党（今山西长治市）人，晋朝广东南海太守鲍靓之女，医家葛洪之妻。著名炼丹术家，精通灸法，以艾线治疗赘瘤和赘疣而闻名于世，是我国医学史上第一位女灸学家。葛洪著作中有甚多灸法急救术，被认为与鲍姑的高明灸术有关。

鲍姑自幼在父亲的耳濡目染下，对道教的教义十分有兴趣，嫁给葛洪后，成为葛洪的得力

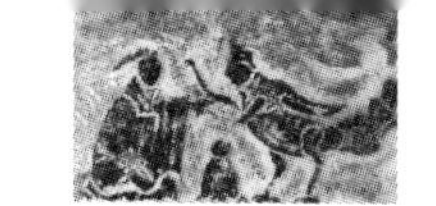

助手，和葛洪的弟子黄初平一起帮葛洪研究炼丹术，帮葛洪抄写著作，为附近的百姓治病。葛洪在罗浮山逝世后，鲍姑和弟子黄初平到广州越岗院，一面修道，一面为百姓治病。她继承了丈夫和父亲的医术，加上自己的钻研，医术更加精湛，往往药到病除，人们尊称她为“鲍仙姑”，去世后还特地在越岗院为她建鲍姑祠来纪念她。

鲍姑没有著作，她的灸法经验可能记录在葛洪的《肘后备急方》中。该书有针灸医方 109 条，其中灸方竟占 90 余条，并对灸法的作用、效果、操作方法、注意事项等都有较全面的论述。

第五节　隋唐时期

巢元方/《诸病源候论》

简介

巢元方，隋代医家。大业中(公元 605—616 年)任太医博士、太医令。

巢元方约生活于隋唐年间，籍贯、生卒年均不详，一说为西华人。巢元方在隋大业年间(公元 605－615 年)医事活动频繁，任太医博士，业绩卓著。然而《隋书》无巢氏传记，仅宋代传奇小说《开河记》有一段关于巢氏的记载，说隋大业五年八月，开凿运河总管患风逆症，隋炀帝命太医令巢元方往视得疗。大业六年(610 年)，巢元方奉诏主持编撰《诸病源候论》五十卷。本书分 67 门，1720 论，是中国第一部专论疾病病因和证候的医书。虽然巢元方的生平事迹缺乏史料记载而混没于历史的尘封中，但巢元方对于中华民族五千年文明的伟大贡献，却以他殚精竭虑主持编纂整理的中医病因学巨著《诸病源候论》而永垂史册。《诸病源候论》又称《巢氏病源》，全书 50 卷，按病因证候分为 67 门，共载列专论 1720 条。书中每条专论包括疾病发生原因、病理、病变表现，专论后附有导引、按等外治方法，却不同于历代方书那样列法载方，以示本部巨著专为探讨诸病之“源”“候”而设。《诸病源候论》问世，标志着中医病因学、证候学理论得以系统建立。它“荟萃精说，沉研精理，形脉证治，罔不该集”，唐代孙思邈撰著《千金要方》《千金翼方》，王焘编著《外台秘要》，宋代大型方书《太平惠方》，其中关于疾病病因及证候的论述及分析，大都以《诸病源候论》为宗。

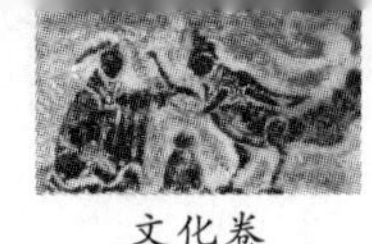

《诸病源候论》是中国历史上第一部专述病源和证候的书，书中虽没有记载治法和方药，却有很强的资料价值，为医者的案头常备用书。书中记载了“疥虫”是疥疤的病源，它藏在湿疥的脓疤中，可用针头挑得，形似水中的蜗牛，其观察十分细腻，也是病因学说在形态学上的一大进步。书中对“绦虫”也进行了比较详尽的解说。其中讲道：寸白虫会一段段地增生，逐渐长大达四五尺长，这与现代医学对绦虫的描述十分接近，并且指出了这种病的发生与食用未熟的鱼和牛肉有关。书中描写了“漆疮”，这是一种发生在对漆敏感体质的人身上的米粒样的丘疹。当接触到漆以后，只有这类人身上会出现，而其他人没有，这也是最早的免疫学研究，可以说这时的病因学说，对于过敏的认识已经十分全面了。书中还对传染病，如肺结核、天花、脚气病等都有较详细的记载，甚至提到了妇女人工流产。在养生方面，本书也很有真知灼见，如书中提出刷牙是保证牙齿健康的关键。本书还描写了肠吻合手术的步骤、方法、缝合以及护理等。可见当时的外科手术也是比较发达的。

杨上善/《黄帝内经太素》

简介

杨上善，生卒年不详，初唐时人，正史无传，官至太子文学，编有《黄帝内经太素》三十卷。

唐末杜光庭《道德经广圣义》序中云：“太子司议郎杨上善，高宗时人，作道德集注真言二十卷。”《旧唐书・经籍志》《新唐书・艺文志》也都将杨上善著作列入，《太素》标题作：“通直郎守太子文学臣杨上善奉敕撰注”，因此，《太素》一书是杨接受唐高宗的敕命而作的，可见他应该是初唐时人。此书保存了早期的《素问》风貌，是研究《黄帝内经》的重要参考书，得到现代学者的重视。

《太素》一书在北宋后失传，但在十九世纪时，日本学者在日本仁和寺发现《太素》残卷 23 卷，引起日本学界的重视。据日本森立之《经籍访古志》载，该本系日本仁和三年旧抄本，由丹波赖基抄录，时当唐僖宗光启三年（公元 887 年），原本由唐鉴真和尚传至日本。后清朝杨守敬出使日本时取回此版本，共二十三卷（缺第一、四、七、十六、十八、二十、二十一等七卷）。萧延平以此为底本，并参考袁昶的通隐堂本校勘而成，世称兰陵堂本或萧延平本。

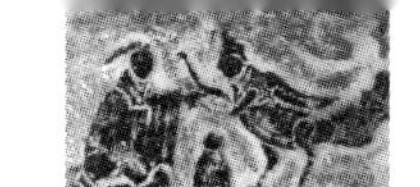

《太素》是我国现存最早的一部全文类编注释《内经》之作，为杨上善奉敕编撰。近年来，有学者对《太素》一书是否为杨上善所类分编撰提出了异议。但是，从注文中的"有本"、"一本"非指《太素》的别本，注文援引《素问》九卷并非用于校勘《太素》，对杨上善撰与注的分析，对《太素・水论》注文"太素经论"的分析等 4 个方面，对《太素》的经文与注文进行研究，可以得出结论：《太素》的类编，确系出自杨上善之手。

杨上善共有专著和注释书 76 卷，其中道家类三十三卷。书目如下：《老子》二卷、《老子道德指略论》二卷、《略论》三卷、《庄子》十卷、《六趣论》六卷、《黄帝内经・太素户》三十卷、《黄帝内经・明堂类成》十三卷。

孙思邈/《千金翼方》《千金要方》《老子注》《庄子注》《枕中素书》《会三教论》《福禄论》《摄生真录》《龟经》

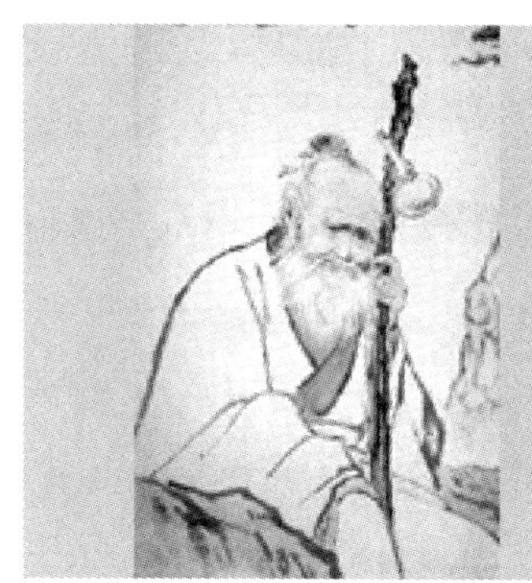

简介

孙思邈(公元 581—682 年)，出生于北周时代，是个百岁老人。孙思邈生于北周大统三年(公元 581 年)，卒于唐永淳元年(公元 682 年)，享年一百零二岁(有的考证活了一百四十一岁)。因其在医药学史上的卓击成贡献，被后世尊称为"药王"。

孙思邈因幼年体弱多病而立志学医。他对古典医学有深刻的研究，对民间验方也十分重视，一生致力于医学临床研究，对内、外、妇、儿、五官、针灸各科都很精通，有二十四项成果开创了我国医药学史上的先河，特别是论述医德思想、倡导妇科、儿科、针灸穴位等都是先人未有。他一生致力于药物研究，曾上峨嵋山、终南山，下江州，隐居太白山等地，边行医，边采集中药，边临床试验，他是继张仲景之后中国第一个全面系统研究中医药的先驱者，为祖国的中医发展作出了不可磨灭的贡献。

在针灸方面，孙思邈的贡献主要有：第一个发明手指比量取穴法；第一个创绘彩色《明堂三人图》；第一个创立"阿是穴"；第一个扩大奇穴，选编针灸验方；第一个提出"针灸会用，针药兼用"和预防"保健灸法"。

他是中华医学发展先河中一颗璀璨夺目的明星，在中外医学史上留下不可磨灭的功勋，千余年来一直受到人们的高度评价和崇拜，被后世尊称为"药王"。

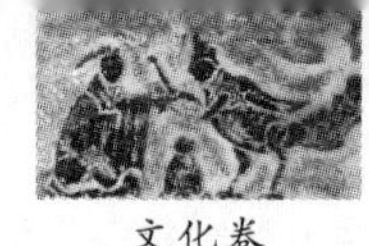

王冰/《补注黄帝内经素问》

简介

王冰(公元710—804年),号启玄子,曾任唐代太仆令。王冰年轻时笃好养生之术,留心医学。他著成《补注黄帝内经素问》二十四卷,八十一篇,为整理保存古医籍作出了突出的贡献。

王冰年轻时笃好养生之术,留心医学,潜心研究《素问》达十二年之久。他补入《天元纪大论》《五运行大论》《五常政大论》《六微旨大论》《六元正纪大论》《气交变大论》《至真要大论》等篇章,比较客观地反映了运气学说。他把各种疾病的病因病机概括为四类:一者始因气动而内有所成;二者不因气动而外有所成;三者始因气动而病生于内;四者不因气动而病生于外。所谓"气动",是指脏气的变乱,即把病变分作因气动和不因气动两类,而每类中又辨其为外感或内伤。这种分类方法将病因病机结合在一起,有别于三因学说,备受后世宣扬。

王冰对祖国医学理论的某些问题,具有自己独到的见解。如他在解释《素问·至真要大论》"微者逆之,甚者从之"时提出了"人火""龙火"的概念。他说:"夫病之微小者,犹人火也,遇草而芮,得木而燔,可以湿伏,可以水灭,故逆其性气以折之攻之。病之大者,犹龙火也,得湿而焰,遇水而燔,不识其性,以水湿折之,适足以光焰诣天,物穷方止矣。识其性者,反常之理,以火逐之,则燔灼自削,焰光扑灭。"王氏认为人火与龙火是两种性质完全不同的火。前者属一般的火热,其性质属阳热而伤阴液,可以用寒凉药物治疗。如肝火目赤、胃火牙痛等,可选用清泻肝胃之火的龙胆草、黄连、石膏、大黄等。而所谓龙火,其性质与古代传说中的龙相似,龙为水生之物,水盛则龙腾,故这种火的特点是使用寒凉药物治疗不仅不能灭其火,相反还会助火生热。因此,他主张治疗龙火应采用以火逐火的方法。

王冰在"治病求本,本于阴阳"的原则指导下,临证强调应明辨阴阳水火。对于真阴虚损者,主张"壮水之主,以制阳光";对于阳气不足者,主张"益火之源,以消阴翳"。他认为"寒之不寒,责其无水",就是说用寒药治疗热证无效,就要考虑是否属于阴虚水亏所致的虚热;"热之不热,责其无火",就是说用热药治疗寒证无效,就要考虑是否属于阳虚火衰的虚寒。此外,他还针对有关"正治、反治"问题加以探讨。如"逆者正治也,从者反治也。逆病气而正治,则以寒攻热,以热攻寒。虽从顺病气,乃反治法也。"对于五郁之病的治疗,王氏分别采用吐、汗、下、渗、泄等方法,使《素问》五郁治法更加明确具体。

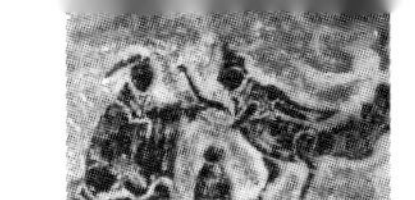

《内经》一书系战国至西汉成书的中医理论典籍之一，是中医学理论的渊薮。王冰整理注释《黄帝内经·素问》，在祖国医学史上功不可没。他所整理的《素问》传本成为后世医家研究该书的蓝本。王冰对祖国医学理论的某些认识和创见，至今仍有非常重要的研究和参考价值。

崔知悌/《骨蒸病灸方》

简介

崔知悌，许州鄢陵（今河南鄢陵）人，约生于隋大业十一年。崔氏出身宦族，历任洛州（今河南）司马、度支郎中、户部员外郎，唐高宗时升殿中少监，后任中书侍郎、尚书右丞，公元679年官至户部尚书。

崔知悌于政事之暇，喜欢从事医疗。他研究医药书籍，集合众长，提高技术，临床诊治药到病除，颇多创造。熏吸法：崔氏三十年以来呷咳，以药着纸上裹之或器中烧，令烟出，吸咽之，疗咳。通便法：以栓药或灌肠治大便不通。如伤寒大便秘结者，用姜兑法，即削生姜如小指长二寸，用盐涂过，纳下部中，立即通便。又以猪胆灌下部，也立即通便。导尿法：崔氏疗伤寒热盛，小便不利，捣生葱傅脐下横纹中，燥则易之。崔氏疗小便不通方：取熏黄如豆许，末之，纳小孔中神良。急求主小便不通方：取印成盐七颗，捣筛作末，用青葱叶尖，盛盐末，开便孔，纳叶小头于中吹之，会盐末入孔即通，非常有效。崔知悌自少善于针灸，尤其擅长灸骨蒸之法。其所著《崔氏纂要方》，以《灸骨蒸病方》为最著名。另有单行本《崔氏别录》，《外台秘要方》采入，题名《灸骨蒸法图》，即世传崔丞相《灸法》。

崔氏推行灸术，而针法无闻，似有可疑。遍考《外台秘要方》，发现崔氏方仅卷二十七，崔氏疗小便不通方，兼及用针刺血。原来，王焘编《外台秘要方》，"以为针能杀生人，不能起死人，其法云亡且久，故取灸而不取针"（孙兆《外台秘要方·校正序文》）。而此疗小便不通方，因针灸并用，他不忍删削而采入。可见崔氏针术甚高明，只是与王氏编纂宗旨不符，以致割爱而失传。

崔氏治病，不仅以药物见长，针灸以外，尚创造医疗器械及发明种种外治之法。在7世纪时，已有如此成就，在医学史上有相当贡献。只是可惜其埋藏无人发掘，以致湮没不彰。如崔氏八味丸、黄连解毒汤等方，千余年来医学界都很乐用，而不知来源。

崔氏著述，就文献可考者有以下几种。

《纂要方》十卷，见《旧唐书·经籍志》。《新唐书·艺文志》以为"崔行功撰"，不确。新、旧

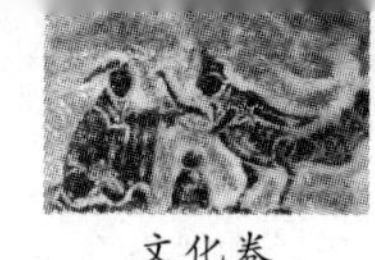

《唐书·崔行功传》都未说他知医。而崔氏方中，列有崔知悌的官阶家世，必不致误。多纪元胤《中国医藉考》说此书亡佚。《骨蒸病灸方》一卷，并见新、旧《唐书》。《通志·艺文略》作《灸劳法》一卷，《宋史·艺文志》有《崔氏骨蒸方》三卷。《外台秘要》作《崔氏别录》《灸骨蒸方图》，方中侍郎知悌撰。《国史经籍志》作崔知悌《灸劳》一卷。

《产图》一卷，并见新、旧《唐书志》。《崇文总目》作《产鉴图》，《中国医籍考》说亡佚。此书可以于《外台秘要方》中见其梗概。

《崔知悌集》五卷，见《唐书·经籍志》。

甄权/《针经钞》《明堂人形图》《针经钞》《针方》《脉诀赋》《药性论》

简介

甄权（约公元 541—643 年），隋唐时期著名医学家，享年 102 岁，许州扶沟（今河南扶沟）人。因母病，与弟立言，精究医术，专习方书，遂为名医。甄权于针灸术造诣尤深，兼通药治。

甄权，河南省扶沟县人，生于南北朝西魏大统六年（540 年），卒于唐贞观十七年（643 年），是隋唐时代著名的高寿医学家。甄权擅长针灸，为人治病多有奇效。

隋唐鲁州（今山东）刺史库狄嵚患了风痹症，痛苦难忍，两手不能随意活动，更不能拉弓射箭，请了许多医生医治，均未奏效。甄权仔细诊查病情后，对库狄嵚说，你只管拿起弓箭，对准箭靶，只须一针，保你应时能射。说着即针刺他肩髃一穴位，针到病除，挽弓一射，正中靶心，众人喝彩。深州（今河北深县）刺史成君绰，突然发生颈部肿胀，喉中闭塞，水米不能进。三天后，经著名医学家孙思邈推荐，转由甄权治疗。甄权针刺成君绰左手次指末端，片刻病人气息通畅，次日饮食恢复正常。

627 年，甄权奉敕修《堂明》，又与弟太医甄立言、承务郎司马德逸等人校定《图经》。他所绘制的彩色人体经络《明堂人形图》，以图为主，并有详细文字说明，是一部对唐代及以后较长时期医者学习针灸的指导性权威著作，影响深远。唐太宗李世民于贞观十七年（643 年），亲自到年逾百岁的甄权家中探望，慰问他的饮食起居情况，向他探求药物知识和养生之道。甄权特将所著《药性论》4 卷呈报太宗，太宗任命他为朝散大夫，赐给他几仗、衣服、此事至今仍在家乡传为美谈。

甄权是一代针灸巨擘，他不仅医术娴熟，还精通养生之道，主张饮食清素以使胃气调和，精

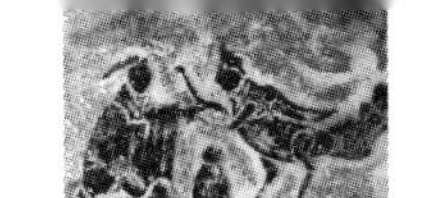

气增长。他一生著述颇多,绘有《明堂人形图》一卷;撰有《针经钞》三卷,《针方》《脉诀赋》各一卷,《药性论》四卷。这些著作虽然均已亡佚,但其部分内容可见于《备急千金要方》《千金翼方》《外台秘要》等著作,对后世有一定影响。尤其是甄氏的《明堂人形图》在当时流传广泛,唐代名医孙思邈即根据其所绘图形重新绘制修订为《人体经络俞穴彩图》(已佚)。

申光逊

申光逊(约 9 世纪),唐代管州(今山东曹县)的地方官吏,桂林人。

因以醇酒、胡椒、干姜温服得汗的方法治愈孙仲敖的"脑痈症"而著名一时。《医源资料库》载:申光逊,唐代桂林(今属广西)人,知医。《历代名医蒙术》载其尝治一脑痛患者,以醇酒、胡椒、干姜等物于鼻窍吸入,汗出而疾去。云此属古代鼻饮治法。

王焘/《外台秘要》

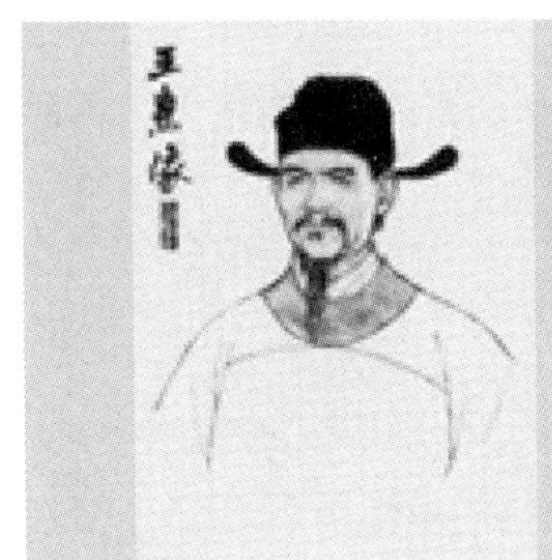

简介

王焘(公元 670—755 年),唐代郿县(今陕西眉县)人。他是唐代的又一位著名医家,其著作《外台秘要》颇为后人称赞。

王焘出身官宦世家,祖籍山西并州祁县。其祖父王珪是唐初杰出的宰相之一,他为官清廉善谏,与魏征齐名,曾是李渊的大儿子李建成的老师。王焘的父亲不是太宗南平公主的驸马王敬直,而是王珪的嫡长子,名崇基,袭爵永宁郡公,任官正议大夫、尚书主爵员外郎。王焘的两个儿子也都做了官,大儿子是大理寺少卿,次子担任了苏州刺史。

王焘从小体弱多病,母亲身体也不好。他十分孝顺,不解衣带地照顾母亲,还阅读了大量医书,寻找灵方妙药,渐渐地就对医学产生了兴趣。王焘曾经担任徐州司马和邺郡太守,但是他为了有机会阅读医学书籍而到了当时的皇家图书馆——弘文馆任职。自此,他便如饥似渴地在那里阅读晋、唐以来的医学书籍。他在这里度过了 20 年的时间,在系统阅读大量医书的同时,他还认真地作了详尽的摘录,夜以继日,年复一年,积累了大量的医学资料。其中仅古方就有五六十家之多。后来,他被贬职到房陵,遇赦后就近安置在大宁郡,当地气候炎热潮湿,百姓得了瘴气,十有六七难逃一死。他依照随身携带的验方施治,竟然把即将死去的人神奇地救了回来,由此,他便决心发愤编写医书。

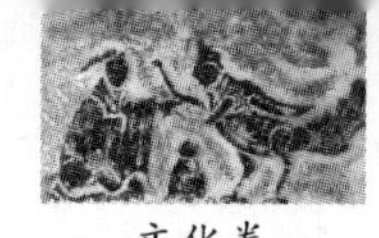

王焘不存个人偏见，博采众家之长，在《外台秘要》中，他引用以前的医家医籍达 60 部之多，差不多所有的医家留下来的著作都是他论述的对象，可谓“上自神农，下及唐世，无不采摭”。

他不仅对《千金方》《肘后备急方》之类的著作仔细研究，还对没什么名气，流传也不广泛的著作加以收集，如陈延之的《小品方》、张文仲的《张文仲方》等医著。除此之外，他对民间单、验方也并不排斥。《外台秘要》中共收载了 6900 多首方剂，每一门都是以《诸病源候论》的条目为引，再广引方剂。每一首方都注明了出处和来源，给后人的研究带来了很大的方便。许多散佚已久的医书，也都是在这部著作中看到大致内容的。

王焘对于方剂的收载，不仅广引博采，而且精挑细选。现在看来，当时收载的许多治疗方法和方剂，都十分切实可用。而书中记载的治疗白内障的金针拔障术，是我国历史上对这种方法的最早记载，且这种方法现今仍被沿用。

《新唐书》将《外台秘要》称作“世宝”，历代不少医家认为“不观《外台》方，不读《千金》论，则医所见不广，用药不神”，足见该书在医学界地位之高，其卓著的功绩是不言而喻的。王焘以一生的精力，为保存古医籍原貌和总结唐以前的医学成就作出了突出的贡献，留下了千古的美名。

鉴真和尚

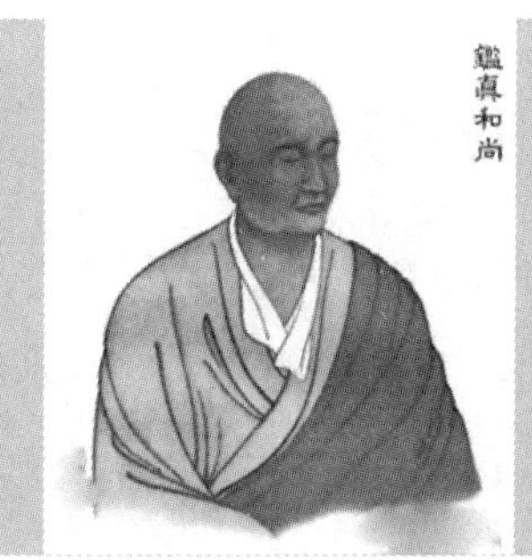

简介

鉴真和尚（公元 688—763 年），唐代高僧，俗姓淳于，扬州人。

鉴真 14 岁出家大云寺，从智满禅师为沙弥。18 岁时应邀到扬州的南山律宗开创人道岸律师授菩萨戒。27 岁，回扬州大明寺，是年夏主持大明寺法会。此后，在扬州兴戒坛，缮道场，建寺舍，造佛像，修塔宇，讲法阐律，写经刻石，广施医药，普济众生。为道岸、义威之后一方宗首。唐天宝元年（742 年），日本学问僧荣睿、普照来大明寺请求推荐一传戒师“东游兴化”。时已 55 岁的鉴真，同思托等人先后 6 次东渡日本，前 5 次均未成功，并于第五次东渡中失明。

天宝十二载十一月十六日，鉴真同普照、法进、昙静、思托、义静、法载等 24 人，第六次东渡日本，历时 1 个多月，于十二月二十日抵达日本阿多郡秋妻屋浦，由延庆师引入太宰府。次年二月，鉴真一行入京（奈良），安居东大寺，为圣武上皇、皇太后、孝谦天皇、皇太子等授菩萨戒，

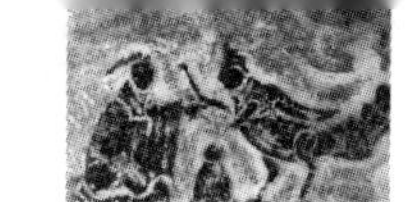

后为沙弥澄修等440余人授戒，又为旧大僧灵福、道缘、忍基等80余人舍旧戒后重授具足戒。这也是日本佛教徒登坛受戒之始。唐乾元二年(759年)鉴真率弟子普照、思托等在奈良建成招提寺，遂由东大寺移居于此。鉴真除弘扬戒律外，还将中国的建筑、雕塑、医药等介绍到日本，为中日文化交流作出了卓越的贡献。

宇妥·元丹贡布/《四部医典》

简介

宇妥·元丹贡布，男，著名藏族医学家。曾任藏王的御医。

宇妥·元丹贡布于藏历土蛇年七月十五日(唐开元十七年，已巳，公元729年)出生在前藏堆龙·吉那地方的医学世家。曾祖父洛哲希宁是藏王松赞干布的御医；祖父斋杰加嘎尔巴札是藏王贡日贡赞和芒松芒赞的御医；父亲宇妥·琼布乡杰是藏王都松芒波杰的御医。

他从三岁起，在父亲膝前学习藏文写读，听讲医理，颖悟敏锐。五岁时，随父受“甘露话学”和“药师佛修习法”等佛教密宗之开许仪轨。并结合医理学习，随其父亲和师兄格瓦冬吉奔走行医，治愈了无数患者，被老百姓誉为“第二御医宇妥·元丹贡布”。十岁时，吐蕃赞普梅阿迴闻得他的名声，便派却伦·达若卡前往召始至桑鸢应试。赞普父子命他与昌迪·杰涅卡普等西藏名医辩论，皆获全胜，得到赏识，敕为王子赤松德赞的御医，从而位列西藏九大名医之首。由于他博学而谦虚，高明而不耻下问，受到汉藏天竺等方九位太医的一致推崇，被誉为“药师佛祖降临人间”。四十五岁时，以吐蕃医学为基础，专采汉地、天竺和各方的医学，历经十年的日日夜夜辛劳，撰成了名传千古的医学巨著《四部医典》。书中总结了前人的经验，吸收了其他民族的医学长处，使吐蕃医学达到一个新的高度，为藏医药学发展成为一门有理论有实践有民族特色的科学奠定了基础。五十五岁时，他前往工布，聚集门徒三百多人，讲授、增补并修订《四部医典》。宇妥·元丹贡布毕生宏扬医道，其知名门徒有工布德杰等，他们遍布吐蕃。他德高望重，寿享一百二十五岁，于藏历水鸡年七月十五日(公元853年)日出时辞世。

宇妥·元丹贡布根据西藏医学特点，总结了西藏各族主要是藏族劳动人民丰富的临床实践经验，同时吸收了内地传人西藏已被译成藏文的著作《医学大全》《月王药诊》等书。主持编著《四部医典》，成为唐代藏医学的重要著作，其后西藏医学家对该书进行了注释和发探，对藏

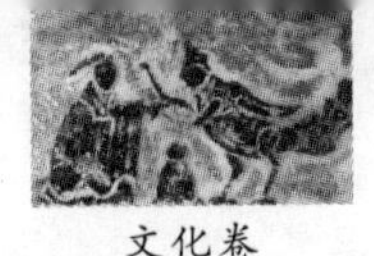

医学的发展起到较大作用。他还著订《脉学师承记》《原药十八种》等书，为汉、藏两族医学交流作出了贡献。

第六节　宋朝时期

丹波康赖/《医心方·针灸》

丹波康赖系东汉灵帝之后入籍日本的阿留王的八世孙，医术精湛，被赐姓丹波，累迁针博士、左卫门佐。

他于日本永观二年撰成《医心方》30卷，这是日本现在最早的医书，成为后来宫廷医学的秘典，奠定了医家丹波氏不可动摇的历史地位。该书汇集中国医学典籍达204种，集当时日本汉医之大成。其中大半在中国忘佚。

王怀隐/《太平圣惠方·针灸》

王怀隐，北宋医学家。宋州睢阳(河南商丘)人。初为道士，精通医药。

太平兴国(公元976—984年)初奉诏还俗，为尚药奉御，后迁翰林医官使。978年，王怀隐奉命与副使王祐、郑奇，医官陈昭遇等编修方书。992年书成，名《太平圣惠方》(简称《圣惠方》)，100卷。太宗作序，颁行各州。本书以《千金要方》《千金翼方》《外台秘要》为蓝本，广集汉唐以来各家方书及民间经验，按脏腑病证分类，共1670门，录方16834首，是宋代的医方巨著。首列诊断脉法，用药法则，后按各科论述疾病的病源、病状，多取《诸病源候论》的内客，未列各科方剂及其他医疗方法。本书内容丰富，载述了中国10世纪前的医药学成就。

王惟一/《铜人腧穴针灸图经》

简介

王惟一(公元987－1067年)，名王惟德，汉族，北宋著名医家，中国著名针灸学家之一。

王惟一，宋仁宗(赵祯)时任过尚药御，对针灸学很有研究，他集宋以前针灸学之大成，著有

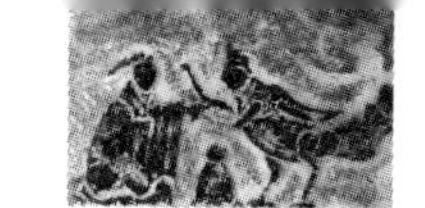

《铜人腧穴针灸图经》一书，奉旨铸造针灸铜人两座。其主要成就在于编著《铜人腧穴针灸图经》、铸造针灸铜人、考订并统一经穴。

北宋以前的经穴，存在着图谱粗糙难辨，文字叙述比较含混，以及众说纷坛，莫衷一是的状况。因此，王惟一十分重视经穴的规范化，他编写《铜人腧穴针灸图经》，并列于碑石，成为我国较早的针灸图谱。其铸腧穴针灸铜人，据《齐东野语》记载："以精铜为之，藏府无一不具，其外俞穴，则金书穴名于旁，背面二器相合，则浑然全身。"可见，是两具比较精致的铜铸模型，其内有脏腑，外有腧穴，穴孔通向体内，穴名刻于体表穴旁，它是中国针灸医学教学最早最珍贵的教学模型，平时，它发挥着穴位规范化的作用，教学时它是针灸学生等学习针灸经络穴位的依据。根据文献记载，考试医学生时，体表涂腊，使穴位、经络被覆盖之后，诸孔穴也因此而被黄腊所堵塞，再向体腔内注入水银，令被试者针刺，若取穴刺之有误，则针不能入；如果取穴正确无误，则针从孔穴刺入体腔内，水银即可从拔针后的针眼中射出。有了这样高级的教具，无疑大大方便了针灸教学，从而对统一穴位和促进针灸学术的发展，发挥了巨大的作用。总之，虽然图经、石碑、铜人三者各不相同，但内容一致，完全统一。他开拓了医学模型的先河，开辟了形象教学的道路，促进了经穴定位向规范化发展，使"针砭之法，传述不同"的局面得到改观。

他在撰写《铜人腧穴针灸图经》时，"纂集旧闻，订正讹谬"，对经穴理论作了不少校勘考证工作，例如阐述手太阳经主病，他根据《脉经》卷六有"卒贵失(矢)无度"的记载，在《内经》原文的基础上予以补充，根据肺与大肠相表里的理论，"卒遗失无度"是完全可能的，加此一 ygh ，更合中医理论原貌。他在《铜人腧穴针灸图经》中收载腧穴 657 个，与《甲乙经》相比，增加了"青灵""颇阴俞""膏肓俞"3 个双穴，督脉的"灵台""阳关"2 个单穴。他还考证了穴位的作用，与《外台秘要》《太平圣惠方》等一些较早的文献相比，增添了不少内容，如上星穴，增添了治疗"痰疟振寒、热病汗不出、目睛痛、不能远视"等病证的主治作用；承山穴，增加了治疗"腰背痛、霍乱、转筋、大便难、久痔肿痛"等病证的作用；风府穴，增加了治疗"头痛鼻衄"的作用；委中穴，增加了治疗"热病汗不出、足热撅逆满、膝不得屈伸"等病证的作用。通过这些努力，既进一步完善了经穴理论，又扩大了穴位的主治作用，提高了腧穴的实用性。

琼瑶真人/《针灸神书》

琼瑶真人，著有《琼瑶神书》四卷。

其《针灸神书》一书前虽有崇宁元年(1101 年)序，但序中又提及元代滑伯仁，可见为伪序。然书中所述针刺手法甚详，并列述男女诸杂证针灸方法等，内容颇为丰富。

庄绰/《灸膏肓腧穴法》《本草节要》《明堂灸经》《脉法要略》《鸡肋篇》

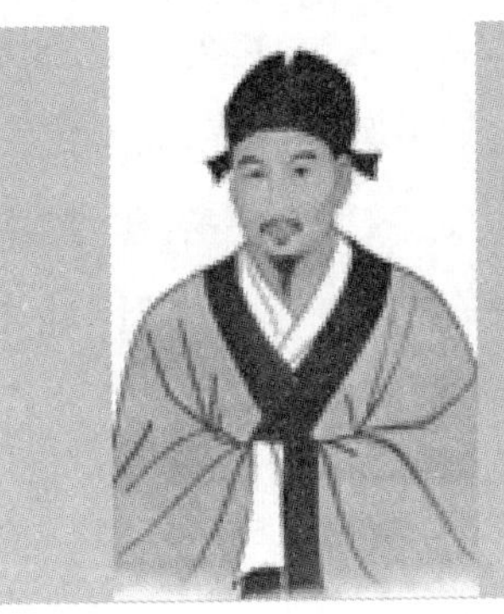

简介

庄绰(约1126年—?),字季裕,惠安县人。生卒年均不祥,约北宋末前后在世,约卒于南宋绍兴十三年至十九年。

1127年,庄绰患疟疾,久治不效,陈了翁为其灸膏肓俞而愈,故为"使真人求穴济众之仁益广于天下",庄氏开始搜集资料并编成《灸膏肓俞穴法》。此书收集了唐宋时期孙思邈、王惟一、石藏用、叶元善、潘琪以及僧仲等六位医家取膏肓俞的数十种方法,图文并茂,并附以本人见解。这是中国古代最早的一本专门研究俞穴的著作。

庄绰尝摄襄阳尉,并官于顺昌、澧州等处。他博物洽闻,学问渊源,多融轶闻旧事。所著《鸡肋编》三卷,后人推为与齐东野语相埒;又有《杜集援证》《灸膏育法》《筮法新仪》,均《四库总目》并行于世。其他著述尚多,惜未多见,主要以《鸡肋编》而名世。

庄绰早年随父外迁,居颍川(今河南许昌)。北宋末年,历摄襄阳尉、原州通判等。宋室南迁后,历任建昌军通判、江西安抚制置使司参谋官,最高官职是"朝奉大夫知鄂州、筠州"。其喜游历,足迹遍及大江南北,见闻广博,学有渊源,是一个考证学家、民俗学家、天文学家、医药学家,对针灸尤有研究。

许叔微/《普济本事方》

简介

许叔微(1080—1154年),字知可,号近泉,真州(今江苏仪征)白沙人。

元按五年(1090年),因父母双亡,再加屡试不举,遂弃儒习医。许叔微于绍兴二十四年逝世,终年74岁,葬于马迹山檀溪村东麓。

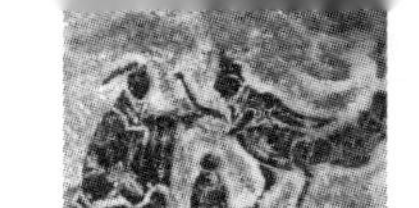

南宋建炎元年(l127年),真州疾疫大作,许叔微上门为百姓诊治,十活八九。后南渡居常州,又迁太湖马迹山。绍兴二年(l132年)中进士,历任徽州、杭州府学教授及翰林学士,人称许学士。因不满高宗苟安江南及秦桧陷害忠良,退隐乡里,行医济人。与抗金名将韩世忠过从甚密。岳飞被害后,韩世忠自请解职,移居苏州,常渡太湖访许叔微,共抒忧国情怀。许叔微是宋代研究《伤寒论》的大家之一,对辨证施治理论多有阐述和补充。他言:“伤寒治法,先要明表里虚实。能明此四字,则仲景三百九十七法,可坐而定也。”

在其学术思想中较突出的是对脾肾关系的理解,他认为肾是一身之根底,脾胃乃生死之所系,二者之中又当以肾为主,补脾“常须暖补肾气”。这一见解对后世进一步研究脾肾关系和临床作用,很有启发。

其他著作主要有:辑有《本事方》(又名《类证普济本事方》)10卷,《续本事方》10卷(均收入《四库全书》),著有《伤寒百证歌》5卷,《伤寒发微论》2卷,《伤寒九十论》(合称《许氏伤寒论著三种》),《治法》《辨证》《翼伤寒论》《仲景脉法三十六图》等书。

窦材/《扁鹊心书》

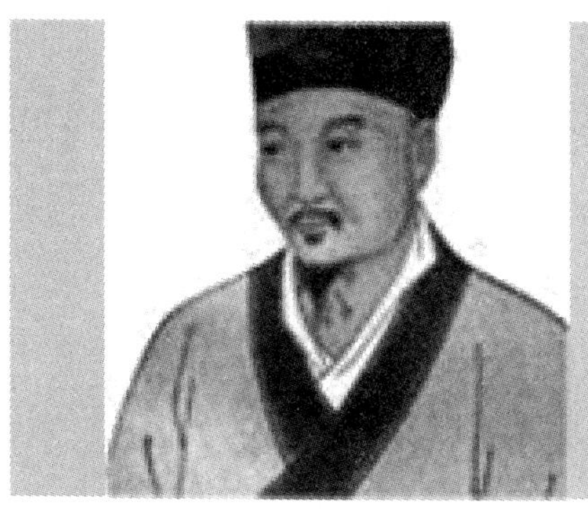

简介

窦材,宋代医家。约生于公元(1076—1146年),真定(今河北正定)人,尝任官职,著有《扁鹊心书》。

窦材学医于“关中老医”,曾任绍兴开州巡检等职。他受道家思想影响,积数十年经验,著成《扁鹊心书》三卷,附“神方”一卷。

窦氏主张扶阳以灼艾第一,常从肾脾着手,注重灸法,并创造“睡圣散”以减轻艾灸时的痛苦。他非常强调阳气在人体生理、病理中的重要作用,认为阳气的盛衰是人体生长衰老的根本,阳气的有无是人体生死存亡的关键。他的著作中的一些记载能够反映他的医学观念:“余治一伤寒,亦昏睡谵语,六脉弦大,余曰:‘脉大而昏睡,定非实热,乃脉随气奔也。’强为治之,用烈火灸关元穴。初灸病人觉痛,至七十壮,遂昏睡不疼,灸至三鼓,病人开眼思饮食,令服姜附汤,至三日后,方得元气来复,大汗而解。余思前证,少阴病也。发昏谵语,全似阳证,若时投以承气,岂得不死。故耳聋不呻吟,身生赤里靥,十指冷至脚面,身重如山,口多痰唾,时发燥热,皆少阴证也。”

何若愚/《子午流注针经》

何若愚，元代医家。生卒年不详，生平事迹史无记载。长于针灸。

其针灸方面的学术观点有：按时刺灸，倡用子午流注针法，理论基础为《内经》《难经》按时刺灸，六十甲子变化；补生泻成，分经络而定针刺深浅，补生泻成经络迎随深浅补泻法，理论基础为《灵枢·九针十二原》和《难经·七十二难》；接气通经，随经脉长度而定针刺久暂，接气通经，理论基础为《灵枢·五十营》和《灵枢·脉度》；刺分四时，强调因时而异，男女老幼脉气有别，强调因人而异；转针迎随，分别男女左右。

他的著作有《流注指微论》《流注指微赋》，未见行世。另有《子午流注针经》三卷，现有刊本行世。明《永乐大典》中尝辑有《流注指微赋》之内容。

王执中/《针灸资生经》《既效方》

王执中（约1140—1207年），字叔权，瑞安人，南宋乾道五年（1169）中进士，赐从政郎，曾做过将作丞、将作监等小京官，后外调，历任湖南澧州、湖北峡州州学教授。为温州籍最早有医学专著问世、并见诸文献记载的著名针灸医药学家。

在任湖南澧州州学教授时，王执中对当时社会上重方药轻针灸的现象提出批评，并根据临床实践，重新订正针灸典籍的错误，编撰《针灸资生经》七卷。书中记载了不少临床有效穴位和丰富的灸法，并附有方药，是我国针灸学的重要文献。

王执中很重视搜录民间医药经验，经常接触农民，走访郎中、药贩和药铺等，对民间所掌握的一方一药均加以记录，并经反复试用后，把确有疗效的保留下来，结集为一部《既效方》。

王执中是一位富有革新思想的医药学家，反对迷信前人的旧说和墨守成规，主张针灸和用药相结合，提出“若针而不灸，灸而不针，非良医也；针灸而不药，药而不针灸，亦非良医也。”

张杲/《医说》《秘方奥旨》

简介

张杲（1155—1225年），字季明，歙县人。南宋著名医学家。

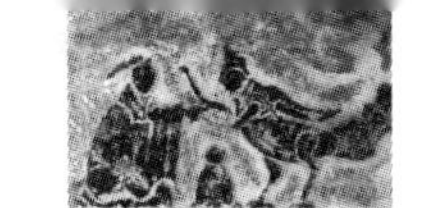

世医家庭出身的张杲以儒业医，精研岐黄五十余载，博览群书，留意于多种文史著作中医学典故等资料。南宋淳熙十六年（公元1189年），张杲34岁时撰成《医说》初稿。其后36年间，他不断修订、补充，蔚成大观，并加评论和自身临床体会。其时，张杲已年届七旬，始将《医说》定稿付梓。

《医说》共十卷，分四十九门，记载了南宋以前名医116人，内容宏富，所搜集的资料注明出处，多可依据，是我国现存最早的医史传记。诚如《四库全书·总目提要》所评："取材既富，奇疾险证，颇足以资触发，而古之专门禁方，亦往往在焉"。此书曾传至朝鲜、日本等国。朝鲜在1488年刊行过此书，《东医宝鉴》也引用过。日本万治元年（公元1658年）亦曾刊行，足见该书影响之大。

张从正/《儒门事亲》《心镜别集》《张氏经验方》《张子和治病撮要》

简介

张从正（1156—1228年），字子和，号戴人，宋金时（约生于公元1156—1228年间）睢州考城人。金代四大名医之首。

张从正学术上继承了《内经》《难经》《伤寒论》诸典籍的理论与临床观点，并很推崇刘河间的学术思，对于汗、吐、下三法的运用有独到的见解，积累了丰富的经验，扩充了三法的运用范围，形成了以攻邪治病的独特风格，为祖国医学的病机理论和治疗方法作出贡献，被后世称为金元四大家之一，又称为"攻下派"的代表。

张从正幼年从父学医，博览医书，深究医理，勤奋自励，弱冠成器，中年时代，即成一方名医。他用药也以寒、凉为多。他以为风寒等是天之邪气，雨露等是地之邪气，最容易使人染病，饮食的酸苦甘咸等是水的各种邪气，也是致病的原因。他认为这些病因都不是人体内所应有的，一经致病，就应当祛除体外。祛除方法采用汗、下、吐三法为要，凡风寒痼冷等所致疾病在下，可用下法；凡是风痰宿食所致可用吐法。他行医奔波于陈州、徐州、开封、归德数十府，医疾救亡，功绩卓著，深得人民敬仰。金宣宗兴定年间，谕诏从正，补太医，因非其所愿，不久辞职归里，后与麻知几、常仲明等讲研医理，著书传世。约于公元1220年前后著成《儒门事亲》，取名的用意是儒者能明事理，事亲的人就应当知医道。当时因有人对汗、下、吐三法持有异议、故书

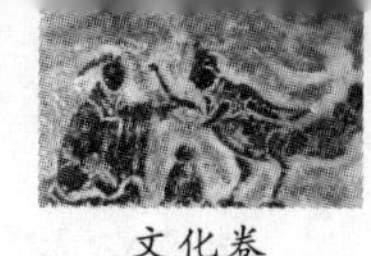

中有说、辨、诫、笺、论、疏、十形三疗，还有六门三法等目，旨在于攻，故号攻下派。

张氏强调攻邪，将其归纳为汗、吐、下三法。张氏对此三法的运用十分纯熟。他认为，只要邪气存于肌表，尚未深入，便可应用汗法。他所指汗法，包括灸、蒸、熏、渫、洗、熨、烙、针刺、砭射、导引、按摩等，“凡解表者皆汗法也。”在具体应用方面，张氏认为首先要明辨阴阳表里寒热虚实，在实际应用时，不仅表证可用，诸如有里证者，若兼有表证之象者亦可应用。其中，他尤其注重辛凉与辛温发汗之间的分辨，注重从地区、季节、体质、感受邪气、禀性、脉象等方面之不同，以鉴别辛凉与辛温的不同适应证。在使用汗法时，强调汗出之时要周身出遍，要渐渐汗出，且不宜过多，这是十分重要的原则。

对于吐法，他认为凡风痰、宿食、酒积等在胸膈以上的大实大满证均可应用。如伤寒或杂病中的头痛，痰饮所造成的胸胁刺痛、失语、牙关紧闭、神志不清、眩晕恶心等，由于病邪在上，均可用吐法。当然，他所称吐法，不仅仅指涌吐而言，“引涎漉涎，嚏气追泪，凡上行者皆吐法也。”具体应用上，一般情况下，凡吐至昏眩，可饮用冰水缓解，没有冰水，服用凉水亦可。此外，有一些不适应使用吐法的患者，如性情刚暴、好怒喜淫、信心不坚、病势临危、老弱气衰、亡阳血虚、自吐不止，诸种血证等，均在禁用吐法之列。

对于下法，不只局限于通泻大便，“催生、下乳、磨积、逐水、破经、泄气，凡下行者皆下法也。”即将通达气血，祛除邪气，使之从下而行的多种治疗方法统归于下法。由于张氏对下法概念范围的扩大，因此张氏下法的适应范围亦是十分广泛的。诸如胃肠部有各种结滞，伤寒大汗之后而因劳而复发，热气不尽者，杂病腹中胀满疼痛不止而内有实邪者，目黄、九疸、食劳及落马、堕井、打扑、闪朒、损伤等外伤引起者，均可选用下法。此外，张氏还列举了三十味常用攻下之药，诸如大戟、牵牛、芫花、巴豆、甘遂等峻烈攻下之品均在其列，而且提出对一些毒性药物的应用应当慎重，既强调其治疗作用，又注意其弊端与副作用，可见其应用是十分娴熟的。

闻人耆年/《备急灸法》

闻人耆年，南宋医生。槜李（今浙江嘉兴）人。

闻人耆年自幼习医，凡古人一方一技，悉心讲求其要，居乡四五十年，以此养生，亦以此利人。

他学术上推崇名医张涣《鸡峰普济方》，其方虽简单易行，但皆缓急有赖之列。遂将自身四十年之经验撰成《备急灸法》一卷（1266 年）。他认为：“凡仓卒救人者，惟灼艾第一。”故于灸法论述颇详，并附已试之方药。

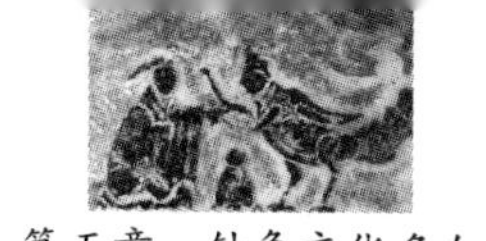

杨介/《存真环中图》

杨介，字吉老，生卒年不详，泗州（江苏盱眙）人。出身于世医家庭，曾为太医生。

相传宋徽宗苦脾疾，杨介即以理中汤冰煎获愈。当时运气学说盛行，杨氏却反对根据运气巡方用药。

崇宁年间（1102—1063 年）泗州处决犯人，郡守李夷行遣医生及画工解剖胸腹，察验脏腑，并一一绘制成图。杨介取此图参校古书，又取烟萝子所画，整理订正益以十二经图，撰成《存真环中图》（又名《存真图》）一卷，可惜已佚。

第七节　元朝时期

窦默/《针经指南》《流注指要赋》《窦太师流注》《标幽赋》《指迷赋》《铜人针经密语》等，另有《疮疡经验全书》为其后代所辑。

简介

窦默（1195—1280 年），初名杰，字汉卿，后改名为默，字子声，金末元初理学家，针灸医家。广平肥乡（今河北省肥乡县，位邯郸市东）人。

窦默元初历任翰林院侍讲学士、昭文馆大学士、正议大夫等职，累赠太师、魏国公，谥号文正，是著名的医学家、理学家、教育家。

金末，窦默避乱河南，从名医李浩学铜人针法，后南走德安（今湖北省安陆县，位随州市东南），习读宋人理学著作。元兵陷德安，杨惟忠招集儒释道之义。他应召北归至大名（今河北省大名县，位于广平县东南），与姚枢、许衡等讲求理学。后又返回肥乡，教授生徒以经术之学。元世祖忽必烈为藩王时，曾召见窦默问治国之道，使其皇子皆从之学。元世祖即位后，窦默被任命为翰林侍讲学士。晚年又加至昭文馆大学士。卒后封魏国公，谥文正。

杜思敬/《济生拔萃方》

杜思敬（1235—1320 年），字敬甫，一字散夫，号宝善老人。汾州西河（今山西省汾阳市西

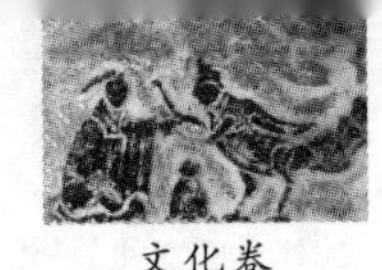

河乡)人,元初沁州长官杜丰第三子。享年86岁,谥号文定。

杜思敬初侍忽必烈于藩府,历户部侍郎、中书郎中,出为顺德、安西、汴梁等路总管。至元二十八年(1291年),任中书参知政事。大德十年(1306年),进中书左丞。琥(武)宗即位后致仕。元延佑二年(1315年)编写《济生拔萃方》,内有"针灸节要""针灸经择要集"等针灸作品,注意腧穴,特别重视"五腧穴"在针灸中的作用。同时对体位取穴很注意,如治耳聋、耳鸣刺"翳风穴"针透口中,当为中国透穴刺的前身。撰写《杂类各方》,是中国较早的中医丛书。尝取医籍中之切于实用者,由古至金元,取其医论、方药,编辑成帙。辑录金元时期医著19种(多为节本),包括张元素的《珍珠囊》,刘完素的《洁古家珍》,李杲的《脾胃论》《兰室秘藏》,王好古的《医垒元戎》《此事难知》《阴证略例》,罗天益的《卫生宝鉴》等。

张璧/《云岐子论经络迎随补泻法》

金代医家。号云岐子,易州(今河北易县)人。

为张元素之子,其脉法研究颇为精当,系以《内经》《脉经》为本,参以仲景及后世诸家脉论,并阐以己见,著成《云岐子脉法》,以七表八里九道脉为纲,论述各脉之主证及方治。尚有《伤寒保命集》(又称《云岐子保命集论类要》),为论述伤寒证之著作,后编入《济生拔萃》。另有《脉谈》《医学新说》等,亦皆行于世。

王国瑞/《扁鹊神应针灸玉龙经》

简介

王国瑞,元朝婺源(今江西省婺源县)人,约生活在13世纪末至14世纪中叶,是元末著名针灸学家。

金朝时期著名医家窦汉卿将针灸之术传给王国瑞之父王开(王镜泽),王国瑞自幼跟从父亲学医,成为当时显赫的针灸名家。王国瑞是窦氏针法的主要传人,撰有《扁鹊神应针灸玉龙经》一卷,刊行于元文宗天历二年(1329年),该书是一本理论与临床、普及与提高相结合的针灸专著,包括了王氏以前针灸医家对于针法及腧穴理论与临床的精辟见解,学术价值较高。

王国瑞在继承窦氏针法的基础上,发展了子午流注针法。他在深刻认识奇经八脉气血盛衰与时间的内在关系的基础上,另创有一种逐日按时取穴的针法,这种针法是以八脉交会八穴

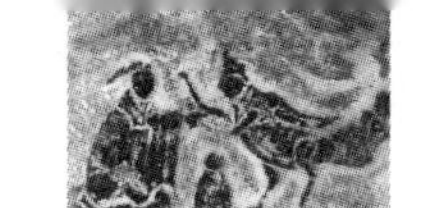

为基础，与九宫八卦的数字相配合，再根据日、时干支的数字变化而进行推演，就是首载《扁鹊神应针灸玉龙经》中的“飞腾八法”。王氏的“飞腾八法”与灵龟八法有诸多相近之处，是明代灵龟八法的先驱。明代徐凤《针灸大全》中的《灵龟取法飞腾针图》就是在深刻认识了奇经八脉气血盛衰与时间的相互关系后，受王氏“飞腾八法”之启发而创制出来的。

王氏对于针法方面的研究也很有特色，在施行补泻时，可分异穴补泻和同穴补泻两种方法，如“妇人血气痛：合谷补，三阴交泻”则属异穴补泻“治头风刺风池，先补后泻”“治鼻渊刺上星先泻后补等”则属同穴补泻。在同穴补泻中又有泻多补少和补多泻少之分，这种补泻先后和补泻多少的操作方法，成为后世“阳中隐阴”“阴中隐阳”之先河。在《扁鹊神应针灸玉龙经》中的《玉龙歌》中还有一针多穴的透穴针法，如“头风偏正最难医，丝竹金针亦可施，更要沿皮透率谷，一针两穴世间稀。”王氏还继承了窦汉卿的交经互刺思想，对于头风偏痛、胸胁疼痛的病证分别采用了“左疼取右，右疼取左”和“右疼泻左，左疼泻右”的治疗方法。

滑寿/《难经本义》

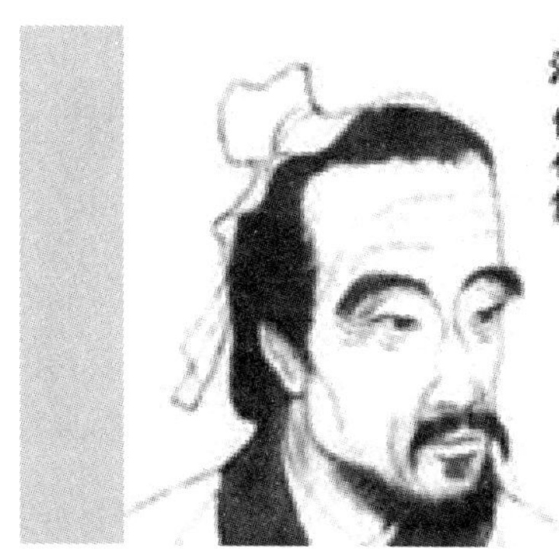

简介

元代医学家。字伯仁，晚号樱宁生。祖籍襄城（今属河南），其祖父时迁居仪真（今属江苏）。

滑寿自幼聪明好学，善诗文，通经史诸家。先从京口（今江苏镇江市）名医王居中学医。研读《素问》《难经》，颇有心得，遂著成《读素问抄》和《难经本义》二书。

随之，滑寿精心研究张仲景、刘守真、李东垣诸家之说，融会贯通，深有造诣。后来又随东平（今山东东平县）高洞阳学习针法，遂对经络悉心研究，取《内经》等书中有关经络的理论，对针灸、经络理论很有研究，著《十四经发挥》三卷，提出奇经八脉的任督二脉与其他奇经不同，应与十二经脉相提并论而成十四经，并在《素问》《灵枢》的基础上，通考腧穴 657 个，考正其阴阳之往来，推其骨孔之所驻会，详加训释。

滑寿在针灸之道湮而不彰，经络之学已被忽视之世，力挽狂澜，使针灸又得盛于元代，并为后世针灸医家的规范，这都是滑氏的功劳。不仅如此，《十四经发挥》流传到了日本之后，日本的针灸医学也开始盛兴起来。自元代以后，直至现今，《十四经发挥》一直传诵不绝。后世尚有《明堂图》四幅，题为滑寿撰。

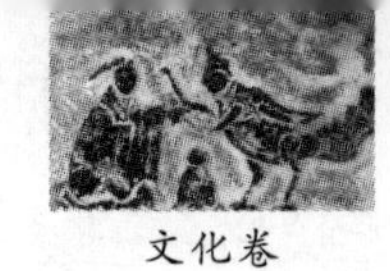

他的其他著作还有《读素问钞》三卷,《十四经发挥》三卷,《本草韵合》《伤寒例钞》三卷,《诊家枢要》一卷,《滑氏脉诀》《脉理存真》《樱宁生要方》《医学引彀》《樱宁生补泻心要》各一卷,《医学蠢事书》五卷,《滑氏方脉》《滑氏医韵》《麻诊全书》四卷,《痔瘘篇》《滑伯仁正人明堂图》等。

罗天益/《卫生宝鉴》

罗天益(1220—1290 年),字谦甫,元代真定路藁城人(今河北藁城县),另一种说法是真定(今河北正定)人,医家学。

他幼承父训,有志经史,攻读诗书。长大后,逢乱世,弃儒习医。公元 1244 年以后,罗天益向名医李杲学医数年,尽得其术。李杲身后,他整理刊出了多部李杲的医学著作,对传播"东垣之学"起到了重要作用。他的学术思想遥承于洁古,授受于东垣,又突出脏腑辨证、脾胃理论、用灸法以温补中焦,不仅能治中焦不足的虚寒证,而且还可以治疗气阴两伤的虚热证。罗氏能补其师之不足,并发展了刘河间热证用灸\李杲甘温除热的理论观点,继承和发展了金元四大家的针灸学术思想。药性药理运用的"易水学派"特色,成为易水学派理论形成和发展过程中承前启后的一位重要医家。

公元 1251 年后,他自师门回乡行医,以善治疗疮而显名。晚年诊务之余,他以《内经》理论及洁古、东垣之说为宗,旁搜博采众家,结合自己的体会,撰写了《卫生宝鉴》二十四卷。讨论方、药及药理,附列验案。

至元三年,他又以所录东垣效方类编为《东垣试效方》九卷。另著有《药象图》《经验方》《医经辨惑》(见刘因《静修文集》)等书,均佚。经过整理的张元素的著作有《洁古注难经》。

第八节 明朝时期

刘纯/《医经小学》《伤寒治例》《杂病治例》《玉机微义》

刘纯,明代医学家。字宗厚,淮南吴陵(今属江苏)人,后移居陕西关中。其父刘叔渊受业于名医朱丹溪,纯继承家业,颇有医名。

刘纯,尝编《医经小学》,系以韵体文将医经之要旨加以编辑,便于记诵。全书分本草、脉诀、经络、病机、治法及运气等部分叙述。另又辑成《伤寒治例》《杂病治例》等。又将徐用诚之《医学折衷》加以补益,成《玉机微义》五卷,亦颇有发挥。

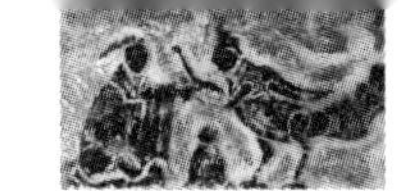

朱橚/《普济方·针灸》《保生余录》《袖珍方》《普济方》《救荒本草》

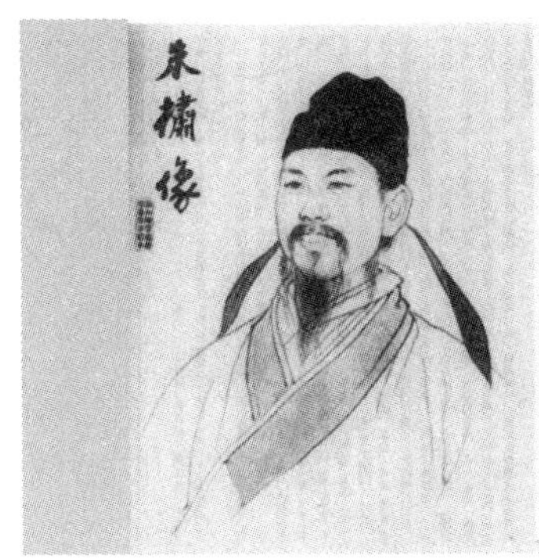

简介

朱橚是明朝开国皇帝明太祖朱元璋(1328—1398 年)的第五个儿子,明成祖朱棣(1360—1424 年)的胞弟。

洪武三年(1370 年),朱橚被封为吴王。驻守凤阳。洪武十一年(1378 年)改封为周王,十四年(1381 年)到开封任职。

朱橚组织和参与编写的科技著作共 4 种,分别是《保生余录》《袖珍方》《普济方》《救荒本草》。《保生余录》全书两卷。

《袖珍方》全书四卷,3000 多方,其中有些还是周府自制的。这部著作编著严谨,"因疾授方,对方以授药"。总结历代医家用方经验,"条方类别,详切明备,便于应用。"《袖珍方》仅在明代就被翻刻了十余次,可见受医家重视的程度。它的发行,对我国西南边陲医药事业的发展作出了巨大的贡献。

《普济方》是被认为"采摭繁富,编次详析,自古经方更无赅备于是者"(《四库全书提要》)的巨著。全书共 168 卷。其中有方脉总论、运气、脏腑、身形、诸疾、妇人、婴儿、针灸、本草共 100 余门,计 1960 论,2175 类,61739 个药方,239 图。对于所述病证均有论有方,保存了大量明以前失散的文献,为后代学者提供了丰富的研究资料。李时珍的《本草纲目》引用其中的方剂就特别多。

熊宗立/《勿听子俗解八十一难经》《名方类证医书大全》《黄帝内经素问灵枢运气音释补遗》

熊宗立(约 1409—1482 年),一名均,字道轩,自号勿听子,明建阳(今福建建阳县)人。明代有名的医家和刻书家。

熊宗立师从刘剡学医,推崇五运六气之说,著述甚丰,日本医生真长兰轩曾从其学,是福建历史上刊刻医书最多的人。

他著有《名方类证医书大全》24 卷(1447 年)、《黄帝内经素问灵枢运气音释补遗》1 卷、《勿听子俗解八十一难经》(又名《新编俗解八十一难经图要》)7 卷(1438 年)、《伤寒运气全书》(又名《伤寒活人指掌图论》)10 卷(1458 年)、《医学源流》1 卷、《增补本草歌括)8 卷、《山居便宜方》

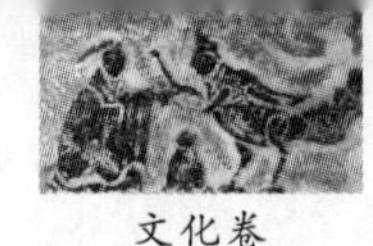

16卷、《备急海上方》2卷、《妇人良方补遗大全》1卷及《类证注释钱氏小儿方诀》，注有宋代陈文中《小儿病源方论》10卷。

方以智

方以智(1611—1671年)，明代著名哲学家、科学家。字密之，号曼公，又号鹿起、龙眠愚者等，汉族，安徽桐城人。

他崇祯13年中进士，官至检讨。弘光时为马士英、阮大铖中伤，逃往广东以卖药自给。永历时任左中允，遭诬劾。清兵入粤后，在梧州出家，法名弘智，发愤著述，同时秘密组织反清复明活动。康熙十年，因“粤难”被捕，十月，于押解途中自沉于江西万安惶恐滩殉国。学术上方以智家学渊源，博采众长，主张中西合璧，儒、释、道三教归一。他一生著述400余万言，多有散佚，存世作品数十种，内容广博，文、史、哲、地、医药、物理，无所不包。

徐凤/《针灸大全》

简介

徐凤，生活于14世纪下半叶至15世纪上半叶，字延瑞，号泉石，明江右弋阳(今江西省弋阳县石塘)人，为明代著名针灸医家。

徐凤自明建文二年(公元1400年)开始向倪孟仲、彭九思学习针灸术，其后又遍访名医，博搜广辑，结合自己近四十年的临床经验，约在公元1439年编撰成《针灸大全》一书。《针灸大全》又名《针灸捷要》《针灸捷法大全》，该书主要是对前人有关针灸理论与临床的论述进行编辑，同时也参合了徐凤本人对针灸学的论述。书中内容既丰富又简要，切合临床实用。全书的特色是以歌赋的辑录居多，这些歌赋都是有关针灸学基本理论以及对针灸治病经验的总结，言简意赅，既易于理解习诵，又便于熟记运用。

徐凤对按时选穴之说甚为推崇，对按时选穴的理论进行了必要的诠释、补充与发展，这是徐氏的又一大贡献，使后世在讨论按时取穴法时有法可宗。《针灸大全》首次对“子午流注”之名称作出详细而明确解释，其所叙述的“子午流注针法”“灵龟八法”“飞腾八法”等内容，堪称是按时取穴法之准绳，成为后世临床使用时遵循的法则，现在论述按时取穴法者，仍然大多以《针

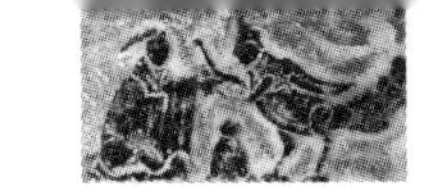

灸大全》为主要参考。

可见，徐凤是明初继承和发展针灸学的重要人物之一，是明代杰出的针灸医家。他在《针灸大全》中保留了许多重要的针灸学文献资料，而且他注重针法和按时选穴手法等的研究，著作内容较多地采用歌赋形式，对明、清时代针灸歌赋的不断涌现有一定影响，也为后世研习者提供了一条便捷的学习途径。

凌云/《经学会宗》《子午流注图说》《流注辨惑》

凌云，明代针灸学家。字汉章，号卧岩。归安(今浙江吴兴)人。

凌云早年北游泰山时，遇一道人以针灸抢救已奄奄一息病人，即从其学医，终精熟针灸术，凡经其以针灸治者，无不见效，遂有“医道名闻天下”之称。他为人慷慨，讲求医德，凡求医者，不计日夜，不辞风雨，无不疾赴。对因贫穷无钱医治者，不取半文。

相传金华一妇女年轻寡居，精神失常，凌云施以针灸，使其康复。江苏吴江一产妇临产三日而胎未下，经凌云针扎，婴儿即落地。他于孝宗(1488－1505 年)年间召至京，授御医。卒年七十七。有《卧岩凌先生得效应穴针法赋》《经学会宗》等传世。

陈会/《神应经》

陈会，字善同，号宏纲，江西丰城横江里人。受南宋时期著名针灸家席弘的十世孙席信卿亲传。

陈会传徒二十四人，包括南昌刘瑜(永佩)，刘瑾(永怀)兄弟等人。刘瑾于 1425 年奉命将陈会的《广爱书》选编成《神应经》。陈会《广爱书》原书已佚，只能从《神应经》中了解其梗概。目前各书只有《神应经》流传下来，主要内容见于《针灸大成》。

方贤/《奇效良方》

方贤，浙江吴兴县人，明中叶天顺(1457—1464 年)至成化(1465—1487 年)年间人，为明代宫廷御医。在成化六年(1470 年)前后，先后任太医院院判、院使。他曾被皇帝召至殿前，考试了 3 篇医论，之后加封为通政使右通政。

方贤的主要成就是编著了《奇效良方》一书(又名《太医院经验奇效良方大全》)。方贤的前一任太医院院使董宿，曾收集诸家之方，分门别类，写成《奇效良方》的部分手稿，但未及成书，董宿就去世了。方贤对此感到可惜，立志要完成此书。他与御医杨文翰共商此事，对原稿加以修订，去其繁冗无用者，并进一步广为旁求秘抄，收集其未备的有效方药，终于使这本书付梓出版，成为当时流行很广、很受欢迎的著作。

《奇效良方》全书69卷，分为64门，每门都有论有方，载方总数达7000余首。该书在保存宋、金、元及明初方剂方面有重要价值，综合了内、妇、儿、外科以及杂病的治疗经验。

夏英/《灵枢脉经翼》

明代医家。字时彦。仁和(今浙江余杭)人。世业医。尝取祖遗诸书，撰《灵枢经脉翼》二卷。

王九思/《难经集注》

王九思，明官吏(1468—1551年)，兼通医学。字敬夫，号渼陂，鄠县(今属陕西)人，为弘治九年(1496)进士，后历任吏部主事、吏部郎中。

他曾与人合注《难经》，至今有《王翰林集注黄帝八十一难经》五卷行世。

杨珣/《针灸集书》

杨珣，生卒年月不详，明代长安名医，曾任武功医学训科，后应召入太医院任职。

明代杨珣，撰于正德八、九年间。由于杨氏曾任职于太医院，能够接触到较多珍贵医书，故《针灸集书》汇集了大量明以前针灸文献，其中一些已佚针灸书赖是书而传世，具有很高的文献价值。

卷上"腧穴治病门类"篇系节录自王执中《针灸资生经》，但文字经过杨氏改编，与原书有出入；卷下十四经循行、病候内容引自明正统石刻《铜人图经》，但也据他书进行了改编。

高武/《针灸聚英》

简介

高武，生卒年月不详，约生活于十六世纪。号梅孤，鄞县(今浙江宁波)人，著名针灸家。

高武喜读书，天文、律吕、兵法、骑射无不娴习。嘉靖间，中武举，以策干当路，官至总兵，因不合弃归。晚年研究医学，尤长针灸。

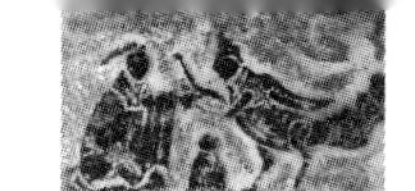

高武为订正穴位，亲制针灸铜人模型三具，男、女、童子各一，在针灸史上针灸史上是少见的。高武认为，《内经》《难经》典籍的问世，为针灸理论奠定了基础，大大促进针灸术的发展。但世俗操针灸者，以学针灸只须实践，无需理论，即读亦仅以玉龙、金针、标幽等歌赋而已。于是，他节集《内经》《难经》等有关针灸的章节，重加编次、整理、删繁、解释，而成"针灸节要"，并辑集《铜人》《明堂》《子午》等相关内容，再掺入自己的学术见解，名曰《针灸聚英发挥》(亦称《针灸聚英》)，使针灸理论更臻完善。

高武参考《内经》《难经》《铜人腧穴针灸图经》《明堂孔穴针灸治要》《针经指南》以及明以前针灸文献 10 多种，撰成《针灸聚英》一书，具有重要的学术价值，对针灸学的发展起着承前启后的作用，为后世针灸学所推崇。

其针灸方面的学术观点和成绩主要有：秉崇《内经》《难经》，提倡针、灸、药三者得兼；遵古不泥古，首立"东垣针法"；注重经脉经穴流注，首创腧穴主治归纳；重实践择善从，创子午流注纳子法。

汪机

/《针灸问对》《伤寒选录》《医学原理》《运气易览》《续素问钞》《脉决刊误集》《推求师意》《外科理例》《痘治理辩》《本草会编》《医读》《内经补注》

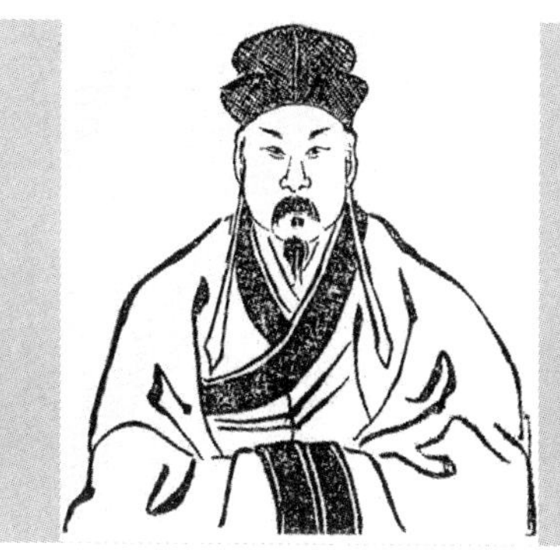

简介

汪机（1463—1539 年），字省之，别号石山居士，祁门城内朴墅人，新安医学奠基人。其家世代行医，祖父汪轮、父亲汪渭均为名医。

汪机少时勤攻经史，后因母长期患病，其父多方医治无效，遂抛弃科举功名之心，随父学医。他努力钻研诸家医学经典，取各家之长，融会贯通，医术日精，很快便青出于蓝而胜于蓝。不仅治愈了母亲头痛呕吐的疾病，且"行医数十年，活人数万计"，医学著述十余部，《明史李时珍传》说："吴县张颐、祁门汪机、杞县李可大、常熟缪希雍，皆精医术"，为当时名冠全国的四位医学大师。

汪机注重医德，强调不可轻视人之生死，对重危患者，"竭力治之，至忘寝食"。明嘉靖年间（1522—1566 年），县内瘟疫流行，死亡相继，哭声载道，汪机倾囊购药，免费施治，救人不可胜计。汪机生活简朴，不喜奢靡，布衣蔬食，不追求名利，"至义之所当为，视弃百金如一羽"，在当地老百姓中素负盛誉。

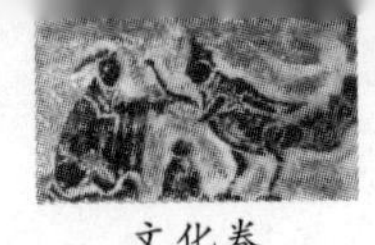

汪机平时注意汇集前人著述，并加以整理。如《推求师意》一书，原为明初戴思恭所撰，后刊本已不易复见，汪机“睹其本于歙县，始录之以归，祁门人陈桷校而刊之”；又《脉诀刊误》一书，流传不广，歙人朱升虽有抄本，但“被视为秘典，不轻以示人”，汪机闻讯后，即“备重赀，不远数百里，往拜其门，手录以归”。经补缺正讹后予以刊刻，使此书得以广为流传。可以说汪机在汇集、传播古代医籍方面，作出了很多贡献。

汪机一生究心医学，撰写医学著作，直至古稀之年，仍刻意钻研，握笔不辍。其著述态度相当谨严，如《伤寒选录》，数十年始完成，《医学原理》亦 8 年而成，朝究暮绎，废寝忘食。此外他的著作还有《运气易览》《续素问钞》《针灸问对》《脉决刊误集》《推求师意》《外科理例》《痘治理辩》《本草会编》《医读》《内经补注》共 13 种。其中影响较大者，首推《石山医案》。此为门人陈桷“取机诸弟子所记机治疗效益，裒为一集”，全书 3 卷，尤其是《营卫论》一篇，提出了固定培元学说，奠定了新安医学流派的理论基础。

汪机在学术上，既受金、元各家影响，又不拘一格。其著作最显著的特点，是善于汇集各家之说，在阐发中医基础理论方面有独到的见解，由此也奠定了汪机一代名医和新安医学奠基人的位置。正因为如此，时隔数百年后，于 2000 年，在“千年徽州杰出历史人物”评选中，汪机以其医学大家的身份得以入选仅有 30 人的徽州千年历史人物。

徐春甫

/《古今医统大全》《古今医统》《内经要旨》《妇科心镜》《螽斯广育》《幼幼汇集》《痘诊泄秘》《医学入门捷径六书》《医学未然金鉴》

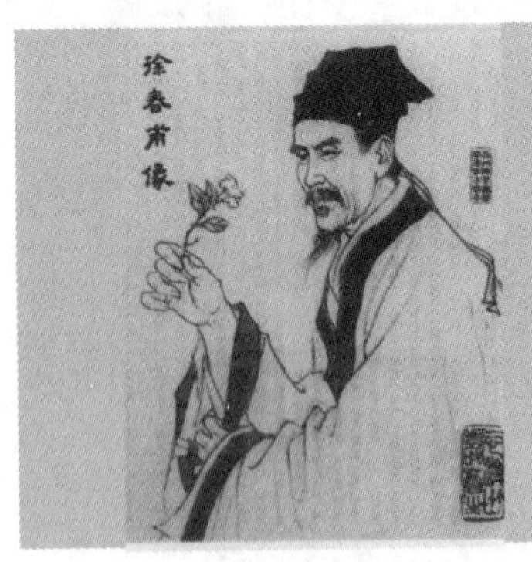

简介

明代医学家。字汝元（或作汝源），号思鹤，又号东皋。祁门（今属安徽）人。因多病，乃从师于名医汪宦。博览医书，通内、妇、儿等科。曾在太医院任职。隆庆初（1568 年）参与组织成立医学学术团体“一体堂宅仁医会”。

他对李杲的脾胃学说很为推崇，并主张良医应当兼通针药，认为用药不可泥守古方，临证应会变通加减等，他的医论和著述对后世有一定影响。

徐春甫一生精勤笃学，著述甚丰。有《妇科心镜》《螽斯广育》《幼幼汇集》《痘诊泄秘》《医学入门捷径六书》《医学未然金鉴》等著作问世。其中以《古今医统》影响最大。

《古今医统》又名《古今医统大全》，是徐春甫 36 岁时编撰的煌煌巨著。全书共 100 卷，185 万字，是我国现存的十大医学全书中最早问世者。书中附有历代医家简明传记 274 人，采摭书

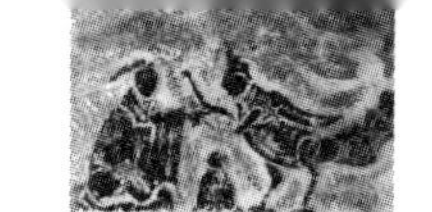

目496种，“上下数千年间，圣儒哲匠，绝殆尽”，包括内经要旨、医家传路、各家医编、脉法、运气、经络、针灸、本草、养生、临床各科证治及医案等，是一部内容丰富的医学全书。其出版刊行被当作大事载入了《中国医学大事年表》，且在海外也有影响，日本不但有明万历三年(1657)翻刻金陵唐氏本全套的《古今医统》刊本，而且在许多重要医学文献中都引用了该书的内容。《古今医统》至今对临床应用和理论研究仍有较高的参考价值。

胡元庆/《痈疽神秘灸经》

胡元庆，元代医生。鹤溪(今浙江青田)人。提出痈疽、疔疖系经血阻滞、气血不通所致，遂辑十二经通滞之穴，撰成《痈疽神秘灸经》一卷，后经明薛己校补行世。

胡元庆所撰《痈疽神秘灸经》一书，为痈疽灸法专著，又名《痈疽神妙灸经》。后经明代薛己校补。是一部用灸法治疗外科痈疽病的专书。其主要论述十四经脉中治痈疽的主要腧穴及其灸治方法，并附插图。后有《看内痈疽诀法》一文，颇有创造性见解。书中收载了不见于其他专著的若干灸疮秘穴，亦附有插图。现有日刻本。

楼英/《医学纲目》《内经运气类注》《周易参同契药物火候图说》《仙岩文集》《江潮论》《守分说》《仙岩日录杂效》《正传录》

简介

楼英(1332—1401年)，一名公爽，字全善，号全斋，明萧山楼塔人。生于医学世家，继承祖业，行医乡间。

楼英自幼即承家教，博览群书，精究名家医说和历代名方，结合临床经验，以“阴阳五行生化万物”之说，提出诊病“必先分别血气、表里、上下、脏腑之分野，以知受病之所在；次察所病虚、实、寒、热之邪以治之”的中医原则。在行医中，重因人、因病、因时而异，施以药疗、理疗、针疗等法，因医术高超，故奏效多。对穷苦人治病，不收分文。足迹遍云南、贵州等地。洪武年间，太祖朱元璋患病，因临淮(今安徽凤阳)丞孟恪的推荐，应召入宫，旋任职太医院。年老辞归故乡，死后，墓葬在今楼塔镇乌珠荡山脚，至今保存完整。

楼英出身书香门第，从小就刻苦好学。早年与哥哥楼泳一起在“仙岩寺”求学，认真攻读《易经》，学习医道。楼家三代就医，聪明好学的楼英继承祖业，十岁就可开始给乡亲们诊脉治

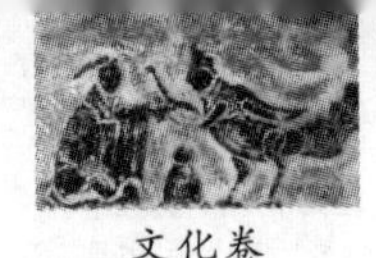

病。他热诚地接待患者，贫富不分，秽臭不怕。没过几年，他的名气就传遍了四方。各地的病人都纷纷慕名前来求医，他很快成为了元末明初的一位江南名医。

楼英不但医术高明而且在文学上也造诣很深。为了总结前人医道为后人留下的经验，他决心编写医著，他利用治病的间隙，博览大量的医著，还求朋访友，广搜博采，积累资料。在另一位名医戴元礼的帮助下，经过努力，他编成了一部《医学纲目》，共四十卷。这是一部按人体内脏分类法编写而成的，文章结构紧密，阐述有条有理，概括性强。这部书成为明清以来医家必读之书，实用价值很高。暨《医学纲目》以后，他又络绎编写了《仙岩文集》《内经·运气类论》等著作。

洪武中叶，皇帝召他进京，任命为人医官。清高的楼英不要高官厚禄，不附权势。但太医院的众多医学著作吸引了他，他在太医院埋头苦读，为他后来再著医书奠定了基础。

楼英除医学外，对天文、地理、历法亦颇有造诣。在故里边行医，边研究医学古籍，对阴阳五行学说独有见解。晚年隐居仙岩山、云门寺等处，专心著述。著作有《医学纲目》40 卷、《内经运气类注》4 卷，《周易参同契药物火候图说》《仙岩文集》2 卷及《江潮论》《守分说》《仙岩日录杂效》《正传录》等。其中尤以《医学纲目》一书为最。此书集《内经》以降历代医家方书、文献及其本人几十年临床经验之大成，全书资料丰富，纲目清晰，选论治方很有法度，前后耗时 30 年，是李时珍编撰医药巨著《本草纲目》的重要参考资料。

李梴/《医学入门》

简介

李梴，字建斋（一作楗斋）。江西南丰人。明代著名儒医。

李梴与陈自明、崔嘉彦、严用和、危亦林、龚廷贤、龚居中、喻昌、黄宫绣、谢星焕并列为江西历史上十大名医。

李梴少习儒，为邑痒生，负奇才。青年时期因病学医，博览群书，勤于临床，医声斐然。常以儒理释医理，尝谓："学者不深入易，则于死生之故不达，利济人物，终无把握。"

晚年因感初学者苦无门径可寻，乃收集医书数十家，"论其要，括其词，发其隐而类编之"，遂立志于门经书之编纂，经四年之久，著成《医学入门》九卷，首 1 卷，并于万历三年(1575)刊行

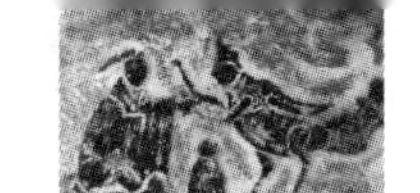

于世。此书为初学中医者而撰，内容包括历代医家传略、保养、运气、经络、脏腑、诊断、针灸、本草、方剂，以及外感内伤病机、内外妇儿各科疾病证治等。书中且搜集名医姓氏二百余人，简明实用，为读者所推崇，流传较广，曾流传到越南。现有多种版本行世。

该书主要特点有二：一是将多种古人著作重新合并分类，提取其精华而成；二是以《医经小学》为主要蓝本，用歌赋形式写作。《医学入门》曾传到越南，其中的许多正文是用歌赋形式写作，但又以大量注文作补充说明，不仅汇集了各家学说，而且也阐明了作者自己独特的见解。

葆光道人/《秘传眼科龙木论》

葆光道人，明代眼科医家。一说北宋人。

撰有《眼科龙木论》十卷（亦作《葆光道人秘传眼科龙木论》，1575 年），以提问形式将眼科证治分成 72 问阐述，并提出辨证施治三法及方药应用、钩割针镰之法及施术禁忌注意事项，在眼科领域有较大影响。

李时珍/《奇经八脉考》《本草纲目》《濒湖脉学》

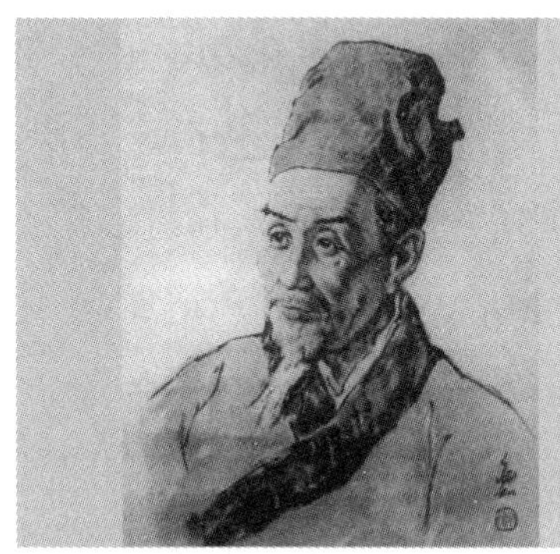

简介

李时珍（1518—1593 年），字东璧，时人谓之李东璧。号濒湖，晚年自号濒湖山人，湖北蕲州（今湖北省黄冈市蕲春县蕲州镇）人，汉族，生于明武宗正德十三年（公元 1518 年），卒于神宗万历二十二年（公元 1593 年）。中国古代伟大的医学家、药物学家。

李时珍曾参考历代有关医药及其学术书籍八百余种，结合自身经验和调查研究，历时二十七年编成《本草纲目》一书，是我国古代药物学的总结性巨著。

李家世代业医，祖父是“铃医”；父亲李言闻，号月池，是当地名医。那时，民间医生地位很低。李家常受官绅的欺侮。因此，父亲决定让二儿子李时珍读书应考，以便一朝功成，出人头地。李时珍自小体弱多病，然而性格刚直纯真，对空洞乏味的八股文不屑于学。自十四岁中了秀才后的九年中，其三次到武昌考举人均名落孙山。于是，他放弃了科举做官的打算，专心学医，于是向父亲求说并表明决心：“身如逆流船，心比铁石坚。望父全儿志，至死不怕难”。李月池在冷酷的事实面前终于醒悟了，同意儿子的要求，并精心地教他。不几年，李时珍果然成了一名很有名望的医生。

在他父亲的启示下，李时珍认识到，“读万卷书”固然需要，但“行万里路”更不可少。于是，

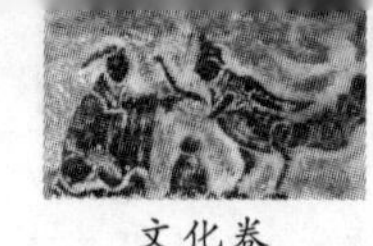

他既“搜罗百氏”,又“采访四方”,深入实际进行调查。李时珍穿上草鞋,背起药筐,在徒弟庞宪、儿子建元的伴随下,远涉深山旷野,遍访名医宿儒,搜求民间验方,观察和收集药物标本。

他首先在家乡蕲州一带采访,后来,他多次出外采访。除湖广外,还到过江西、江苏、安徽等地,均州的太和山也到过。后人为此写了“远穷僻壤之产,险探麓之华”的诗句,反映他远途跋涉,四方采访的生活。李时珍每到一地,就虚心地向当地人请教,其中有采药的,有种田的,捕鱼的,砍柴的,打猎的,热情地帮助他了解各种各样的地方药物。比如芸苔,是治病常用的药,但究竟是什么样的?《神农本草经》说不明白,各家注释也搞不清楚。李时珍问一个种菜的老人,在他指点下又观察了实物,才知道芸苔实际上就是油菜。这种植物,头一年下种,第二年开花,种子可以榨油。于是,这种药物便在他的《本草纲目》中一清二楚地解释出来了。

公元1551—1557年这段时间内,封建皇帝征如医官,下令各地选拔医技精湛的人到太医院就职,于是在武昌楚王府的李时珍,也被推荐到了北京。

关于李时珍这一段在太医院工作的经历,史学界有诸多争论,有人认为李时珍曾出任太医院院判(正六品),但也有人认为他只是担当御医(正八品)。无论其职位高低,李时珍被荐于朝是不可否认的事实。太医院的工作经历,有可能给他的一生带来了重大影响,为他创作《本草纲目》埋下很好的伏笔。

这期间,李时珍非常积极地从事药物研究工作,经常出入于太医院的药房及御药库,认真仔细地比较、鉴别全国各地的药村,搜集了大量的资料,同时他还有机会饱览了王府和皇家珍藏的丰富典籍。与此同时,他也可能从宫廷中获得了当时有关民间的大量本草相关信息,并看到了许多平时难以见到的药物标本,使他大大开阔了眼界,丰富了知识领域。

在李时珍任职太医院前后的一段时期,经长时间准备之后,李时珍开始了《本草纲目》的写作。在编写过程中,他脚穿草鞋,身背药篓,带着学生和儿子建元,翻山越岭,访医采药,足迹遍及河南、河北、江苏、安徽、江西、湖北等广大地区,以及牛首山、摄山(古称摄山,今栖霞山)、茅山、太和山等大山名川,走了上万里路,倾听了千万人的意见,参阅各种书籍800多种,历时27年,终于在他61岁时(1578年)写成。

《本草纲目》16部,52卷,约190万字。全书收纳诸家本草所收药物1518种,在前人基础上增收药物374种,合1892种,其中植物1195种;共辑录古代药学家和民间单方11096则;书前附药物形态图1100余幅。这部伟大的著作,吸收了历代本草著作的精华,尽可能的纠正了以前的错误,补充了不足,并有很多重要发现和突破,是到16世纪为止中国最系统、最完整、最科学的一部医药学著作。

李时珍感其时代的中医脉学存有缺憾甚至谬误繁多,便依其父李月池所著《四诊发明》及历史上其他多家脉论精华,于1564年(明·嘉靖四十三年)编著成《脉诀》,即《濒湖脉学》。

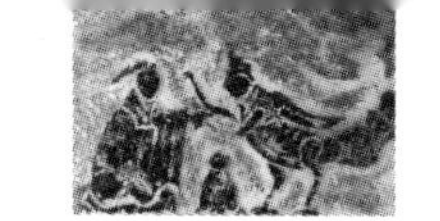

李时珍很重视"奇经八脉"之秘要。所以在他的《奇经八脉考》中，认为医生和修仙者一定要知道"奇经八脉"。他言："医不知此，罔探病机，仙不知此，难安炉鼎。""医而知八脉，则十二经十五络之大旨得矣；仙而知乎八脉，则虎龙升降，玄牡幽微窍妙得矣。"

杨继洲/《针灸大成》

简介

杨继洲（约 1522—1620 年），字济时，明代三衢（今浙江省衢州市衢江区廿里镇六都杨村）人，是明代著名针灸医家。

杨继洲"幼业举子，博学绩文"，由于"一再厄于有司"，才弃其业从医。他的祖父为明代太医，家中珍藏的医书和抄籍很多，继洲耳濡目染，于是有志学医，尤其致力于针灸学的研究。由于医术高超，曾被嘉靖选为侍医，其间功绩卓著。隆庆二年（公元 1568 年）在圣济殿太医院任职。

杨继洲是明代一位针灸学之集大成者，他总结了明末以前针灸学的重要成果，完成著作《针灸大成》。该书是我国针灸学的又一次重要总结，也是明以来三百年间流传最广的针灸学著作。

杨继洲一生行医 40 多年，临床经验丰富，尤其对针灸精通，治病时常常针药并重。

《针灸大成》是一部蜚声针坛的历史名著。自明万历年间刊行以来，平均不到十年就出现一种版本，该书翻刻次数之多，流传之广，影响之大，声誉之著，实属罕见，故可认为是目前最受欢迎、知名度最高的针灸专著之一。此书被刊行以后，不只受到国内学术界的重视，在国外影响很大，至今已有五十种左右的版本，并有日、法、德等多种译本。

该书取用《素问》《难经本义》《神应经》《医经小学》《乾坤生意》《针灸大全》《针灸聚英》《针灸捷要》《针灸节要》《古今医统大全》《医学入门》《奇效良方》《小儿按摩经》等医籍以及当时的抄本医书，对明以前的针灸理论和经验进行了系统汇编，虽然有些医书内容系自他书转引，但仍无愧"大成"之称，对明末及明后的针灸学产生了深远的影响。

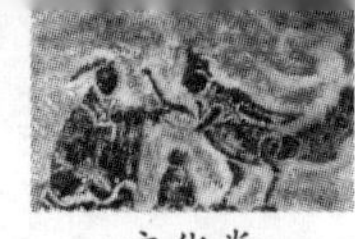

赵文炳/《铜人明堂之图》《针灸大成》

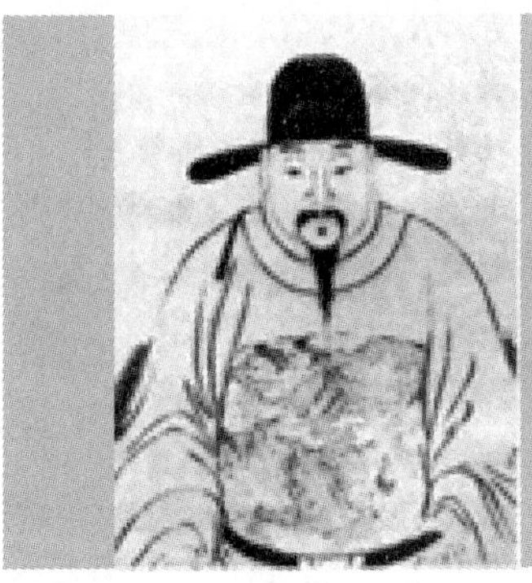

简介

赵文炳，字含章，号光世，明代河北任县人。隆庆年间科考中举，明隆庆五年(1571)中进士，先是被任命为知县，后提拔为御史。曾经出按湖广，万历年间巡按山西。居官清廉。

据史料记载，赵氏曾患顽疾，久治无效，遂求诊于针灸大师杨继洲，杨继洲用针刺治愈，赵氏因而偏爱杨继洲，捐资帮助他刊行《针灸大成》。

赵文炳患病与其勤政忧民、情志不畅相关，“刻《针灸大成》序”云：“余承乏三晋，值时多事。群小负隅，万姓倒悬。目击民艰，弗克匡济。由是愤郁于中，遂成痿痹之疾。”病愈之后，积极刻印针书，也出自他一贯的济世爱民胸怀：“余忧于时事，愧无寸补，恨早年不攻是业，反能济人利物也。因刻是书，传播宇内，必有仁人君子，诵而习之，精其术以寿其民者。”

赵氏得到杨继洲《玄机秘要》后，感到并不完善，“犹以诸家未备”。于是广求群书，凡是有关于针灸者全部搜采汇集，并“委晋阳靳贤通校”。要求以《素问》《难经》等为宗旨，详列针法纲目。又令能工巧匠在太医院铸刻铜人像，详著其穴，刻画成图，配于文内，共编为十卷，取名《针灸大成》。

《针灸大成》付刻后，赵文炳又考虑到经图相为表里，无经不能察脏腑之病源，无图不能知孔穴之所在。于是又取南京北京两都的版印铜人图，考证穴道，并用阴图阳图分别脏腑，刻印《铜人明堂之图》与《针灸大成》同时发行，以期“一展阅间，而经络条分缕析，了然在目，针灸中穴，厥疾无不瘳者，于医道不无小补。”

王肯堂/《六科准绳》《古今医统正脉全书》

简介

王肯堂(1549—1613年)，金坛(今江苏金坛)人，字宇泰，亦字损中，别号损庵，又称念西居士。

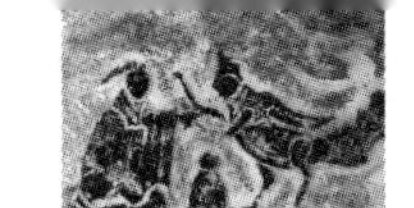

明万历十七年(1589)进士,选庶吉士,官至福建参政。于万历三十三年(1605年)主持纂刻北宋著名医书《千金翼方》,此书现存版本中,以王肯堂刻本最佳。由于朝廷不纳他的抗倭疏议,愤然称病,辞职回乡。从此重操少时喜爱的医学。

居家期间,他边疗民疾,边撰医书,曾成功的为一位眼窝边生毒瘤的患者行切除术,作过落耳再植术,“以惊驱惊”治愈一富家子弟因科举得中惊喜过度而得的精神病。他广泛收集历代医药文献,结合临床经验以10年时间编著成《六科准绳》。这是一部集明以前医学之大成的名著,书中对各种疾病的证候和治法叙述“博而不杂,详而又要”为历来医学家所推崇。阿魏化痞膏即是《六科准绳》中的经典名,还辑有《古今医统正脉全书》44种,著有《针灸准绳》《医学正宗》《念西笔尘》等,为祖国医药保存了许多有价值的资料。

王肯堂好学博览,读书涉猎极广。中国晚明时期唯识学之所以真正复起,即是因万历年间以王肯堂为中心,组织并倡导而形成了讲说唯识学的风气。王肯堂曾“闻唯识宗旨於紫柏真可大师”,在紫柏后盛赞慈恩一宗,广弘唯识教法。唐代三藏法师玄奘所创的《慈恩宗典籍》于宋元间渐次失传,至明初几成绝学。王肯堂久研成唯识论,因感慈恩宗著疏亡失,于是辑藏中经论及《华严经疏钞》《宗镜录》等诸典中正释唯识之文,编撰而成《成唯识论证义》。

许浚/《东医宝鉴》《疫神方》《新纂瘟方》《谚解救急方》《谚解痘疮集要》《谚解胎产集要》《脉诀集成》《纂图方论脉诀集成》

许浚(1546—1615年),字清源,号龟岩,1546年生于朝鲜京畿道阳川,终于1615年8月,享年70岁。

许浚是朝鲜王朝宣宗(后来改称宣祖)及光海君时的名医,亦是海东的著名医书《东医宝鉴》的作者。

许浚于宣祖时考入内医院,并依靠内科医术在王室诊疗上立有功劳。1592年(宣祖25年)壬辰倭乱时以御医身份始终扈从王侧直至复国。1604年受赐扈圣功臣三位,1606年加封阳平君。后因为台谏的反对被撤消职位。1608年宣祖逝世,又以增以医疗疏忽之罪,予以罢职听勘。曾任医官三十九年,死后被追封为辅国崇禄大夫 。

吴昆/《针方六集》《医方考》《脉语》《素问吴注》《针方六集》,另有《十三科证治》《参黄论》《药纂》《砭考》,已佚

吴昆(1551—1620年),字山甫,号鹤皋,自号参黄子。安徽歙县人。明代著名医家、医学理论家、藏书家,是新安医学的代表人物。

吴昆生于书香门第,祖父吴正伦医名颇著,家有数世藏书,至吴昆时,益加收罗,累至古今藏书数万卷,其中以医书最多。吴氏“日夕取诸家言遍读之”,他博览医学典籍,行医颇复盛誉。后又到浙江宛陵(今安徽当涂)、姑溪(今安徽和县)等地区求师行医,结交名医,拜师70多人,

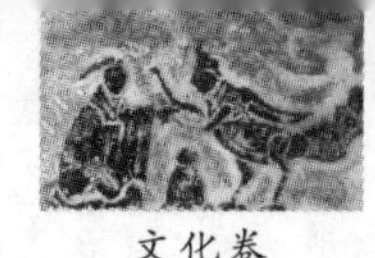

所获甚博，医术大增。家藏医书颇丰。随邑人余午亭习医，渐有成，余勉其出游。遍历三吴、江浙、荆襄、燕赵等地，师医道贤于己者，由是医学大进，兼之热心治病救人，声名很快传播开来。

其作《素问吴注》对《素问》进行疏解，先简述大意，再分段注释。取譬形象，说理透彻，密切联系临床，深受欢迎。成为既全元起、王冰之后通注《素问》第三家。此外在针灸方面亦有《针方六集》是一部针灸总集，搜罗前人论述的同时，复参己见，理邃学深。其中针药并行、五门、八法等思想影响至今。

张介宾/《类经》《类经图翼》《类经附翼》《景岳全书》《质疑录》

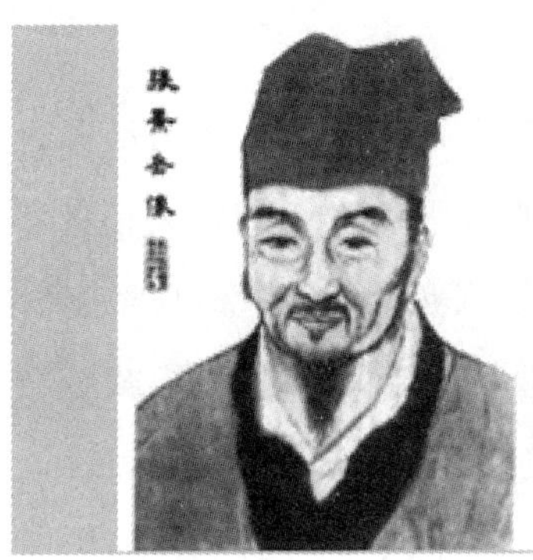

简介

张介宾（1563—1640 年），字会卿，号景岳，别号通一子。明代医学家。原籍四川绵竹，后徙居浙江会稽（今绍兴）。

张介宾自幼聪颖，素性端静。后在京师从名医金英（梦石）学医，尽得其传。又曾从戎，游于北方，因成就不丰而弃戎就医，悉心钻研，尤其对《素问》《灵枢》有深入精研，经三十载而著成《类经》三十二卷，将《内经》加以分门别类，详加阐释，亦多所发明，后代医家誉之。

张介宾先在明朝初期以军功授以绍兴卫指挥，遂定居浙江。出身官僚之家，才思敏捷，自幼开始学习，凡天文、音律、兵法、象数等无不通晓，有比较扎实的文学、史学、哲学基础。青年时代，拜当时的名医金英（字梦石）为师，尽得其传。中年时代，又曾从戎幕府，经过了河南、河北、东北等地区，积累了丰富的临床经验。至五十余岁，张氏才返回乡里，全力研究岐黄之术。由于张氏一方面有多个学科的丰富知识，同时又有丰富的临床经验。因此，不仅在中医基本理论方面很有研究，而且在临床治疗方面亦颇有造诣，成为明代一大医家。余姚大文学家黄宗羲于《南雷文定前集》卷十为之作传曾言："是以为人治病，沉思病原。单方重剂，莫不应手霍然。一时谒病者，辐辏其门，沿边大帅，皆遣金币致之。其所著《类经》，综核百家，剖析微义，凡数十万言，历四十年而后成。西安叶秉敬，谓之海内奇书。"充分说明张氏学经两富的成就。

张氏非常重视阴阳学说的阐发。认为阴之与阳，本是同一事物对立的两个方面，即《类经·阴阳类》所载"阴阳者，一分为二。"但二者又是统一于一个事物之中，无阴则无阳，无阳亦无阴。阳根于阴，阴根于阳。一方的存在以另一方的存在为条件。他认为，就人体而言，精气二者虽分阴阳，但精可化气，气可生精，二者又是相互为根的。将阴阳学说运用于人体，形成了

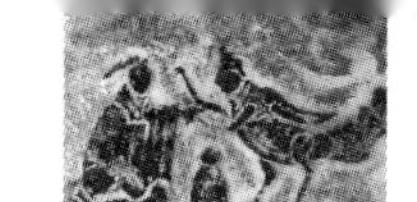

人体中精气一体的观点。由于精气一体，因此治疗时，不仅要注意到精、气本身的调治，还要注意阴阳精气互根的一面。也即对于阴阳精气亏虚的病证，张氏提出了“善补阳者，必于阴中求阳，则阳得阴助而生化无穷。善补阴者，必于阳中求阴，则阴得阳升而泉源不竭。”“善治精者，能使精中生气。善治气者，能使气中生精。”总之，张氏重视人体阴阳精气互根的关系，重视阴阳相济，在治疗学上很有实际意义。

张氏的另一观点为“阳非有余”论。首先，他从形气、寒热和水火之辨三个方面，探讨自然界的一些现象，从而阐明阳气在人体的重要性，应时时虑其不足，不能任意戕伐。形气之辨，认为人体生命的存在，主要是阳气的表现，而生命的终止，主要是阳气的先脱先绝，说明阳气只能虑其亏损而时时加以保养。寒热之辨，认为阳热有利于生命活动的存在，而阴寒则对生命活动非常不利。故而，热惟畏其不足，而不必过于伤耗。寒惟畏其过盛，而不能妄加补益。水火之辨，认为水之所以长养万物，亦依赖水中之阳。无阳之水，不仅不能长养万物，相反还会冻杀万物。所以虽言水有滋养万物作用，实际离不开阳气的作用。因此，阳气要时时虑其不足。

张氏重视阳气，但并不忽视真阴，认为真阴在人体生命活动中也十分重要。他从真阴之象、真阴之脏、真阴之用、真阴之病、真阴之治等五个方面加以阐发。真阴之象，即指真阴在外的表象。张氏指出可以根据形质的好坏，判断真阴的盛衰。真阴之脏，即指真阴所在之脏腑。张氏在命门学说的启示下，提出肾中命门为藏精之所，是人身之太极。命门藏有真阴，既是阴精化生之所，也是阳气生成之宅，内具水火，是人体性命之本。真阴之用，是指真阴在人体中的作用。一方面，真阴充盛，则形体强壮。另一方面，真阴又是元气之根，真阴充盛，则元气充足，脏腑各自发挥其正常生理功能。真阴之病，是指真阴亏虚所出现的病理表现。既然无水无火诸种病证，均与真阴之病有关。所以，张氏认为虚损病证，见有水亏而阴虚阳盛者，病属真阴之病，故不待言。另一方面，证见阳虚阴盛者，虽属火衰水盛，而真阴又是火之源，火衰亦由真阴不足所致，亦属于真阴之病的范畴。故此，张氏总结云“无水无火，皆在命门，总曰阴虚之病。”真阴之治，是指真阴虚损的治疗方法。张氏创立左归丸、左归饮以填补真阴。

张氏认为中风一证，主要是由于内伤积损所致，不能概以外感风邪论。这一看法，实与刘完素、李杲、朱震亨的观点有继承与发展的关系。张氏论非风之证，强调正气虚衰，肝风内动是其病本。因此治疗强调培补气血，以治其本。注意阴阳水火的盛衰。对于卒然昏倒不醒者，又当救其急，或化痰开窍，或益气固脱，根据虚实加以分辨。对于肢体麻木、眩运掉摇者，认为乃非风之先兆，又当防微杜渐，培补气血，防止非风之病的加重。虽然，张介宾治疗中风一病，尚不十分完善，然其强调中风非风，从内因分析，从内伤论治，为后世中风的治疗提出了新的思路。又如其论治三消病证，认为果为实火，但去其火，则津液自生，消渴自止。若由真水不足，则悉属阴虚，无论上、中、下，急宜治肾，必使阴气渐充，精血渐复，则病必自愈。治实火，用白虎汤或白虎加人参汤。治水亏火旺，用玉女煎（石膏、知母、牛膝、生地、麦冬）或一阴煎（生地、熟地、芍药、麦冬、甘草、牛膝、丹参）。

张介宾认为医理多与易学相通，主张医易同源，疗病思想以“阳非有余，真阴不足”为中心，认为“人体虚多实少”，强调命门在人体中之重要性，治疗则主张补真阴元阳，创立左归、右归之法，常重用熟地，故人有“张熟地”之称，是为温补学派之主要代表人物，于后世有重大影响，人多赞誉其说，虽则亦有反对其见解者。

翟良/《经络汇编》《脉诀汇编说统》《药性对答》《本草古方讲义》《痘疹类编释意》《医学启蒙汇编》《痘疹全书》

翟良（1587—1671年），字玉华，明末清初名医。淄川县西河村人。20岁随父寄居武昌时，立志从医，系统地学习了中医理论知识，对“脉学”和“痘疹”的研究尤深。

翟良对高官厚禄从不羡慕。1648年（清顺治五年）皇帝下诏征他为御医，他婉言谢绝。在其返故里后，方圆数百里外，慕名就医者络绎不绝。通过临床实践，他的诊察技术日趋熟练，右手述方，左手诊脉，耳闻、目视。他对求医的人一视同仁，并实行“富者给方，贫者给药”的原则。由于勤于钻研，医道日进。对病入膏肓危证，群医束手无策，经他诊治起死回生者不计其数。

傅仁宇/《审视瑶函》

傅仁宇明代眼科专家。著有《审视瑶函》一书。

《审视瑶函》，眼科著作。一名《眼科大全》《傅氏眼科审视瑶函》六卷，卷首一卷。刊于1644年。卷首载眼科名医医案、五轮八廓及运气论；卷一－二总论眼科生理及证治大要；卷三－六将眼科病分为108症的证治作了较详细的记述，收方300余首，并介绍金针拨内障以及钩、割、针、烙、点、洗、敷、吹等眼科外治法。并详述了用药宜忌和眼科针灸疗法等。内容比较丰富。现存康熙以来几十种清刻本。1949年以后有排印本。

宁一玉/《析骨分经》

宁一玉，生卒年不详，明代医家。生平事迹不详。其所撰《析骨分析》有较大影响。

《析骨分经》收录在清代陶珽编纂的《续说郛》第三十卷中。本书共10页，其内容是按解剖部位叙述其属于何经，实际按部分经，但颇简略。文中夹杂着各部器官（如咽喉、会厌等），及五脏六腑解剖形态的陈述，后又引《内经》本文而解释“气血脉”等，本文之按部分经系以十四经为基础的，其前后正中线各部皆系以任督二脉说明之。

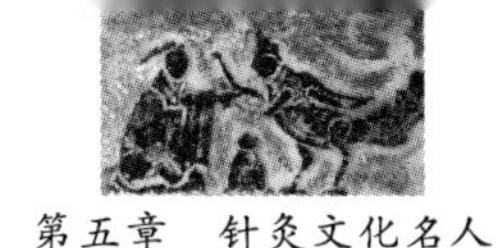

第九节　清朝时期

尤乘/《重辑经络全书》

尤乘，字生洲，号无求子，清江苏吴县(今江苏苏州)人。

他早年习儒，喜欢涉猎医书，弱冠时拜李中梓为师学医，后遍访良师，得针灸之传。曾任太医院御前待值，三年后回归乡里。在虎丘悬壶行医，施济针药，求治者甚众。

他著有《寿世青编》《勿药须知》《脏腑性鉴》《喉科秘书》《食治秘方》，并对老师所撰的《诊家正眼》《本草通玄》《病机沙篆》进行增补，还修订明代贾所学的《药吕辨义》，为传播士材学派作出了贡献。

汪昂/《经络歌诀》《素问灵枢类纂约注》《医方集解》《本草备要》《汤头歌决》

清代医学家，字讱庵，初名恒，安徽休宁县城西门人，曾中秀才，因家庭贫寒，遂弃举子业，立志学医。他苦攻古代医著，结合临床实践，经过30年的探索研究。

其著作《经络歌诀》系将《灵枢·经脉》十二经循行与主病部分以及奇经八脉的循行与主病编成的七言歌诀，以便初学诵读。

叶茶山/《采艾编翼》

清代医家。生平履贯不详，精针灸术，治病常常针、药并用。

《采艾编翼》书中卷一主要介绍经络、腧穴及灸法总论；卷二主要论述治症综要，为多种疾病的灸法并配合药物治疗，其中介绍了很多民间经验方；卷三肿疡主治类方，为治疗外科病的一些药方。本书的特点在于作者能根据临床实践在治疗多种疾病时将灸法与药物并用。现存初刻本。

韩贻丰/《太乙神针心法》

韩贻丰，字芑斋，浙江慈溪人。清初针灸医家。

其为康熙四十二年(1703年)进士。工诗文，善书法，旁通医学，尤赏识“雷火针”治病，并对之加以改进，名“太乙神针”，所治多效，乃有医名。自述其法传自武林吴山道院紫霞洞天一无名道人。此法名为针，实乃以药物施灸。后又于崆峒山获无名道人传《铜人穴道图》十四幅，遂于康熙五十六年撰成《太乙神针心法》二卷，从而推广了太乙神针之传播。

陈梦雷/《古今图书集成医部全录》

陈梦雷，清朝官员陈梦雷，福建人，一生著作颇多，编撰有《周易浅述》等书，并编成大型类书《古今图书集成》，广受到国内外学者的赞誉。

《古今图书集成医部全录》，类书名，是《古今图书集成》的一部分。五百二十卷。清·蒋廷锡等编纂，刊于 1723 年。本书分类编纂，自《内经》到清初的医学文献 100 余种，既有基础理论，又有分科治疗；有论有方，内容丰富，叙述较系统、全面。包括对古典医籍的注释，各种疾病的辨证论治，以及有关医学的艺文、记事和医家传记等。现存光绪年间铅印本及影印本。

吴谦/《医宗金鉴·刺灸心法要诀》

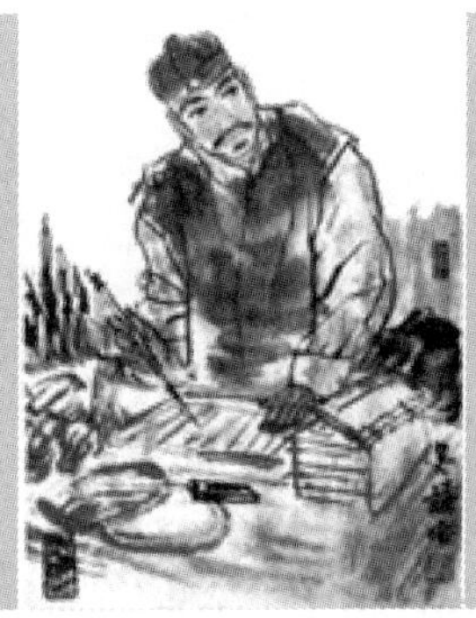

简介

吴谦(1689—1748 年)，字文吉，清朝安徽歙县人。乾隆时为太医院院判。

吴谦是清雍正、乾隆年间的名医，曾任太医院右院判。作为御医，吴谦经常随侍于皇帝身边。乾隆五年(1740 年)早春二月，乾隆帝患了感冒，吴谦、陈止敬等御医“敬谨调理，甚属勤劳，……且奏效甚速”，使乾隆帝很快就痊愈了。吴谦等因而受到了嘉奖。在为宫廷服务期间，吴谦多次受到这样的恩赏。

乾隆四年(公元 1739 年)，乾隆帝诏令编纂医书，命吴谦、刘裕铎为总修官。作为总修官，吴谦为《医宗金鉴》的成书作出了重要贡献。吴谦认为，医经典籍以及历代各家医书，存在着“词奥难明、传写错误、或博而不精、或杂而不一”等问题，应予以“改正注释，分别诸家是非”。

吴谦崇尚仲景学说。在撰著《医宗金鉴》时，他参考引用清乾隆以前研究《伤寒论》《金匮要略》的 20 余位医家的著述，对这二部经典著作的原文逐条加以注释，汇集诸注家之阐发，撰成《订正仲景全书·伤寒论注》17 卷、《订正仲景全书·金匮要略注》8 卷，列为《医宗金鉴》全书之首。

《医宗金鉴》是清乾隆帝敕命编纂的大型综合性医学丛书。清朝前期，社会经济发展，国力鼎盛，宫廷医学也达到顶峰阶段。乾隆皇帝务求标榜文治，于乾隆四年(1739)下谕太医院编纂医书：“尔等衙门该修医书，以正医学”。由大学士鄂尔泰和亲王弘昼督办，任命御医吴谦、刘裕

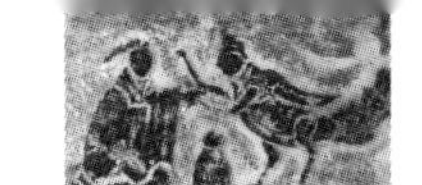

铎担任总修官（相当于主编），陈止敬担任该书的经理提调官。为保证医书的质量，选派有真知灼见、精通医学、兼通文理的学者共同编纂，设纂修官 14 人，副纂修官 12 人，武维藩等作为纂修官参加了编写。此外，还有审效官、誊录官等人员，共 70 余人参加了编写工作。编撰中，不仅选用了宫内所藏医书，还广泛征集天下新旧医籍、家藏秘籍和世传良方。

1742 年，《医宗金鉴》纂修完成，乾隆帝赐名为《医宗金鉴》，并御赐编纂者每人一部书、一具小型针灸铜人作为奖品。自 1749 年起，清太医院将《医宗金鉴》定为医学生教科书；这部书还广泛流传于民间，深受读者的欢迎。

《医宗金鉴》是清代御制钦定的一部综合性医书，全书 90 卷，是我国综合性中医医书最完善简要的一种。

赵学敏/《串雅外编·针灸门》《串雅外编》《本草话》《医林集腋》《本草纲目拾遗》

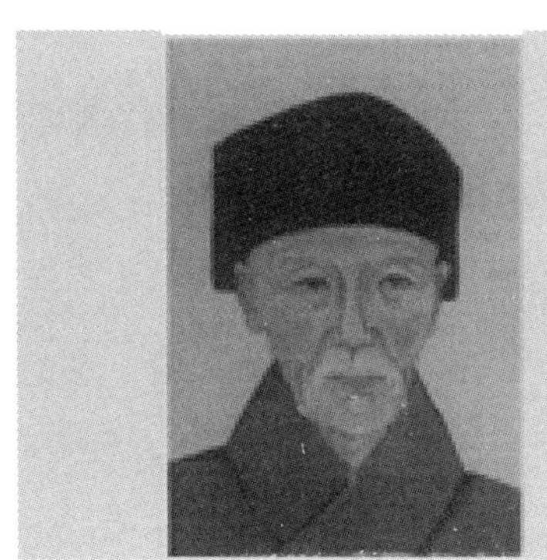

简介

赵学敏（约 1719—1805 年），字依吉，号恕轩，浙江钱塘（今杭州）人。其父曾任永春司马，迁龙溪知县。

赵学敏与弟赵学楷，皆承父命读儒学医。乾隆间（1736－1795）下沙大疫，其父延医合药，赖以生者数万人。

赵学敏年轻时，无意功名，弃文学医，对药物特别感兴趣，广泛采集，并将某些草药作栽培、观察、试验。博览群书，凡家藏星历、医术、药学之书，无不潜心研究，每有所得，即汇钞成帙，积稿数千卷。家有“养素园”，为试验种药之地，以察形性；有“利济堂”，是诊病疗疾之所，兄弟寝食其间，治疗多效。

族人赵柏云为走方医，出所用有效方授之，赵学敏又合平生所录奇方，著成《串雅内编》《串雅外编》（1759 年撰）各四卷，其一千众条方或法。乾隆三十（1765 年），又成《本草纲目拾遗》10 卷，全书按水、火、土、金、石、草、木、藤、花、果、谷、蔬、器用、禽、兽、鳞、介、虫分类，辑录《本草纲目》中未收载的药物共 716 种，丰富了中药学的内容。为纠正《本草纲目》中的误记和疏漏，还在书首列“正误”一篇。又从民间收集很多秘方，与自己累积的验方汇编成《串雅内篇》《串雅外篇》。还辑有《本草话》《医林集腋》等多种著作医药书，未见流传，惜乎仅成以上二书。

徐大椿/《经络诊视图》《兰台轨方》《医举源流》《论伤寒类方》

徐大椿(1693—1771年),原名大业,字灵胎,晚号洄溪老人。江苏吴江松陵镇人。自幼习儒,旁及百家,聪明过人。年近三十,因家人多病而致力医学,攻研历代名医之书,速成深邃,悬壶济世。

他生于清圣祖康熙三十二年,卒于高宗乾隆三十六年,年七十九岁。祖父除釚,康熙十八年(1679年)鸿词科翰林,任检讨职,纂修明史。父徐养浩,精水利之学,曾聘修《吴中水利志》。

他性通敏,喜豪辩。自《周易》《道德》《阴符》家言,以及天文、地理、音律、技击等无不通晓,尤精于医。初以诸生贡太学。后弃去,往来吴淞、震泽,专以医活人。

唐大烈/《周身经络总诀》

唐大烈,清代医家。字立三,号笠山,一号林嶝。长州(今江苏苏州)人。

曾任典狱官,并为狱中犯人诊病,仿效康熙年间过绎之所辑《吴中医案》一书,将江浙地区40余名医家的文章约百篇汇集起来,其内容包括有医学论述、专题评论、验方、考证,笔记等,名为《吴医汇讲》(1792—1801年),为具有医学刊物性质的早期文献,保存了不少资料,于当时医林交流切磋,亦有裨益。

李守先/《针灸易学》

李守先,字善述,河南长葛县人。清代医家。尝著《针灸易学》二卷。

《针灸易学》针灸著作。上卷为针灸源流、手法和认症三部分,重点介绍了针灸的方法及要穴的应用,符合中医辨证论治的基本法则。下卷记述十四经穴及奇穴。现存初刻本等多种清刻本。

方补德/《喉风论·针灸门》

方补德,清代医家。生平履贯欠详,著有《喉风论》一卷行世;又有《痘症本义》二卷,有清刻本。

本书记述了以喉风(包括喉痹)为主的咽喉病治法。卷一喉风;卷二咽痛;卷三喉风三十六症;卷四针诀(即针刺取穴等治法)。全书结构不够严整,其学术观点却有一定的可取之处。主张治疗喉风应以逐风药为主,不宜用苦寒药妄攻。现存清刻本及石印本。

郑梅涧/《重楼玉钥》《捷余医语》《痘疹正传》《灵药秘方》

郑梅涧(1727—1787年),名宏纲,字纪元,号梅涧山人,安徽歙县郑村人。

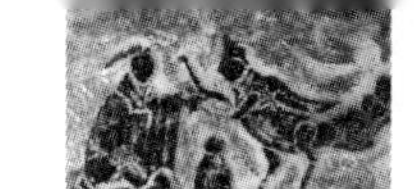

其父郑于丰(字绥年，号认斋)精于喉科，梅涧承父技，有丰富的临床经验，求治者盈门。乾隆年间，集多年临床经验，并经方成培整理，撰成《重楼玉钥》2卷，该书刊行于道光十八年(1838年)，上卷为咽喉病总论，述及36种喉病的名称、症状、治疗和方药，尤以治疗白喉和"养阴清肺汤"最具科学价值；下卷专论喉科的针灸疗法。梅涧对淋巴结核病的治疗亦有贡献。其子承其家学，世称"南园喉科"。

李学川/《针灸逢源》

李学川，字三源，号邓尉山人，江苏吴县人，是清代针灸名医。

李学川擅长用针灸。但是清初至民国时期，针灸医学逐渐由兴盛逐渐走向衰退。李学川因而感慨当时轻视针灸的社会风气，认为"今医独视方药，视针灸为小技而忽诸"。所以意欲通方药、针灸两家之界限，提出针灸与方药可以左右逢源，才能使得医者在临证时能够更加全面诊治。所以，在清代嘉庆二十年(1815年)，综合《灵枢》《素问》《针灸甲乙经》经穴的异同，并参考伤寒杂病方书而著成《针灸逢源》一书。

叶志诜/《观身集》《咏古录》《识字录》《金山鼎考》《寿年录》《上第录》《稽古录》《神农本草传》《平安馆诗文集》《简学斋文集》

叶志诜，字东卿，晚号遂翁、淡翁，湖北汉阳人。清学者、藏书家。善书法，生卒年未详，享年八十五。

嘉庆九年(1804年)入翰林院，官国子监典簿，升兵部武选司郎中，后辞官归。学问渊博，游于翁方纲、刘墉门下，长于金石文字之学，能辨其源流，剖析毫芒。收藏金石、书画、古今图书甚富。从秦汉史籍中推求考证历代官制异同，所藏金石古物，在《筠清馆金石录》中多采录。

清著名学者叶昌炽曾阅览过他的藏书，称他收罗广泛。藏书楼有"简学斋""平安馆""怡怡草堂""兰话堂""二垒轩""二百兰亭斋"等。编撰有《平安馆书目》。藏书后由北京琉璃厂宝名斋主人李炳勋购去100箱，古铜器物亦在其中。藏书印有"叶志铣及见记""居汉之阳""东卿校读""师竹斋图书""淡翁印""叶印志铣""淡翁""叶氏平安馆记""东卿过眼""汉阳叶氏珍藏""平安馆"等。

王锡鑫/《针灸便览》《方便一书》《应验良方》

王文选，字锡鑫，号席珍子，亚拙山人，原籍湖北石首县人。清代医家。祖父一辈举家迁万县大周里，后移居万县苎溪河畔天德门(原三马路441号)。慈禧太后曾赐他银牌，钦加六品衔龙章宠锡。

王文选自幼善学，尤好医学，后弃儒习医，潜心岐黄之术，好游名山大川，广行慈善，原万州

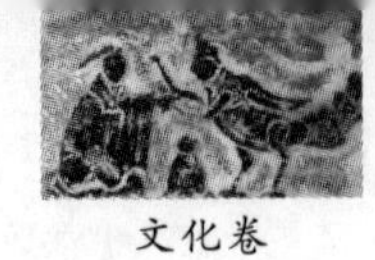

桥是他独自募款自建。先从同邑觉来先习医，研修幼科，后又与同世医彭宗贤、赵吉华等再习痘科，医术益精。平时存济世之心，自利丸药，深受同邑敬重。对此类着作的撰写目的和方法进行了透彻说明，这在当时是很具代表性的。王氏实为晚清四川普及类中医着作的代表医家之一。

苏元箴/《针灸便用图考》《神灸经纶》《麻疹备要方论》

苏元箴，字砚丞，安徽歙县人。清代医家。平时留心医药，遂精于医理。

苏元箴鉴于历代医家均重药疗、针疗而忽略灸治，乃收集王焘《外台秘要》及西方子之灸法，编撰《神灸经论》。该书卷一论灸疗的方法、禁忌、灸后调养、经络循环及释周身部位名称；卷二为十二经、奇经八脉的经穴位置与灸法；卷三一四论诸病病候及灸法；最后附医愿一文。其认为“针之手法未可以言传，灸之穴法尚可以度识”。对于灸法理论阐述较详，并有一定的发挥。另又撰有，现均有刊印本行世。

廖润鸿/《针灸集成·考正周身穴法歌》

廖润鸿，生平不详，其主要著作为《针灸集成》。

其著作《针灸集成》为针灸著作，又名《勉学堂针灸集成》，共四卷。卷一论针灸法、禁针灸穴、别穴、要穴、奇穴、针灸禁忌时日等；卷二论骨度法及诸病针灸法；卷三一四十四经经穴及经外奇穴。本书引用了量针灸文献。但系转录自张介宾《类经图翼》一书。

《勉学堂针灸集成》一书在清代曾多次刊印，解放后也有排印及印影本，但两种影印本对于所据之底本及其他问题均未作任何说明，长期以来有关该书的疑点一直未能辨明，以下略加考辨，以还其本来面目。《勉学堂针灸集成》，旧题：清·廖润鸿撰。《全国中医图书联合目录》(以下简称《联目》)于该书目下著录有以下五种刻本：清同治十三年甲戌刻本；清光绪五年己卯北京文宝堂刻本；清光绪五年己卯宝名斋刻本；清光绪五年己卯京都琉璃厂二酉斋刻本；1936 年北平打磨厂老二酉堂刻本。此书原无序跋，不著撰人，无书名页，前二卷题曰“针灸集成”。

徐宝谦/《灸法心传》《琴言室诗稿》《倡和雪泥集》《花韵轩鞠令谱》《简要良方》

初名荐谦，字子牧，号亚陶，后更名宝谦，字子尊，号迓祹，一字公之嘉，又号嘉斋，晚号语溪老人，浙江崇德(今桐乡崇福)人。清代官员、诗人、书画家。

徐克祥长子，徐福谦、徐著谦、徐珊珊兄，徐多鏐、徐多鉁、徐多钧、徐杏仙、徐静仙父，徐受沅、徐自华、徐蕴华、徐受洙、徐受清、徐受溥、徐婉贞、徐蕙贞祖父。光绪庚辰(1880)进士。授贵州司主事，官刑部郎中，仕致安徽庐州府知府。归里后，主讲传贻书院。工诗词，善书法、绘事。

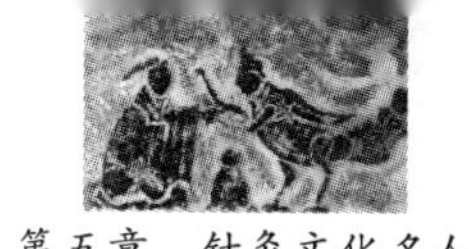

陈虬/《经脉表》

陈虬(1851—1904 年),原名国珍,字庆宋,号子珊,后改字志三,号蛰庐,瑞安县城人,祖籍乐清斗山。光绪已丑举人。

他出身贫苦,祖父以更夫为业,父业漆匠。陈虬自幼勤奋好学,自学成才。戊戌变法前和汤寿潜(字蛰仙)合称"浙东二蛰",和陈黻宸、宋恕合称"东瓯三杰"。是我国近代著名的改良派思想家,是造诣很深的中医师,是我国最早的新式中医学校创办人。他的生平以维新变法思想和中医实践两方面的光辉成就载入史册。

唐宗海/《中西汇通医经精义》《伤寒论浅注补正》《金匮要略浅注补正》《血证论》《本草问答》

唐宗海,字容川,四川彭县人,中医七大派"中西医汇通派"创始人之一。生于清代同治元年,卒于民国七年,享年五十六岁。

他先攻儒学,为诸生时在四川已经颇有名气。光绪年间举进士,中年之后则转而研究医学,主张兼取众家之长,"好古而不迷信古人,博学而能取长舍短"。

唐宗海于学术上颇有创见。一方面,他十分重视中医经典著作的学习,于血证深入探讨,颇有成就。另一方面,由于当时西方医学的传入,他试图以西医理论来解释祖国医学,进行中西医理论的汇通,虽然限于历史条件、科学水平,未有成就,但其革新、发展的思想是可贵的。其血证治疗的经验和原则,至今仍有很重要的实践价值。

唐宗海作为一代名医和中国早期中西医结合的杰出代表,不仅医术精良,而且医学著述颇丰,除《医易通说》《六经方正中西通解》《痢症三字决》等书外,犹以《中西汇通医书五种》著称于世。其好友刘光第("戊戌六君子"之一)称赞他"活人有奇术",《清史稿》将他列名记述。

朱沛文/《华洋赃象约纂》

朱沛文,字少廉,又字绍溪,广东南海(今佛山)县人。清代医家(19 世纪中叶)。我国近代中西汇通四大家之一。

朱氏出身世医之家,自幼随父学医。父殁后家境清寒,了然无依。却酷嗜医书,在寄食朋友的困境中,尚挟卷自随,甚则坦卧吟哦,旁人白眼加之亦弗顾,早岁参加科举,为童生、秀才,深得广东督学使者汪柳门和徐花农赏识,曾奖书"绍业丹溪"以嘉勉,拨送广雅师院肄业,适该院无空缺,怅然而归。遂专心致力于医学研究。曾广读古今中医书籍及当时翻译之西医书籍,并亲到西医院内观察尸体解剖。通过临证实践 20 余年,对中西医汇通提出见解。为我国近代中西医汇通派中有见解的代表人物之一。

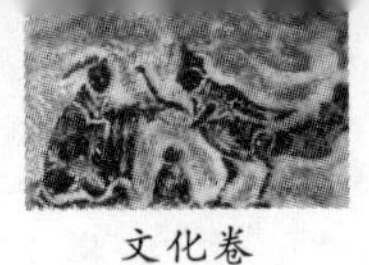

刘钟衡 /《中西汇参铜人图说》

刘钟衡，字时育，湖南湘乡县人。清代医生。生平欠详，所著有《中西汇参铜人图说》，现有刊本行世。

其针灸著作《中西汇参铜人图说》，绘集西医生理解剖图及中医手足六阴六阳图，标以经络、腧穴所在部位，着重以中医理论阐明脏腑功能。可用为研究脏象和针灸的参考。现存清刻本及石印本。

高思敬 /《外科医镜》《逆症汇录》《五藏六腑图说》《运气指掌》《外科三字经》《六气感证》

高思敬，字憩云，澄江（今江苏江阴）人。清代外科学家。

少时师从于表伯赵云泉，学内科。后从疡医高手李遇良学，专攻外科。从医四十余年，所治外科有十余万之多。撰有《外科医镜》十二卷，重视辨证，博采中医之法；《逆症汇录》，记录二十四例死亡病例；《外科问答》比较中西医短长；《五藏六腑图说》绘录中西医脏象。另有《运气指掌》（1916 年）、《外科三字经》（1906 年）、《六气感证》等被收入《高憩云外科全书十种》。

张锡纯 /《医学衷中参西录》

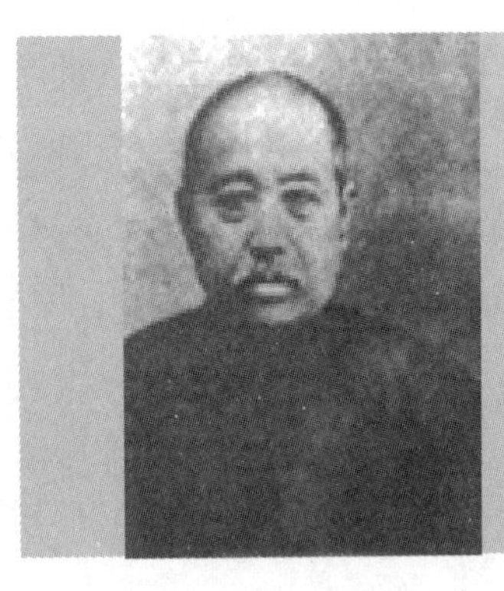

简介

张锡纯（1860—1933 年），字寿甫，籍山东诸城，河北省盐山县人，中西医汇通学派的代表人物之一，近现代中国中医学界的医学泰斗。

他出身于书香之家，自幼读经书，1893 年第二次参加秋试再次落弟后，遵父命改学医学，上自《黄帝内经》《伤寒论》，下至历代各家之说，无不披览。同时张锡纯开始接触西医及其他西学。1904 年，中国废科举，兴学校，张锡纯成为盐山县唯一可教代数和几何学的教员。此时张氏开始接触西医及其他西学。受时代思潮的影响，张氏萌发了衷中参西的思想，遂潜心于医学。1900 年前后十余年的读书、应诊过程，使他的学术思想趋于成熟。

1909 年，完成《医学衷中参西录》。1911 年曾应德州驻军统领之邀，任军医正，从此他开始了专业行医的生涯，以后任过立达医院院长、直鲁联军军医处处长等职。

1918 年，奉天设近代中国第一家中医院——立达医院，聘张氏为院长。

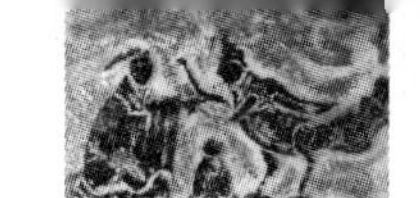

1928年定居天津，创办国医函授学校。由于他有高明的医术和特殊的地位，医名显赫。

他的一生除了孜孜研究医学外，还于1916年在沈阳创办我国第一间中医医院——立达中医院。1930年又在天津创办国医函授学校，培养了不少中医人材。

王宏翰/《医学原始》《古今医史》《古今医籍志》《四诊脉鉴大全》《急救良方》《方药统例》《本草性能纲目》《女科机要》《儿科机要》

王宏翰，清代医学家(17世纪)。字惠源，号浩然子。先世本为华亭(今属上海市)，后迁至姑苏(今江苏苏州)。

初习儒，博通经史，天文地理，无所不精。适值西方医学传教士来华，王氏信仰天主教，且因母病，又攻读医学。常以儒家性理之说，结合西医之学，互相发明，实较早期之中医汇通派医家，其所著颇多，于医史、药物、临床等方面，均有著述。

王学权/《医学随笔》

王学权(1728—1810年)，字秉衡，晚号“水北老人”。清代医学家。徙居浙江盐官，后又迁至杭州。

王学权颇有个人独到见解，其思想对其曾孙王孟英后来于温病学之创见颇有影响。其时适值西学东渐，王氏亦受其影响。所著《医学随笔》一书，系后来由其子王国祥等数辈最后补充完成者。后更名《重庆堂随笔》行世。

王清任/《医林改错》

王清任(1768—1831年)，字勋臣，直隶玉田(今属河北)人，清代医学家。

邑武庠生，又纳粟得千总职。年青时即精心学医，并于北京开一药铺行医，医术精深，颇噪于一时。因其精究岐黄，于古书中对人体构造与实际情况不符，颇有微词，并敢于提出修正批评，其革新精神甚得好评。尝谓“著书不明脏腑，岂非痴人说梦；治病不明脏腑，何异盲子夜行”，故精心观察人体之构造，并绘制图形，纠正前人错误，写成《医林改错》。

陈定泰/《医学总纲》《医谈传真》《风月楼医谈》《症治辨源》《医一贯》

陈定泰，字弼臣，清代广东新会人。

道光九年(1829年)因母病寻访医生于羊城(广州)，后来遇见他老师王昭孚，见到王清任的《医林改错》，就有拜师学习解剖的志向。友人胡琴川说：“非求西洋医不可。”让陈访问胡友梁璘山，因为梁曾见过西洋医学解剖。梁又偕陈访问洋医。洋医出示解剖图本，厚约二寸，图有数百，从皮肉上的毛到筋骨中的髓，从脏腑之大到筋脉之细，层层绘图，十分精细。他详察数遍，才知经脉脏腑的真相。乃对照洋图，考证王清任的说法和古传脏腑经络图，而真伪判然，就写成《医谈传真》二卷，时间为道光二十四年(1844 年)，陈定泰自称此书与他以前编著的《医学总纲》大不相同，并不掩盖以前的失误。此外尚著有《风月楼医谈》二卷、《症治辨源》四卷、《医一贯》一卷，因家贫而未能付印，光绪元年(1875 年)仅将《医谈传真》印行而已。

陈定泰晚年又在广州教授医学，有学生数十人。他的儿子绶尊、绩尊(一作缓芳、绩芳)，孙茂楠、茂梧均继承他的医学。《医谈传真》所附的生理图，在精致上虽然稍逊于合信氏的《全体新论》，但在中医接受第二次传入的西洋医学，应当说是导源于定泰的书。

余云岫/《中华医学杂志》

余云岫(1879—1954 年)，字岩，号百之，谱名允绶，浙江镇海人。

光绪二十七年(1901 年)就读于浔溪公学。后公费赴日本留学。辛亥革命，一度返国参加救护工作。民国 5 年(1916 年)大阪医科大学毕业后回国，任公立上海医院医务长。翌年，在沪开业行医，兼任上海商务印书馆编辑。曾任国民政府卫生部中央卫生委员会委员，内政部卫生专门委员会委员，教育部医学教育委员会顾问，东南医学院校董会副主席，中国医药研究所所长，上海市医师公会第一任会长，《中华医学杂志》主编等职。

章太炎/《章太炎医论》

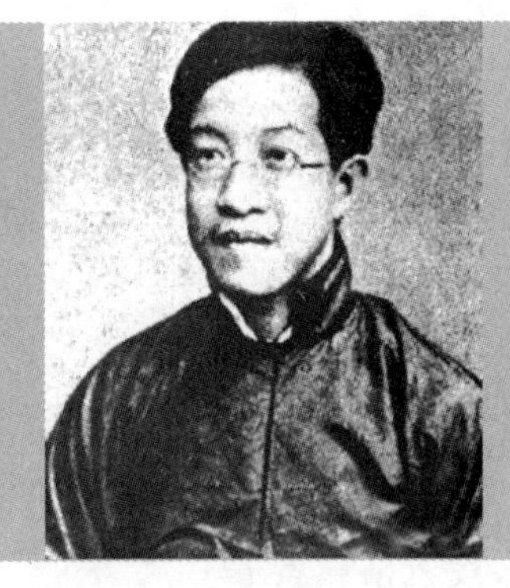

简介

章太炎(1869—1936 年)，生于浙江杭州府余杭县东乡仓前镇一个没落的书香门第。初名学乘，后改名炳麟，字枚叔，号太炎。早年又号"膏兰室主人""刘子骏私淑弟子"等。

章太炎于 1869 年 1 月 12 日出生于浙江杭州府余杭县东乡仓前镇一个末落的书香门第。初名学乘，后改名炳麟，字枚叔，号太炎。早年又号"膏兰室主人"、"刘子骏私淑弟子"等。幼受祖父及外祖的民族主义熏陶，通过阅读《东华录》《扬州十日记》等书，不满于满清的异族统治，奠定了贯穿其一生的华夷观念，并在后来与《春秋》的夷狄观以及西方的现代民族主义观点相结合，形成具有其个人特色的民族主义观。因反清意识浓厚，慕顾绛(顾炎武)的为人行事而改名为绛，号太炎。世人常称之为"太炎先生"。

1911 年 10 月发生辛亥革命，章太炎 11 月 15 日回到中国上海，向黄兴提出"革命军兴，革

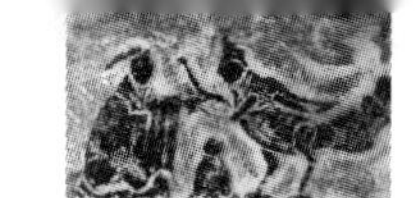

命党消”的劝告。并在槟榔屿《光华日报》连载发表政论《诛政党》。1912 年 2 月任南京临时政府枢密顾问。1912 年冬任袁世凯政府东三省筹边使。1913 年 4 月从长春返回上海。6 月与汤国黎结婚。6 月，针对孔教会提议设孔教为国教，发表《驳建立孔教议》，反对定孔教为国教。在袁世凯镇压二次革命之后，章觉察袁世凯包藏祸心，于 1913 年 8 月进京，欲与袁世凯说理。袁不见，章乃以大勋章作扇坠，至新华门大骂，遂遭袁氏囚禁，关押在龙泉寺。被袁世凯囚禁时期，犹为吴承仕等人讲学不辍，后集为《葑汉微言》。此间，再次修订《訄书》，改题《检论》。又集其著作为《章氏丛书》，先后由上海右文社及浙江图书馆出版铅印及木刻本。1916 年 6 月袁世凯死后，章恢复自由，前往上海。1917 年 3 月对段祺瑞参战主张表示反对。7 月参与护法运动，任海陆军大元帅府秘书长，为孙中山作《代拟大元帅就职宣言》。1918 年离开广州途径四川、湖南湖北，东下上海。1920 年拥护“联省自治”运动。1922 年在上海讲学，曹聚仁根据记录整理为《国学概论》。但章太炎始终没有放弃对黎元洪、吴佩孚、孙传芳等新旧军阀势力的期望，反对国民革命军北伐。1927 年南京国民政府成立后，章太炎采取不合作态度，自命“中华民国遗民”，曾遭国民党上海党部通缉。1930 年代后，活动限于上海、苏州一带。晚年主张读经，并据《春秋》“非我族类，其心必异”之义，力主对日强硬。1935 年，在蒋介石资助下，于苏州锦帆路开设章氏国学讲习会，招收最后一批学生，并出版学刊《制言》。章太炎晚年学术由汉学转向宋学及王阳明之心学，而其经学成就亦更注重魏晋经学，上窥两汉经学之不足，撰有《汉学论》。又曾撰《救学弊论》批评现代教育体制，主张回归民间办学和书院教育。1936 年 6 月 14 日因鼻窦癌卒于苏州锦帆路寓所。

章太炎精通医学，著有《霍乱论》《章太炎医论》(原名《猝病新论》)。曾有人问章太炎:“先生的学问是经学第一，还是史学第一?”他答道:“实不相瞒，我是医学第一。”章太炎也说过:“我的学问不是经学第一，也不是史学第一，而是医学第一。”

吴之英/《经脉分图》

吴之英，字伯朅，号蒙阳渔者，雅安市名山县人。清末民初四川著名学者、经常家、书法家。曾任资州艺风书院及简州通材书院讲席、灌县训导、成都尊经书院都讲、锦江书院襄校、国学院院正。曾响应“康梁变法”，组织“蜀学会”创办《蜀学报》，并自任主笔。戊戌维新失败，愤然回乡隐居，研究学问，专心著述。

其他著作还有:《寿庐丛书》吴之英著述较多，有遗著《寿栎庐丛书》刊行于世，包括《仪礼奭固》《礼器图》《礼事图》各 17 卷，《周政三图》3 卷，《汉师传经表》1 卷，《天文图考》4 卷，《经脉分图》4 卷，《文集》1 卷，《诗集》1 卷，《厄言和天》8 卷。此外，已散失的著作有《诸子通倅》15 册，《中国通史》20 册，《公羊释例》7 册，《小学》4 册，《以意录》4 册，《蒙山诗钞》1 册，《北征记概》1 册。

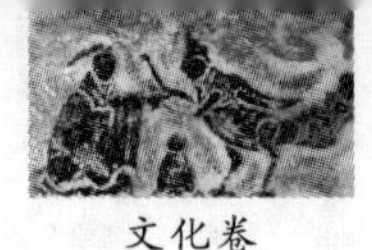

黄石屏/《针灸诠述》

简介

黄石屏（1850—1917 年），名黄灿，号石屏，祖籍清江大桥乡程坊村。

父亲黄良楷是清道光元年（1821 年）武举人，在山东做官三十余年，以平剿捻军“有功”，升迁泰武临道。黄石屏蒙先人余荫，三十岁时，在淮阳富安任盐务官十年，后弃官医。是一位驰名海内外的“金针大师”。他先后在上海、扬州、南通一带挂牌：“江右金针黄石屏”。他不用药石，只以针灸治疗内外科，疑难病证。

据黄石屏侄孙黄岁松《黄氏家传针灸》一书介绍，石屏针法特点有三。其一，必须精少林拳术和内外气功，才能将全身精、气、神三宝运于二指之上，施于患者患处，而有不可思议之妙。其二，纯用金针，因金光滑不生锈；其性软，不伤筋骨；其味甜，能祛风败毒，辅赢填虚，调和气血，疏通经络，较之铁石，截然不同。黄氏用针，软细而长，最长的达一尺三寸，最短的也有 4 寸，非用阴劲不能入穴。其三，取穴配穴，略有不同。深浅、补泻、随迎、缓急、主客、上下、左右、腹背、脏腑、经络、辨脉等等，凡下针前必慎重。可针不可针，可灸不可灸的，则反复审察。诊治患者时，必先切脉，沉思良久，立眉目，生杀气，将左右两手握拳运力，只闻骨喇喇作响，然后操针在手，擦磨数次，将针缠于手指上，复将伸直者数次，衔于口内，手如握虎，势如擒龙，聚精会神，先以左手指在患者身上按穴，右手持针在按定穴位处点数次，将针慢慢以阴劲进入肌肉内，病者不觉痛苦，直达病所，针到病除。

以药治病，是为常例；而中国独创针灸，针到病除，黄石屏先生继承和发展了祖国医药传统，治愈了中外许多病者，令人叹止。清末状元、实业家张謇患腿疾，经石屏一针一灸治愈，袁世凯患偏头痛多年，群医束手无策。请黄石屏到京治疗，针到病除。袁题匾额“一指回春”相赠。石屏先生不只是为达官名人、外国人治病，为平民百姓治病，一视同仁，以金针济人。他在福州不过十天，针治四百余人，经他诊治聋者聪、瞎者明、偻者直、跛者驰、咳者平、癫者，无不感激。袁世凯约黄为御医，黄婉言谢绝；上海督军等拟聘为医官，亦不任矿外人重金礼聘他出国，更遭拒绝。他对欲聘出国的法国人毗亚那说：“欧州人持科学进步，侵我中华，我感到耻辱。金针疗法是少林绝学，从来不传授给异国他人。我怎么能能贪图财宝，为外国人张目，向他们

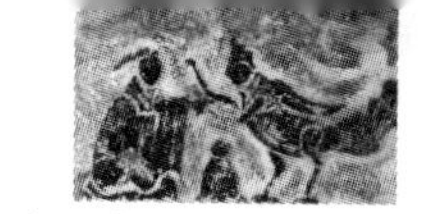

去讲学传技，丧失我中华民族的人格呢！”义正词严，道出赤子爱国之心。

第十节　民国时期

承淡安/《中国针灸治疗学》《中国针灸学研究》《子午流注针法》《伤寒论新注》等 15 种

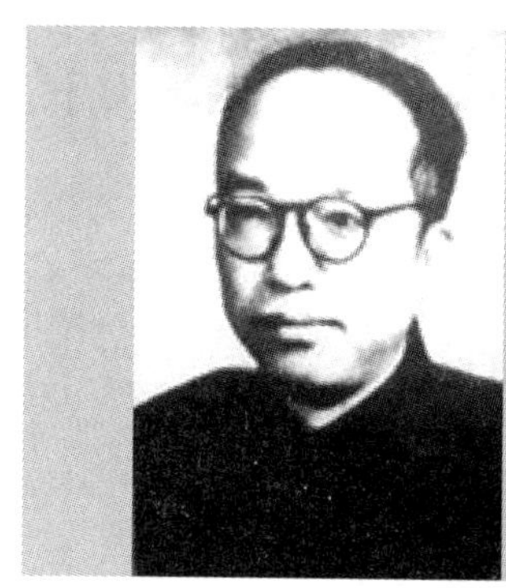

简介

承淡安（1899—1957 年），原名启桐、秋悟，江阴华士人。中国医学家，中国科学院院士。

承淡安少时随父亲学医，17 岁时师从名医。1920 年参加上海中西医函授学习，1925 年独立行医。1928 年在苏州望亭创办中国最早的针灸学研究社，后又在无锡堰桥重建中国针灸学研究社，并扩建为中国针灸讲习所。1933 年 10 月创办中国历史上最早的针灸刊物《针灸杂志》。

1934 年秋赴日本考察该国针灸现状和办学情况，从中发现了《铜人经穴图考》和我国早已失散的元代滑伯任的名著《十四经发挥》，使这部古典珍籍失而复得。

他还被东京针灸高等学校赠予针灸专攻士学衔，是近现代国际针灸学术交流的第一位中国学者。回国后，他于 1936 年 7 月创办针灸疗养院。1937 年 2 月讲习所更名为中国针灸医学专门学校，先后培养学员 3000 多人。抗战 8 年中，他坚持行医、授课，分校遍及南方各省、香港和东南亚地区。

1951 年，中国针灸学研究社在苏州司前街恢复社业，承淡安带病参加教学和管理。1954 年，被江苏省人民政府聘请为省中医进修学校（南京中医药大学前身）校长，后任中华医学会副会长。从此，他更加奋发有为、力疾从公，为中国针灸走向世界倾注了全部心血，被誉为中国针灸一代宗师。因积劳成疾，1957 年 7 月 10 日病故。承淡安长期从事针灸理论和临床研究，著书立说甚丰。

承淡安著有《中国针灸治疗学》《中国针灸学研究》《子午流注针法》《伤寒论新注》等 15 种，编修针灸经络图多册，共 200 多万字。1989 年，“纪念承淡安先生诞辰九十周年暨国际针灸学术讨论会”在其故乡江阴召开，国内外专家学者及部省市领导 150 多人出席大会。

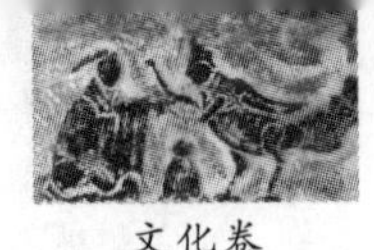

承淡安的在针灸方面的学术观点主要有：强调针灸的科学与临床价值；将现代解剖学引入腧穴理论，阐明腧穴内涵，承淡安认为，作为针灸施术的刺激点，医者必须明晰腧穴的定位结构；肯定经络的客观存在，阐明经络理论的重要作用；强调针刺手法的重要性，改进针刺操作方法，针刺手法，既是理论之运用，又是疗效之基础。承淡安一直重视学员针刺手法的练习，认为手法是否熟练以及指力之强弱是临床收效的重要基础，不仅创建了针灸界沿用至今的指力练习方法，而且发明了无痛的押手进针法；阐明艾灸治疗的现代机理，量化艾灸操作，承淡安十分重视灸法的运用，综合中西医学理论与研究成果，认为灸法可以活跃脏腑机能，促进新陈代谢，调整人体各系统之功能，不仅可以治病，亦可防病保健，使人延年益寿；改进和研制针灸器具，规范针灸器具的规格，鉴于我国一直没有专门的针灸针具生产单位，针具制作规范缺如的实际，20 世纪 30 年代，承淡安在《中国针灸治疗学》中，对毫针的制式标准和质量要求作了严格的规定，并于 1951 年尝试以不锈钢制作针灸针，从而奠定了现代毫针的制作标准。

黄竹斋/《针灸经穴图考》《周易会通》《老子道德经会通》《白云阁藏本难经会通》《孙真人传》《伤寒杂病论会通》等 50 多种

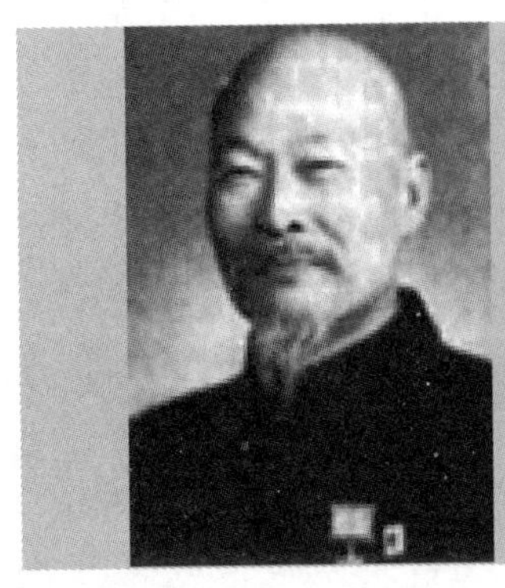

简介

黄竹斋（1886—1960 年），名谦，又名维翰，字吉人，竹斋亦其字，晚号中南山人，又号诚中子。陕西西安人，中医内科和针灸学家。

黄竹斋在学术上，尊古不泥，勇于探索，主张中西医团结合作。在仲景学说、针灸学、文献医史等研究方面，著述 50 多种，成绩甚著。诊疗工作中，独具匠心，尤以针药并施治疗中风偏瘫疗效突出。1903 年功习文化、攻读中医书籍。1911 年参加辛亥革命，襄办军需。1933 年 10 月任中央国医馆理事兼编审委员。

1935—1937 年在中央国医馆和卫生署中医委员会的几次会议上，黄竹斋先后提出发展中医教育事业等深有见地的议案。这些提案当时虽未能实现，但却反映了他主张突出中医特色，吸取现代科学成就，主张中西医团结合作等学术思想。在此期间，他出版或再版了《医圣张仲景传》《伤寒杂病论集注》及《针灸经穴图考》等书。1937 年夏，他应针灸学家承澹盦邀请，去无锡中国针灸专门学校讲学，并将白云阁藏本《难经》刊登于该校《针灸杂志》上，因抗战爆发，只登三期中辍。黄竹斋基于爱国之情，又在中医委员会的会议上提出设立中医伤科医院、举办中

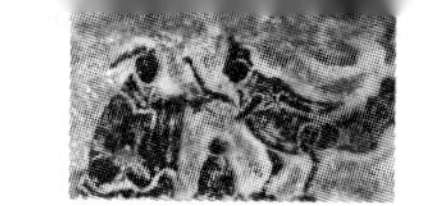

医伤科训练班、分赴战区参加战场救护工作等提案。1938—1939年他还为筹办西安中医救济医院和陕西特效中药制药厂四处奔走。

1943年曾被推举为西京中医专科学校校长。1945年他撰成《周易会通》《老子道德经会通》《白云阁藏本难经会通》，修订《孙真人传》。尤其值得称道的是，他根据桂林古本《伤寒杂病论》撰成《伤寒杂病论会通》18卷，凡70万言，购旧石印机自印，于1948年行世。

1954年任西安医学院附属医院中医科主任。1955年任卫生部中医研究院针灸科主任、院学术委员会委员。

1959年6月8日，前苏联驻华大使尤金患右侧大脑中动脉分支血栓。黄竹斋应邀两次会诊，给予针刺治疗，并根据严重失眠等合并症状，先后配用柴平汤、百合汤等，至7月22日，患者左腿可徒手步行，经神经科检查，偏瘫治愈，回国时再三致谢。

1957年4月20日，82岁的德国人东布罗斯金突然昏迷失语，右半身偏瘫，西医诊断为脑血管意外。黄竹斋为其针刺风府、风池等穴，给服苏合香丸和《古今录验》续命汤等。经治8天，说话、写字、走路，一切恢复正常。这一消息，当时在民主德国报刊披载，受到极大赞扬。陈某患真中风偏瘫，二便失禁，黄竹斋为他治疗。以炒盐末填脐，上覆姜片，艾灸神厥14壮，使其大小便复常。针刺肩髃、曲池、合谷、环跳、风市、阳陵泉，给服《古今录验》续命汤。住院20天，上下肢活动渐复正常，可自己行走。

1960年5月黄竹斋病逝于北京。

陆瘦燕

/《针灸正宗》《经络学图说》《针刺灸法汇论》《腧穴学概论》《针灸腧穴图谱》《陆瘦燕针灸论著医案选》(由其妻子及学生整理汇编成)等

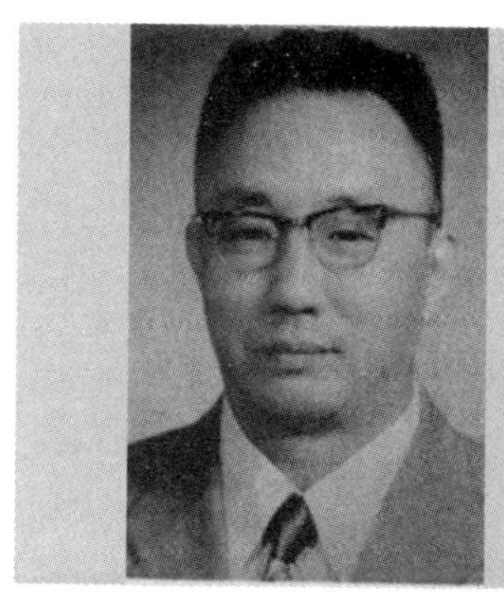

简介

陆瘦燕(1909—1969年)，江苏昆山县人。出生于上海市嘉定西门外严庙乡一个针灸医师家庭。

陆瘦燕幼年精读《内经》《难经》《针灸甲乙经》《类经》《针灸大成》等书。并勤练书法，字体苍劲有力，自成一格。建国后，历任第二军医大学中医顾问、上海中医学院针灸教研室主任、上海中医学院附属龙华医院针灸科主任、上海市针灸研究所所长、上海市中医学会副主任委员、上海市针灸学会主任委员等职。

1927 年后，陆氏先后在昆山及上海开业，数年后，诊务日隆，求诊者络绎不绝。于 1948 年和夫人朱汝功医师共同创办“新中国针灸学研究社”及针灸函授班，并改进针具，创制了“瘦燕式”毫针，制造与人体等大的针灸经络穴位模型，亲自编写了讲义。1959 年，中央卫生部委派他作为中国医学代表团成员，到苏联讲学、会诊，回国后，被任命为国家科委委员。

陆瘦燕在 40 余年的针灸生涯中，全力研究经络学说，用以指导临床，并诠释针灸学的各项理论。注重全面切诊，整体辨证；重视爪切，善施行气、补泻手法；处方配穴灵活适当。在实践中逐渐形成了独特的学术思想和医疗风格。

朱汝功/《陆瘦燕、朱汝功针灸医案选》

朱汝功，陆瘦燕夫人，1913 年出生在江苏省奉贤县三官堂（今上海市奉贤区光明乡）一个教师家庭。

朱汝功从奉贤师范学校毕业后在奉贤南桥女校任教。抗战爆发后到上海，就读于上海中国医学院，1941 年毕业后在奉贤南桥镇开业，诊务兴盛。1943 年，与陆瘦燕结为伉俪，婚后在上海八仙桥各自设诊行医。1960 年，朱汝功接受上海中医学院附属龙华医院的聘请，任针灸科副主任。1979 年以后，任上海市针灸经络研究所室主任，上海市针灸学会副主任委员、上海中医药杂志及上海针灸杂志编委等职务。1986 年起赴美国，历任美国针灸医学会第六届副理事长，美东针灸医师联合会第一、第二届常务理事、兼学术研究部主任，美国针灸医学会第七届第一副理事长，美国针灸医学会第九、第十届理事等职，为传播和发扬针灸医学作出了很大贡献。

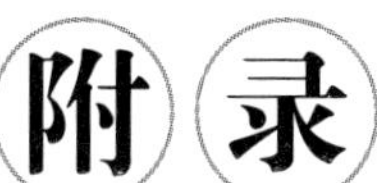

针灸诗词歌赋

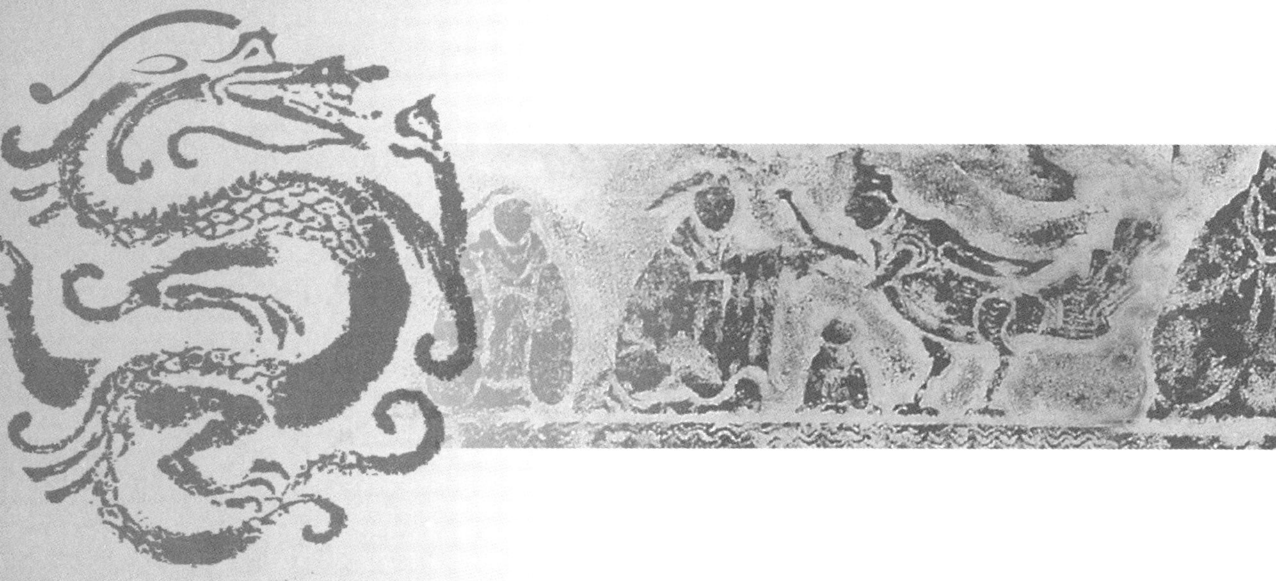

以歌赋形式记载、传授、流传针灸的理论和实践，实为针灸之一发明，它简明扼要，重点突出，易读易记，既突出原作者超强的总结、简化针灸理论或方法的能力，又体现其诗词歌赋的文化功力，不少歌赋或诗词，就其文学的审美或文化内涵而言，也具有传承或交流的价值及意义。

一、古代针灸歌赋选

1. 百症赋(《针灸大成》引《针灸聚英》)

百症俞穴，再三用心。囟会连于玉枕，头风疗以金针。悬颅、颔厌之中，偏头痛止；强间、丰隆之际，头痛难禁。

原夫面肿虚浮，须仗水沟、前顶；耳聋气闭，全凭听会、翳风。面上虫行有验，迎香可取；耳中蝉噪有声，听会堪攻。

目眩兮，支正、飞扬；目黄兮，阳纲、胆俞。攀睛攻少泽、肝俞之所，泪出刺临泣、头维之处。目中漠漠，即寻攒竹、三间；目觉□□(缺字，全书用□代替)，急取养老、天柱。观其雀目汗气，睛明、行间而细推；审他项强伤寒，温溜、期门而主之。廉泉、中冲，舌下肿疼堪取；天府、合谷，鼻中衄血直追。耳门、丝竹空，住牙疼于顷刻；颊车、地仓穴，正口喎于片时。喉痛兮，液门、鱼际去疗，转筋兮，金门、丘墟来医。阳谷、侠溪、颔肿口噤并治；少商、曲泽，血虚口渴同施。通天去鼻内无闻之苦，复溜

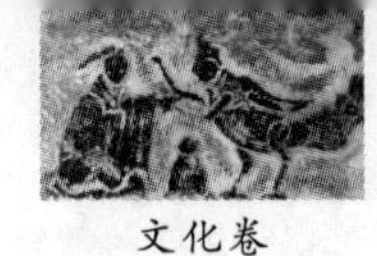

祛舌干口燥之悲。哑门、关冲，舌缓不语而要紧；天鼎、间使，嗫嚅而休迟。太冲泻唇喎以速愈，承浆泻牙疼而即移。项强多恶风，束骨相连于天柱；热病汗不出，大都更接于经渠。

且如两臂顽麻，少海就傍于三里；半身不遂，阳陵远达于曲池。建里、内关，扫尽胸中之苦闷；听宫、脾俞，祛残心下之悲凄。

久知胁肋疼痛，气户、华盖有灵；腹内肠鸣，下脘、陷谷能平。胸胁支满何疗，章门不用细寻。膈疼饮蓄难禁，膻中、巨阙便针。胸满更加噎塞，中府、意舍所行；胸膈停留瘀血，肾俞、巨髎宜征。胸满项强，神藏、璇玑已试；背连腰痛，白环委中曾经。脊强兮水道、筋缩，目眩兮颧髎、大迎。痉病非颅息而不愈，脐风须然谷而易醒。委阳、天池，腋肿针而速散；后溪、环跳，腿疼刺而即轻。梦魇不宁，厉兑相谐于隐白；发狂奔走，上脘同起于神门。惊悸怔忡，取阳交、解溪勿误；反张悲哭，仗天冲、大横须精。癫疾必身柱、本神之令，发热仗少冲、曲池之津。岁热时行，陶道复求肺俞理；风痫常发，神道须还心俞宁。湿寒湿热下髎定，厥寒厥热涌泉清。寒栗恶寒，二间疏通阴郄暗；烦心呕吐，幽门闭彻玉堂明。行间、涌泉，主消渴之肾竭；阴陵、水分，去水肿之脐盈。痨瘵传尸，趋魄户、膏肓之路；中邪霍乱，寻阴谷、三里之程。治疸消黄，谐后溪、劳宫而看，倦言嗜卧，往通里、大钟而明。咳嗽连声，肺俞须迎天突穴；小便赤涩，兑端独泻太阳经。刺长强于承山，善主肠风新下血；针三阴于气海，专司白浊久遗精。

且如肓俞、横骨，泻五淋之久积；阴郄、后溪，治盗汗之多出。脾虚谷以不消，脾俞、膀胱俞觅；胃冷食而难化，魂门、胃俞堪责。鼻痔必取龈交，瘿气须求浮白。大敦、照海，患寒疝而善蠲；五里、臂臑，生疬疮而能治。至阴、屋翳，疗痒疾之疼多；肩髃、阳溪，消隐风之热极。

抑又论妇人经事改常，自有地机、血海；女子少气漏血，不无交信、合阳。带下产崩，冲门太冲宜审；月潮违限，天枢、水泉细详。肩井乳痈而极效，商丘痔瘤而最良。脱肛趋百会、尾翠之所，无子搜阴交、石关之乡。中脘主乎积痢，外丘搜乎大肠。寒疟兮商阳、太溪验，痃癖兮冲门、血海强。

夫医乃人之司命，非志士而莫为；针乃理之渊微，须至人之指教。先究其病源，后攻其穴道，随手见功，应针取效。方知玄里之玄，始达妙中之妙。此篇不尽，略举其要。

2. 针经标幽赋(《针经指南》)

拯救之法，妙用者针。察岁时于天道，定形气于予心。春夏瘦而刺浅，秋冬肥而刺深。不穷经络阴阳，多逢刺禁；既论脏腑虚实，须向经寻。

原夫起自中焦，水初下漏。太阴为始，至厥阴而方终；穴出云门，抵期门而最后。正经十二，别络走三百余支；正侧偃伏，气血有六百余候。手足三阳，手走头而头走足；手足三阴，足走腹而胸走手要识迎随，须明逆顺；况乎阴阳，气血多少为最，厥阴太阳，少气多血；太阴少阴，少血多气；而又气多血少者，少阳之分；气盛血多者，阳明之位。先详多少之宜，次察应至之气。

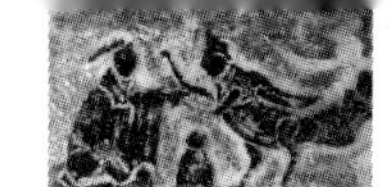

轻滑慢而未来，沉涩紧而已至。既至也，量寒热而留疾；未至也，据虚实而候气。气之至也，若鱼吞钩饵之浮沉；气未至也，似闲处幽堂之深邃。气速至而效速，气迟至而不治。

观夫九针之法，毫针最微，七星可应，众穴主持。本形金也，有蠲邪扶正之道；短长水也，有决凝开滞之机；定刺象木，或斜或正；口藏比火，进阳补羸。循机扪而可塞以象土，实应五行而可知。然是一寸六分，包含妙理；虽细桢于毫发，同贯多歧。可平五脏之寒热，能调六腑之虚实。拘挛闭塞，遣八邪而去矣；寒热痛痹，开四关而已之。凡刺者，使本神朝而后入；既刺也，使本神定而气随。神不朝而勿刺，神已定而可施。

定脚处，取气血为主意，下手处，认水木是根基。天地人，三才也，涌泉同璇玑百会；上中下，三部也，大包与天枢地机。阳蹻阳维并督脉，主肩背腰腿在表之病；阴跷阴维任带冲，去心腹胁肋在里之疑。二陵二跷二交，似续而交五大；两间两商两井、相依而别两支。足见取穴之法，必有分寸；先审自意，次观肉分。或伸屈而得之，或平直而安定。在阳部筋骨之侧，陷下为真；在阴分郄腘之间，动脉相应。取五穴用一穴而必端 取三经使一经而可正。头部与肩部详分，督脉与任脉异定。

明标与本，论刺深刺浅之经；住痛移疼，取相交相贯之径。岂不闻脏腑病，而求门海俞募之微；经络滞，而求原别交会之道。更穷四根三结，依标本而刺无不痊；但用八法五门，分主客而针无不效。八脉始终连八会，本是纪纲；十二经络十二原，是为枢要。一日刺六十六穴之法，方见幽微；一时取十二经之原，始知要妙。

原夫补泻之法，非呼吸而在手指；速效之功，要交正而识本经。交经缪刺，左有病而右畔取；泻络远针，头有病而脚上针。巨刺与缪刺各异，微针与妙刺相通。观部分而知经络之虚实，视沉浮而辨脏腑之寒温。且夫先令针耀而虑针损；次藏口内而欲针温。目无外视，手如握虎；心无内慕，如待贵人。左手重而多按，欲令气散；右手轻而徐入，不痛之因。空心恐怯，直立侧而多晕；背目沉掐，坐卧平而沉昏。推于十干十变，知孔穴之开阖；论其五行五脏，察日时之旺衰。伏如横弩，应若发机。

阴交阳别，而定血晕；阴跷阴维，而下胎衣。痹厥偏枯，迎随俾经络接续；漏崩带下，温补使气血依归，静以久留，停针候之。必准者，取照海治喉中之闭塞；端的处，用大钟治心内之呆痴。大抵疼痛实泻，痒麻虚补。体重节痛而俞居，心下痞满而井主。心胀咽痛，针太冲而必除；脾痛胃疼，泻分孙而立愈。胸满腹痛刺内关，胁疼肋痛针飞虎。筋挛骨痛而补魂门；体热劳嗽而泻魄户。头风头痛，刺申脉与金门；眼痒眼痛，泻光明与地五。泻阴郄止盗汗，治小儿骨蒸；刺偏历利小便，医大人水蛊。中风环跳而宜刺，虚损天枢而可取。由是午前卯后，太阴生而疾温；离左酉南，月死朔而速冷，循扪弹怒，留吸母而坚长；爪下伸提，疾呼子而嘘短。动退空歇，迎夺右而泻凉；推纳进搓，随济左而补暖。慎之大患危疾，色脉不顺而莫针；寒热风阴，饥饱醉劳而切

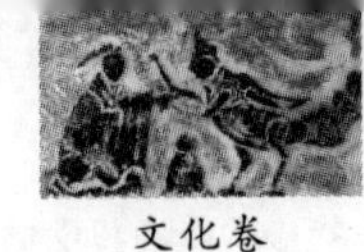

忌。望不补而晦不泻，弦不夺而朔不济。精其心而穷其法，无灸艾而坏其肝；正其理而求其原，免投针而失其位。避灸处而和四肢，四十有九；禁刺处而除六俞，二十有二。抑又闻高皇抱疾未瘥，李氏刺巨阙而得苏；太子暴死为厥，越人针维会而复醒。肩井、曲池，甄权刺臂痛而复射；悬钟、环跳，华佗刺跛足而立行。秋夫针腰俞，而鬼免沉疴；王纂针交俞，而妖精立出。刺肝俞与命门，使瞽士视秋毫之末；取少阳与交别，俾聋夫听夏蚋之声。

嗟夫！去圣逾远，此道渐坠。或不得意而散其学，或衍其能而犯禁忌。愚庸志浅，难契于玄言；至道渊深，得之者有几？偶述斯言，不敢示诸明达者焉，庶几乎童蒙之心启。

3. 席弘赋(《针灸大全》)

凡欲行针须审穴，要明补泻迎随诀。胸背左右不相同，呼吸阴阳男女别。
气刺两乳求太渊，未应之时泻列缺。列缺头疼及偏正，重泻太渊无不应。
耳聋气痞听会针，迎香穴泻功如神。谁知天突治喉风，虚喘须寻三里中。
手连肩脊痛难忍，合谷针时要太冲。曲池两手不如意，合谷下针宜仔细。
心疼手颤少海間，若要根除觅阴市。但患伤寒两耳聋，金门听会疾如风。
五般肘痛寻尺泽，太渊针后却收功。手足上下针三里，食癖气块凭此取。
鸠尾能治五般痫，若下涌泉人不死。胃中有积刺璇玑，三里功多人不知。
阴陵泉治心胸满，针到承山饮食思。大杼若连长强寻，小肠气痛即行迟。
委中专治腰间痛，脚膝肿时寻至阴。气滞腰疼不能立，横骨大都宜救急。
气海专能治五淋，更针三里随呼吸。期门穴主伤寒患，六日过经犹未汗。
但向乳根二肋间，又治妇人生产难。耳内蝉鸣腰欲折，膝下明存三里穴。
若能补泻五会间，且莫逢人容易说。睛明治眼未效时，合谷光明安可缺。
人中治癫功最高，十三鬼穴不须饶。水肿水分兼气海，皮内随针气自消。
冷嗽先宜补合谷，却须针泻三阴交。牙齿腰痛并咽痹，二间阳溪疾怎逃。
更有三间肾妙善，主除肩背浮风劳。若针肩井须三里，不刺之时气未调。
最是阳陵泉一穴，膝间疼痛用针烧。委中腰痛脚挛急，取得其经血自调。
脚痛膝肿针三里，悬钟二陵三阴交。更向太冲须引气，指头麻木自轻飘。
转筋目眩针鱼腹，承山昆仑立便消。肚疼须是公孙妙，内关相应必然瘳。
冷风冷痹疾难愈，环跳腰间针与烧。风府风池寻得到，伤寒百病一时消。
阳明二日寻风府，呕吐还须上脘疗。妇人心痛心俞穴，男子痃疼三里高。
小便不禁关元好，大便闭涩大敦烧。髋骨腿疼三里泻，复溜气滞便离腰。
从来风府最难针，却用工夫度浅深。倘若膀胱气未散，更宜三里穴中寻。
若是七疝小腹痛，照海阴交曲泉针。又不应时求气海，关元同泻效如神。

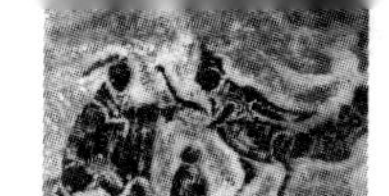

小肠气撮痛连脐，速泻阴交莫在迟。良久涌泉针取气，此中玄妙少人知。
小儿脱肛患多时，先灸百会次鸠尾。久患伤寒肩背痛，但针中渚得其宜。
肩上痛连脐不休，手中三里便须求。下针麻重即须泻，得气之时不用留。
腰连胯痛急必大，便于三里攻其隘。下针一泻三补之，气上攻噎只管在。
噎不住时气海灸，定泻一时立便瘥。补自卯南转针高，泻从卯北莫辞劳。
逼针泻气令须吸，若补随呼气自调。左右捻针寻子午，抽针泻气自迢迢。
用针补泻分明说，更用搜穷本与标。咽喉最急先百会，太冲照海及阴交。
学者潜心更熟读，席弘治病最名高。

4. 玉龙歌(《针灸大成》)

扁鹊授我玉龙歌，玉龙一试绝沉疴，玉龙之歌真罕得，流传千载无差讹。
我今歌此玉龙诀，玉龙一百二十穴，看者行针殊妙绝，但恐时人自差别。
补泻分明指下施，金针一刺显明医，伛者立伸偻者起，从此名杨天下知。
中风不语最难医，发际顶门穴要知，更向百会明补泻，即时苏醒免灾危。
鼻流清涕名鼻渊，先补后泻疾可痊，若是头风并眼痛，上星穴内刺无偏。
头风呕吐眼昏花，穴取神庭始不差，孩子慢惊何可治，印堂刺入艾还加。
头项强痛难回顾，牙疼并作一般看，先向承浆明补泻，后针风府即时安。
偏正头风痛难医，丝竹金针亦可施，沿皮向后透率谷，一针两穴世间稀。
偏正头风有两般，有无痰饮细推观，若然痰饮风池刺，倘无痰饮合谷安。
口眼歪斜最可嗟，地仓妙穴连颊车，歪左泻右依师正，歪右泻左莫令斜。
不闻香臭从何治，迎香二穴可堪攻，先补后泻分明效，一针未出气先通。
耳聋气闭痛难言，须刺翳风穴始痊，亦治项下生瘰疬，下针泻动即安然。
耳聋之症不闻声，痛痒蝉鸣不快情，红肿生疮须用泻，宜从听会用针行。
偶尔失音言語难，哑门一穴两筋间，若知浅针莫深刺，言语音和照旧安。
眉间疼痛苦难当，攒竹沿皮刺不妨，若是眼昏皆可治，更针头维即安康。
两睛红肿痛难熬，怕日羞明心自焦，只刺睛明鱼尾穴，太阳出血自然消。
眼痛忽然血贯睛，羞明更涩最难睁，须得太阳针出血，不用金刀疾自平。
心火炎上两眼红，迎香穴内刺为通，若将毒血搐出后，目内清凉始见功。
脊背强痛泻人中，挫闪腰痠亦可攻，更有委中之一穴，腰间诸疾任君攻。
肾弱腰疼不可当，施为行止甚非常，若知肾俞二穴处，艾火频加体自康。
环跳能治腿股风，居髎二穴认真攻，委中毒血更出尽，愈见医科神圣功。
膝腿无力身立难，原因风湿致伤残，倘知二市穴能灸，步履悠然渐自安。

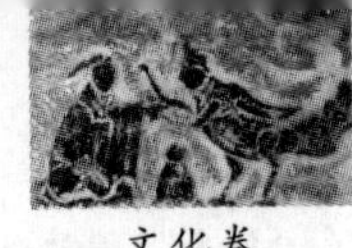

髋骨能医两腿疼，膝头红肿不能行，必针膝眼膝关穴，功效须臾病不生。
寒湿脚气不可熬，先针三里及阴交，再将绝骨穴兼刺，肿痛顿时立见消。
肿红腿足草鞋风，须把昆仑二穴攻，申脉太溪如再刺，神医妙诀起疲癃。
脚背疼起丘墟穴，斜针出血即时轻，解溪再与商丘识，补泻行针要辩明。
行步艰难疾转加，太冲二穴效堪夸，更针三里中封穴，去病如同用手拿。
膝盖红肿鹤膝风，阳陵二穴亦堪攻，阴陵针透尤收效，红肿全消见异功。
腕中无力痛艰难，握物难移体不安，腕骨一针虽见效，莫将补泻等闲看。
急疼两臂气攻胸，肩井分明穴可攻，此穴原来真气聚，补多泻少应其中。
肩背风气连臂疼，背缝二穴用针明，五樞亦治腰间痛，得穴方知疾顿轻。
两肘拘挛筋骨连，艰难动作欠安然，只将曲池针泻动，尺泽兼行见圣传。
肩端红肿痛难当，寒湿相争气血狂，若向肩髃明补泻，管君多灸自安康。
筋急不开手难伸，尺泽从来要认真，头面纵有诸般症，一针合谷效通神。
腹中气块痛难当，大陵外关可消详，若是胁疼并闭结，支沟奇妙效非常。
脾家之证最可怜，有寒有热两相煎，间使二穴针泻动，热泻寒补病俱痊。
九种心痛及脾疼，上脘穴内用神针，若还脾败中脘补，两针神效免灾侵。
痔漏之疾亦可憎，表里急重最难禁，或痛或痒或下血，二白穴在掌后寻。
三焦热气壅上焦，口苦舌干岂易调，针刺关冲出毒血，口生津液病俱消。
手臂红肿连腕疼，液门穴内用针明，更将一穴名中渚，多泻中间疾自轻。
中风之症症非轻，中冲二穴可安宁，先补后泻如无应，再刺人中立便轻。
胆寒心虚病如何，少冲二穴最功多，刺入三分不着艾，金针用后自平和。
时行疟疾最难禁，穴法由来未审明，若把后溪穴寻得，多加艾火即时轻。
牙疼阵阵苦相煎，穴在二閒要得传，若患翻胃并吐食，中魁奇穴莫教偏。
乳蛾之症少人医，必用金针疾始除，如若少商出血后，即时安稳免灾危。
如今瘾疹疾多般，好手医人治亦难，天井二穴多着艾，纵生瘰瘫灸皆安。
寒痰咳嗽更兼风，列缺二穴最可攻，先把太渊一穴泻，多加艾火即收功。
痴呆之症不堪亲，不识尊卑枉骂人，神门独治痴呆病，转手骨开得穴真。
连日虚烦面赤妆，心中惊悸亦难当，若将通里穴寻得，一用金针体便康。
风眩目烂最堪怜，泪出汪汪不可言，大小骨空皆妙穴，多加艾火疾应痊。
妇人吹乳痛难消，吐血风痰稠似胶，少泽穴内明补泻，应时神效气能调。
满身发热痛为虚，盗汗淋淋渐损躯，须得百劳椎骨穴，金针一刺疾俱除。
忽然咳嗽腰背疼，身柱由来灸便轻，至阳亦治黄疸病，先补后泻效分明。

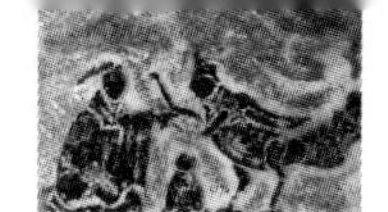

肾败腰虚小便频，夜间起止苦劳神，命门若得金针助，肾俞艾灸起□□。

九般痔疾最伤人，必刺承山效若神，更有长强一穴是，呻吟大痛穴为真。

伤风不解嗽频频，久不医时劳便成，咳嗽须针肺俞穴，痰多宜向丰隆寻。

膏肓二穴治病强，此穴原来难度量，斯穴禁针多着艾，二十一壮亦无妨。

腠理不密咳嗽频，鼻流清涕气昏沉，须知喷嚏风门穴，咳嗽宜加艾火深。

胆寒由是怕惊心，遗精白浊实难禁，夜梦鬼交心俞治，白环俞治一般针。

肝家血少目昏花，宜补肝俞力便加，更把三里频泻动，还光益血自无差。

脾家之症有多般，致成翻胃吐食难，黄疸亦须寻腕骨，金针必定夺中脘。

无汗伤寒泻复溜，汗多宜将合谷收，若然六脉皆微细，金针一补脉还浮。

大便闭结不能通，照海分明在足中，更把支沟来泻动，方知妙穴有神功。

小腹胀满气攻心，内庭二穴要先针，两足有水临泣泻，无水方能病不侵。

七般疝气取大敦，穴法由来指侧间，肾气冲心何所治，关元带脉莫等闲。

传尸劳病最难医，涌泉出血免灾危，痰多须向丰隆泻，气喘丹田亦可施。

浑身疼痛疾非常，不定穴中细审详，有筋有骨须浅刺，灼艾临时要度量。

劳宫穴在掌中寻，满手生疮痛不禁，心胸之病大陵泻，气攻胸腹一般针。

哮喘之症最难当，夜间不睡气遑遑，天突妙穴宜寻得，膻中着艾便安康。

鸠尾独治五般痫，此穴须当仔细观，若然着艾宜七壮，多则伤人针亦难。

气喘急急不可眠，何当日夜苦忧煎，若得璇玑针泻动，更取气海自安然。

肾强疝气发甚频，气上攻心似死人，关元兼刺大敦穴，此法亲传始得真。

水病之疾最难熬，腹满虚胀不肯消，先灸水分并水道，后针三里及阴交。

赤白妇人带下难，只因虚败不能安，中极补多宜泻少，灼艾还须着意看。

吼喘之证嗽痰多，若用金针疾自和，俞府乳根一样刺，气喘风痰渐渐磨。

伤寒过经犹未解，须向期门穴上针，忽然气喘攻胸膈，三里泻多须用心。

脾泄之症别无他，天枢二穴刺休差，此是五脏脾虚疾，艾火多添病不加。

口臭之疾最可憎，劳心只为苦多情，大陵穴内人中泻，心得清凉气自平。

穴法深浅在指中，治病须臾显妙功，劝君要治诸般疾，可不当初记玉龙。

5. 流注通玄指要赋(《针经指南》)

望闻问切，推明得病之原；补泻迎随，揭示用针之要。予于是学，自古迄今，虽常覃思以研精，竟未钩玄而索隐。俄经传之暇日，承外舅之训言，云及世纷，续推兵扰。其人也，神无依而心无定；可病之，精必夺而气必衰。兼方国以乱而隔殊，医物绝商而那得。设方有效，历市无求。不若砭功，立排疾势。既已受教，遂敏求师，前后仅十七年，无一二真个辈。后避屯于蔡邑，方获诀于李君，斯人以针道救疾也，除疼痛于目前，愈瘵疾于指下。信所谓伏如横弩，应若发机，万举万全，百发百中者也。加以好生之念，素无窃利之心。尝谓予曰：天宝不付于非仁，圣道须传于贤者。仆不自揆，遂伸有求之恳，获垂无吝之诚。授穴之所秘者，四十有三；疗疾而弗瘳者，万千无一。遂铭诸心，而著之髓，务拯其困，而扶其危。而后除疼痛迅若手拈，破结聚涣如冰释。夫针者也，果神矣哉！然念兹穴俞而或忘，借其声律则易记。辄裁八韵，赋就一篇。讵敢匿于己私，庶共传于同志。壬辰重九前二日谨题。

必欲治病，莫如用针，巧运神机之妙，工开圣理之深。外取砭针，能蠲邪而扶正，中含水火，善回阳而倒阴。原夫络别支殊，经交错综，或沟池溪谷以歧异，或山海丘陵而隙共。斯流派以难揆，在条纲而有统。理繁而昧，纵补泻以何功；法捷而明，曰迎随而得用。

且如行步难移，太冲最奇。人中除脊膂之强痛，神门去心性之呆痴。风伤项急，始求于风府；头晕目眩，要觅于风池。耳闭须听会而治也，眼痛则合谷以推之。胸结身黄，取涌泉而即可；脑昏目赤，泻攒竹以偏宜。

但见苦两肘之拘挛，仗曲池而平扫。牙齿痛吕细堪治，头项强承浆可保。太白宣导于气冲，阴陵开通于水道。腹嗔而胀，夺内庭以休迟；筋转而疼，泻承山而在早。

大抵脚腕痛，昆仑解愈；股膝痛，阴市能医。痫发癫狂兮，凭后溪而疗理；疟生寒热兮，仗閒使以扶持。期门罢胸满血膨而可以，劳宫退胃翻心痛以何疑。稽夫大敦去七疝之偏疼，王公谓此；三里却五劳之羸瘦，华佗言斯。

固知腕骨祛黄，然骨泻肾。行间治膝肿目疾，尺泽去肘疼筋紧。目昏不见，二间宜取；鼻室无闻，迎香可引。肩井除两髀难任，攒竹疗头疼不忍。咳嗽寒痰，列缺堪治；眵蔑冷泪，临泣尤准。髋骨将腿痛以祛残，肾俞把腰疼而泻尽。以见越人治尸厥于维会，随手而苏；文伯泻死胎于阴交，应针而殒。

圣人于是察麻与痛，分实与虚，实则自外而入也，虚则自内而出欤。以故济母而裨其不足，夺子而平其有余。观二十七之经络，一一明辨；据四百四之疾证，件件皆除。故得夭枉都无，跻斯民于寿域，几微已判，彰往古之玄书。

抑又闻心胸病，求掌后之大陵；肩背患，责肘前之三里。冷痹肾余；取足阳明之土；连脐腹痛，泻足少阴之水。脊间心后者，针中渚而立痊；胁下肋边者，刺阳陵则即止。头项痛，拟后溪以安然；腰脚疼，在委中而已矣。夫用针之士，于此理苟明者焉，收祛邪之功而在乎捻指。

6. 灵光赋(《针灸大全》)

黄帝岐伯针灸诀，依他经里分明说。三阴三阳十二经，更有两经分八脉。

灵光典注极幽深，偏正头疼泻列缺。睛明治眼努肉攀，耳聋气痞听会间。

两鼻□衄针禾髎，鼻室不闻迎香间。治气上壅足三里，天突宛中治喘痰。

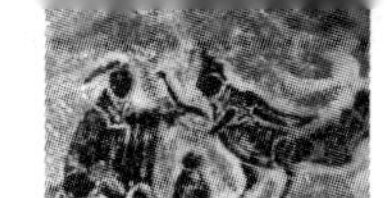

心痛手颤针少海，少泽应除心下寒。两足拘挛觅阴市，五般腰痛委中安。
脾俞不动泻丘墟，复溜治肿如神医。犊鼻治疗风邪疼，住喘脚痛昆仑愈。
后跟痛在仆参求，承山筋转并久痔。足掌下去寻涌泉，此法千金莫妄传。
此穴多治妇人疾，男蛊女孕两病痊。百会鸠尾治痢疾，大小肠俞大小便。
气海血海疗五淋，中脘下脘治腹坚。伤寒过经期门应，气刺两乳求太渊。
大敦二穴主偏坠，水沟間使治邪癫。吐而定喘补尺泽，地仓能止口流涎。
劳宫医得身劳倦，水肿水分灸即安。五指不伸中渚取，颊车可针牙齿愈。
阴跻阳跻两踝边，脚气四穴先寻取。阴阳陵泉亦主之，阴跻阳跻与三里。
诸穴一般治脚气，在腰玄机宜正取。膏肓岂止治百病，灸得玄切病须愈。
针灸一穴致病除，学者尤宜加仔细。悟得明师流注法，头目有病针四肢。
针有补泻明呼吸，穴应五行顺四时。悟得人身中造化，此歌依旧是筌蹄。

7. 兰江赋(《针灸大成》)

担截之中数几何？有担有截起沉疴。我今咏此兰江赋，何用三车五辐歌。
先将此法为定例，流注之中分次第。胸中之病内关担，脐下公孙用法拦。
头部须还寻列缺，痰涎壅塞及咽干。噤口咽风针照海，三棱出血刻时安。
伤寒在表并头痛，外关泻动自然安。眼目之症诸疾苦，更须临泣用针担。
后溪专治督脉病，癫狂此穴治还轻，申脉能除寒与热，头风偏正及心凉。
耳鸣鼻衄胸中满，好把金针此穴寻。但遇痒麻虚即补，如逢疼痛泻而迎。
更有伤寒真妙诀，三阴须要刺阳经。无汗更将合谷补，复溜穴泻好施针。
倘若汗多流不绝，合谷收补效如神。四日太阴宜细辨，公孙照海一同行。
再用内关施绝法，七日期门妙用针。但治伤寒皆用泻，要知素问坦然明。
流注之中分造化，常将水火土金平。水数亏兮直补肺，水之泛滥土能平。
春夏井荥刺宜浅，秋冬经合更宜深。天地四时同此类，三才常用记心胸，
天地人部次第入，仍调各部一般匀。夫弱妇强亦有克，妇弱夫强亦有刑，
皆在本经担与截，泻南补北亦须明。经络明时知造化，不得师传枉费心。
不退至人应莫度，天宝岂可付非人。按定气血病人呼，撞搓数十把针扶。
战退摇起向上使，气自流行病自无。

8. 胜玉歌(《针灸大成》)

胜玉歌兮不虚言，此是杨家真秘传，或针或灸依法语，补泻迎随随手捻。
头痛眩晕百会好，心疼脾痛上脘先，后溪鸠尾及神门，治疗五痫立便痊。

鸠尾穴禁灸，针三分，家传灸七壮。髀疼要针肩井穴，耳闭听会莫迟延。

针一寸半，不宜停。经言禁灸，家传灸七壮。

胃冷下脘却为良，眼病须觅清冷渊。霍乱心疼吐痰涎，巨阙着艾便安然。

脾疼背痛中渚泻，头风眼痛上星专。头项强急承浆保，牙腮疼紧大迎全。

行间可治膝肿病，尺泽能医筋拘挛。若人行步苦艰难，中封太冲针便痊。

脚背痛时商丘刺，瘰疬少海天井边。筋疼闭结支沟穴，颌肿喉闭少商前。

脾心痛急寻公孙，委中驱疗脚风缠。泻却人中及颊车，治疗中风口吐沫。

五疟寒多热更多，间使大杼真妙穴。经年或变劳怯者，痞满脐旁章门决。

噎气吞酸食不投，膻中七壮除膈热。目内红痛苦皱眉，丝竹攒竹亦堪医。

若是痰涎并咳嗽，治却须当灸肺俞。更有天突与筋缩，小儿吼闭自然疏。

两手酸疼难执物，曲池合谷共肩髃。臂疼背痛针三里，头风头痛灸风池。

肠鸣大便时泄泻，脐旁两寸灸天枢。诸般气症从何治，气海针之灸亦宜。

小肠气痛归来治，腰痛中空穴最奇。

中空穴，从肾俞穴量下三寸，各开三寸是穴，灸十四壮，向外针一寸半，此即膀胱经之中髎也。

腿股转酸难移步，妙穴说与后人知。环跳风市及阴市，泻却金针病自除。

阴市虽云禁灸，家传亦灸七壮。热疮臁内年年发，血海寻来可治之。

两膝无端肿如斗，膝眼三里艾当施。两股转筋承山刺，脚气复溜不须疑。

踝跟骨痛灸昆仑，更有绝骨共丘墟。灸罢大敦除疝气，阴交针入下胎衣。

遗精白浊心俞治，心热口臭大陵驱。腹胀水分多得力，黄疸至阳便能离。

肝血盛兮肝俞泻，痔疾肠风长强欺。肾败腰疼小便频，督脉两旁肾俞除。

六十六穴施应验，故成歌诀显针奇。

9. 杂病穴法歌(《针灸大成》引《医学入门》)

杂病随症撰杂穴，仍兼原合与八法，经络原会别论详，脏腑俞募当谨始，根结标本理玄微，四关三部识其处。伤寒一日刺风府，阴阳分经次第取。(伤寒一日太阳风府，二日阳明之荥，三日少阳之俞，四日太阴之井，五日少阴之俞，六日厥阴之经。在表刺三阳经穴，在里刺三阴经穴，六日过经未汗，刺期门、三里，古法也。惟阴症灸关元穴为妙。)汗吐下法非有他，合谷内关阴交杵。(汗，针合谷入二分，行九九数，搓数十次，男左搓，女右搓，得汗行泻法，汗止身温出针。如汗不止，针阴市，补合谷。吐，针内关入三分，先补六次，泻三次，行子午捣臼法三次，提气上行，又推战一次，病人多呼几次，即吐；如吐不止，补九阳数，调匀呼吸，三十六度，吐止，徐出针，急扪穴；吐不止，补足三里。下，针三阴交入三分，男左女右，以针盘旋，右转六阴数毕，用

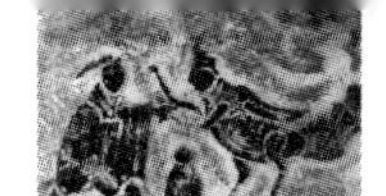

口鼻闭气，吞鼓腹中，将泻插一下，其人即泄，鼻吸手泻三十六遍，方开口鼻之气，插针即泄；如泄不止，针合谷，升九阳数。凡汗、吐、下，仍分阴阳补泻，就流注穴行之尤妙。）一切风寒暑湿邪，头疼发热外关起。头面耳目口鼻病，曲池、合谷为之主，偏正头疼左右针，（左痛疼针右），列缺、太渊不用补，头风目眩项捩强，申脉、金门、手三里。赤眼迎香出血奇，临泣、太冲、合谷侣，（眼肿血烂，泻足临泣）耳聋临泣（补足）与金门，合谷（俱泻）针后听人语。鼻塞鼻痔及鼻渊，合谷、太冲（俱泻）随手取。口噤喎斜流涎多，地仓、颊车仍可举。口舌生疮舌下窍，三棱刺血非粗卤（舌下两边紫筋）。舌裂出血寻内关，太冲、阴交走上部，舌上生胎合谷当，手三里治舌风舞。牙风面肿颊车神，合谷（泻）（足）临泣泻不数。二陵、二蹻与二交，头项手足互相与。两井、两商、二三间，手上诸风得其所，手指连肩相引疼，合谷、太冲能救苦。手三里治肩连脐，脊间心后称中渚。冷嗽只宜补合谷，三阴交泻即时住。霍乱中脘可入深，三里、内庭泻几许。心痛番胃刺劳宫（热），寒者少泽细手指（补）。心痛手战少海求，若要除根阴市睹。太渊、列缺穴相连，能祛气痛刺两乳。胁痛只须阳陵泉，腹痛公孙、内关尔。疟疾《素问》分各经，危氏刺指舌红紫。（足太阳疟，先寒后热，汗出不已，刺金门。足少阳疟，寒热心惕，汗多，刺侠溪。足阳明疟，寒久乃热，汗出喜见火光，刺冲阳。足太阴疟，寒热善呕，呕已乃衰，刺公孙。足少阴疟，呕吐甚，欲闭户，刺大钟。足厥阴疟，少腹满，小便不利，刺太冲。心疟刺神门，肝疟中封，脾疟商丘，肺疟列缺，肾疟太溪，胃疟厉兑。危氏刺手十指及舌下紫肿筋出血。）痢疾合谷、三里宜，甚者必须兼中膂（白痢：合谷；赤痢：小肠俞；赤白：足三里、中膂）。心胸痞满阴陵泉，针到承山饮食美。泄泻肚腹诸般疾，（足）三里、内庭功无比。水肿水分与复溜，（俱泻水分。先用小针，次用大针，以鸡翎管透之，水出浊者死，清者生，急服緊皮丸敛之。如乡村无药，粗人体实者针之；若高人则禁针。取血法：先用针补入地部，少停泻出人部，少停复补入地部，少停泻出针，其瘀血自出。虚者只有黄水出，若脚上肿大，欲放水者，仍用此法，于复溜穴上取之。）胀满中脘三里揣。（《内经》针腹，以布缠缴。针家另有盘法：先针入二寸五分，退出二寸，只留五分在内盘之。如要取上焦包络之病，用针头迎向上刺入二分补之，使气攻上；若脐下有病，针头向下，退出二分泻之。此特備古法，初学不可轻用。）腰痛环跳、委中神，若连背痛昆仑武。腰连腿疼腕骨升，三里降下随拜跪（补腕骨，泻足三里）。腰连脚痛怎生医？（补）环跳（泻）行间与风市。脚膝诸痛羡行间，三里、申脉、金门侈，脚若转筋眼发花，然谷、承山法自古。两足难移先悬钟，条口后针能步履。两足酸麻补太溪，仆参、内庭盘跟楚（脚盘痛泻内庭，脚跟痛泻仆参）。脚连胁腋痛难当，环跳、阳陵泉内杵。冷风湿痹针环跳，阳陵、三里烧针尾（烧三五壮，知痛即止）。七疝大敦与太冲，五淋血海通男妇。大便虚秘补支沟，泻足三里效可拟。热秘气秘先长强，大敦、阳陵堪调护。小便不通阴陵泉，三里泻下溺如注。内伤食积针（手足）三里，璇玑相应块亦消。脾病气血先合谷，后刺三阴针用烧。一切内伤内关穴，痰火积块退烦潮。吐血尺泽功无比，衄血上星与禾髎。

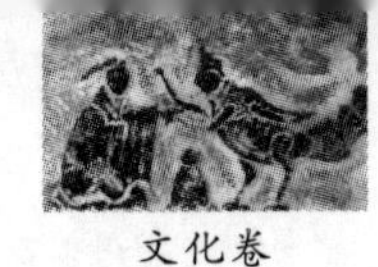

喘急列缺、足三里，呕噎阴交不可饶。劳宫能治五般痫，更刺涌泉疾若挑。神门专治心痴呆，人中、閒使祛癫妖。尸厥百会一穴美，更针隐白效昭昭(外用笔管吹耳)。妇人通经泻合谷，三里、至阴催孕妊(虚补合谷)。死胎阴交不可缓，胞衣照海、内关寻(俱泻)。小儿惊风少商穴，人中、涌泉泻莫深。痈疽初起审其穴，只刺阳经不刺陰。(阳经，谓痈从背出者，当从太阳经至阴、通谷、束骨、昆仑、委中五穴选用。从鬓出者，当从少阳经窍阴、侠溪、临泣、陽辅、阳陵泉五穴选用。从髭出者，当从陽明经厉兑、内庭、陷谷、冲阳、解溪五穴选用。从脑出者，则以绝骨一穴治之。凡痈疽已破，尻神、朔望不忌。)伤寒流注分手足，太冲、内庭可浮沉，熟此筌蹄手要活，得后方可度金针。又有一言真秘诀，上补下泻值千金。

10. 金针赋(《针灸大全》)

观夫针道，捷法最奇。须要明于补泻，方可起于倾危。先分病之上下，次定穴之高低。头有病而足取之，左有病而右取之。男子之气，早在上而晚在下，取之必明其理；女子之气，早在下而晚在上，用之必识其时。午前为早属阳，午后为晚属阴。男女上下，凭腰分之。手足三阳，手走头而头走足；手足三阴，足走腹而胸走手。阴升阳降，出入之机。逆之者，为泻为迎；顺之者，为补为随。春夏刺浅者以瘦，秋冬刺深者以肥。更观原气厚薄；浅深之刺尤宜。

原夫补泻之法，妙在呼吸手指。男子者，大指进前左转，呼之为补，退后右转，吸之为泻，提针为热，插针为寒；女子者，大指退后右转吸之为补，进前左转，呼之为泻，插针为热，提针为寒。左与右有异，胸与背不同。午前者如此，午后者反之。是故爪而切之，下针之法，摇而退之，出针之法；动而进之，催针之法；循而摄之行气之法。搓则去病，弹则补虚。肚腹盘旋，扪为穴闭。重沉豆许曰按，转浮豆许曰提。一十四法，针要所备。补者一退三飞，真气自归；泻者一飞三退，邪气自避。补则补其不足，泻则泻其有余。有余者为肿为痛，曰实；不足者为痒为麻，曰虚。气速效速，气迟效迟。死生贵贱，针下皆知。贱者硬而贵者脆，生者涩而死者虚，候之不至，必死无疑。

且夫下针之法，先须爪按，重而切之，次令咳嗽一声，随咳下针。凡补者呼气，初针刺至皮内，乃曰天才；少停进针，刺至肉内，是曰人才；又停进针，刺至筋骨之间，名曰地才，此为极处，就当补之。再停良久，却须退针至人之分，待气沉紧，倒针朝病。进退往来，飞经走气，尽在其中矣。凡泻者吸气，初针至天，少停进针，直至于地，得气泻之。再停良久，却须退针，复至于人，待气沉紧，倒针朝病，法同前矣。其或晕针者，神气虚也，以针补之，以袖掩之，口鼻气回，热汤与之。略停少顷，依前再施。

及夫调气之法，下针至地之后，复人之分。欲气上行，将针右捻，欲气下行，将针左捻。欲补先呼后吸，欲泻先吸后呼。气不至者，以手循摄，以爪切掐，以针摇动，进捻搓弹，直待气至，以龙虎升腾之法，按之在前使气在后，按之在后使气在前，运气走至疼痛之所，以纳气之法，扶

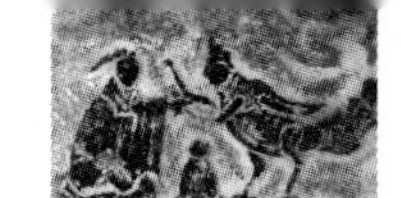

针直插，复向下纳，使气不回。若关节阻涩，气不过者，以龙虎龟凤通经接气大段之法，驱而运之，仍以循摄爪切，无不应矣。此通仙之妙。

况夫出针之法，病势既退，针气微松；病未退者，针气如根，推之不动，转之不移，此为邪气吸拔其针，乃真气未至，不可出。出之者，其病即复，再须补泻，停以待之，直候微松，方可出针豆许，摇而停之。补者吸之去疾，其穴急扪；泻者呼之去徐，其穴不闭。欲令腠密，然后吸气；故曰下针贵迟，太急伤血；出针贵缓，太急伤气。以上总要，于其尽矣。

考夫治病之法有八：一曰烧山火，治顽麻冷痹，先浅后深，用九阳而三进三退，慢提紧按，热至紧闭，插针除寒之有准。二曰透天凉，治肌热骨蒸，先深后浅，用六阴而三出三入，紧提慢按，徐徐举针，退热之可凭。皆细细搓之，去病准绳。三曰阳中之阴，先寒后热，浅而深，以九六之法，则先补后泻也。四曰阴中之阳，先热后寒，深而浅，以六九之方，则泻后补也。补者直须热至，泻者务待寒侵，犹如搓线，慢慢转针。法其浅则用浅，法在深则用深，二者不可兼而紊之也。五曰子午捣臼，水蛊膈气，落穴之后，调气均匀，针行上下，九入六出，左右转之，千遭自平。六曰进气之诀，腰背肘膝痛，浑身走注疼，刺九分，行九补，卧针五七吸，待上行。亦可龙虎交战，左捻九而右捻六，是亦住痛之针。七曰留气之诀，痃癖癥瘕，刺七分，用纯阳，然后乃直插针，气来深刺，提针再停。八曰抽添之诀，瘫痪疮癞，取其要穴，使九阳得气，提按搜寻，大要运气周遍。扶针直插，复向下纳，回阳倒阴。指下玄微，胸中活法，一有未应，反复再施。

若夫过关过节，催运气血，以飞经走气，其法有四：一曰青龙摆尾，如扶舡舵，不进不退，一左一右，慢慢拨动。二曰白虎摇头，似手摇铃，退方进员，兼之左右，摇而振之。三曰苍龟探穴，如入土之象，一退三进，钻剔四方。四曰赤凤迎源，展翅之仪，入针至地，提针至天，候针自摇，复进其元，上下左右，四围飞旋。病在上吸而退之，病在下呼而进之。

至夫久患偏枯，通经接气之法已定息寸数。手足三阳，上九而下十四，过经四寸；手足三阴，上七而下十二，过经五寸。在乎摇动出纳，呼吸同法，驱运气血，顷刻周流，上下通接，可使寒者暖而热者凉，痛者止而胀者消，若开渠之决水，立见时功，何倾危之不起哉？虽然病有三因，皆从气血。针分八法，不离阴阳。盖经络昼夜之循环，呼吸往来之不息。和则身体康健，否则疾病竞生，譬如天下国家地方，山海田园，江河溪谷，值岁时风雨均调，则水道疏利，民安物阜。其或一方一所，风雨不均，遭以旱涝，使水道涌竭不同，灾伤遂至。人之气血，受病三因，亦犹方所之于旱涝也。盖针砭所以通经脉，均气血，蠲邪扶正，故曰捷法最奇者哉。

嗟夫轩岐古远，卢扁久亡，此道幽深，非一言而可尽。斯文细密，在久习而能通。岂世上之常辞，庸流之乏术，得之者若科之及第，而悦于心。用之者如射之发中，而应于目，述自先贤，传之后学，用针之士，有志于斯。果能洞造玄微，而尽其精妙，则世之伏枕之疴，有缘者遇针到病除，随手而愈。

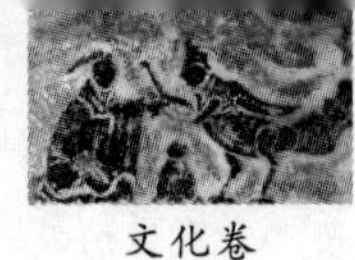

11. 肘后歌(《针灸聚英》)

头面之疾针至阴，腿脚有疾风府寻，心胸有病少府泻，脐腹有病曲泉针。肩背诸疾中渚下，腰膝强痛交信凭，胁肋腿痛后溪妙，股膝肿起泻太冲。阴核发来如升大，百会妙穴真可骇。顶心头痛眼不开，涌泉下针定安泰。鹤膝肿劳难移步，尺泽能舒筋骨疼，更有一穴曲池妙，根寻源流可调停；其患若要便安愈，加以风府可用针。更有手臂拘挛急，尺泽刺深去不仁，腰背若患挛急风，曲池一寸五分攻。五痔原因热血作，承山须下病无踪，哮喘发来寝不得，丰隆刺入三分深。狂言盗汗加见鬼，惺惺间使便下针。骨寒髓冷火来烧，灵道妙穴分明记。疟疾寒热真可畏，须知虚实可用意；间使宜透支沟中，大椎七壮合圣治；连日频频发不休，金门刺深七分是。疟疾三日得一发，先寒后热无他语，寒多热少取复溜，热多寒少用间使。或患伤寒热未收，牙关风壅药难投，项强反张目直视，金针用意列缺求。伤寒四肢厥逆冷，脉气无时仔细寻，神奇妙穴真有二，复溜半寸顺骨行。四肢回还脉气浮，须晓阴阳倒换求，寒则须补绝骨是，热则绝骨泻无忧；脉若浮洪当泻解，沉细之时补便瘳。百合伤寒最难医，妙法神针用意推，口禁眼合药不下，合谷一针效甚奇。狐惑伤寒满口疮，须下黄连犀角汤。虫在脏腑食肌肉，须要神针刺地仓。伤寒腹痛虫寻食，吐蚘乌梅可难攻，十日九日必定死，中脘回还胃气通。伤寒痞气结胸中，两目昏黄汗不通，涌泉妙穴三分许，速使周身汗自通。伤寒痞结胁积痛，宜用期门见深功，当汗不汗合谷泻，自汗发黄复溜凭。飞虎一穴通痞气，祛风引气使安宁。刚柔二痉最乖张，口禁眼合面红妆，热血流入心肺腑，须要金针刺少商。中满如何去得根，阴包如刺效如神，不论老幼依法用，须教患者便抬身。打扑伤损破伤风，先于痛处下针攻，后向承山立作效，甄权留下意无穷。腰腿疼痛十年春，应针不了便惺惺，大都引气探根本，服药寻方枉费金。脚膝经年痛不休，内外踝边用意求，穴号昆仑并吕细，应时消散即时瘳。风痹痿厥如何治？大杼曲泉真是妙，两足两胁满难伸，飞虎神针七分到，腰软如何去得根，神妙委中立见效。

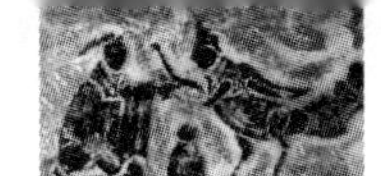

12. 天星十一穴歌诀(《扁鹊玉龙经》)

三里内庭穴，曲池合谷彻。
委中配承山，下至昆仑绝，
环跳与阳陵，通里与列缺。
合担用法担；合截用法截。
专心常记此，莫与闲人说。
三百六十法，不如十一穴。
此法少人知，金锁都关鐍。
将针治病人，有如汤沃雪。
非人莫传与，休把天机泄。

三里

三里在膝下，三寸两筋间。
能除心腹胀，善治胃中寒，
肠鸣并积聚，肿满膝胫酸，
劳伤形瘦损，气蛊病诸般。
人过三旬后，针灸眼能宽。
取穴当举足，得法不为难。

内庭

内庭足两间，胃脉是阳明。
针治四肢厥，喜静恶闻声，
遍身风瘾疹。伸欠及牙疼，
疟病不思食，针著便惺惺。

曲池

曲池曲肘里，曲著陷中求。
善治肘中痛，偏风手不收，
挽弓开未得，筋缓怎梳头，
喉闭促欲绝，发热竟无休，
遍身风瘾疹，针灸必能瘳。

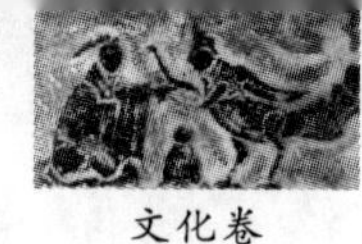

合谷

合谷名虎口，两指歧骨间。
头疼并面肿，疟疾病诸般，
热病汗不出，目视暗漫漫，
齿龋鼻鼽衄，喉禁不能言。
外著量深浅，令人便获安。

委中

委中曲腘里，动脉偃中央。
腰重不能举，沉沉压脊梁，
风痹髀枢痛，病热不能凉，
两膝难伸屈，针下少安康。

承山

承山名鱼腹，腨下分肉间。
可治腰背痛，久痔大便难，
脚气膝下肿，战栗腿疼酸，
霍乱转筋急，穴中刺必安。

昆仑

昆仑足外踝，后向足跟寻。
腨肿腰尻痛。脚胯痛难禁，
头疼肩背急，气喘上冲心。
双足难行履，动作即呻吟。
要得求安乐。须将穴下针。

环跳

环跳在髀枢，侧身下足舒，
上足曲求得，针得主挛拘，
冷风并湿痹，身体或偏枯。
呆痴针与灸，用此没疏虞。

阳陵

阳陵居膝下，一寸外廉中。
膝腿难伸屈，拘挛似老翁，
欲行行不得，冷痹及偏风。

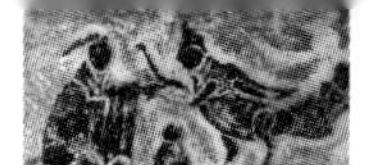

诚记微微刺，方知最有功。

通里

通里腕侧后，度量一寸中。
善呻并数欠，懊憹及心忪，
实即四肢肿，喉间气难通；
虚则不能语，苦呕痛连胸，
肘膊连臑痛，头腮面颊红。
针入三分妙，神功甚不穷。

列缺

列缺腕侧上，手指头交叉。
主疗偏风患；半身时木麻，
手腕全无力，口禁不开牙。
若能辨补泻，诸病恰如拿。

13. 天元太乙歌(《针灸聚英》)

先师秘传神应经，太乙通玄法最灵，句句言辞多典妙，万两黄金学也轻。
每每不忘多效验，治病如神记在心。口内将针多温暖，便观患者审浮沉，
阴病用阳阳用阴，分明便取阴阳神。虚则宣补实宜泻，气应真时病绝根。
气至如摆独龙尾，未至停针宜待气。凡用行针先得诀，席弘玄妙分明说。
气刺两乳求太渊，未应之时列缺针。列缺头疼及偏正，重泻太渊无不应。
□□□耳聋气闭，□喘绵绵三里中。手挛脚背疼难忍，合骨仍须泻太冲。
曲地主手不如意，合谷针时宜仔细。心疼手颤少海是，欲要除根针阴市。
若是伤寒两耳聋，耳门听会疾如风。五般肘疼针尽泽，冷渊一刺有神功。
手三里兮足三里，食痞气块兼能治。鸠尾独治五般痫，若刺涌泉人不死。
大凡痃痞最直针，穴法从来著意寻，以手按痃无转动，随深随浅向中心，
胃中有积取璇玑，三里功深人不知。阴陵泉主胸中满，若刺承山饮食宜。
大椎若连长强取，小肠气疼立可愈，气冲妙手要推寻，管取神针人见许。
委中穴主腰疼痛，足膝肿时寻至阴，干湿风毒并滞气，玄机如此更尤深。
气攻腰痛不能立，横骨大都宜救急，流血攻注解若迟，变为风证从此得。
气海偏能治五淋，若补三里效如神，冷热两般皆治得，便浊痼疾可除根。
期门穴生伤寒患，七日过经尤未汗，但于乳下双肋间，刺入四分人力健。
耳内蝉鸣腰欲折，膝下分明三里穴，若能补泻五会中，切莫逢人容易说。

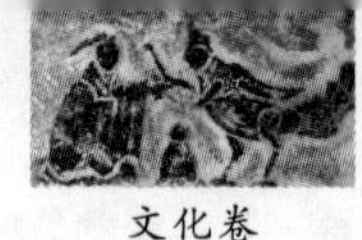

牙风头痛孰能调，二间妙穴莫能逃；更有三间神妙穴，若治肩背感风劳。

合谷下针顺流注，脾内随针使气朝；冷病还须针合谷，只宜脚下泻阴交。

背脊俱疼针肩井，不泻三里令人闷，两臂并胛俱疼痛，金针一刺如圣神。

脚膝疼痛委中宜，更兼挛急锋针施，阳陵泉穴如寻得，轻行健步疾如飞。

腰腹胀满治何难，三里腨肚针承山，更向太冲行补泻，指头麻木一时安。

头痛转筋鱼腹肚，又治背疽及便毒，再有妙穴阳陵泉，腿转筋急如神取。

肠中疼痛阴陵沃，耳内蝉鸣听会招，更寻妙穴太溪是，医门行泻实为高。

浮沉腹胀水分泻，气喘息粗泻三里，更于膝中阴谷针，小便淋漓皆消尽。

环跳能除腿股风，冷风膝痹疟疾同，最好风池寻的穴，间使双刺有神功。

伤寒一日调风府，少阳二穴风池取，三五七日病过经，依此针之无不应。

心疼呕吐上脘直，丰隆两穴更无疑，蛔虫并出伤寒病，金针宜刺显明医。

男子痃癖取少商，女人血气阴交当，虚盗二汗须宜补，委中妙穴可传扬。

项强肿痛屈伸难，更兼体重腰背瘫，宜向束骨三里取，教君顷刻便开颜。

闪挫脊膂腰难转，举步多难行重蹇，遍体游气生虚浮，复溜一刺人健羡。

久患腰痛背胛劳，但寻中注穴中调，行外用心须寻觅，管取从今见识高。

腰背连脐痛不休，手中三里穴堪求，神针未出急须泻，得气之时不用留。

小胀便澼最难医，气海中极间使宜，三里更须明补泻，下针断不失毫厘。

右《天元太乙歌》，月瞿仙所撰，今自《神应经》表寻于此。

14. 针灸歌(《扁鹊玉龙经》)

中风瘫痪经年月，曲鬓七处艾且热。耳聋气闭听会中，百会脱肛并泻血。

承浆暴哑口喎斜，耳下颊车并口脱。偏正头疼及目眩，囟会神庭最亲切。

风劳气嗽久未痊，第一椎下灸两边。肺疼喘满难偃仰，华盖中府能安然。

喉闭失音并吐血，细寻天突直无偏。瘰疬当求缺盆内，紫宫吐血真秘传。

霍乱吐泻精神脱，艾灸中脘人当活。食积脐旁取章门，气癖食关中脘穴。

脐上一寸名水分，腹胀更直施手诀。关元气海脐心下，虚惫崩中真妙绝。

呕吐当先求膈腧，胁痛肝腧目翳除，肩如反弓臂如折，曲池养老并肩髃，

泄泻注下取脐内，意舍消渴诚非虚，气刺两乳中庭内，巨阙幽门更为最。

忽然下部发奔豚，穴号五枢宜灼艾。肺俞魄户疗肺疾，疟灸脾腧寒热退。

膏盲二穴不易求，虚惫失精并上气。五痔只好灸长强，肠风痔疾尤为良。

肠痛围脐四畔灸，相去寸半当酌量。赤白带下小肠腧，咳逆期门中指长。

大敦二穴足大指，血崩血衄宜细详。项强天井及天柱，鼻塞上星真可取。

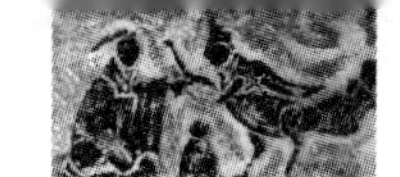

人门挺露号产癀，阴跻脐心二穴主。妇人血气痛难禁，四满灸之效可许。脐下二寸名石门，针灸令人绝子女。肩髃相对主瘘留，壮数灸之直推求。腹连殗殜骨蒸患，四花一灸可无忧。环跳取时须侧卧，冷痹筋挛足不收。转筋速灸承山上，太冲寒疝即时瘳。脚气三里及风市，腰痛昆仑曲瞅里。复溜偏治五淋病，涌泉无孕须怀子。阴中湿痒阴跷间，便疝大敦足大指。癫邪之病及五痫，手足四处艾俱起。风拄地痛足髃疼，京历付阳与仆参。心如锥刺太溪上，晴痛宜去灸拳尖。历节痛风两处穴，飞扬绝骨可安痊。脾虚腹胀身浮肿，大都三里艾宜燃。赤白痢下中膂取，背脊三焦最宜主。臂疼手痛手三里，腕骨肘髎与中渚。目骨更取穴谚譆，肩背痛兼灸天柱。腰俞一穴最为奇，艾灸中间腰痛食。醉饱俱伤面目黄，但灸飞扬及库房。

二、腧穴应景诗

1. 五输穴应景诗(明・梁大川题李梴《医学入门》之作)

渔翁（咏手太阴肺五穴）

少商湖海一渔翁，鱼际大渊任转篷。
漫道经渠不可测，还教尺泽起蛟龙。

夜色（咏手阳明大肠六穴）

商阳茆屋二三间，合谷阳溪第几弯。
九曲池边云影淡，满天星斗浴波澜。

秋风（咏足阳明胃六穴）

秋风厉兑内庭西，陷谷冲阳过解溪。
三里未知何日到，几番翘首欲思齐。

野寺（咏足太阴脾五穴）

隐白云中一老僧，大都离俗少人憎。
几回太白商丘过，汲饮阴陵泉几升。

班师（咏手少阴心五穴）

少冲少府把师班，兵马神门得胜还。

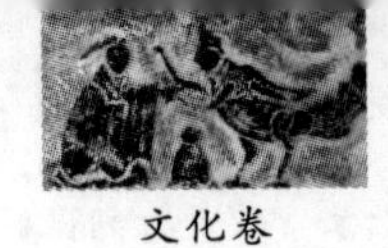

灵道战书前日发，而今少海已归山。

观涨（咏手太阳小肠六穴）

浮萍少泽任东西，前谷渊源绕后溪。

腕骨又通阳谷涧，交流小海欲倾。

茅亭（咏足太阳膀胱六穴）

茅亭结起至阴边，通谷浮云四望烟。

束骨近同京骨峙，昆仑遥与委中连。

远眺（咏足少阴肾五穴）

秋高间眺涌泉边，然谷太溪豁眼帘。

复溜一帆阴谷去，江山览胜碧连天。

秋雁（咏手厥阴心包络五穴）

中冲孤雁彻云霄，几度劳宫破寂寥。

转过大陵来间使，深渊曲泽莫招摇。

咏蝶（咏手少阳三焦六穴）

关冲桃李液门栽，中渚阳池次第开。

花落支沟香满涧，一天井字蝶飞来。

别恨（咏足少阳胆六穴）

窍阴别后恨相牵，几侠溪临泣杜鹃。

怀抱丘墟情未毕，烦君阳辅寄陵泉。

春游（咏足厥阴肝五穴）

云霞烟锁大敦峰，忘却行间转太冲。

坐望中封无路入，曲泉流水听淙淙。

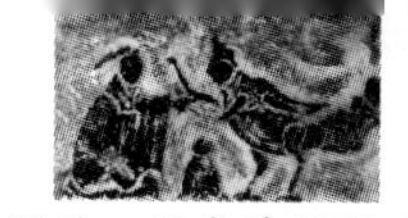

2. 子午流注经穴即事诗诀(明·梁大川题李梴《医学入门》之作)

访渔(咏手太阴肺经五穴)
少商何处访渔翁,鱼际太渊一草蓬,
谁识经渠垂钓叟,曾以尺泽引蛟龙。

农舍(咏手阳明大肠经六穴)
商阳寻遍二三间,合谷阳溪路百湾,
九曲池中蓬万朵,擎天绿叶映波澜。

偶游(咏足阳明胃经六穴)
偶游厉兑内庭西,陷谷冲阳接解溪,
三里短短展望眼,青松绿叶未能齐。

樵隐(咏足太阴脾经五穴)
樵夫隐白云中卧,不向大都遂利名,
太白商邱醉酒访,阴陵泉冷却难寻。

儿戏(咏手少阴心经五穴)
少冲少府子成班,游戏神门自往还,
灵道挥鞭驰竹马,荡船少海又登山。

闲吟(咏手太阳小肠经六穴)
徘徊少泽夕阳西,前谷寻诗到后溪,
腕骨懒题阳谷壁,沉思小海与隋堤。

山行(咏足太阳膀胱经六穴)
至阴一望绿无边,通谷松风万树烟,
束骨不知京骨冷,昆仑踏遍委中连。

山村(咏足少阴肾经五穴)
槿篱茅舍涌泉边,然谷太溪竹一帘,

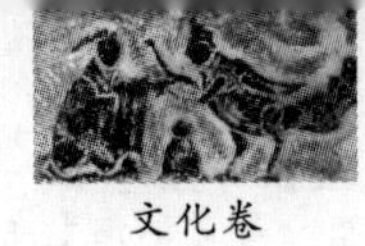

复溜水清阴谷静，此间胜此桃园天。

元宵（咏手厥阴心包络经五穴）

中冲斗巧闹元宵，龙卷劳宫不寂寥，

多少大陵间使访，万家曲泽光波摇。

别墅（咏手少阳三无经六穴）

关冲梧碧腋门裁，中渚阳池楼阁开，

九曲支沟水不竭，望天井外凤飞来。

望夫（咏少阳胆经六穴）

窍阴与侠溪相牵，临泣只因听杜鹃，

闲步邱墟阳辅远，云鬓心印阳陵泉。

针诀（咏足厥阴肝经五穴）

大敦不是寻常峰，足倦行间勿太冲，

歧伯中封传扁鹊，曲泉谁悟仙人踪。

此为明万历梁大川题李梴《医学入门》之作，近代任应秋先生与吴棹仙先生曾论而润色之，益其医理，增其意境，并附于吴棹仙先生所著之《子午流注说难》书后。

3. 戏作五输穴应景诗(当代・忘忧斋主人)

梦游太渊（手太阴肺经五穴）

红蓼花落少商天，鱼际岸边结庐眠。

梦泛太渊出经渠，船过尺泽漾轻帆。

山情水趣（手阳明大肠五穴）

商阳山麓草萋萋，二间三间路转迷。

阳溪堤畔垂柳碧，曲池湾前鹭鸶飞。

溪桥晚眺（足阳明胃五穴）

拂地轻轻历兑风，柳梢烟雨内庭桐。

陷谷急流下解溪，三里桥头月朦胧。

紫塞风光(足太阴脾五穴)

紫塞明珠隐白沙，大都炊烟起万家。
太白星明商丘暗，赏遍阴陵泉畔花。

山水仙踪(手厥阴心包络五穴)

中冲芳草接远天，劳宫碧瓦云雾间。
大陵殿前间使到，曲池乐起声喧阗。

游春感旧(手太阳小肠五穴)

别梦依依少泽家，前谷栽满后溪花。
阳谷柳老飘白絮，咫尺小海似天涯。

长河泛舟(足太阳膀胱五穴)

至阴河畔水连天，通谷束骨远相连。
昆仑风来归帆急，轻舟已过委中湾。

踏雪寻梅(足少阴肾五穴)

大雪飘飘落涌泉，然谷太溪隔野烟。
寻梅又向复溜去，阴谷留香度远天。

寒窗苦读(手少阴心五穴)

少冲文章少府诗，神门才秀冠当时。
灵道无耐行运晚，少海苦读发迹迟。

功成欲隐(手少阳三焦五穴)

离家别业走关冲，名扬液门四海闻，
中渚烟霞支沟水，难比故里天井风。

鸟惊春梦(足少阳胆五穴)

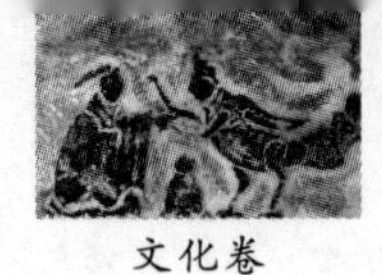

窍阴泉水侠溪流，临泣日影上帘钩。

阳溪鸟鸣春梦断，东望阳陵不胜愁。

花城览秀（足厥阴肝五穴）

柳暗花城大敦青，行间树树黄鹂鸣。

太冲山高中封秀，曲泉水碧波粼粼。

4. 戏作五输穴应景诗(当代·佚名)

以下为五输穴应景诗，作者不详。方括号内名词为穴位名称，前后排序也按人体流注顺序而列。

手太阴肺经

[中府]前院两[云门]，

[天府][侠白]执剑身。

刺向[尺泽]一[孔最]，

[列缺][经渠]到如今。

形成[太渊]多[鱼际]，

卖鱼[少商]早成人。

解读：这里有两户人家，其中一家叫中府，一家叫天府. 中府家的前院有两扇画着云彩的大门，很是漂亮，由于门上的云彩很神，使这里多雨多水，形成几个大湖；而在天府的家中有一个白衣大侠，经常舞枪弄剑，有一天，他手执利剑，来到村外一名叫尺泽的大湖的坝上，刺了最大的一个孔洞，于是坝上面形成了几个排列的缺口，湖水从缺口里流出来经过自然的渠道流到如今，在低洼地形成很大的深渊，里边生了很多鱼，于是就有了很多打鱼的人和贩鱼的人，而最早卖鱼的小孩早已长大成人了。

手阳明大肠经

[商阳]住房[二间]土，

还有[三间]在[合谷]。

[阳溪][偏历]连天雨，

[温溜]黄豆[下廉]煮。

[上廉]掀开[手三里]，

[曲池][肘髎]加盐卤。

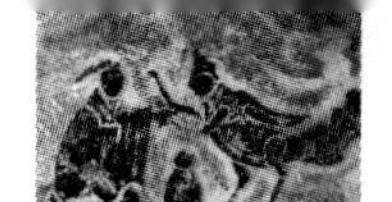

［手五里］边有［臂臑］，
外加［肩偶］和［巨骨］。
［天鼎］架柴火［扶突］，
［禾髎］摇动［迎香］舞。

通过农家一幅田园生活过程将手阳明大肠经的各个穴位纳入其中。诗中大意是：一个叫商阳的人，他有五间住房，其中住二间土房，还有三间砖房在合谷闲着没有住，在他现住房地边上有一条阳溪，经常泛滥成灾，可这几天偏偏下起了连天大雨，因此不能下地干活，于是，趁温热的天气溜点黄豆放到廉下煮，过了一会就捞出来放在廉上，再蒸，过一会掀开从三个部位拿豆在手里，都软了就熟了。然后，到院里的曲池打桶水，将猪肘髎洗净用盐卤上，另外，再加上猪肩偶和猪巨骨一同洗净，一块都放到早年留下来的天鼎中，架上劈柴扶住点燃烧开突突响动冒泡就是熟了，一顿丰盛的晚餐就做好了。田里的禾髎［禾苗］摇动着身子迎着飘出来的饭香味跳起舞来。

足阳明胃经

［承泣］一天面［四白］，
［巨髎］运进［地仓］来。
村民［大迎］［颊车］过，
［下关］［头维］乐开怀。
［人迎］过河［水突］快，
［气舍］倒了［缺盆］坏。
［气户］丢掉守［库房］，
［屋翳］漏雨摘［膺窗］。
水漫［乳中］过［乳根］，
［不容］［承满］到［梁门］。
［太乙］［滑肉门］口堵，
［天枢］［外陵］运满土。
［水道］［归来］气冲天，
［髀关］［伏兔］没队伍。
［阴市］［梁丘］［犊鼻］叫，
［足三里］外象水煮。

[上巨虚]开一条口,
[下巨虚]有[丰隆]斗。
[解溪][冲阳][陷谷]深,
[内庭][厉兑]要坚守!

解读:这是一幅抗洪救灾的情景画。大意可理解为:村内的一个女子出嫁了,想到父母的艰辛,很是伤心,哭泣了一天脸都白了。作为聘礼运进院子的地仓来了,村民们大举迎接接亲的颊车,当迎亲的队伍走到村边下关的时候,村里的头领非常高兴,立即组织人们迎过河去,这时,河水突然流得快了,也涨高了,洪水冲到村里,村民的房舍冲倒了,把盆砸坏了,头领让人们丢掉各家的房舍去守村里的库房,因为那里存有全村的粮食,屋面漏了摘下窗子挡上,这时大水已过了人的乳中到上边乳根的地方了,特别危急,头领号召人们不容洪水流满巷道冲到粮仓的梁门口。为了抗洪,大家将家里的太师椅子,没有卖掉的猪肉都拿来堵水了!村外的河道枢纽和外陵的水坝上运满了土石。头领从水道回来很生气,因为髀关那个地方只看到几只趴在那里的野兔,根本没有看到抗洪的人!这时水更大了,村里的市场村边的高岗上小牛在叫,村周边三里内外洪水象煮沸一样咆哮奔腾。村边上面的一个坝冲开了一个口子,下面的一个坝冲了一个斗大的窟窿,小溪边冲的河谷越来越深,在这紧要关头,头领在村部内庭召开会议,严厉要求大家坚守岗位,保住村子!

足太阴脾经

[隐白]秘方在[大都],
[太白]显现[公孙]无。
河南[商丘][三阴交],
[漏谷][地机]一日除。
[阴陵泉]水汇[血海],
[箕门]关上[冲门]突。
[腹舍]陷落[腹结]入,
[大横]梁落[腹哀]哭。
[食窦]饭后[天溪]住,
[胸乡][周荣][大包]护]。

解读:这是一场残忍的秘方争夺血战。古时侯,一个叫隐白的秘方藏在大都的府里,一个

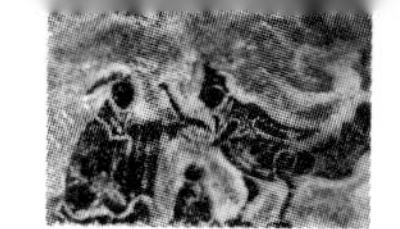

叫太白的人拿出来显摆时被一个叫公孙的人弄没了。后来经了解，说是被人拿河南商丘叫三阴交的地方，于是，大都的大队人马开过来，一日之内就打进了漏谷，破除了暗道内的地机，双方混战在阴陵泉，伤员的血水流到低处都汇成了血海。但是，由于战斗还没有完，大都的人继续冲杀，阴陵泉的人把箕门关上，对方却突破了冲门，紧接着腹舍被攻陷，从腹结那里攻入。战火烧着了宫房，大横梁掉落下来，压在一个叫腹哀的人身上，他大声地哭叫着。战胜的一方在食窦那吃过晚饭，在天溪那里住宿，第二天，在胸乡周荣家找到了秘方，用大包保护起来返回家乡。

手少阴心经

[极泉]出水水[精灵]，

[少海]隔断[灵道]行，

过了[阴郄]走[神门]，

[少府]门前有[少冲]。

解读：这是一幅深山美景图。在遥远的深山处，有一处极泉，从极泉流出来的泉水极其精美灵验，人们常去那里讨水治病，但是去那里路很远，中间还有一个少海隔断道路，只好绕灵道行走，向前路过阴郄和神门，再往前有一个高大华丽的少府，少府的门前有一条叫少冲的小河，少冲的上端就到了极泉。

手太阳小肠经

[少泽]附近有[前谷]，过了[后溪]煮[腕骨]。

带回[阳谷][养老]虎，[支正]笼子[小海]堵。

[肩贞]圆木[臑俞]团，[天宗]云厚[秉风]箭。

[曲恒][肩外俞]衣严，[肩中俞]内[天窗]关，

[天容][颧髎]均不见，虎吼[听宫]震家园。

解读：这是一个山村老汉养虎的故事。有一个湖泊叫少泽，附近有一个山谷叫前谷，一位老农过了前谷边上的小河后溪，架起柴火开始煮腕骨，煮好后带回老农住的地方阳谷，目的是为了养育一只老虎，为了安全，他支正了关老虎的笼子，还放了水在四周形成小海式的水面，堵住老虎不让出来。老虎吃饱望肩枕着圆木睡着了，肥肥的臑髎堆成一团。晚上天气变了，云越来越厚，风越刮越大，就像有人拿着风箭刺来一样。为了避寒，曲恒肩外俞都用衣服遮蔽严了，

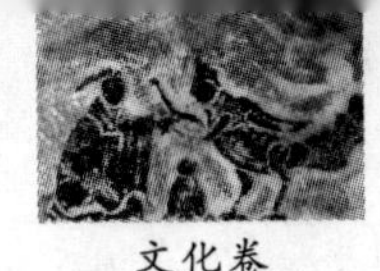

肩中俞里的天窗也关上了。屋里屋外关得严严实实，天的样子和人长的什么样子都看不见了，只有老虎的叫声震得耳朵嗡嗡直响，整个家园的人都都听到了。

足太阳膀胱经

[睛明]时节都[攒竹]，[眉冲][曲差]有却无。
[五处][承光]春好处，[通天][络却]满京都。
[玉枕]旁立擎[天柱]，[大杼][风门]尽情呼。
[肺俞]带动[厥阴俞]，[督俞][膈俞]一齐出。
[肝俞][胆俞]也上前，[脾俞][胃俞]齐帮助。
[三焦俞]前连[肾俞]，[气海][大肠俞]管肚。
[关元][小肠俞]重要，[膀胱][中旅俞]出入。
[白环俞]下有[上髎]，[次髎][中髎][下髎]部。
[会阳]下面[承扶]看，[殷门]出来[浮郄]渡。
[委阳][委中]二史弟，都是[附分]落[魄户]。
[膏肓俞]病拜[神堂]，[谚谆][膈关]不严肃。
[魂门]打开连[阳纲]，[意舍][胃仓]适人住。
[肓门]多个分[志室]，[胞肓][秩边]玩乐处。
[合阳]吹响[承筋]笛，[承山][飞扬]曲八部。
传到[附阳]过[昆仑]，[仆参][申脉]献宝物。
[金门][京门]整[束骨]，[足通谷]物[至阴]富。

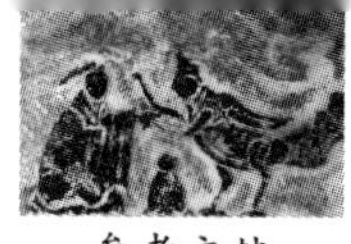

参考文献

[1] 张厚墉.华佗传[J].现代中医药,1981(2):41-43.

[2] 长青.淳于意[J].山西中医,1985,1(3):47.

[3] 刘玲娣,近二十年来葛洪研究综述[J].中国道教,2004(4):28-32.

[4] 金芷君.广州三元宫鲍姑殿[J].中医药文化,2011(2):63.

[5] 闫琪,张凤瑞.巢元方学术思想浅析[J].长春中医学院学报,1996,12(56):61-62.

[6] 秦中毅.王焘[J].陕西新医药,1979(8):47-48.

[7] 张登本.王冰与运气学说[J].河南中医学院学报,2004,19(5):9-10.

[8] 长青.甄权[J].山西中医,1992,8(5):37.

[9] 孙中堂,高文铸.读《孙思邈〈千金方〉研究》[J].中华医史杂志,1996(1):60-62.

[10] 长青.王惟一[J].山西中医,1991,7(2):47.

[11] 吴绍德.《扁鹊神应针灸玉龙经》简介——兼论王国瑞的学术思想及成就[J].中医杂志,1984(6):59-62.

[12] 刘金洪.试论何若愚的针灸学术思想[J].新疆中医药,1991(3):22-23.

[13] 梁立武.从《备急灸法》看闻人耆年对针灸临床学的贡献[J].针灸学报,1988(1):53-54.

[14] 乐薇,陈邦国.张从正刺血疗法探析[J].湖北中医杂志,2011,33(12):63.

[15] 张宗栋.窦材考[J].中华医史杂志,1996(4):230.

[16] 赵俊岭.王执中的针灸学成就[J].天津中医药,1988(2):34.

[17] 张建斌,赵京生.高武对针灸理论的研究与阐述[J].中国针灸,2008,28(12):926-930.

[18] 周愉真.杨继洲学术思想探讨[J].浙江中医药大学学报,1989(1):34-35.

[19] 长青.汪机[J].山西中医,1995,11(1):37.

[20] 张梁森,何良富.简论李时珍与医道文化[J].亚太传统医药,2006(9):31-32.

[21] 吴佐忻,全瑾.凌云的《经学会宗·图歌篇》[J].中医药文化,2009(1).

[22] 郑良希,谢克蓉.李学川——针灸学术思想浅析[J].四川中医,1992(10):16-17.

[23] 魏稼.黄石屏的针灸学说[J].中医药通报,2006(2):14-16.

[24] 王勇,黄龙祥.承淡安《中国针灸治疗学》版本及引用文献考[J].中国中医基础医学杂志,2009(5):375-376.

[25] 米伯让.黄竹斋先生传略[J].国医论坛,1986(2):14-17.

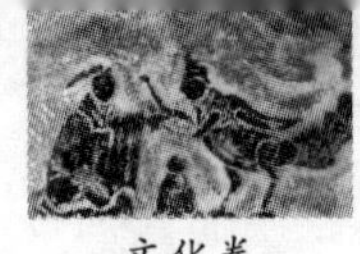

[26] 陈万成,罗婉薇.汤若望的《主制群征》与翻译[J].中国典籍与文化,2004(1):100-101.

[27] 牛亚华.《泰西人身说概》与《人身图说》研究[J].自然科学史研究,2006,25(1):50-65.

[28] 郝先中.晚清中国对西洋医学的社会认同[J].学术月刊,2005,(5):77.

[29] 韩秀珍,朱兵.脉·经脉·经络——细筋·系·神经[J].中国针灸,2002,22(11):779-782.

[30] 王振国,张效霞.近代科学思想对中医研究方法和思路的影响及反思[J].江西中医学院学报,2004,16(6):8-12.

[31] 田峰,王咪咪.从"洋务运动"到"中西医汇通"[J].中医文献杂志,2007(1):56-58.

[32] 郝先中.清代中医界对西洋医学的认知与回应[J].南京中医药大学学报:社会科学版,2005,6(1):37-40.

[33] 裴丹青.西医东渐与晚清社会的医学变迁——以《点石斋画报》为中心[J].图书情报论坛,2008(2):64-67.

[34] 甄雪燕,郑金生.石振铎《本草补》研究[J].中华医史杂志,2002,32(4):206.

[35] 余永燕.早期中西医汇通世家——陈定泰祖孙[J].江西中医学院学报,2005,17(6):17.

[36] 高晞.德贞的西医学译著[J].中华医史杂志,1995,25(4):243.

[37] 李凌空,刘理想.试论清末民初留学运动对中医发展的影响[J].南京中医药大学学报(社会科学版).2004.5(2):95-99.

[38] 宋树立.中西汇通第一家——王宏翰[J].北京中医学院学报,1991,14(4):52-53.

[39] 林怡,戴铭.罗兆据《新著中国针灸外科治疗学》学术思想探讨[J].中国针灸,2005,25(7):505-507.

[40] 罗兆琚.中国针灸术有改进之必要[J].针灸杂志,1935,3(4):205-206.

[41] 夏有兵.承淡安与《针灸杂志》[J].南京中医药大学学报(社会科学版)2004,5(3):176.

[42] 丁珏.方以智——中西医学汇通思想的启蒙者[J].中华医史杂志,1994,24(2):85-86.

[43] 周霭祥.我对西学中的回顾与前瞻[J].中国中医结合杂志,2002(7):484.

[44] 刘玉玮,温武兵.论王清任医学理论体系源于解剖学[J].中医文献杂志,2002(4):11-12.

[45] 刘志英,许永周.朱沛文及其学术思想[J].新中医,1988(4):49-50,32.

[46] 郑洪.中西医汇通大家朱沛文[J].广州中医药大学学报,1997,14(2):140-142.

[47] 祝谌予.施今墨先生的中西医结台思想和我对中西医结合的看法[J].中西医结合杂志,1985(9):518.

[48] 张济洲.明清之际"西学东渐"及其对中国文化教育的影响[J].河北师范大学学报,

2007,9(2):57.

[49] 熊月之.近代西学东渐的序幕——早期传教士在南洋等地活动史料钩沉[J].史林,1992(4):17-27.

[50] 肖少卿.中国针灸学史[M].银川:宁夏人民出版社,1997.

[51] 李鼎.经络学[M].上海:上海科学技术出版社,1995.

[52] 杨兆民.刺法灸法学[M].上海:上海科学技术出版社,1996.

[53] 石学敏.针灸学[M].北京:中国中医药出版社,2002.

[54] 赵京生.针灸关键概念术语考论[M].北京:人民卫生出版社,2012.

[55] 黄龙祥.黄龙详看针灸[M].北京:人民卫生出版社,2008.

[56] 黄龙祥.中国针灸学术史大纲[M].北京:华夏出版社,2001.

[57] 黄龙祥.针灸名著集成[M].北京:华夏出版社,1996.

[58] 曲黎敏.中医与传统文化[M].北京:人民卫生出版社,2009.

[59] 张立剑.针灸史话[M].北京:人民卫生出版社,2010.

[60] 张立剑.针灸图说[M].青岛:青岛出版社,2010.

[61] 李素云.异化的解读——西学影响下的针灸理论演变[M].北京:文苑出版社,2012.

[62] 陈旭麓.章太炎[M].上海:上海人民出版社,1985.

[63] 李玉安,黄正雨.中国藏书家通典[M].香港:中国国际文化出版社,2005.

[64] 刘文英,王凤刚.走近皇甫谧[M].银川:宁夏人民出版社,2007.

[65] 何小莲.西医东渐与文化调适[M].上海:上海古籍出版社,2006:74.

[66] 郑曼青.林品石.中华医药学史[M].台北:商务印书馆,1982:37.

[67] 熊月之.西学东渐与晚清社会[M].上海:上海人民出版社,1994:31-35.

[68] 朱维铮.利玛窦中文著译集·西国记法[M].上海:复旦大学出版社,2001:141-168.

[69] 董少新.形神之间——早期西洋医学入华史稿[M].上海:上海古籍出版社,2008:278-283.

[70] 邓铁涛.程之范.中国医学通史(近代卷)[M].北京:人民卫生出版社,2000:508.

[71] 何晓莲.西医东渐与文化调适[M].上海:上海古籍出版社,2006:197-198.

[72] 马伯英,高晞,洪中立.中外医学文化交流史[M].上海:文汇出版社,1993:575,555.

[73] 马伯英等.中外医学文化交流史——中外医学跨文化传通[M].上海:文汇出版社,1993:374.

[74] 廖育群.岐黄医道[M].沈阳:辽宁教育出版社,1997:259.

[75] 李经纬,鄢良.西学东渐与中国近代医学思潮[M].武汉:湖北科学技术出版社,

1990:139.

[76] 赵洪钧.近代中西医论争史[M].合肥:安徽科学技术出版社,1989:179.

[77] 邓铁涛,程之范.中国医学通史(近代卷)[M].北京:人民卫生出版社,2000:123.

[78] 杨如候.灵素气化新论[M].天津:天津杨达夫医社,1931:1.

[79] 余云岫.灵素商兑[M].北京:学苑出版社,2007:3.

[80] 邓铁涛.中医近代史[M].广州:广东高等教育出版社,1999:236.

[81] 韩震,孟鸣歧.历史·理解·意义——历史诠释学[M].上海:上海译文出版社,2002:3.

[82] 张树剑.〈内经〉针灸理论与概念的观念研究[D].南京:南京中医药大学,2009.